AF339263

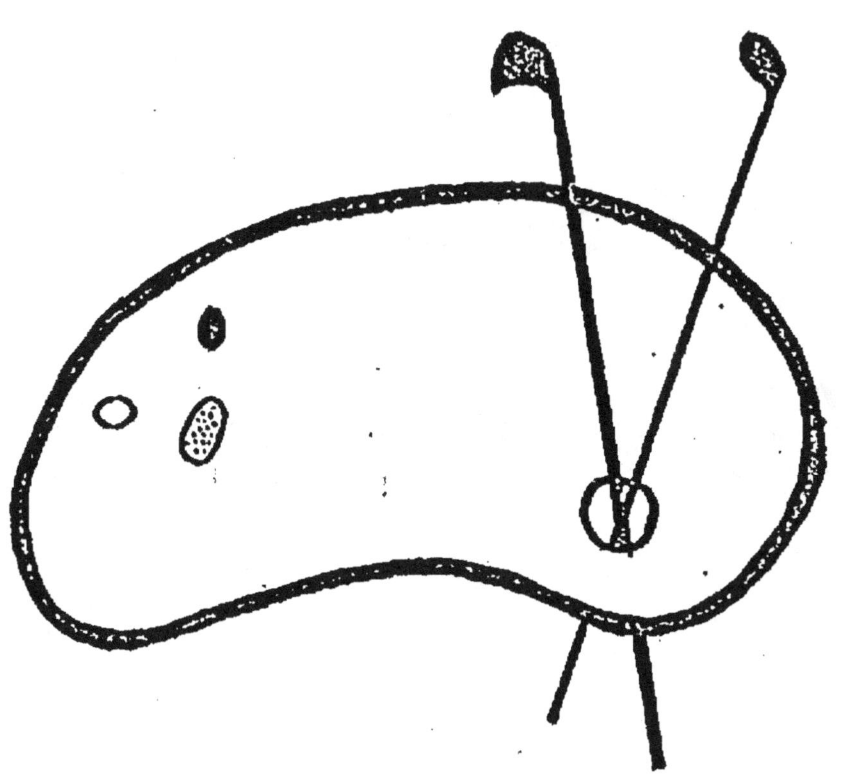

DEBUT D'UNE SERIE DE DOCUMENTS
EN COULEUR

Dr Rohmer

Éléments

d'Ophtalmologie

PARIS

G. STEINHEIL, Éditeur

2, rue Casimir-Delavigne, 2

1907

A LA MÊME LIBRAIRIE

EICHHORST, **Traité de diagnostic médical.** Traduit et annoté sur la 4ᵉ édition allemande par les Dʳˢ A.-B. Marfan, agrégé de la Faculté, médecin des hôpitaux, et Léon Bernard, médecin des hôpitaux. — *Troisième édition française,* in-8° jésus de 880 pages, avec 288 figures en noir et en couleur et 4 planches hors texte en couleur. Prix. . . . . 20 fr.

LAGRANGE, **Traité pratique des anomalies de la vision à l'usage des étudiants,** un vol. in-12, cartonné toile, avec 85 fig. et 2 pl. coloriées dans le texte. Prix. . . . . 5 fr.

MOYNAC, **Manuel de pathologie externe.** 8ᵉ édition, complètement refondue, 3 vol. cartonnés in-16. Prix . . . . . 18 fr.

MOYNAC, **Manuel de pathologie générale et de diagnostic.** 6ᵉ édition, revue et considérablement augmentée par le Dʳ Constant Hillemand, 2 vol. in-16. Prix. . . . . 12 fr.

PH. PANAS, **Etudes de clinique ophtalmologique.** 1 vol. in-8 de 248 pages, avec planche en couleur et un portrait de l'auteur. Prix. . . . . 5 fr.

POULAIN, **Précis élémentaire d'anatomie pathologique.** Préface de P. Legry, professeur agrégé à la Faculté de médecine de Paris. 1 vol. in-8° carré de 368 pages, avec 68 figures dans le texte. Prix cartonné . . . . 5 fr.

TERRIEN, **Chirurgie de l'œil et de ses annexes** (*Traité de médecine opératoire et de thérapeutique chirurgicale* publié sous la direction de Paul Berger et H. Hartmann). Un vol. grand-jésus de 438 pages avec 311 figures dans le texte. Prix . 15 fr.

TERRIEN, **Syphilis de l'œil et de ses annexes.** 1 vol. in-16 de 316 pages avec 39 figures et 3 planches. Prix . . . . 4 fr.

SCRINI, chef de clinique à la Faculté de Paris. — **Précis de thérapeutique oculaire,** préface du professeur de Lapersonne, 1 vol. in-8 de 340 pages avec 31 figures dans le texte. Prix. 5 fr.

STOHR (Ph.), **Traité technique d'histologie.** Traduit par les Dʳˢ H. Toupet et Critzman. Troisième édition française complètement remaniée d'après la 10ᵉ édition allemande par le Dʳ Mulon. Préface du professeur Cornil. 1 vol. grand jésus de 514 pages avec 339 figures en noir et en couleur. Prix. . 4 fr.

Imp. J. Thevenot, Saint-Dizier (Haute-Marne).

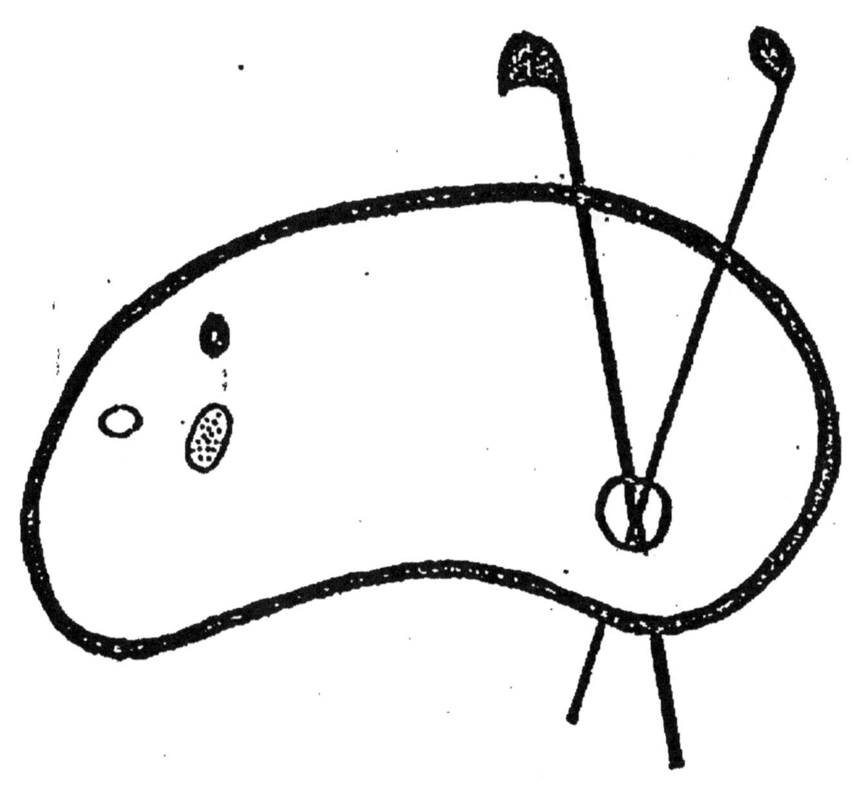

FIN D'UNE SERIE DE DOCUMENTS
EN COULEUR

ÉLÉMENTS

D'OPHTALMOLOGIE

à l'usage des Étudiants

ET DES MÉDECINS PRATICIENS

52
227

8ᵉ Td⁸⁸
1105

ÉLÉMENTS

D'OPHTALMOLOGIE

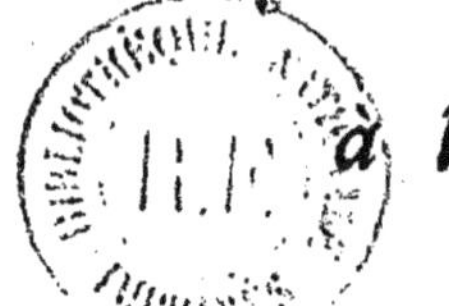

à l'usage des Étudiants

& DES MÉDECINS PRATICIENS

PAR

Le Docteur ROHMER

PROFESSEUR D'OPHTALMOLOGIE A LA FACULTÉ DE MÉDECINE DE NANCY

PARIS

G. STEINHEIL, ÉDITEUR

2, RUE CASIMIR-DELAVIGNE, 2

1907

PRÉFACE

Les pages qui vont suivre n'ont pas la prétention de révolutionner la science ophtalmologique ; je les intitule : *Éléments d'ophtalmologie*. Ce titre n'implique nullement l'idée de notions nouvelles : loin de là ; ces notions sont, au contraire, des plus ressassées et des plus banales, et à chaque page, on trouvera des lignes extraites des classiques actuellement les plus connus et les plus répandus, tels que ceux de Baudry, Berger, Darier, Fuchs, Billot, Hersing, May, Lagrange, Panas, Praun, Terrier, Truc et Valude, etc. Je n'ai donc pas la prétention d'innover, ni d'apporter des données inédites concernant l'ophtalmologie ; les bons livres (je suis loin de les avoir tous cités) qui renferment ces données, ne manquent pas, comme on le voit, et tous ceux qui auront envie d'y recourir, trouveront les notions les plus détaillées et bien colligées, entre autres, dans l'*Encyclopédie française d'ophtalmologie*, récemment parue.

Malheureusement, tous ces ouvrages (le dernier surtout très considérable) ne sont nullement lus, ni consultés par nos étudiants, mais seulement par les spécialistes et peut-être par quelques rares praticiens. Est-ce l'ampleur de ces livres qui, en général, effraie les élèves et les empêche d'acquérir les notions les plus indispensables à la pratique ophtalmologique ? Je ne le crois pas : car, si je considère ce qui se passe autour de moi et dans ma sphère d'action et d'enseignement, je vois que les étudiants ne consultent guère davantage les traités plus réduits, et cependant excellents, qui sont mis à leur disposition.

Sans doute, il existe toujours parmi les élèves une élite de travailleurs, qui, malgré tous les obstacles créés par les programmes et l'enchevêtrement des examens, arrivent quand même à savoir, en ce qui concerne les spécialités dites accessoires des sciences médicales, plus qu'il n'en faut pour constituer plus tard un bon praticien. Mais les autres, la grande masse des futurs médecins, ceux-là parfois ne le veulent pas, et souvent aussi, disons-le bien haut, ne peuvent pas se livrer à ces études. *Ils ne le veulent pas* : soit mauvaise volonté, soit difficulté à aborder toutes les matières du programme des études médicales, ils délaissent la plupart des spécialités, si ce n'est toutes, pour se consacrer exclusivement et péniblement à la préparation des examens. C'est là leur seul but et leur unique idéal ; c'est cependant, en grande partie pour cette catégorie d'étudiants que j'ai rédigé ces quelques pages ; je leur ai, selon l'expression vulgaire, mâché la besogne.

Mais je dis aussi que la plupart des étudiants *ne peuvent pas* acquérir les notions indispensables pour faire, dans la pratique médicale, la besogne convenable et honnête que leur imposera plus tard leur qualité de spécialiste d'urgence. Voici, à mon sens, quelles sont les raisons de cette difficulté, qui, dans l'état actuel des programmes d'enseignement, devient presqu'une impossibilité.

L'étudiant qui quitte le P. C. N. n'a étudié jusqu'à ce moment, et tant à la Faculté des sciences qu'au Lycée, que des sciences dites exactes et abstraites, puisqu'elles ne comportent pas d'application pratique : j'appelle ainsi aussi bien la chimie et la physique, que la géométrie et l'algèbre. Or, comme dans cette étude l'élève a seulement appris les méthodes suivies pour arriver à la connaissance des faits, mais qu'il n'a pas essayé de rechercher ces faits par lui-même, il n'a pas eu, par conséquent, l'occasion d'exercer son esprit d'observation ni d'utiliser les notions théoriques qu'au préalable il avait péniblement acquises. On pourrait croire qu'aussitôt arrivé à la Faculté de médecine et après une si fausse éducation, les choses vont changer et que l'élève va être exercé à se façonner une autre tournure d'esprit, c'est-à-dire, qu'on va lui apprendre à observer et à interpréter des faits, en un mot, qu'on va l'aiguiller vers les sciences d'observation. Point du tout : il va recommencer à étudier des sciences de laboratoire, anatomie, histologie, etc., lesquelles lui fourniront une nouvelle preuve démontrant que tout ce qu'il a appris jusqu'alors et ce qu'il apprend en plus, repose sur des données préliminaires exactes et déjà acquises. Ce n'est certes pas l'anatomie macroscopique qu'on lui présente toute faite qui va lui permettre d'exercer ses talents négatifs d'observateur ; l'histologie pas davantage. Pour l'une et l'autre de ces deux branches il n'a qu'à apprendre dans le livre et à reporter sur le cadavre ou la préparation microscopique les données acquises dans les excellentes leçons des professeurs : tout cela ne constitue qu'un travail, pour ainsi dire, mécanique et de mémoire, mais ne laisse aucune initiative à l'esprit d'observation et de critique, ni surtout à l'interprétation des faits.

Et voilà qu'un beau jour le jeune homme arrive à la clinique, non pas carrément et de plein pied (les programmes ne le lui permettent pas), mais en passant, comme par hasard ; il voit le professeur examiner des malades, découvrir des signes, chercher à les interpréter, les coordonner pour poser un diagnostic ; celui-ci ne sera pas toujours, du premier coup, net et précis ; il faut souvent attendre du temps et de la découverte ou de la production d'autres symptômes, la révélation et la vérification de ce diagnostic. Notre élève se trouve du coup transporté dans un autre monde : à l'amphithéâtre et au laboratoire, on trouvait toujours avec une facilité relative et le muscle que l'on disséquait et la cellule que l'on cherchait et la réaction chimique que l'on provoquait ; la plupart du temps même, l'expérimentation physiologique, plus délicate et plus incertaine que les manœuvres précédentes, finissait aussi par se vérifier. Tandis qu'en clinique, on ne fait qu'errer, hésiter, expliquer, interpréter un jour d'une façon, d'une autre le lendemain. Conclusion pour l'élève : la clinique n'est pas une science exacte, ce qui est vrai ; et ensuite, elle est inférieure à celles étudiées jusqu'alors, ce qui est faux. Heureux si la comparaison ne va pas jusqu'aux maîtres eux-mêmes, et si l'élève désorienté ne va pas jusqu'à penser, s'il ne le dit, que les cliniciens sont inférieurs aux théoriciens de laboratoire.

Pour ma part, je le lui pardonnerai volontiers. Il ignore les difficultés qui peuvent entraver la mise sur pied d'un bon diagnostic. Au laboratoire, on n'hésite jamais ; à la clinique on tâtonne souvent ; c'est un aphorisme que l'élève a entendu tant de fois répéter. Je lui pardonnerai, dis-je, mais en tâchant de lui montrer que la clinique est une science très complexe pour l'étude de laquelle il a été muni d'un faux bagage préliminaire ; je m'évertue surtout à lui

montrer que le moment est venu, s'il le peut encore, de
changer de méthode et d'apprendre à bien observer et à
méthodiquement examiner le malade, à découvrir par lui-
même les signes qui ne se révèlent pas facilement du premier coup. Il faut ensuite qu'il sache coordonner et interpréter tous ces signes pour les rattacher à une entité morbide, à un type de maladie. Voilà ce qui constituera une
bonne méthode d'examen, d'où découlera presque forcément
un bon diagnostic.

Malheureusement, un long temps est nécessaire pour apprendre la clinique, et le temps nous manque presque toujours : deux années d'études cliniques, c'est déjà bien peu
pour les grandes cliniques dites magistrales, médecine et
chirurgie ; à plus forte raison sera-ce insuffisant s'il faut y
intercaler encore les cliniques secondaires consacrées aux
spécialités. De plus, ainsi que je le disais plus haut, la méthode fait aussi défaut. Si, à la Faculté des sciences, au lieu
d'enseigner aux futurs étudiants en médecine un programme théorique de chimie, de physique et de biologie
transcendante, on avait cherché à dresser leur mentalité à
étudier les choses qui touchent plus ou moins à la médecine,
comme le faisait le programme de l'ancien baccalauréat
restreint ; si, outre la physique et la chimie médicales, on
leur avait fait étudier, comme autrefois, la zoologie et la
botanique d'une façon réellement pratique, sur le terrain
même, et toujours avec les applications médicales appro-
priées, dans ce cas, on aurait fait besogne utile, et les élèves en auraient tiré un profit réel et tangible pour leurs
études techniques futures. Sous prétexte de leur donner des
connaissances scientifiques générales, on ne leur a rien
donné de pratique, on ne leur a même pas donné une tour-

nure d'esprit qui leur permît de s'adapter raisonnablement
à leurs futures études professionnelles ; on a, pour longtemps
chez beaucoup, peut-être pour toujours chez quelques-uns,
faussé l'esprit et le jugement.

Nous voyons, nous autres examinateurs, comment, aux
examens, se comportent nos étudiants, et plus tard, ce que
sont nos médecins modern-style, ignorants souvent de médecine proprement dite, mais outre-cuidants et se croyant
très savants parce qu'ils parlent microbes et autres choses
qu'ils ne comprennent pas eux-mêmes.

C'est contre cette déplorable tournure d'esprit que nous,
professeurs de clinique, sommes obligés de lutter ; la
chose est presqu'impossible, étant donné le peu de temps
dont nous disposons pour l'instruction de nos élèves. Malgré toute la bonne volonté que l'on peut mettre à l'enseignement pour la grande masse des étudiants, la plupart des
spécialités surtout restent pour eux à peu près lettre morte.
Aussi, en désespoir de cause, ai-je, pour ma part, abandonné un programme trop compliqué pour la plupart de
nos élèves, et en suis-je arrivé, en fin de compte, à un
résumé de connaissances indispensables pour la pratique
ophtalmologique journalière.

C'est ce résumé que j'offre, en ces quelques pages, au public des étudiants et même des praticiens. A la lecture, on
verra que je n'ai eu aucune prétention scientifique ; mon
seul but a été de condenser les notions pratiques d'ophtalmologie les plus utiles, et de montrer du doigt ce qu'il est
à peu près indispensable de posséder pour le médecin praticien.

L'ensemble de mon programme répond un peu à celui
des cours de perfectionnement que l'on a organisés, depuis

quelques années, dans certaines Facultés ; cette similitude de plan est toute naturelle, puisqu'à l'instar de ceux qui ont organisé ces cours, j'ai cherché aussi, de mon côté, à condenser en quelques pages ce qu'il y avait de plus urgent à posséder pour la pratique ophtalmologique quotidienne. Avec ce bagage restreint de connaissances, un médecin consciencieux sera capable de remplir honorablement sa tâche, s'il veut soigner les maladies oculaires les plus fréquentes.

Tel est le but de ces leçons. Il ne faut donc pas y chercher ce qui n'y est pas ; à celui qui voudra acquérir des notions plus étendues, et qui voudra obtenir, sur les maladies des yeux, des renseignements plus circonstanciés, je conseille la lecture de l'un ou de plusieurs des nombreux et excellents traités d'ophtalmologie qui ont été publiés pendant ces dernières années et que j'ai mentionnés, pour la plupart, au début de cette préface.

Nancy, Octobre 1906.

CHAPITRE PREMIER

EXAMEN CLINIQUE DES MALADES

Bien examiner un malade, constitue déjà une grande garantie pour arriver à peu près sûrement au diagnostic d'une maladie.

Aussi est-il bon, dès le début des études médicales, en général, et ophtalmologiques, en particulier, d'adopter de suite une méthode d'examen raisonné et logique, qui en permettant de n'omettre aucun détail de la maladie accusée, conduira avec une certitude presque absolue à la solution désirée, c'est-à-dire, au diagnostic de la lésion.

Il est certain que l'ophtalmologie étant une branche médicale très complexe, à cause des multiples notions cliniques et scientifiques préalables qu'on est obligé d'acquérir avant d'aborder son étude, la connaissance des diverses maladies du globe oculaire sera plus difficile à élucider en raison de cette complexité même. Mais ces notions une fois acquises, et l'étudiant bien armé du bagage qu'il a ramassé en physique, en médecine générale et en chirurgie, devra être capable d'aborder l'examen d'un œil afin d'arriver utilement à résoudre les difficultés soulevées par la pathogénie oculaire.

Deux méthodes sont possibles pour examiner un

œil : les uns préfèrent commencer par l'interrogatoire du sujet, d'autres, au contraire, préconisent l'examen objectif immédiat suivi plus tard des questions à poser au malade au sujet de ses antécédents. En réalité, il n'y a pas, et il ne peut pas y avoir de méthode unique : dans certains cas où la lésion est peu ou pas apparente à l'extérieur, l'on est bien obligé de poser d'abord des questions au consultant ; d'autres fois, au contraire, quand du premier coup d'œil il est aisé de se rendre compte que le mal se borne à une lésion directement appréciable, parce qu'elle est superficielle, l'interroga-toire sera parfois tout à fait inutile, au moins d'une façon bien approfondie.

Quoi qu'il en soit, si l'on a jugé bon de commencer par l'interrogatoire, on fera porter celui-ci d'abord sur ce dont se plaint le malade, gêne fonctionnelle ou au-tre, douleur spontanée ou provoquée ; on recherchera la date d'apparition du mal et sa cause apparente. En précisant les questions, on apprendra du patient où siège la lésion, quelle en est la nature, le début, etc. J'estime que c'est là tout ce dont on peut et on doit même s'enquérir pour l'instant. Ce que l'on deman-dera de plus, à ce moment, ou pourra être inutile, ou bien contribuera peut-être à égarer l'opinion du mé-decin au sujet de la nature et du siège du mal.

Mais auparavant, on se sera déjà muni d'autres renseignements, peu précis à la vérité, mais utiles quand même ; on aura pris soin, au moment où le malade se présente et traverse la salle ou le cabinet pour venir à vous, d'examiner son habitus extérieur, sa démarche, son regard ; tel malade qui se présente le front haut, les yeux franchement dirigés vers la lumière, largement ouverts et comme avides de grand jour, pourra déjà être soupçonné d'amblyopie, d'amaurose, partant, d'une lésion grave et déjà avancée du nerf optique ; tel autre, au contraire, qui vient à vous en baissant la tête, fermant à demi les paupières, fronçant les sourcils comme pour se garer contre la lumière du jour, fera plutôt penser à l'existence d'une cataracte, d'une iritis ou de toute autre lésion inflammatoire ; enfin, s'il a une démarche affaiblie, hésitante, saccadée, ataxique, il sera tout naturel de penser à une altération du système nerveux central compliquée d'une lésion de l'organe de la vision.

Après cet examen à distance, on a tout loisir pour examiner le malade de tout près et en détail. La bouffissure de la face, l'œdème des paupières, la pâleur des téguments, l'ictère seront notés, etc. Ils impliquent souvent un état morbide général ou des lésions viscérales à localisations oculaires. Il n'est pas jusqu'à la position habituelle de la tête, à la forme générale du crâne et à la teinte des cheveux qui n'aient leur importance ; l'air penché, le regard oblique se rencontrent parfois dans l'astigmatisme, et les déformations crâniennes ou faciales coïncident souvent avec diverses amétropies ; enfin, la pigmentation générale modifie la couleur de l'iris et l'aspect ophtalmoscopique du fond de l'œil (choroïde et rétine) (Truc).

L'examen du malade sera *objectif* et *subjectif*. Le premier se fera avec ou sans instrument, c'est-à-dire, directement ; le second, au contraire, comporte l'emploi d'un nombre assez notable d'instruments dont l'étude détaillée ne pourra se faire dans ce chapitre, et dont le principal, l'ophtalmoscope, fera l'objet d'un chapitre ultérieur.

1° **Examen objectif direct.** — Il comporte l'examen, par le regard et le toucher, de toutes les parties de l'œil et de ses annexes, accessibles à nos sens. Et pour ne rien omettre, il sera toujours prudent de procéder méthodiquement, au moins au début des études, en passant en revue les plans anatomiques successifs que l'on trouve de la périphérie vers la profondeur.

C'est ainsi qu'on examinera d'abord la *région péri-oculaire*, telles que les joues, rouges, rétractées, parfois ulcérées et baignées par les larmes, le nez, les narines, donnant lieu à des écoulements divers ou garnies de croûtes de nature variable ; puis, on s'appesantira davantage sur les *paupières* tantôt rouges, gonflées, ulcérées sur les bords ou à leur surface, tantôt déviées en dedans ou en dehors, ou encore paralysées, contracturées ; d'autrefois, elles seront le siège d'une tumeur ou d'une pigmentation anormale.

Le *bord ciliaire* surtout attirera spécialement l'attention ; ici, ce seront des cils agglutinés d'une certaine façon, chargés de croûtes à leur base ou à leur extrémité ; ailleurs, on les trouvera déviés en dedans ou en dehors, vicieusement implantés, rares, décolorés.

Le bord ciliaire sera souvent rouge, ulcéré, gonflé, ou encore le siège d'orgeolets ou de chalazions.

Au même niveau, on examinera le *sac lacrymal* siégeant à la rencontre du nez et de la paupière inférieure ; on le trouvera souvent gonflé, dilaté, ou bien il sera le siège d'une inflammation plus ou moins intense, douloureuse ou non ; la pression à ce niveau fera parfois sourdre du liquide, mucus ou muco-pus, à travers les points lacrymaux, ce qui indiquera le plus ou moins de perméabilité de ceux-ci ; d'autres fois le liquide, au lieu de s'écouler du côté de l'œil, se videra par le nez.

On passera ensuite à l'examen de la *conjonctive*. Pour cela, on renversera d'abord la paupière inférieure en faisant regarder le malade en haut ; on trouvera très souvent le cul-de-sac inférieur rouge, vascularisé, recélant parfois du muco-pus, voire même des corps étrangers. Pour examiner le cul-de-sac supérieur, la manœuvre, pour moins simple qu'à la paupière inférieure, ne doit cependant jamais être négligée ; faute de quoi, nombre de lésions sérieuses pourraient passer inaperçues. Quand on veut éverser la paupière supérieure, on prie d'abord le malade de regarder profondément vers en bas ; puis saisissant la paupière par les cils et le bord libre, entre le pouce et l'index gauche, on la retourne en faisant basculer le tarse à l'aide de l'index gauche ou d'un stylet vers le bord supérieur de ce cartilage ; un praticien un peu habile arrivera très aisément à faire cette manœuvre simplement avec le pouce et l'index droits. Quand les malades, surtout les enfants, résistent trop, on sera obligé souvent d'employer la cocaïne, voire même la chloroformisation générale ; faute de quoi, l'examen de l'œil et des culs-de-sac conjonctivaux devient tout à fait impossible. Quoi qu'il en soit, le cul-de-sac supérieur sera souvent le siège d'inflammations de toutes sortes qui gonflent la paupière et rendent son renversement

encore plus difficile, telles la diphtérie et les granulations ; on y trouvera souvent des corps étrangers dont
la présence n'était même pas soupçonnée, et qui, faute
de cet examen, seraient passés inaperçus.

Pour bien examiner l'ensemble de la conjonctive
bulbaire, il faut écarter simultanément les deux paupières : cette manœuvre se fera surtout bien en dérou-
lant les paupières avec les deux pouces et les fixant
sur les rebords orbitaires supérieurs et inférieurs,
pendant qu'avec les quatre autres doigts des mains on
prend point d'appui sur la tête et le menton du patient. Le bulbe oculaire est alors découvert largement;
non seulement la conjonctive, mais encore la cornée
apparaissent bien ; dans ces conditions, on peut tout
à son aise voir l'injection conjonctivale tantôt limitée
en un segment du globe, soit sous forme de pinceau
triangulaire, soit sous forme diffuse, tantôt encore
localisée sous la forme d'un cercle rouge plus ou moins
intense autour de la cornée (cercle périkératique), ou
encore répandue, plus ou moins largement sur toute la
conjonctive bulbaire et même palpébrale.

On n'oubliera pas d'examiner la *caroncule lacrymale*, mais on verra surtout bien les petites élevures
(phlyctènes), les ulcérations, qui siègent très souvent
à la limite de la conjonctive et de la cornée.

L'examen *de la cornée* se fera par la même occasion. Si cette membrane est bien lisse, transparente,
on jugera évidemment qu'il n'y a rien d'anormal ; si,
au contraire, on y remarque des taches grises ou blanches plus ou moins opaques et étendues, si l'on découvre à sa surface des ulcérations parfois très limi-

tées, très superficielles, d'autres fois, plus étendues et faciles à voir grâce au pus qui les tapisse, on fera la part de ces lésions ; de même, si la cornée est opaque en tout ou en partie, surtout si elle est le siège, sur ses bords, de vaisseaux plus ou moins abondants (pannus) qui empiètent de la conjonctive vers sa surface, on conclura à des désordres importants et souvent de longue durée. Du reste, ici, l'éclairage oblique et la loupe aideront singulièrement à parfaire le diagnostic et souvent à découvrir de très petits corps étrangers incrustés à la surface de la cornée que l'exiguïté de leur volume avait empêché de voir à l'œil nu.

Derrière la cornée, on examinera immédiatement la *chambre antérieure* avant de se laisser attirer l'attention par l'iris et la pupille. Il est, en effet, important de juger de la profondeur de cette cavité limitée par la cornée en avant, par l'iris en arrière. Elle peut être vidée, soit que l'humeur aqueuse s'écoule par une plaie cornéenne, soit que la tension intra-oculaire exagérée repousse l'iris contre la face postérieure de la cornée. Elle peut surtout renfermer du pus, du sang, des exsudats fibrineux, voire même des corps étrangers, tantôt et le plus souvent venus du dehors, d'autres fois et plus rarement venus du dedans (cristallin, pus, etc.).

Quand la cornée est bien transparente, il est facile d'examiner *l'iris*. C'est une membrane diversement colorée et pigmentée, avec un certain reflet spécial quand la membrane n'est pas malade ; elle devient grisâtre, terne, quand elle est enflammée. Il faudra toujours, du reste, quand les circonstances le permettent, comparer l'iris malade avec celui sain, du côté opposé. On aura soin de ne pas prendre pour des lésions, les taches de pigment souvent répandues d'une façon bizarre à la surface de l'iris ou au pourtour de la pupille.

Les mouvements de l'iris sont importants à observer : la pupille se contractera sous l'influence de la lumière, de l'accommodation ou du massage à travers les paupières ; elle se dilatera à l'obscurité. L'iris peut être flottant, et trembloter sous l'influence du moindre mouvement de l'œil. Il n'est pas rare de trouver à sa surface de petites tumeurs qui siégeront en divers points de son étendue, et surtout dans l'angle iridocornéen.

La pupille, qui ne siège pas toujours, à l'état normal, exactement au centre de l'iris, doit être noire, régulière, égale des deux côtés ; à l'état pathologique, on peut la trouver en permanence, rétrécie ou dilatée (myosis ou mydriase), inégale (synéchies), ou bien encore obstruée par des exsudats résultant d'une inflammation, et que la dilatation incomplète provoquée par l'instillation d'atropine révélera encore mieux.

Derrière l'iris et la pupille, on pourra souvent apercevoir, à l'œil nu, des opacités du cristallin, ou bien encore du pus, du sang ou une tumeur venant des segments postérieurs du globe et apparaissant dans le champ pupillaire. Mais l'examen ainsi pratiqué sera toujours incomplet et le diagnostic incertain.

Il est donc préférable de réserver cette partie de l'examen pour l'exploration à l'aide des instruments, en particulier, de l'ophtalmoscope.

Toutefois, il sera toujours prudent auparavant de se rendre compte avec les doigts de la *tension de l'œil* ; cette tension varie fréquemment dans certaines maladies, surtout chez les gens âgés. Du reste, il est bon de pratiquer systématiquement cette exploration sur tous les yeux tant soit peu enflammés, car l'hypertension du globe peut souvent passer inaperçue quand on ne la recherche pas. Pour explorer le tonus oculaire, il faut avoir soin d'appuyer le talon de chaque main sur la joue et le front du malade ; puis, après lui avoir commandé de fermer les yeux sans effort, avec l'un des index, on fixe l'œil en le refoulant légèrement contre l'une des parois orbitaires latérales, tandis qu'avec l'autre on cherche à déterminer très légèrement une sensation de fluctuation à la surface du globe. Au bout de très peu de temps, on arrivera à avoir assez de finesse dans les doigts et à développer sa sensibilité, de façon à percevoir le moindre changement dans la tension d'un œil, et cela, souvent sinon mieux, tout au moins aussi bien qu'avec les divers tonomètres qui ont été inventés pour mesurer le tonus oculaire. Mais si l'œil est souvent hypertendu jusqu'à avoir la consistance d'une bille de marbre, par contre, il peut aussi voir sa tension tomber au-dessous de la normale, et avoir une hypotonie tellement accentuée, qu'il en devient complètement mou ; mais, ici encore, il y a des degrés variables qui peuvent aller d'un extrême à l'autre.

J'ajouterai enfin, que cette palpation que l'on pratique avec les doigts à la surface de l'œil, permet aussi de déterminer le plus ou moins *de sensibilité de l'or-*

gane, qui parfois devient fort douloureux sous l'influence d'une inflammation de l'iris ou du cercle ciliaire.

2° Examen fonctionnel. — L'examen de toute la partie antérieure de l'œil étant terminé, il serait logique de passer de suite à l'examen instrumental qui permettrait d'achever l'exploration directe du segment postérieur du globe. Malheureusement, cet examen du fond de l'œil qui nécessite la projection d'un faisceau lumineux à travers la pupille, a le gros inconvénient d'amener de l'éblouissement et, partant, d'affaiblir passagèrement le fonctionnement de la rétine et du nerf optique. Pour cette raison, je crois qu'il est préférable de procéder d'abord à l'*examen fonctionnel* de l'organe et de se renseigner de suite sur : a) l'acuité visuelle ; b) sur le champ visuel ; c) sur le sens des couleurs et d) sur la musculature de l'œil.

a) L'*acuité visuelle* est la force ou la capacité de distinguer les objets et d'en apprécier les formes ; elle est l'expression de la vision directe centrale, maculaire ; tandis que la vision périphérique sera surtout mesurée par le champ visuel. Dans la pratique, on apprécie l'acuité visuelle par rapport au plus petit objet reconnu à une distance donnée, ou bien par rapport à la plus grande distance où cet objet est distingué.

L'acuité visuelle doit être prise pour la vue de loin et pour la vue de près. Pour la *vue de loin*, on placera l'examiné à 5 mètres d'une échelle (Snellen, Monoyer, Parinaud, Sulzer) et on lui fera lire les plus petits caractères qu'il pourra distinguer ; il faut, naturellement, que les conditions d'éclairage soient toujours, autant que possible, les mêmes ; les lettres devront être lues en allant des grandes aux petites. Si le sujet distingue tous les caractères, son acuité sera normale ; s'il n'en distingue qu'une partie, elle est imparfaite ; s'il n'en voit aucune, elle est très faible ou nulle. S'il existe un vice de réfraction, il faudra le rechercher et le corriger ; c'est une question dont nous nous occuperons plus loin. Quoi qu'il en soit, il faudra noter l'acuité visuelle obtenue : on la désigne généralement par V (visus) ou S (sight ou sehen), et on l'exprime par une fraction dont le numérateur correspond à la distance métrique à laquelle est vu un objet déterminé et le dénominateur à celle où cet objet doit être vu par un œil normal. On peut aussi l'évaluer en fractions décimales. Ainsi, si l'observé lit à 5 mètres la dernière ligne du tableau, on dira : V = 5/5 = 1. Soit la sixième ligne du tableau de Parinaud en partant du bas : elle est lue à 5 mètres, et elle doit l'être à 10 mètres ; donc : V = 5/10 ou 1/2. Si pour lire la dernière ligne il faut se rapprocher à 2 mètres, cette ligne devant être lue à 5 mètres et ne l'étant qu'à 2, on a : V = 2/5. L'expression en décimales pour l'échelle de Parinaud serait dans le premier cas V = 1,00, dans le second V = 0,25, dans le troisième V = 0,40.

Si l'acuité visuelle est trop faible pour être exprimée en chiffres, on se contente de dire que le sujet, avec l'œil gauche (O. G.) ou l'œil droit (O. D.), compte les doigts à 1 mètre, à 0 m. 50, ou à 0 m. 25, etc. S'il peut seulement percevoir la lumière et ne possède qu'une simple vision quantitative, on notera : VOG,

VOD ou VOGD $= Q$; on dira 1/2 Q pour la vision quantitative à peine appréciable, et 2 Q pour celle qui est extrêmement marquée. Si enfin, la vision est absolument nulle, si la lumière même n'est pas perçue, on dira : $V = 0$.

Pour apprécier l'*acuité visuelle de près*, on fait lire par le sujet à examiner, avec l'un ou les deux yeux, un texte le plus fin possible du livre-échelle, environ à la distance de 25 à 30 centimètres, et on note le numéro du plus petit texte nettement perçu ; malheureusement ici, les conditions d'appréciation sont moins précises que pour la vue de loin, parce que l'accommodation, la réfraction et la convergence interviennent et ne permettent plus comme tout à l'heure une notation exacte de l'acuité visuelle.

L'acuité visuelle exprime seulement une valeur relative, car l'unité adoptée est une simple moyenne empirique, et le résultat est influencé par de nombreuses conditions accessoires, telles sont : les courbures des membranes (cornée, astigmatisme), la transparence des milieux (taies, cataracte, etc.), la sensibilité rétinienne et cérébrale (exercice, habitude, etc.), l'âge, le diamètre de la pupille, les verres (réfraction), l'éclairage, sont là autant de facteurs qui font varier l'acuité visuelle dans d'assez notables limites. L'acuité visuelle est meilleure, quand l'œil est adapté à l'éclairage ambiant ; de même, la couleur du fond est importante ; c'est ainsi que le blanc et surtout le jaune donneraient le maximum d'acuité, remarque importante à connaître pour la lisibilité des caractères d'imprimerie dans les livres d'écoliers.

b) *Le champ visuel* correspond à la surface de perception visuelle de l'œil immobile et comprend l'espace entrevu ou embrassé par cet œil en fixation directe. Il représente la vision périphérique ou périmaculaire, comme l'acuité visuelle exprime la vision centrale ou maculaire.

La vision périphérique ou indirecte est très utile pour l'appréciation exacte de la position et de la forme

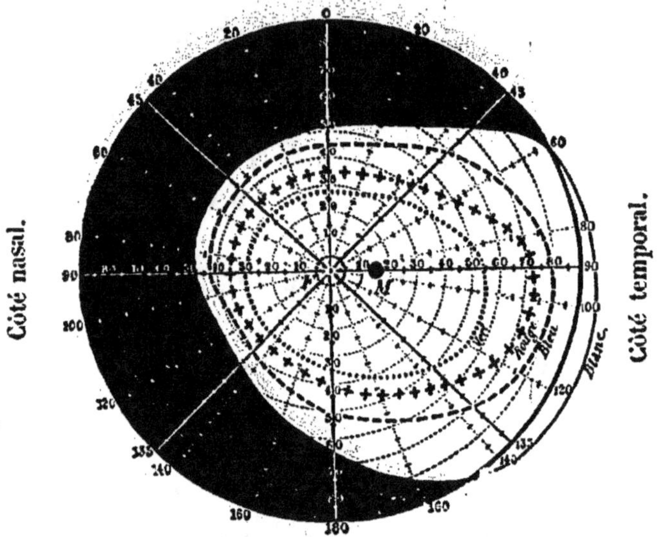

Fig. 1. — Champ visuel de l'œil droit pour le blanc, le bleu, le vert et le rouge. — F. Point de fixation ; M. Tache de Mariotte.

des objets ; elle est indispensable pendant la marche. Si on la supprime, par exemple, en regardant à travers deux tubes appliqués exactement devant les yeux, la vision directe persistant seule, il devient très difficile de se conduire : certaines maladies produisent des désordres et des phénomènes analogues (rétinite pigmentaire, héméralopie).

Pour apprécier le champ visuel, on peut se servir de plusieurs procédés :

1° *Le procédé digital* : on se place devant l'observé qui tourne le dos à la fenêtre ; on lui fait cacher un œil avec sa main ; tandis qu'avec l'autre œil à examiner il fixe le doigt d'une main de l'observateur placé à hauteur du nez à égale distance entre l'observateur et l'observé ; l'autre main de l'observateur amenée successivement de la périphérie vers le centre dans les différents diamètres permet de se rendre compte du segment où l'observé voit ou ne voit pas.

2° *Campimétrie*, c'est la détermination du champ visuel en surface plane. On peut se servir d'une feuille de papier présentant une petite croix ou d'un tableau noir muni d'un centre blanc, ou encore du campimètre de de Wecker ; puis, avec l'œil en expérience, l'autre étant couvert, le sujet fixe le point central pendant qu'on promène lentement du centre à la périphérie et réciproquement, sur tous les rayons, un objet blanc ou coloré, un morceau de craie par exemple ; on note les points extrêmes perçus et on les réunit par une ligne courbe qui donne le champ visuel en centimètres ; il faut, à chaque examen, que le patient soit toujours placé à la même distance.

3° Avec le *périmètre*, on prend le champ visuel en surface courbe ; on emploie le périmètre de Landolt, de Badal ou d'Ascher, et on opère à peu près comme précédemment.

On obtient ainsi une représentation du champ visuel en degrés.

Après avoir pris le champ visuel pour le blanc, il

est souvent utile de le prendre pour les couleurs qui sont inégalement perçues à l'état normal ; le blanc occupe les limites extrêmes, puis viennent, en allant vers le centre, le bleu, le rouge et le vert.

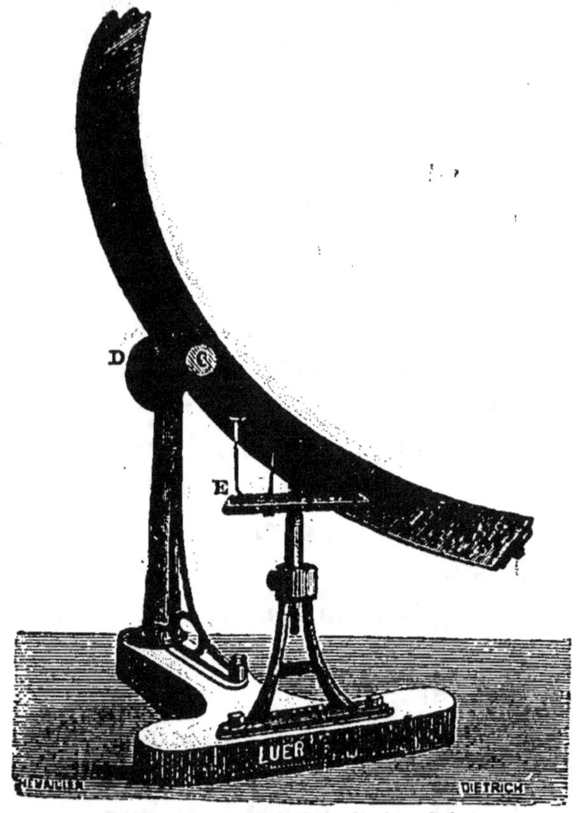

Fig. 2. — Périmètre de Landolt.

Le champ visuel est transcrit sur des schémas représentant la surface colorée.

D'une manière générale, la campimétrie est plus rapide que la périmétrie, mais elle n'est vraiment exacte que dans les parties centrales du champ visuel ;

dès qu'on veut apprécier un affaiblissement minime de la vision périphérique, il vaut mieux recourir au périmètre.

Le champ visuel devient pathologique, sitôt qu'il descend au-dessous d'un certain minimum ; il peut être réduit concentriquement, ou par segments, ou par lacunes (scotomes). Le *rétrécissement* périphérique s'observe dans les atrophies, les thromboses artérielles, les décollements de la rétine. Le rétrécissement disséminé se rencontre dans les hémorrhagies, les exsudats, les altérations multiples de la rétine ou de la choroïde. Le rétrécissement central s'observe dans les névrites héréditaires, les névrites rétro-bulbaires toxiques, dans les apoplexies et les altérations diverses de la macula. Les *scotomes* ou lacunes du champ visuel peuvent être centraux ou excentriques, multiples, irréguliers, de grandeur inégale. On en distingue de plusieurs sortes : le scotome *positif* est représenté par une tache noire que le sujet perçoit dans son champ visuel et projette sur les objets ; le scotome *négatif* est constitué non par la perception d'une tache, mais par l'absence de perception dans une ou plusieurs parties du champ visuel.

Dans le scotome *absolu*, toute perception lumineuse est complètement abolie, tandis que dans le scotome *relatif*, la perception lumineuse est seulement très diminuée : enfin le scotome *simple* s'applique au blanc, et le scotome *coloré* aux couleurs.

c) *La perception des couleurs* est importante à étudier ; l'absence de cette perception ou achromatopsie peut être acquise ou congénitale. Congénitale, elle coïncide d'ordinaire avec de l'amblyopie et du nystagmus ; acquise dans les névrites et atrophies optiques consécutives, la disparition des couleurs va de la périphérie du champ visuel au centre. Le vert disparaît d'abord, puis le rouge, enfin le bleu. Des lacunes dans le champ visuel chromatique ou scotomes colorés existent fréquemment au centre dans les amblyopies toxiques, à la périphérie dans les oblitérations vasculaires, le décollement rétinien, le glaucome, la rétinite pigmentaire, etc.

d) *Le fonctionnement de la musculature* extra — et intrinsèque de l'œil est important à connaître. On se rendra compte de l'intégrité des *muscles extrinsèques* de l'œil, en priant le malade de suivre le doigt qu'on promène dans toutes les directions, sans qu'il bouge la tête ; ainsi peut apparaître du strabisme ou de la diplopie, en même temps qu'on se rendra compte de l'état du champ de regard et du champ d'excursion des muscles, dont les paralysies ou les contractures seront révélées de la sorte. La *convergence* des deux yeux sera spécialement recherchée.

L'*accommodation* ou adaptation de l'œil aux diverses distances de la vision, résulte de l'action *du muscle ciliaire* sur la zonule et le cristallin, et varie suivant la réfraction de l'œil et surtout l'âge des individus. La paralysie et la parésie de l'accommodation se rencontrent dans un grand nombre de maladies générales qui affaiblissent le muscle ciliaire, et aussi dans des lésions du cristallin qui diminuent l'élasticité de cette lentille et réduisent l'amplitude d'accommodation.

Les mouvements de l'iris sont des mouvements de contraction et de relâchement pupillaires. Grâce aux fibres circulaires et aux fibres radiées, l'iris a des mouvements de relâchement et de resserrement. Ils sont réflexes et se produisent sous l'influence de la lumière, de l'accommodation et de la convergence. Le réflexe lumineux est exclusivement réflexe ; celui de l'accommodation et de la convergence peut être indirectement produit sous l'influence de la volonté. Ces deux ordres de réflexes sont parfois pathologiquement dissociés. Bien des maladies des centres nerveux produisent le resserrement, et plus souvent encore, le relâchement de la pupille.

J'ajouterai en dernier lieu, que l'examen fonctionnel direct peut permettre aussi d'acquérir certaines présomptions en faveur d'un vice de réfraction quelconque, et d'en presque déterminer la nature. L'acuité visuelle, incomplète à distance, peut être altérée, ou par un vice de réfraction, ou par un trouble des milieux. La distinction est aisée à faire. Si, à l'aide du *trou sténopéique* placé devant l'œil, la vision redevient meilleure et même normale, il n'est pas douteux qu'on a affaire à un vice de réfraction ; au contraire, avec ce même trou sténopéique, la vision ne s'améliore-t-elle pas ou peu, il existe très probablement un trouble des milieux ou une altération du fond de l'œil. En cas de vice de réfraction, l'intéressé voit-il mal de loin et de près, il y a des chances pour que vous ayez affaire à un hypermétrope ; au contraire, voit-il mal loin, et perçoit-il très bien de près, il y a de fortes présomptions en faveur de la myopie ; l'astigmatisme se révélera aisément par la lecture du cadran spécial dont certain diamètre sera vu confusément, tandis que le diamètre perpendiculaire au premier apparaîtra plus nettement ; enfin, si le sujet examiné, ayant déjà dépassé la quarantaine, voit bien de loin, mais se plaint de voir mal de près depuis quelque temps, tout milite chez lui en faveur d'une presbytie commençante. Il va de soi que ces diagnostics de probabilités devront être vérifiés par d'autres procédés que nous indiquerons plus loin, en particulier, par les verres et l'ophtalmoscope. Reste maintenant la dernière partie de l'examen.

3° **Examen instrumental.** — Cet examen se pratique principalement dans la chambre noire et se fait à l'aide de la loupe et de l'ophtalmoscope.

La loupe permet d'abord à la lumière du jour un examen direct de la partie antérieure de l'œil, où, avec le grossissement donné on découvrira aisément la moindre lésion, ulcération ou autre, siégeant sur la cornée.

Mais la loupe sert aussi à *l'éclairage oblique* : le malade étant placé dans la chambre noire à côté de la lampe mobile amenée vers la partie latérale de la tête, on interposera la loupe entre le foyer lumineux et l'œil, de façon à concentrer sur celui-ci le faisceau de lumière ; tout le segment antérieur sera alors largement éclairé ; on pourra mieux se servir de deux loupes, dont l'une servira au grossissement, et l'autre à l'éclairage. Rien de plus facile, dans ce cas, que d'examiner la transparence de la cornée, dont la moindre opacité, le plus fin corps étranger, l'un et l'autre, à peu près invisibles à l'œil nu, n'échapperont pas ; un kératocone ne passera jamais inaperçu. La chambre antérieure sera appréciée à sa juste profondeur, l'iris et la pupille seront bien mis en relief et leurs mouvements faciles à provoquer et à percevoir ; enfin, la face antérieure du cristallin elle-même révélera des opacités dont elle pourra être le siège. Toutefois, dans ce dernier cas, il ne faudra pas conclure trop vite ; car, fréquemment, chez les vieillards surtout, la cornée et le cristallin, donnent à la lumière oblique un reflet grisâtre qui fait croire à l'existence d'une cataracte, tandis qu'en réalité, ces milieux apparaissent parfaitement transparents à l'éclairage direct.

Après cet examen à la lumière oblique, on recourt de suite au *miroir ophtalmoscopique*. Plan ou concave, on s'en sert pour projeter un faisceau lumineux dans l'œil à travers la pupille, et l'œil de l'observateur placé derrière l'instrument verra ou ne verra pas le fond rouge de l'œil observé. S'il ne le voit pas, ou le voit mal, il aura à déterminer où siège l'obstacle au passage des rayons lumineux ; en pareil cas, ce sera toujours à partir du cristallin, jusqu'à la rétine et à travers le vitré qu'il faudra localiser le siège de la lésion ; je n'ai pas, pour le moment, à insister sur ce point. Si, au contraire, l'observateur perçoit nettement le fond rouge de l'œil qu'il examine, il peut déjà en conclure qu'il n'existe aucun trouble des milieux.

De suite, il pourra et devra résoudre la question de réfraction. Lorsque le fond rouge de l'œil reste diffus et ne laisse voir aucun détail, vaisseau ou autre, il s'agit d'un œil emmétrope, ou à réfraction normale ; si, au contraire, on perçoit les vaisseaux du fond de l'œil, on en conclura à un vice de réfraction qu'il sera aisé de déterminer ; si l'observateur, armé d'un miroir concave, en se déplaçant un peu latéralement, et alternativement d'un côté et de l'autre, voit les vaisseaux se déplacer dans le même sens que lui, il aura affaire à un œil hypermétrope ; si les vaisseaux se déplacent en sens contraire, il s'agira d'un œil myope.

Le miroir de l'ophtalmoscope pourra être plan ou concave ; plan, il projette dans l'œil une lumière assez faible et permet de dévoiler les opacités légères du cristallin, les corps flottants du vitré, les troubles légers des milieux ; concave, il éclaire l'œil vivement et permet d'apprécier l'épaisseur d'une cataracte, l'étendue d'une hémorrhagie ou de certains exsudats.

Ceci fait, on complétera l'examen en combinant l'action du miroir et de la lentille convexe ; l'emploi de cette dernière placée au devant de l'œil donnera une image renversée du fond et permettra de voir tous les détails des membranes profondes et du nerf optique. L'examen à l'image droite sera non moins utile. Mais nous reviendrons plus tard en détail sur ces divers procédés d'examen.

Il en sera de même pour la *skiascopie* que je ne fais que signaler en passant et qui permet de déterminer très rapidement et aussi d'une façon très précise un vice de réfraction quelconque, y compris l'astigmatisme.

4° Examen de l'état général. — En possession des données révélées par l'examen de l'œil à l'aide des divers procédés que je viens d'énumérer, il sera souvent aussi utile qu'indispensable de se livrer à un examen approfondi de l'état général. Les lésions perçues dans le fond de l'œil sur la rétine, la choroïde ou le nerf optique, permettent souvent à elles seules de découvrir et même de diagnostiquer presqu'à coup sûr des maladies de l'économie ou de certains organes jusqu'alors insoupçonnées : la syphilis, le diabète, l'albuminurie sont souvent écrits en toutes lettres au fond de l'œil.

On s'enquerra donc d'abord, si on ne l'a déjà fait, des antécédents divers du patient, antécédents héréditaires ou personnels, généraux ou oculaires : certaines affections comme le strabisme, le glaucome, la cataracte, se rencontrent volontiers parmi les membres d'une même famille ; la syphilis, la tuberculose, l'arthritisme, plusieurs états génitaux ou urinaires provoquent souvent des manifestations oculaires. Mais surtout on recherchera rapidement les troubles que peuvent présenter les principaux systèmes organiques. La nutrition générale, la circulation, le système nerveux attireront successivement l'attention. On notera l'état des urines et on songera au diabète et à l'albuminurie qui entraînent souvent des lésions du cristallin ou de la rétine ; on examinera, s'il y a lieu, les voies génito-urinaires, dont l'infection est cause parfois de graves inflammations oculaires. On relèvera enfin, à l'occasion, les manifestations variées de l'arthritisme, de la syphilis, de la tuberculose et de la scrofule. Celle-ci, en particulier, avec son habitus facial et son cortège ganglionnaire cervical, domine l'étiologie de plusieurs affections des paupières, de la conjonctive et de la cornée. Ces divers états morbides ont une réelle importance ; ils éclairent souvent l'étiologie de l'affection oculaire, aident au diagnostic et impliquent d'ordinaire un traitement général, sans lequel les divers topiques restent inefficaces (Truc et Valude).

Le tableau d'examen d'un malade qui vient d'être présenté est évidemment schématique, et il est de toute évidence qu'il n'y aura pas lieu, dans tous les cas, de procéder avec la même méthode et la même minutie. S'il y a une lésion externe bien apparente, que le malade lui-même nous indique, il n'y aura certes pas d'utilité à perdre son temps en faisant un examen approfondi et oiseux ; mais, en général, pour peu que le mal n'apparaisse pas au dehors, ni avec une netteté flagrante, il sera de beaucoup préférable de procéder avec méthode. Et, tout d'abord, on sera bien moins certain de se tromper et de porter un faux diagnostic, et d'un autre côté, si l'on tombe dans l'erreur, au moins sera-ce avec méthode et même profit, puisqu'une bonne partie des connaissances ainsi acquises ne seront pas perdues, et qu'il sera plus aisé de corriger l'erreur et de revenir dans le droit chemin.

CHAPITRE II

DE L'ARSENAL THÉRAPEUTIQUE EN OPHTALMOLOGIE

Je n'entends nullement, dans ce chapitre, énumérer tous les moyens dont nous disposons pour lutter contre les maladies d'yeux : ce serait faire une énumération trop longue, qui devrait comporter aussi bien les diverses opérations usitées en oculistique, que tous les médicaments qu'on a l'occasion d'employer pour soulager ses malades. Je bornerai davantage mon sujet : je ne veux parler ici que des médicaments spécialement et exclusivement employés en ophtalmologie. C'est ainsi que je laisserai de côté en grande partie, et l'anesthésie aussi bien générale que localisée à l'œil, ainsi que l'antisepsie préopératoire ; je serai toutefois obligé de revenir sur certaines substances analgésiques exclusivement applicables à l'œil, tout en ne disant rien du chloroforme, très peu de la cocaïne, par exemple, qui seront étudiés plus loin ; de même, je passerai sous silence l'histoire du cyanure d'hydrargire, du formol, etc.

J'étudierai donc successivement les substances pouvant se ranger dans les diverses catégories suivantes :

1° Des collyres en général :

Secs (poudres).

Mous (pommades).

Liquides.

2° Insensibilisation de l'œil.

A. — Des anesthésiques oculaires :
Cocaïne.
Eucaïne, tropococaïne.
Holocaïne, stovaïne.

B. — Des analgésiques oculaires :
Orthoforme, acoïne.
Dionine.

3° Des modificateurs du tonus vasculaire :
A. — Dilatateur : dionine.
B. — Constricteur : surrénaline.

4° Modificateurs du tonus musculaire :
A. — Mydriatiques : atropine.
Scopolamine.
Homatropine.
Euphtalmine.
B. — Myosiques : ésérine, pilocarpine.

5° Modificateurs des sécrétions ou des muqueuses :
A. Astringents.
B. Caustiques.
C. Antiseptiques : Iodoforme. Peroxyde de zinc, etc.

6° Massage oculaire.

§ 1. — Des collyres.

Les collyres sont des médicaments que l'on met en contact avec l'œil et qui doivent y rester un temps plus ou moins long.

On distingue : *a*) Les *collyres secs*, ou poudres,

qu'on insuffle où qu'on projette dans l'œil, à l'aide d'une spatule, d'un pinceau, sont : le *calomel*, qui n'est plus guère employé, ainsi que l'*airol*, le *protargol* ; ceux que j'emploie habituellement sont : l'*iodoforme* finement pulvérisé, et son succédané, le *xéroforme* qui n'a pas l'odeur désagréable du premier, puis le *peroxyde de zinc,* excellent antiseptique dans les cas de plaies infectées. Les poudres doivent être, autant que possible, impalpables, afin que leur frottement ne provoque aucune irritation.

b) Les *collyres mous* ne sont autres que les *pommades,* préparées, de nos jours, avec de la vaseline ou de la lanoline, ou avec le mélange des deux. La pommade la plus fréquemment employée est la *pommade au précipité jaune,* souvent irritable quand elle est mal préparée ; l'oxyde jaune d'hydrargire doit être obtenu par voie humide et employé tout frais et intimement porphyrisé jusqu'à ce qu'au microscope on ne retrouve plus de particules grossières ; on l'emploie dans les proportions de 1/10 et 1/15.

J'emploie encore parfois la *lanoline hydrargirique,* en massage, frictions sur la cornée, dans les mêmes cas que la pommade jaune. On devrait toujours recommander la malaxation soigneuse des pommades afin que la répartition, le mélange des médicaments soient aussi parfaits que possible ; dans ce but, on est souvent obligé de recourir à un intermédiaire : l'eau, l'huile ou l'éther.

Les *collyres liquides* ou *collyres proprement dits,* sont toujours employés quand le médicament à mettre en contact avec l'œil est soluble. Les poudres et les pommades, outre leur action propre, antiseptique ou autre, ont surtout, sur l'œil, un effet mécanique. Les collyres doivent toujours être prescrits par petites quantités à la fois, parce que, sous l'influence des champignons et des bactéries, elles s'altèrent aisément, même quand il s'agit d'antiseptiques souvent énergiques ; d'autres, tels que la solution de nitrate d'argent, s'altèrent au contact de la lumière ou des corps étrangers introduits avec le compte-gouttes.

Le *compte-gouttes* qui sert à instiller les collyres dans l'œil, se compose d'un tube étroit en verre, ouvert à ses deux extrémités, dont l'une est très effilée et dont l'autre est entourée et prolongée par un manchon de caoutchouc fermé en cul-de-sac. Tube et manchon doivent être très propres, même stérilisés, de façon à ne pas contaminer les collyres. Pour charger le compte-gouttes, on comprime entre les doigts la monture en caoutchouc, et on plonge l'extrémité effilée dans le liquide : en relâchant la pression des doigts, on voit le liquide monter dans l'appareil : celui-ci devra toujours être tenu verticalement, la partie effilée vers en bas. La tête du patient étant renversée en arrière et ses paupières tenues écartées, on fait tomber quelques gouttes du collyre sur la conjonctive en pressant légèrement sur le manchon en caoutchouc. On a inventé dans le même but, et pour permettre une stérilisation plus facile, des flacons en verre de différentes formes, qui remplacent plus ou moins avantageusement le compte-gouttes. De même, pour éviter la contamination des collyres, on les a préparés dans des ampoules fermées à la lampe et employées seulement au moment du besoin ; on a proposé aussi de les chauffer ou de les mélanger à des substances antiseptiques, mais ces deux derniers procédés ont pour inconvénient de décomposer la plupart des collyres, et sont, pour cette raison, inutilisables.

Les collyres contaminés peuvent renfermer du *penicillium glaucum*, du *bacterium termo*, et même du *staphylocoque* ; d'où, le danger de leur emploi, quand il existe une plaie de l'œil, et même, sans plaie, ils finissent par irriter l'œil.

Malheureusement, tous les moyens proposés pour obtenir la stérilisation des collyres, ne sont pas absolument pratiques, à tel point qu'on a proposé de substituer l'huile à l'eau comme excipient et véhicule du collyre. Les *collyres huileux*, d'après Panas et Scrini qui les ont surtout préconisés, se conserveraient indéfiniment et résisteraient très longtemps aux contaminations sans qu'il soit besoin de prendre des précautions spéciales ; ils offriraient, par conséquent, une bien plus grande sécurité que les collyres aqueux. Malgré cela, ils ne paraissent pas s'être beaucoup généralisés, et le plus simple, à mon avis, est encore de prescrire de petites doses de collyre, puis de les faire renouveler fréquemment ; avec une propreté très grande du compte-gouttes, je n'ai jamais vu se produire d'accidents.

Il est certain que tous les médicaments déposés à la surface de l'œil et dans les culs-de-sac conjonctivaux, outre leur action directe sur la partie avec laquelle ils sont en contact, sont encore absorbés, et par la conjonctive (fluorescéine), et par la cornée (atropine) ; ils

pénètrent ainsi dans les milieux de l'œil pour y exercer leur action propre, antiseptique, mydriatique, etc.

§ 2. — Insensibilisation de l'œil.

A. Des anesthésiques oculaires. — Dans ce paragraphe seront compris les médicaments qui produisent
l'insensibilité superficielle de l'œil ; de ce nombre sont:
la cocaïne, et de nombreux succédanés qui méritent à
peine d'être mentionnés, tellement ils ont peu résisté à
une expérimentation sérieuse et prolongée ; je vais cependant rapidement en passer quelques-uns en revue.

Cocaïne. — De la cocaïne, je ne dirai pas grand'
chose, devant l'étudier dans le chapitre suivant. Je
résumerai son action en disant qu'elle peut toujours
être employée pour l'anesthésie cornéo-conjonctivale
qui survient en quelques secondes, ainsi que pour
produire l'insensibilité de l'iris qui, elle, ne survient
qu'au bout de dix minutes au moins. Elle ne fera donc
pas disparaître les douleurs profondes de l'œil, et pour
cela, nous avons les analgésiques que nous étudierons
tout à l'heure. Qu'il me soit permis d'ajouter que la
cocaïne, outre son action anesthésiante, aide encore
et renforce souvent l'action d'autres médicaments, tels
que l'atropine, l'ésérine, etc. On lui reproche cependant de dilater la pupille et de paralyser l'accommodation ; ce qui peut être un inconvénient quand il
s'agit d'une intervention légère, tel que l'extraction
d'un petit corps étranger de la cornée ; mais cet inconvénient ne dure que six ou huit heures, par conséquent, le temps suffisant pour permettre la guérison
de l'éraillure produite.

D'autre part, l'inconvénient de la dilatation pupillaire peut être fréquemment un avantage, en ce sens, qu'elle permet l'examen du fond de l'œil, qu'elle disparaît au bout de quelques heures, et ne dure pas cinq ou six jours comme avec l'atropine.

On a reproché encore à la cocaïne d'exfolier la cornée : mais cette exfoliation se refait tellement rapidement que je n'en ai jamais vu résulter le moindre inconvénient.

Enfin, la cocaïne aurait pour effet d'augmenter la tension de l'œil ; mais, comme d'autres prétendent le contraire, il n'y a pas lieu de trop s'arrêter à ce reproche.

On rencontre cependant parfois des malades qui ont vis-à-vis de la cocaïne une incompatibilité tellement grande, que l'emploi de cette substance en instillation est presqu'impossible chez elles ; c'est ainsi que j'ai vu une dame devant être opérée de cataracte, être prise de syncope profonde et alarmante, à la suite d'une seule instillation de 2 ou 3 gouttes de cocaïne. Malgré l'extrême rareté de ces cas, il est bon d'être prévenu de leur existence.

Parmi les *succédanés* de la cocaïne, je ne ferai que citer : la caféine, l'alveloz, la jaborine, l'aconitine, le menthol, l'anésone, l'érythrophléine, la strophantine, le haya, l'ouabaïne, l'apomorphine, la drummine, la stenocarpine ; faible pouvoir insensibilisateur, propriétés irritantes, douleurs parfois vives, larmoiement, etc. : tel est le bilan de tous ces médicaments, et ce qui explique leur abandon presqu'immédiat.

On avait cru, pendant un certain temps, reconnaître des avantages sérieux à la *tropococaïne*, à l'*eu-caïne*, et à l'*holocaïne* ; en fin de compte, on en est revenu à la cocaïne, ce qui me dispense d'en dire plus longuement sur .ces substances qui passaient simplement pour moins toxiques que la première ; en réalité, il n'en est rien.

Dans ces derniers temps, on a recommandé encore la *stovaïne* ; or, de l'avis même de ceux qui l'ont le plus chaudement recommandée, la stovaïne, en instillations, est inférieure à la cocaïne, en ce qu'elle est plus douloureuse, et donne une anesthésie moins complète et moins durable ; en injections sous-cutanées ou sous-conjonctivales, la solution au centième, provoquerait une insensibilité complète en moins d'une minute, et pendant le temps nécessaire pour une opération. On la dit moins toxique que la cocaïne ; or, celle-ci ne m'a jamais occasionné de déboires. Je continuerai donc à l'employer jusqu'à nouvel ordre, et la considérerai toujours comme l'anesthésique oculaire de choix, jusqu'à ce qu'un produit réellement supérieur à la cocaïne ait été trouvé : ce qui me paraît assez difficile.

Enfin, l'*alypine*, à son tour, a été mise à la mode ; elle aurait pour avantages de n'exercer aucune action, ni sur la pupille, ni sur l'accommodation.

B. **Des analgésiques oculaires.** — Ce sont ceux qui produisent l'insensibilité profonde du globe oculaire et qui calment, par exemple, les douleurs de l'iritis, du glaucome, non influencées ou défavorablement même, par la cocaïne ; parmi ces médicaments, il faut ranger l'orthoforme, l'acoïne et la dionine.

L'orthoforme, calmant pour les plaies de toute autre partie du corps, ne peut être employé en ophtalmologie à cause de ces effets trop irritants.

L'acoïne, employée au centième, avait surtout été préconisée pour rendre indolores les injections sous-conjonctivales de cyanure d'hydrargire et de chlorure de sodium. Or, elle donne, en présence de ces deux solutions, surtout du chlorure de sodium, un précipité blanc laiteux, et d'autre part, elle n'est pas plus anesthésique que la cocaïne qui ne se précipite pas avec les solutions à injecter sous la conjonctive.

Mais contre les douleurs profondes de l'iritis, de l'irido-choroïdite, du glaucome, et autres maladies oculaires semblables le médicament de choix est la *dionine*. La solution à 5 0/0 est celle qui donne les meilleurs résulats. Une goutte ou deux, instillées dans le sac conjonctival, provoquent un sentiment de cuisson plus vif que celui causé par les collyres à la cocaïne, il est aussi un peu plus prolongé. Au bout de quelques minutes, on pratique de nouvelles instillations, jusqu'à ce qu'il apparaisse un chémosis notable, qui est, en général, le signe de l'analgésie commençante, mais sans qu'il y ait jamais anesthésie bien nette de la cornée. Les instillations peuvent être répétées un certain nombre de fois, si le chémosis n'est pas très marqué. Si les instillations n'agissaient pas assez efficacement, on pourrait pratiquer des injections sous-conjonctivales de la solution à 5 0/0, et injecter un demi-centigramme de dionine sans le moindre inconvénient.

La dionine peut aussi être appliquée en poudre sur

l'œil ; mais, dans ce cas, son contact est assez douloureux ; il peut même l'être avec les instillations ; pour éviter cet inconvénient, il est préférable de n'employer que des solutions faibles à 1/2 et 1 0/0, et de les instiller plus fréquemment dans la journée. La dionine peut se combiner aisément avec d'autres collyres, tels que l'atropine, l'ésérine, la pilocarpine, la cocaïne, etc. ; nous allons voir aussi que la dionine a une autre propriété, vaso-dilatatrice, qui la rend infiniment précieuse en ophtalmologie.

§ 3. — Des modificateurs du tonus vasculaire.

A. Dilatateurs des vaisseaux. — C'est surtout dans ce sens que la dionine est appréciable dans la thérapeutique oculaire ; outre son pouvoir analgésiant profond et de longue durée, elle facilite encore la dilatation pupillaire quand celle-ci tarde à se produire sous l'action de l'atropine, elle active la résolution des exsudats pupillaires et aussi, diminue la tension dans les cas de glaucome.

Mais elle a encore une autre qualité, qui est de produire la dilatation des vaisseaux lymphatiques, ainsi que nous allons le voir dans un instant.

Disons d'abord que la dionine est le *chlorhydrate de l'éthylmorphine,* et qu'elle se présente sous la forme d'une poudre cristalline, blanche, d'une saveur modérément amère, facilement soluble ; 100 parties d'eau, à la température ordinaire, dissolvent 14 parties de dionine. C'est un Français, Guinard, qui, en 1880, a, le premier, fait ressortir les mérites de l'éthylmorphine ou de la codéthyline, comme il l'appelait, parce qu'elle est un homologue de la codéine. Toutefois, elle a été, pour la première fois, introduite dans la pratique, par Schroeder et Korte, qui ont montré que, dans la phtisie, la bronchite chronique, l'emphysème pulmonaire, elle constitue un médicament excellent et sûr pour combattre la toux d'irritation. Elle se distingue de la morphine, par son action à peu près constamment insignifiante sur les voies digestives et par l'absence de tout phénomène accidentel appréciable. Elle semble aussi avoir une action plus énergique et plus persistante que la codéine. On l'emploie aussi en injections sous-cutanées contre les états d'excitation, les dépressions des mélancoliques et des aliénés, en général. Enfin, la dionine peut être considérée comme un très précieux succédané de la morphine dans le traitement du morphinisme, par suppression de l'agent toxique. D'abord elle ne provoque ni euphorie ni aucun état analogue, ce qui met les malades à l'abri du danger de l'habitude et, secondement, par suite de sa facile solubilité, elle est rapidement éliminée.

Voilà pour son action générale ; voyons maintenant quelle est son action sur l'œil.

Si l'on dépose quelques graines de dionine sur la conjonctive du cul-de-sac, on voit d'abord se produire une rougeur et une dilatation vasculaire très marquées, avec sécrétion lacrymale abondante s'accompagnant souvent d'éternuements ; puis ce sont les canaux lymphatiques qui se dilatent et se distendent au point de décupler leurs dimensions ordinaires. La conjonctive devient alors énorme ; elle forme un gros bourrelet autour de la cornée, avec cet aspect caractéristique de l'œdème, du chémosis conjonctival. Cet afflux considérable de sang et de sérosité provoque ce que Wolfberg a si bien dénommé une inondation lymphatique « lymphüberschwemmung », dont l'action détersive est incontestable. L'application d'un topique a un effet beaucoup plus remarquable après ce lavage lymphatique ; de plus, elle calme bien la douleur, après une sensation de cautérisation que donne le premier contact de la dionine avec l'œil. En même temps que cet œdème conjonctival que je viens de signaler, on voit les paupières elles-mêmes se tuméfier notablement, et l'œil est quelquefois si boursouflé que son état peut paraître alarmant, surtout chez les vieilles personnes à circulation difficile ; mais il n'y a aucun danger à redouter.

Il faut dire que les instillations de dionine en solution produisent plus difficilement, et d'une façon moins intense, cet œdème conjonctival.

En tous cas, il faut retenir que c'est cette action stimulante sur la circulation lymphatique et sanguine qui est la base des vertus résolutives de la dionine. C'est, en somme, un puissant stimulant, un lymphagogue, un résolutif qui possède, en outre, des propriétés antiseptiques directes et indirectes, par l'afflux de liquides et un accroissement de l'action phagocytaire.

La dionine pourra peut-être aussi servir, un jour, de réactif physiologique et donner des indications précieuses sur l'état de la circulation de certains sujets ; en effet, les cardiaques, les brightiques, certains goutteux, artério-scléreux, réagissent à la dionine avec une intensité remarquable. En revanche, chez les sujets jeunes et d'une robustesse égale, on a observé des effets variant beaucoup d'intensité ; chez les sujets manifestement scrofuleux ou lymphatiques, le chémosis produit par la dionine est en général très marqué, mais moins que chez les cardiaques et les brightiques.

Voyons maintenant quelles sont les différentes lésions oculaires qui peuvent avantageusement bénéficier de l'action de la dionine.

Et d'abord, *les ecchymoses sous-conjonctivales* se résorberont plus rapidement, sous l'influence de l'imbibition du sang par la sérosité infiltrée dans les espaces lymphatiques ; les injections sous-conjonctivales de dionine agiront encore mieux que les instillations.

Les *hémorrhagies de la chambre antérieure* se résorbent aussi plus rapidement.

La dionine agit encore favorablement dans les *infiltrations cornéennes* ; son action se traduit par un éclat plus vif de la cornée qui paraît plus transparente, et la vision s'améliore en même temps, bien entendu, quand le trouble cornéen est récent, comme à la suite d'une contusion cornéenne, d'une éraflure, d'un corps étranger. Dans la *kératite parenchymateuse* au début, l'action de la dionine prépare celle des injections sous-conjonctivales.

Dans l'*iritis*, la dionine agit autant comme analgésique que comme accélérateur de la résorption des exsudats ou comme dilatateur de la pupille.

Je signalerai encore l'*action cicatrisante* de la dionine sur les plaies cornéennes.

Voici quelques conseils donnés par Darier qui a beaucoup étudié la dionine.

Tout d'abord, il ne faut jamais appliquer la dionine en poudre, comme on l'avait fait au début de son emploi ; elle produit une cuisson trop forte et un gonflement trop intense, qui sont inutiles.

De plus, il est bon aussi de prévenir le malade que l'instillation de collyre peut, dans les premiers moments, donner lieu à un peu de chaleur, puis à de l'œdème ; ce dernier ne se produit pas chez les sujets à bonne circulation. Enfin, quand cette réaction lymphagogue se produit, il est bon de savoir qu'elle ne dure pas, et qu'au bout de 4 ou 5 jours, il se fait une accoutumance vis-à-vis de la dionine.

Dans les traumatismes légers de la cornée. on peut instiller 5 ou 6 fois par jour, une ou deux gouttes de la solution suivante :

Dionine. . . . .   0 gr. 10
Chlorhydrate de cocaïne . . . .   0 gr. 10
Solution de cyanure d'Hg à 1/2000 .   10 gr.

On peut aussi associer la dionine à l'atropine dans les cas d'iritis graves.

Il en sera de même pour la pilocarpine et l'ésérine ; seulement, dans les cas de glaucome, il sera bon de laisser de côté la cocaïne.

B. Constricteurs des vaisseaux. — Le seul agent vaso-constricteur véritable que nous ayons à notre disposition, est l'*adrénaline*, comme la dionine est le seul véritable agent vaso-dilatateur.

Les travaux de Langlois, Abelous, Olivier, Fraenkel, Dor, etc. avaient déjà mis en lumière l'action vaso-constrictive de l'extrait des capsules surrénales, lorsque Dor, le premier, attira en 1895, l'attention sur les applications de ce nouveau produit organique en thérapeutique oculaire. Mais c'est surtout à partir de la communication que Bates de New-York, fit en 1896, sur une conjonctivite phlycténulaire guérie en deux jours, que parurent les principaux travaux sur l'adrénaline en oculistique.

On sait que quelques gouttes au centième d'extrait surrénal, mises au contact des tissus de l'œil déterminent une anémie profonde. Les vaisseaux qui sillonnent la conjonctive disparaissent, et la sclérotique prend un aspect blanc porcelaine. Puis, plus ou moins rapidement suivant les sujets, les tissus reprennent progressivement leur coloration normale ou présentent un léger degré d'hyperémie. Sur les vaisseaux profonds, l'action vaso-constrictive est nulle ou du moins peu appréciable.

Au contraire, sur un œil hyperémié la solution amène une détente dans les phénomènes inflammatoires. A la sensation de chaleur ou de cuisson succède une impression de fraîcheur agréable. Malheureusement ce changement favorable est loin de persister ; peu à peu, les tissus reprennent leur apparence primitive, les phénomènes congestifs réapparaissent, s'accusent et s'accentuent au point de dépasser en intensité ceux qui existaient auparavant.

En 1896, on essaya d'isoler la substance active des capsules surrénales, et en 1901, Takanine et Aldrich arrivent à préparer l'*adrénaline*.

L'adrénaline, poudre blanche, micro-cristalline, se

dissout facilement dans l'eau. A l'état sec, elle est stable et se conserve presqu'indéfiniment. En solution, au contraire, elle s'oxyde sous l'influence de l'air et de la lumière. Cette altération, qui s'accuse par la coloration en brun des solutions, est évitée si l'on y ajoute de l'acide chlorhydrique et de la chlorétone et si l'on conserve les solutions dans des petits tubes de verre coloré. Les solutions sont au millième et toutes les fois qu'un tube a été ouvert, il doit être utilisé dans les vingt-quatre heures.

La chaleur ne modifie en rien l'action vaso-constrictive de l'adrénaline dépassant mille fois en puissance celle de l'extrait surrénal.

La solution d'adrénaline appliquée sur l'œil n'attaque pas l'épithélium de la cornée. Après que l'action vaso-constrictive a duré suivant un temps variable entre quelques minutes et deux heures, elle peut être suivie d'une vaso-dilatation secondaire réflexe paralytique, susceptible de donner lieu à une hémorrhagie contre laquelle l'adrénaline est impuissante.

Les vaisseaux du fond de l'œil restent insensibles à l'action de l'adrénaline, employée en instillation ou en injection sous-conjonctivales.

L'adrénaline sera utilement instillée chaque fois qu'il s'agira de produire une décongestion superficielle de l'œil ; c'est ainsi qu'elle agit particulièrement bien contre la sclérite, le catarrhe printanier ; que dans certaines conjonctivites, elle favorise l'action du collyre médicamenteux ; que dans le glaucome, elle aide singulièrement l'action des myotiques, et permet souvent de faire une iridectomie, sans trop d'hémorrhagie.

Mais son action la plus remarquable est celle qu'elle exerce sur l'œil enflammé et vascularisé qu'il y aurait intérêt à insensibiliser pour une opération quelconque : on sait qu'en pareil cas, la cocaïne n'agit que très imparfaitement ; or, il suffit de décongestionner l'œil par l'instillation de quelques gouttes d'adrénaline, pour voir la cocaïne produire son plein effet anesthésiant.

Pour ma part, je crois qu'il y a avantage à user assez largement des instillations d'adrénaline, et je n'ai pas encore vu d'inconvénients survenir à la suite de l'usage, je n'ose pas dire de l'abus, de cette substance.

§ 4. — Modificateurs du tonus musculaire.

Avant d'aller plus loin, et comme suite à ce que je viens de dire pour le tonus vasculaire, j'insiste de suite sur ce point, qu'à côté de leur action antagoniste sur la pupille, les myotiques et les mydriatiques exercent, *sur le tonus de l'œil*, une influence également opposée qui semble variable suivant que l'œil est sain ou malade.

C'est ainsi que, malgré des opinions contraires, il faut retenir que, dans divers états pathologiques, tels que les iritis et surtout le glaucome aigu, les *instillations d'atropine* ont pour effet d'élever brusquement le tonus de l'œil, et d'amener les pires accidents. De Graefe démontra même que souvent une seule instillation de cet alcaloïde, sur un œil atteint de glaucome chronique ou de tumeur intra-oculaire, suffit pour faire éclater une attaque de glaucome aigu.

L'ésérine, au contraire, jouit des propriétés contraires. Pour Laqueur ni l'état normal, ni l'atropine, ni l'ésérine, ne semblent modifier en rien la pression intra-oculaire physiologique. Mais lorsque les échanges nutritifs de l'œil cessent de s'accomplir normalement, l'atropine amène de l'hypertension, l'ésérine de l'hypotonie. Cette action hypotonisante de l'ésérine serait due au déplacement de l'iris qui dégagerait le canal de Schlemm, ainsi que les bouches absorbantes, les cryptes iriennes. L'épaississement de l'iris consécutif à la mydriase, donnant lieu à de l'obstruction de l'angle de filtration, expliquerait l'hypertension déterminée par l'atropine.

A. Mydriatiques. — Ce sont les dilatateurs de la pupille, parmi lesquels la belladone, qui fournit l'atropine, est le type le plus connu. D'autres agents médicamenteux ont cependant aussi la propriété de dilater la pupille ; tels sont : l'atroscine, la duboisine, la daturine, l'éphédrine, l'euphtalmine, la gelsémine, l'homatropine, l'hyosciamine, l'hygrine, l'hyoscine, la mydrine, le mydrol, la picramine, la scopolamine et la sucupirine. Ils ne jouissent cependant pas tous de la même faveur : c'est pourquoi nous n'étudierons que l'atropine, la duboisine, l'homatropine, la scopolamine, et l'euphtalmine.

Atropine. — Instillée dans l'œil, elle produit d'abord au bout de 2 ou 3 minutes, une légère contraction de la pupille. Mais déjà au bout de 7 à 8 minutes, celle-ci s'agrandit, et en 15 ou 20 minutes, la dilatation est complète, la pupille peut alors mesurer 7 à 8 millimètres, et l'iris être à peine perceptible. La mydriase persiste pendant trois ou quatre jours, puis décroît petit à petit, pour disparaître complètement seulement vers le 8e ou le 10e jour.

Une quantité infinitésimale suffit parfois pour faire sentir l'action mydriatique sur l'œil sain. Mais en même temps que la mydriase, l'atropine produit une paralysie de l'accommodation qui a pour effet de gêner considérablement l'œil emmétrope, et de produire de la micropsie chez les hypermétropes.

Il semble, d'après les travaux parus sur ce sujet, que la mydriase doit être attribuée vraisemblablement à l'irritation des extrémités périphériques du sympathique dans le muscle dilatateur, et que la paralysie aurait pour cause la paralysie des rameaux de l'oculomoteur se rendant au muscle ciliaire.

Si l'on n'est pas d'accord encore pour savoir si l'atropine augmente ou diminue la tension de l'œil sain, on sait bien qu'il contracte les vaisseaux, mais que son usage prolongé amène, par contre, une paralysie vaso-motrice.

On emploie l'atropine, le plus souvent, sous forme de collyre, plus rarement en pommade : on prescrit d'ordinaire, le sulfate et parfois le salycilate ou le benzoate d'atropine. Le titre de ces solutions ne dépassera jamais 1 0/0 : soit 0,05/10 ou 0,10/10 : on ne dépassera jamais 4 ou 5 instillations au plus par jour.

Les indications de l'atropine sont nombreuses : à cause de sa triple action anti-phlogistique, sédative et mydriatique, elle sert à calmer les douleurs et la photophobie, à prévenir et à rompre les synéchies ; dans toutes les formes d'iritis, répétées trois et quatre fois par jour, les instillations ne seront arrêtées qu'en cas de glaucome . Du reste, dans toutes les lésions oculaires où l'iris est intéressé, il y aura avantage à prescrire l'atropine ; telles sont : la scléro-choroïdite antérieure, la sclérite, la kératite interstitielle circonscrite ou diffuse, les kératites vasculaires superficielles et herpétiques.

Très souvent l'atropine calme les douleurs et le blépharospasme : ces phénomènes sont dus parfois à de véritables contractures réflexes de l'iris, analogues à une contracture des muscles des membres en cas d'arthrite, par exemple , l'atropine joue le rôle d'appareil extenseur et immobilisateur des membres.

En cas d'ulcération de la cornée avec menace de perforation, on aura soin de supprimer l'atropine si l'ulcère siège à la périphérie de la cornée, pour ne pas favoriser la hernie de l'iris en cas de perforation.

On prescrit encore l'atropine au début du strabisme interne concomitant, afin de paralyser l'accommodation ; on en fait souvent de même quand il s'agit de déterminer la réfraction d'un œil.

Les inconvénients de l'atropine se traduisent, au bout d'un certain temps de son emploi, par des accidents locaux, tels que de l'irritation eczémateuse de la conjonctive et des paupières, et même une hypertrophie folliculaire et de la sécrétion muco-purulente, et aussi par des accidents généraux, qui sont de la sécheresse du pharynx, de l'enrouement, de l'aphonie, des vertiges, du délire, des hallucinations. En pareils cas, on suspendra immédiatement l'usage de l'atropine et on recourra à un autre mydriatique. Pour empêcher les accidents dus à l'absorption de l'atropine par les fosses nasales et la gorge, il suffit, pendant l'instillation, d'incliner la tête un peu en dehors, et de comprimer avec le doigt le point lacrymal inférieur.

Duboisine. — C'est un alcaloïde extrait du *Duboisia myoporoïdes*, recommandé comme succédané de l'atropine, mais agissant avec plus d'intensité, sans avoir la même action irritante locale. Par contre, la durée de son action est plus courte. Mais aussi les phénomènes d'intoxication se manifestent plus facilement ; ce qui empêche d'en continuer l'usage plus de huit à dix jours, surtout chez les enfants et les vieillards.

Elle s'emploie aux mêmes doses que l'atropine (0,05/10).

Homatropine. — C'est un alcaloïde artificiel (oxytoluyl-tropéine) dont les propriétés mydriatiques ressemblent à celles de l'atropine, avec cette différence capitale. qu'elles sont moins énergiques. Elle dilate plus rapidement encore la pupille que l'atropine,et la duboisine, mais son action est plus faible et de plus courte durée ; au bout de 24 heures, la dilatation de la pupille et la parésie de l'accommodation ont disparu : ce qui est avantageux quand il ne s'agit que d'un simple examen ophtalmoscopique. On se sert du bromhydrate d'homatropine (0,05/10).

Euphtalmine. — C'est un produit synthétique qui, dans la nomenclature chimique contemporaine, porte le nom d'oxytoluylen-metyl-vinyl-diaceton-alkamine ; c'est une poudre blanche cristalline très soluble dans l'eau. Les avantages sont les suivants : la dilatation pupillaire ne vient ni plus tôt ni plus tard qu'avec les autres mydriatiques. L'accommodation est aussi peu influencée que possible, tandis que la tension oculaire n'est pas modifiée. Aucune action toxique n'a été observée jusqu'à ce jour ; aucune irritation cornéenne ni conjonctivale n'a été notée ; enfin la mydriase disparaît rapidement.

Scopolamine. — C'est un alcaloïde extrait du *Scopolia atropoïdes* ; elle agit comme mydriatique, analgésique et antiphlogistique ; on emploie généralement le bromhydrate à 2 0/0 (0,02/10). Elle a une action plus énergique encore que l'atropine, et rend des services très grands dans les cas où l'atropine ne parvient pas à provoquer la dilatation pupillaire. La scopolamine présente l'avantage d'être parfaitement tolérée, de provoquer une mydriase dans certains cas où l'atropine et la duboisine sont restées sans effets.

B. Myotiques. — Ces médicaments rétrécissent la pupille, en même temps qu'ils diminuent la tension intra-oculaire ; nous avons déjà attiré l'attention sur cette dernière propriété des principaux myotiques qui sont : l'*ésérine* et la *pilocarpine*, dont la connaissance ne date que de 1862.

Esérine. — C'est le principe actif de la fève de Calabar, et on l'avait aussi appelée *physostigmine*, du nom de la plante (*Physostigma venenosum*) qui fournit la fève de Calabar.

Quelques gouttes d'une solution aqueuse de sulfate neutre d'ésérine au centième, mises au contact d'un œil sain, déterminent un rétrécissement de la pupille et une contraction du muscle ciliaire ; cet effet se produit 5 à 10 minutes après l'instillation, et arrive à son summum en 25 à 40 minutes ; la pupille peut devenir punctiforme suivant les sujets et la concentration de la solution. Trois à quatre heures après l'instillation, le myosis décroît lentement et s'éteint cinq à six heures après ; la pupille, à ce moment, a récupéré son diamètre normal. L'ésérine détermine, en outre, un spasme de l'accommodation, et surtout elle diminue la tension du globe, action sur laquelle nous reviendrons encore.

L'ésérine provoque parfois une sensation pénible de tension et de céphalalgie ; l'usage prolongé du mydriatique fait disparaître ces inconvénients, mais en tout cas, son succédané, la pilocarpine, ne les présente pas.

On emploie généralement le sulfate, le bromhydrate ou le salicylate d'ésérine, à 1 0/0.

On sait que l'ésérine et ses sels, sous l'influence de l'air, de la lumière et de la chaleur, s'altèrent facilement, passent au rose tendre, puis au rouge cramoisi, ce qui est dû à un phénomène d'oxydation qui produit la *rubrésérine* un peu irritante pour l'œil, mais ayant tout de même conservé son action ; si le collyre produit une trop forte irritation de la conjonctive, il suffit de le renouveler ou de recourir à la pilocarpine. La solution huileuse serait exempte de cet inconvénient.

La principale indication de l'emploi de l'ésérine a été signalée par Laqueur : c'est son emploi dans le traitement du glaucome aigu, chronique ou secondaire ; l'ésérine, en instillation 3 et 4 fois par jour, diminue la tension de l'œil glaucomateux et peut même faire disparaître tout à fait l'hypertension ; en tous cas, si ce dernier résultat n'est pas obtenu, le médicament prépare bien l'intervention chirurgicale et permet une iridectomie plus facile, au bout de 24 ou 48 heures de son emploi.

L'ésérine sera, de même, avantageusement employée dans le glaucome secondaire, quelle qu'en soit la cause, ainsi que contre le staphylome cornéen, et surtout le kératocone ; ainsi parlent les auteurs ; malheureusement les faits que j'ai observés ne justifient pas toujours cette opinion.

La paralysie de l'accommodation ne sera que passagèrement influencée par l'ésérine.

Pilocarpine. — Elle a été découverte en 1875 et extraite du *Pilocarpus Pinnatus* ou *Jaborandi*. A côté de ses propriétés syalagogues et sudorifiques, elle possède également, tout comme l'ésérine, celles de contracter la pupille, d'agir sur l'accommodation et d'abaisser la pression intra-oculaire exagérée de l'œil glaucomateux. Son action est cependant moins énergique, mais elle irrite moins la conjonctive, et les douleurs ciliaires qu'elle provoque sont légères.

Ce sont le chlorhydrate et surtout le nitrate qui sont les plus usités parmi ses sels, à la dose de 2 0/0 ; ils se dissolvent très bien dans l'eau et dans l'huile. Les instillations se font, comme pour l'ésérine, 3 et 4 fois par jour. On peut d'ailleurs les associer toutes deux dans le même collyre et à doses égales.

D'une façon générale, l'action des myotiques est de plus courte durée que celle des mydriatiques. C'est pourquoi il est possible en général de dilater par l'atropine une pupille mise en myosis par l'ésérine ou la pilocarpine, tandis qu'il est impossible de faire contracter par les myotiques une pupille qui vient d'être atropinisée.

§ 5. — Modificateurs des sécrétions ou des muqueuses.

Sous ce titre, nous rangerons tous les médicaments d'usage externe, qui, appliqués sur l'œil, et surtout sur la conjonctive, sont destinés à modifier en plus ou en moins les sécrétions de cette muqueuse ; c'est ainsi que j'énumérerai successivement : *a*) les astringents, *b*) les caustiques, et *c*) les multiples antiseptiques employés dans la pratique oculaire.

A. Astringents. — Ils sont destinés à provoquer la vaso-constriction, mais surtout à diminuer les sécrétions morbides et les phénomènes morbides qu'ils déterminent ; nous signalerons les principaux.

Sulfate de zinc. — C'est celui qui est le plus employé ; en solution étendue, il possède des propriétés franchement astringentes ; tandis qu'en solution concentrée, il devient caustique.

J'ai l'habitude de l'employer surtout à la dose de 0,30/10 contre la conjonctivite folliculaire ; dans ce cas, instillée matin et soir, avec des lavages d'eau boriquée répétés 5 ou 6 fois par jour, il constitue, pour ainsi dire, un spécifique de cette affection. A dose faible, 0,10/10, il peut être employé dans la conjonctivite catarrhale.

Oxyde de zinc. — En pommade à 1/30, il donne

d'assez bons résultats dans l'eczéma des paupières et la blépharite eczémateuse.

Alun. — Employé à l'état de cristal pour cautériser les granulations déjà grattées et brossées.

Sous-acétate de plomb, ou *extrait de Saturne*. — Employé sous forme *d'eau blanche* en compresses contre le larmoiement au début ; éviter de s'en servir directement sur l'œil ulcéré, car le chlorure de plomb qui se forme, donne des dépôts indélébiles sur la cornée.

B. Caustiques. — Plus irritants que les astringents, ils détruisent les tissus par action chimique ; ils possèdent, de plus, une action bactéricide manifeste ; les sels d'argent, le sulfate de cuivre, le chlorure de zinc, l'acide lactique et même le chlorate de potasse sont les plus employés.

Nitrate d'argent. — Employé, pour la première fois, par Saint-Yves pour le traitement des conjonctivites.

Porté sur la muqueuse conjonctivale, le nitrate d'argent produit un coagulum blanchâtre dû à la coagulation de l'albumine et à la formation de chlorure d'argent.

Si la solution est concentrée, il survient une douleur vive et il apparaît une eschare superficielle limitée au point touché ; cette eschare isole la couche sous-jacente de la muqueuse ; en même temps, il se produit une vaso-constriction intense.

Au contraire, lorsque la conjonctive est malade, hyperémiée, sécrétante, il se produit, immédiatement après l'application du caustique, une exacerbation des phénomènes congestifs avec rougeur et irritation intenses, larmoiement et sensation de chaleur et de douleur ; cette irritation augmente jusqu'à la production de l'eschare, qui, en se détachant, entraîne toute la surface muqueuse, et avec elle, les mucosités, les sécrétions et les microbes ; puis tout rentre dans l'ordre.

A côté de l'action caustique, le nitrate d'argent possède un pouvoir bactéricide qui serait surtout spécifique pour le gonocoque de Neisser ; d'où, l'emploi de ce sel ou de ses succédanés contre les conjonctivites blennorrhagiques et des nouveau-nés ; seulement, il faut employer ce produit avec beaucoup de prudence et de circonspection ; on l'emploie alors en badigeonnages à la dose de 1 à 2 0/0. Après avoir bien nettoyé la conjonctive de ses produits de sécrétion, on badigeonne la paupière bien retournée avec un tampon de coton hydrophile trempé dans une solution à 1/100 ou 1/50 ; puis on fait une irrigation rapide d'eau bouillie ou d'une solution de chlorure de sodium, afin de neutraliser l'excès de sel.

La méthode de Crédé consiste à instiller préventivement chez les nouveau-nés, quelques gouttes d'une solution de nitrate d'argent faible, afin d'éviter l'ophtalmie purulente ; à mon avis, la méthode de Crédé n'a jamais empêché l'éclosion d'aucune conjonctivite purulente, quand déjà la contamination était produite; la prophylaxie consistera surtout à faire des injections antiseptiques préventives dans les voies vaginales ; puis, si la conjonctivite éclate quand même, à la traiter par les grands lavages de Kalt au permanganate, suivies d'instillations d'un sel d'argent moins dangereux que le nitrate.

Ce sel a, en effet, de gros inconvénients ; outre qu'il est extrêmement douloureux pour le malade, il produit un gonflement souvent énorme de la conjonctive qui gêne son nettoyage ; il risque, de plus, de produire des incrustations indélébiles sur la cornée quand celle-ci est ulcérée, et enfin, son efficacité si grande affirmée par certains ophtalmologistes n'est, pour moi, nullement démontrée. A cela on répond que c'est faute de bien manier le produit que l'on n'en obtient pas tous les effets bienfaisants désirables. Je retournerai l'objection et je dirai qu'un produit qui est d'un maniement si délicat, avec des effets si aléatoires, ne mérite pas de rester dans la liste des médicaments usuels à employer, du moment qu'il n'est pas à la portée des moins habiles même parmi les médecins.

N'oublions pas non plus que l'usage prolongé des solutions argentiques, même faibles, donne à la conjonctive une coloration ardoisée indélébile, à laquelle on a donné le nom d'*argyrose* ; aucun moyen n'a pu encore faire disparaître cette coloration.

Aussi, pour ma part, ai-je depuis longtemps renoncé à l'emploi du nitrate d'argent, aussi bien en solution qu'en crayons, purs ou mitigés, et je ne me sers plus que des succédanés de ce sel que les progrès de la chimie moderne nous ont livrés.

Protargol. — C'est une combinaison de protéine et d'argent qui se présente sous l'aspect d'une poudre fine, jaunâtre, facilement soluble dans l'eau froide ; les solutions ainsi obtenues sont de couleur jaune, mais parfaitement claire, ne donnant aucun précipité par l'addition des alcalins, des sulfures, des albumines, etc.

Par ce fait même que le protargol n'est précipité ni par le chlorure de sodium, ni par les albuminoïdes, il doit avoir un pouvoir pénétrant bien plus puissant que les autres sels d'argent. Il contient 8,35 0/0 d'argent, tandis que tous les autres en contiennent moins, et le nitrate d'argent, 65 0/0 : c'est ce qui explique le danger de son emploi.

Mais la caractéristique du protargol est que la douleur ou l'irritation produites par son application sont presque nulles, en tous cas très supportables ; et comme il ne précipite pas avec la cocaïne, il peut entrer dans des combinaisons fort heureuses avec ce produit.

Le protargol, soluble en toutes proportions dans l'eau à froid, s'altère presqu'aussi facilement à la lumière que le nitrate d'argent ; il faut donc n'en préparer que de petites quantités à la fois, quitte à les renouveler plus souvent. Une solution de 0,50/10 peut être impunément instillée par les malades eux-mêmes ou par leur entourage ; de plus, le protargol, non décomposé par les larmes comme le nitrate, pénètre dans tous les replis de la conjonctive et agit plus efficacement. Ces instillations peuvent être répétées chaque heure et même plus souvent. Cependant, l'usage prolongé de ce médicament peut aussi donner lieu à de l'argyrose ; pour l'éviter, il suffit de faire un lavage de la conjonctive avec du sublimé. Les badigeonnages de la conjonctive au pinceau peuvent être faits avec une solution à 5/10.

Dans les blépharites, on peut faire un savonnage énergique des bords palpébraux avec un tampon de coton imprégné de protargol ; celui-ci mousse alors comme du savon et imbibe les cils jusqu'à leur racine, en détruisant les germes.

Le protargol a été successivement remplacé par d'autres combinaisons ou sels argentiques parmi lesquels je citerai, l'*argentamine*, l'*argonine*, l'*itrol* (citrate d'argent), l'*actol* (lactate d'argent), et surtout l'*argyrol* qui est le plus récent, et aussi, je crois, le plus utile de tous ces sels.

Après les sels d'argent, je dois dire un mot des sels de cuivre et en particulier du :

Sulfate de cuivre. — Pur, ou associé au nitrate de potasse, à l'alun et au camphre (pierre divine), au sulfate de zinc, au safran et au camphre (eau d'Alibour), ce sel est très anciennement vanté contre les maladies d'yeux. Le cuivre est l'ami de l'œil, a-t-on dit, aussi, quoique douloureux, peut-on l'appliquer tout au moins sans danger, si ce n'est toujours avec efficacité. On se sert généralement d'un cristal de sulfate de cuivre poli ou d'un glycérolé au dixième.

Utilisé surtout dans le cours du traitement des granulations, on promène le cristal sur la surface conjonctivale de la paupière retournée ; la cocaïne calme imparfaitement la douleur. La solution faible de sulfate de cuivre peut encore être employée contre les conjonctivites bénignes.

Je ne dirai rien du *cuprol*, combinaison de cuivre et d'acide nucléinique, ni du *chlorate de potasse*, et du *chlorate de soude* ; le *chlorure de zinc* a été employé dans les sinusites pour asepsier les parois comme on l'emploie dans les arthrites fongueuses ; enfin, l'*acide lactique* a été utilisé contre les ulcérations cornéennes torpides et rebelles.

Enfin, je signalerai encore la solution *d'iode* dans de l'huile de vaseline dans les proportions de 1/50, etc., que j'emploie en injections dans le sac lacrymal contre les blennorrhées du sac ; cette préparation demande à être souvent renouvelée à cause de son altération facile.

C. Antiseptiques. — Je ne les passerai pas tous en revue, mais parlerai seulement des principaux et de ceux que j'utilise, pour vous en dire les qualités et les défauts.

Sublimé. — Il a été longtemps employé, mais bientôt abandonné, sitôt qu'on lui eut trouvé des succédanés. D'un pouvoir bactéricide considérable et incontesté, il a de trop gros inconvénients pour avoir pu garder son rang à côté des autres antiseptiques mercuriaux. Et d'abord, il irrite facilement les tissus, conjonctive et peau ; de plus, sa propriété de coaguler l'albumine, fait qu'il produit facilement des eschares conjonctivales quand on l'emploie en injections sous la conjonctive, eschares qui se traduisent par des plaques blanches adhérentes à la sclérotique ; cette même propriété fait qu'il provoque volontiers des opacités cornéennes indélébiles quand on l'emploie pendant l'opération de la cataracte et qu'une goutte de la solution s'introduit dans la chambre antérieure où elle altère l'épithélium de la membrane de Descemet. Je ne parle pas de son action néfaste bien connue sur les instruments métalliques que le sublimé altère rapidement et profondément et ne tarde pas à mettre hors d'usage. Pour toutes ces raisons, il n'a pas tardé à être remplacé par les antiseptiques mercuriaux suivants : *bi-iodure* et *oxy-cyanure d'hydrargire*. C'est surtout ce dernier sel en solution à 1/1000 que j'emploie pour obtenir l'asepsie de l'œil en prévision d'une opération.

Très soluble dans l'eau, d'un pouvoir antiseptique à peu près aussi considérable que le sublimé, il n'a pas les inconvénients graves de ce dernier, inconvénients que je viens de signaler. Il peut surtout être employé impunément en injections sous-conjonctivales, et sa pénétration dans la chambre antérieure n'a pas, sur l'épithélium de Descemet, l'action néfaste que je signalais pour le sublimé. Je l'emploie en pommade, incorporé à la vaseline à 0,01/10 contre les blépharites, et en général, pour assurer l'antisepsie des paupières.

Formol. — A la dose de 1/1000, j'emploie cet antiseptique pour assurer la propreté des instruments et des mains, et je le trouve excellent ; un peu trop irritant pour l'œil à cette dose, il pourrait aussi bien être employé en l'étendant du double volume d'eau, à 1/2000.

Acide borique. — C'est là certainement le produit le plus employé, mais celui aussi dont les propriétés bactéricides sont les plus faibles, pour ne pas dire nulles. Sa solution à 30/1000, a tout au moins l'avantage, quand elle a été bien bouillie, de constituer un liquide propre et qui peut être impunément employé en grands lavages sur les yeux. Aussi jouit-il près du public aussi bien que des oculistes d'une vogue qui n'est justifiée tout au plus que par sa bénignité et son caractère inoffensif.

On l'emploie aussi en pommade, et la vaseline boriquée est un produit officinal dont on use couramment.

La poudre d'acide borique est encore employée dans les massages des granulations ; pour ma part, j'en use fréquemment dans ces cas ; mais je crois que son effet bienfaisant contre les granulations est plutôt dû à son action mécanique qu'à son faible pouvoir antiseptique.

Iodoforme. — C'est l'antiseptique le plus employé pour les pansements des diverses lésions ulcéreuses de la cornée, aussi bien que les plaies fraîches de l'œil ; de même, la gaze iodoformée sert à tamponner les plaies cavitaires, et en particulier, le sac lacrymal, quand après ouverture large, on en a pratiqué le grattage. La pommade à l'iodoforme (1 à 5/100) est parfois employée à la place de la poudre, aussi bien sur l'œil directement que sur la peau des paupières.

Chacun connaît trop bien l'érythème produit par l'emploi de l'iodoforme sur la peau des paupières, pour qu'il soit besoin d'y insister longuement ; chez les personnes prédisposées à cette irritation iodoformique, il faut immédiatement abandonner le produit et le remplacer par un autre, tel que le peroxyde de zinc, par exemple.

A cause de son odeur pénétrante et désagréable, l'iodoforme a été remplacé par le xéroforme, l'iodol, etc., et d'autres produits similaires qui sont aussi actifs que lui et n'ont pas ses inconvénients.

Peroxyde de zinc. — C'est une poudre blanche dont la formule chimique est ZnO^2 ; c'est de l'oxyde de zinc suroxydé qui n'a qu'une faible affinité pour son deuxième atome d'oxygène, lequel se dégage avec une assez grande facilité. Il remplace donc l'eau oxygénée si appréciée des chirurgiens. Or, comme celle-ci dégage rapidement son oxygène, elle n'a bientôt plus d'autre valeur que celle de l'eau simple. Le peroxyde de zinc n'est ni caustique, ni toxique ; on peut le stériliser à l'autoclave à 130°, sans qu'il perde une quantité appréciable d'oxygène.

Comme son application sur l'œil est assez douloureuse, il est indispensable de faire précéder son application d'une instillation de cocaïne ; on pourra alors impunément le projeter sur l'œil. Il se montrera surtout efficace, supérieur à l'iodoforme, dans les cas de suppurations cornéennes avec hypopion ; rapidement il enraye la suppuration et favorise même la résorption du pus de la chambre antérieure. Il sera excellent pour assurer l'asepsie des plaies fraîches de l'œil. Mais une fois les plaies ou les abcès détergés, l'action du peroxyde est épuisée, il n'y a plus d'intérêt à en continuer l'emploi, et on fera bien de le remplacer par la poudre d'iodoforme.

Ses inconvénients sont de deux sortes : d'une part, la douleur qu'il cause au moment de son application sur l'œil, et qu'on évitera facilement en cocaïnisant celui-ci, et d'autre part, il forme au bord des paupières, par son mélange avec les sécrétions conjonctivales, une sorte de magma qui agglutine des cils et empêche l'ouverture facile de la fente palpébrale ; un lavage assez minutieux est nécessaire pour détremper ce magma et décoller les paupières ; on peut éviter cet agglutinement en appliquant, au moment du pansement, une légère couche de vaseline sur les bords palpébraux.

Le peroxyde de zinc incorporé à la vaseline dans les proportions de 1/15, constitue une excellente pommade qui possède presque les mêmes propriétés que le produit pur.

Bleu de méthylène. — C'est un antiseptique puissant qui a l'inconvénient de colorer la peau en bleu, lorsqu'après instillation sur l'œil, le liquide s'écoule sur la joue. Employé en solution de $\dfrac{1 \text{ centigr.}}{10 \text{ gr.}}$ on peut s'en servir comme moyen de diagnostic pour les éraillures et les ulcérations superficielles de la cornée peu visibles, et qui sont colorées et deviennent facilement visibles, en même temps qu'est assurée leur antisepsie. Rollet préconise les solutions à 1 et 2 p. 1000 en injections sous-conjonctivales ; ces injections ne sont nullement douloureuses, et après une à cinq heures, toute coloration de la conjonctive a disparu, sans aucune cicatrice apparente. Pour ma part, j'emploie volontiers ce produit en pansements sur les épithéliomas de la joue et des paupières.

Permanganate de potasse. — A l'exemple de Kalt, j'emploie la solution de permanganate à 1 p. 3000 en irrigations oculaires contre la conjonctive des nouveau-nés, à l'aide de l'entonnoir-laveur en verre du même auteur. Pour obtenir cette solution, on met dans un litre d'eau à 25° une cuillerée à café de la solution suivante :

Permanganate de potasse . . . .   20 grammes
Eau distillée.   300   —

Je n'insiste pas sur le manuel opératoire de ces irrigations que l'on connaît quand on les a vu pratiquer.

§ 6. — Massage.

C'est une des pratiques les plus anciennement usitées en thérapeutique oculaire ; en réalité, la massothérapie n'est entrée dans la voie vraiment scientifique que depuis quelques années.

Le massage n'agirait pas seulement d'une façon mécanique sur l'œil, mais aussi par action réflexe ; l'excitation des vaso-moteurs activerait les circulations locales ; les pressions alternatives diminueraient les engestions passives en vidant les veines du sang qu'elles contiennent.

Le massage *simple*, pratiqué sans l'intermédiaire d'aucun instrument, se fait avec le pouce promené rapidement et légèrement sur les paupières, soit circulairement, soit suivant les axes de l'œil. Ce massage donne de bons résultats dans le traitement des ecchymoses sous-conjonctivales et palpébrales, en aidant à se diffuser et se résorber le sang épanché ; dans les blépharites et les dacryocystites, il facilite la sortie des produits morbides des glandes et du sac lacrymal ectasié. La résorption rapide des exsudats, sous l'influence du massage, explique son application dans les iritis.

On l'a préconisé de même contre le glaucome. Enfin, on le recommande dans le traitement de l'embolie de l'artère centrale de la rétine, en se basant sur le fait que, par suite de la diminution de tension, il y aurait accélération de la circulation pouvant favoriser et déterminer le déplacement de l'embolie. Quoique j'emploie souvent le massage dans ces cas, je me demande si, en cas d'embolie supposée, qui n'est autre chose qu'une oblitération de l'artère par endartérite, le massage ne pourrait pas provoquer une rupture des vaisseaux malades, et amener une hémorrhagie, partant une aggravation du mal plutôt qu'une amélioration.

Le massage *instrumental*, employé surtout contre les granulations, se fait par l'intermédiaire d'instruments de toutes sortes, baguette de verre, plume électrique d'Edison (massage vibratoire), etc.

Le massage *médicamenteux* consiste à appliquer un topique sur l'œil, pommade ou poudre, et à pratiquer des frictions pour favoriser l'absorption du médicament ou activer son action mécanique. C'est ce que je fais couramment pour les phlyctènes, les taies, les kératites parenchymateuses, à l'aide de la pommade jaune ; c'est aussi une pratique que j'aime à mettre en usage contre les granulations, après qu'elles ont été grattées et brossées ; il est très avantageux ensuite de combiner le massage avec la poudre d'acide borique, avec les divers topiques (sulfate de cuivre, teinture d'iode, etc.), préconisés contre les granulations.

CHAPITRE III

ANESTHÉSIE ET ANTISEPSIE

Je veux étudier ici deux questions importantes : d'une part, *l'anesthésie en oculistique*, et d'autre part, *l'antisepsie de l'œil* et *les pansements* ; de cette dernière partie découlera tout naturellement *l'étude du traitement des plaies et des ulcères de la cornée*.

§ 1. — Anesthésie en oculistique.

Quand on pratique une opération sur l'œil, on a besoin tantôt de *l'anesthésie générale*, tantôt de *l'anesthésie locale* ; nous allons passer en revue chacune de ces deux méthodes.

a) **Anesthésie générale.** — Étudier l'anesthésie générale, qu'il s'agisse de chirurgie oculaire ou générale, c'est évidemment étudier le chloroforme et son mode d'administration.

Il peut paraître puéril ici de se livrer à l'étude de la chloroformisation ; c'est, en effet, une pratique tellement répandue et si souvent appliquée en cas d'interventions chirurgicales, qu'il n'est certainement pas de jour où, dans un service important, on ne pratique journellement, au moins une demi-douzaine de chloroformisations, et parfois même davantage. De plus, dans la pratique courante, le médecin a l'occasion de faire si souvent respirer le chloroforme à son malade, qu'il doit posséder à fond cette manœuvre ; d'ailleurs, il n'est presque pas de séance ou l'on n'ait occasion, même en clinique ophtalmologique, d'employer une ou plusieurs fois le chloroforme, soit qu'il s'agisse d'enfants indociles, soit que, chez l'adulte, de grosses opérations oculaires ou péri-oculaires nécessitent l'anesthésie générale, tant à cause de leur importance et de leur durée, que de la pusillanimité du sujet.

Il est vrai que nombre d'opérations sur l'œil, rapidement menées, peuvent permettre d'administrer le *bromure d'éthyle* à la place du chloroforme ; c'est pourquoi, j'ajouterai un mot sur ce précieux anesthésique qui présente de sérieux avantages sur son succédané le chloroforme, et incontestablement aussi, moins de dangers et d'inconvénients.

Administration du chloroforme. — Avant de faire respirer le chloroforme au patient *toujours placé dans la position horizontale,* il faut s'assurer que celui-ci est à jeun, et qu'il est largement déshabillé, de façon à permettre le fonctionnement respiratoire et la dilatation facile de la poitrine et de l'abdomen. A la rigueur, on devrait aussi vérifier la qualité du chloroforme : mais celui qu'on fournit actuellement dans le commerce est généralement d'une pureté suffisante, pour que cette question n'ait plus l'importance qu'on lui accordait autrefois ; on s'est aussi assuré au préalable, par une auscultation attentive que le cœur et les poumons sont sains. On applique sur le nez et la bouche du patient un masque d'Esmarch, composé d'une

ossature en fil de fer recouverte d'un tissu de coton ;
la partie supérieure du masque est échancrée de façon
à dégager la partie supérieure du nez et les régions
oculaires.

A l'aide d'un flacon compte-gouttes, on verse le
chloroforme goutte à goutte sur le masque, pendant
qu'on engage le patient à respirer largement et tranquillement par le nez et la bouche ouverte ; on lui
cause doucement et on l'encourage de façon à lui faciliter la respiration ; en même temps, soit le chloroformisateur lui-même, soit un aide surveillent le pouls.
J'insiste, en outre, sur ce point, que je tiens pour essentiel dans une chloroformisation bien conduite :
c'est de bien *surveiller la respiration*, non avec l'œil,
mais avec l'oreille ; il ne suffit pas, en effet, de se contenter de suivre les mouvements d'expansion de la
poitrine et de l'abdomen pour se figurer que la respiration s'effectue bien ; mais il faut toujours, et à tous
moments, *entendre l'air passer et repasser par la glot-
te* ; si ce mouvement s'effectue bien, alors seulement
on pourra être tranquille et continuer à administrer
l'anesthésique en toute sécurité ; il peut arriver, en
effet, que les parois abdomino-thoraciques soient
encore, pendant un certain temps, animées de mouvements respiratoires apparents, mais que, depuis
quelques instants déjà, l'épiglotte repoussée par la
langue et fermant l'ouverture du larynx ne permette
plus l'entrée de l'air ; pendant ce temps aussi, le pouls
continue à battre encore, jusqu'à ce que brusquement
la syncope arrive. Or, sitôt qu'à l'audition de la gêne
glottique, on s'aperçoit que l'air ne passe plus, il suffit

souvent de relever soit la mâchoire inférieure, soit la tête elle-même, pour tirer la langue en avant et dégager l'orifice supérieur du larynx ; si ces simples manœuvres ne suffisent pas, alors seulement, on attirera la langue avec une pince à griffes spéciale, dont on aura toujours soin de se munir, ainsi que d'un ouvre-bouche. Ces remarques essentielles étant bien observées, on est à peu près certain d'éviter tout accident pendant la chloroformisation chez un sujet sain.

Je ne veux pas insister longuement sur les différentes phases de la chloroformisation. Lorsque le malade n'est pas nerveux, il y a d'abord une *période de calme* pendant l'inhalation des premières bouffées de chloroforme ; d'autres fois, le sujet se défend un peu, ou bien, il est facilement impressionné par l'arrivée des vapeurs de chloroforme dans le corps et dans les premières voies respiratoires ; toujours les enfants crient ou se débattent, mais certains adultes en font parfois de même. Au bout de quelques instants, le calme se rétablit ; puis, à cette première période, variable comme réaction, succède la *période d'agitation*, relativement faible chez les gens à système nerveux normal, souvent très violent chez les alcooliques et les tempéraments excitables ; rappelez-vous qu'il ne faut jamais employer la force trop brutale pour maintenir les patients que le chloroforme excite. On peut voir, à cette période, des arrêts et des spasmes de la respiration, malgré la liberté et l'intégrité des voies respiratoires ; n'en continuez pas moins l'administration du chloroforme ; ce sera le seul moyen de ramener le calme chez le malade, car, peu à peu, même chez l'alcoolique le plus difficile, vous verrez les muscles se détendre, les cris cesser, et la respiration se régulariser.

Alors vous êtes arrivé à la *période de résolution musculaire*, ou *période anesthésique*, qui permet de commencer les interventions chirurgicales, et qu'on doit chercher à entretenir, en continuant à verser doucement et prudemment le chloroforme sur le masque. Cette période sera facile à reconnaître par la résolution musculaire complète, par l'absence de réflexes lors du pincement d'un point quelconque des téguments, par la régularité de la respiration et aussi la contraction des pupilles ; à ce propos, je conseille d'éviter, ainsi que je le vois faire souvent à certains aides, ou tout au moins, ne le faut-il pas faire trop brutalement, la recherche de la sensibilité cornéenne et conjonctivale avec le doigt comme signe caractéristique de la période anesthésique ; on peut, de la sorte, blesser et érailler la cornée ; et, en tous cas, du moment que les paupières ne résistent plus quand on essaie de les ouvrir, la constatation doit être suffisante, sans qu'on ait besoin de mettre le doigt dans l'œil du malade ; je considère cette façon de faire comme une pratique fâcheuse, et tout au moins inutile.

A partir de ce moment, le chloroformisateur doit être particulièrement attentif à surveiller la régularité de la respiration ; il suffira, en même temps que de temps en temps il versera quelques gouttes de chloroforme sur le masque, qu'il écoute continuellement la respiration *glottique*, qui doit toujours être *facile, calme* et *régulière*. C'est le moment, si la langue tombe en arrière, de tirer sur l'os hyoïde en relevant le menton ; ou bien, si cela ne suffit pas, ce qui est rare, de saisir et maintenir la langue avec une pince. S'il survient un vomissement, ou un effort dans ce sens, c'est que le malade va se réveiller, et il faut activer l'action du chloroforme.

Je n'insiste pas sur les accidents de l'administration du chloroforme : ce serait sortir du cadre de cette étude et la prolonger outre mesure, et je renvoie pour cela aux ouvrages de petite chirurgie dans lesquels on trouvera longuement exposées les règles qui doivent présider à l'administration du chloroforme. Je voulais seulement, en quelques lignes, tracer une règle de conduite sûre, et qui permette d'administrer sans pusillanimité, mais avec confiance et sang-froid, ce médicament si précieux, sans lequel il est bien certain que la chirurgie moderne n'aurait jamais pu espérer arriver au degré de perfection auquel elle a déjà atteint et qui n'est certainement pas encore son dernier terme.

Toutefois, l'on ne peut nier que le chloroforme a de sérieux inconvénients, sensibles surtout pour la chirurgie oculaire ; et parmi ceux-ci, il faut noter les vomissements consécutifs, parfois courts, mais violents, et d'autres fois pouvant se prolonger pendant douze ou vingt-quatre heures. Si l'on était sûr de pouvoir les empêcher ou les arrêter, il n'y aurait que demi-mal ; mais l'œil qui vient d'être ouvert largement pour une opération de cataracte ou une iridectomie anti-glaucomateuse, peut se vider d'une partie de son contenu, ou bien devenir la source d'une hémorrhagie plus ou moins considérable, sous l'influence de la stase céphalique provoquée par les efforts. D'autre part, ce malaise, la plupart du temps notable et prolongé qui suit l'administration du chloroforme et qui dure jusqu'à son élimination, c'est-à-dire, parfois 24 ou 48 heures, n'est pas toujours proportionné au peu de temps nécessité par la plupart des opérations oculaires qui ne demandent qu'un temps très court pour être exécutées. En pareil cas, les injections préalables *de scopolamine et de morphine* m'ont toujours rendu d'utiles services ; mais l'application en sera évidemment moins fréquente qu'en chirurgie générale.

Aussi y a t-il souvent grand avantage à remplacer le chloroforme par des inhalations *de bromure d'éthyle,* tout aussi efficace comme anesthésique, mais dont la durée d'insensibilisation est moins longue, et les dangers ainsi que les inconvénients, bien moindres. Son action se prolongeant environ cinq minutes, ce sera un temps largement suffisant pour faire une extraction de cataracte, une ténotomie, voire même un avancement musculaire, une énucléation, etc. Pour obtenir l'insensibilité, il suffit de faire respirer au malade le médicament versé à dose massive dans le creux du masque d'Esmarch garni d'un peu d'ouate, et en moins d'une demi-minute l'anesthésie sera obtenue ; au réveil, pas de vomissements, peu ou pas de malaises, comme avec le chloroforme. Ces avantages valent donc largement que, dans certains cas, nombreux en oculistique, comme en rhino-laryngologie, par exemple, on substitue le bromure d'éthyle au chloroforme.

b) Anesthésie locale. — C'est en septembre 1884, que le Dr Koller, de Vienne, annonce, pour la première fois, qu'il a découvert une substance permettant d'insensibiliser l'œil et de pratiquer sur cet organe toutes les opérations courantes, sans la moindre douleur pour le malade. A partir de ce moment, l'anesthésie locale pour l'œil était trouvée : la *cocaïne* déjà employée pour d'autres usages médicamenteux fut, depuis lors, couramment employée en ophtalmologie ; et l'on peut dire hardiment, qu'aucune substance similaire n'est encore arrivée à la supplanter.

L'anesthésie locale de l'œil, ai-je dit, n'existait point avant Koller, et la plupart des opérations ophtalmologiques, telles que l'iridectomie, la cataracte, etc., étaient pratiquées sans anesthésie, à moins qu'on ne se décidât à employer le chloroforme. C'est vous dire que cela n'était ni agréable pour le patient, ni facile pour l'opérateur. A partir de ce moment, les facteurs ont été intervertis, et c'est beaucoup plus rarement qu'autrefois, que, de nos jours, on se sert de l'anesthésie générale en oculistique. Je vais donc étudier rapidement la cocaïne.

La *cocaïne* retirée des feuilles du coca (Erythroxylon Coca), arbuste originaire de l'Amérique du Sud, en est le principal, mais non le seul alcaloïde. D'après Knapp de New-York, elle aurait été découverte en 1855, par Gordek, qui lui donna le nom d'*érythroxyline* ; d'autres prétendent qu'elle a été retirée pour la première fois du coca par Niemann.

Les feuilles les plus riches en alcaloïdes en contiennent jusqu'à 6 ou 7 pour mille.

Aujourd'hui, l'extraction de la cocaïne se fait peu en Europe ; des chimistes procèdent à cette opération dans les pays de culture des feuilles, au Pérou et en Bolivie ; les rendements sont ainsi plus considérables, car le fabricant ne traite que des feuilles vertes et indemnes.

La cocaïne se présente sous forme de prismes incolores, peu solubles dans l'eau, plus dans l'alcool, et très solubles dans l'éther. Elle se dissout très facilement dans l'eau rendue légèrement acide par l'acide chlorhydrique ; elle n'a pas d'odeur, sa saveur est amère, et sa réaction fortement alcaline ; elle n'est pas volatile. Le chlorhydrate de cocaïne est seul employé en ophtalmologie.

Ce n'est qu'à la suite des expériences de Koller, en 1884, expériences qui établissaient d'une façon bien nette les actions anesthésique et mydriatique de la cocaïne en oculistique que cette substance prit vraiment place dans la thérapeutique.

Cependant, dès 1877, Fauvel avait signalé l'action anesthésique de la cocaïne sur les muqueuses laryngiennes, et en 1881 et 1882, Laborde avait attiré l'attention sur l'action anesthésiante de la cocaïne sur les muqueuses oculaires, nasales, pharyngées et laryngées.

Les badigeonnages avec une solution aqueuse de cocaïne sur les muqueuses, sur la peau dépouillée de son épiderme, sur les plaies, produisent l'anesthésie et l'anodynie locales. L'action est nulle ou très infidèle sur la peau intacte ou érodée. L'injection hypodermique détermine l'anesthésie de la peau et des muqueuses dans le voisinage de l'endroit où elle a été faite.

Administrée à l'intérieur de l'économie, soit par voie stomacale, soit par injection hypodermique ou intra-veineuse, la cocaïne, à petites doses, fait naître dans les cellules psycho-motrices du cerveau une excitation qui se propage immédiatement à la moelle allongée et aux cordons médullaires. Au début, l'excitation de la substance grise des hémisphères cérébraux est engagée et produit l'exaltation psychique. L'augmentation de la sensibilité réflexe, la suractivité musculaire et circulatoire sont des signes qui indiquent que les autres centres nerveux, tubercules quadrijumeaux, cervelet, moelle allongée et moelle épinière sont influencés.

En oculistique, l'application de cocaïne sur l'œil est le prélude obligé de toute opération, et même de beaucoup d'examens ; tel est le cas, dans nombre de conjonctivites, de kératites, de plaies, d'abcès ou d'ulcères, de corps étrangers de la cornée. Dans toutes les opérations sur les voies lacrymales, elle est l'anesthésique universellement employé, ou encore, qu'il s'agisse d'intervention sur les muscles de l'œil, ou de toute autre opération, voire même de l'énucléation. Il est bon de se rappeler que sur la conjonctive enflammée ou injectée, l'action de la cocaïne se fait plus difficilement sentir ; en pareil cas, il est toujours bon de faire précéder son application de l'instillation de quelques gouttes d'adrénaline qui en décongestionnant la muqueuse permettra à l'action analgésiante de la cocaïne de se produire aussi aisément que sur une muqueuse normale.

D'autre part, l'instillation préalable de cocaïne rend plus efficace et plus rapide l'action de l'atropine et de l'ésérine.

La solution employée en instillations peut être à 1/20 ou 1/50. Pour les injections sous-conjonctivales ou hypodermiques on se servira de cette dernière. Avant de faire une injection sous-conjonctivale, il sera toujours bon de faire précéder celle-ci de l'instillation de quelques gouttes de la solution précédemment indiquée. Quand on veut faire une injection, soit sous la conjonctive, soit sous la peau, on se sert d'une seringue de Pravaz armée d'une aiguille de platine iridié, qu'on peut flamber et rendre aisément aseptique, et on injecte dans les tissus que l'on veut sectionner ou cautériser, ou encore suturer, quelques gouttes de la solution, le long des sentiers opératoires ; l'avantage de cette méthode sera très sensible, dans les opérations sur les paupières, la conjonctive, les voies lacrymales, les muscles, le globe et l'orbite.

On peut employer aussi la cocaïne en pommade.

Je dois signaler ici un petit inconvénient de la cocaïne, plus apparent que réel, et qui consiste en une desquamation de l'épithélium cornéen, lorsque les instillations de cocaïne ont été répétées trop fréquemment, pendant un temps assez prolongé, une demi-heure, par exemple ; ce fait est plus fréquent chez les vieillards que chez les adultes et les jeunes gens. J'ai dit que cet accident est plus effrayant que réel ; en effet, il ne comporte jamais de suites fâcheuses ; car, sans le moindre pansement, en quelques heures, l'épithélium se reproduit, et il n'apparaît plus aucune trace de la chute épithéliale. L'anesthésie cocaïnique peut donner lieu à d'autres accidents plus sérieux, puisqu'ils peuvent même être mortels, et peuvent intéresser l'organe oculaire, ou même l'économie en général ; avec Truc, nous les rangerons en aigus et chroniques.

L'intoxication cocaïnique aiguë consécutive aux injections et même, chez certaines personnes particulièrement susceptibles, à la suite d'instillation, provoque une vive exaltation générale caractérisée par des troubles divers : *psychiques*, inconscience, obnubilation de la pensée, délire, tintements d'oreilles, états vertigineux avec étourdissements, etc. ; *sensitifs*, dissociation de la sensibilité, diminution de la sensibilité générale et tactile ; *moteurs*, titubation dans la marche, tremblements, convulsions, tétanisation des muscles respiratoires, d'où dyspnée et asphyxie ; *circulatoires*, état syncopal, surtout dans la station verticale, dilatation pupillaire, injection conjonctivale, état vultueux du visage, pâleur des téguments, ataxie du muscle cardiaque.

L'intoxication chronique se caractérise par une bouche sèche, de la constipation, de l'anorexie, un amaigrissement notable, de la dyspnée, un pouls fréquent surtout pendant l'effort, ictère ou coloration gris plombé de la peau ; vessie paresseuse, albuminurie, glycosurie, sueurs profuses, oppression rapide, troubles nutritifs. Il existe d'abord de l'excitation, puis de la dépression : neurasthénie, hallucinations, extravagances, fatigue intellectuelle, dérangement cérébral. La mort peut être la conséquence du cocaïnisme, mais une amélioration est toujours possible.

Cette toxicité de la cocaïne a incité les chimistes à trouver d'autres substances ayant la même qualité anesthésique, sans être toxiques. Je me contenterai de citer les plus connues parmi ces substances.

L'eucaïne B qui posséderait les vertus anesthésiques de la cocaïne sans provoquer de dilatation de la pupille ; elle est, en outre, facilement stérilisable. En revanche, elle provoque une hyperémie marquée et une cuisson plus vive que la cocaïne. Sa toxicité est à peu près deux fois moindre que celle de la cocaïne.

La *tropocaïne*, déjà oubliée, était aussi plus irritante que la cocaïne, même quand on lui donnait comme véhicule la solution physiologique de chlorure de sodium.

L'holocaïne aurait un pouvoir anesthésique au moins égal à celui de la cocaïne, et de beaucoup supérieur à celui de l'eucaïne ; elle ne dilaterait pas la pupille ; elle posséderait certaines qualités antiseptiques et pourrait sans inconvénient être stérilisée par l'ébullition. Mais, plus toxique que la cocaïne, elle ne pourrait pas être employée en injections sous-conjonctivales ou sous-cutanées.

En résumé, la cocaïne employée avec précaution et à des doses modérées, reste encore l'anesthésique local le plus pratique ; pour qui connaît bien ses défauts et sait les éviter, la cocaïne peut rendre des services inestimables afin d'obtenir l'anesthésie locale nécessaire à toute intervention chirurgicale sur le globe oculaire ou sur les paupières.

§ 2. — Antisepsie et asepsie oculaires.

La surface extérieure de l'œil, ainsi que des régions annexes, est très riche en microbes, et la flore bactérienne est tellement développée, que Morax, à l'état normal, a découvert jusque 30 et 40 colonies différentes dans les culs-de-sac conjonctivaux. Ajoutez à cela que les sourcils, d'une part, les cils et les glandes des bords palpébraux, d'autre part, sont d'excellents refuges pour les micro-organismes pathogènes, qui peuvent à un moment quelconque venir infecter une plaie accidentelle ou opératoire.

Ajouterai-je que le voisinage du sac lacrymal, surtout lorsqu'il est enflammé, constitue une menace perpétuelle pour l'infection de l'œil traumatisé ? Tant que le sac ou même la tumeur lacrymale ne sont pas enflammés, ils ne contiennent jamais de streptocoques : or, c'est ce dernier, ainsi que je vais le dire, qui surtout provoque les inflammations suppuratives de l'œil. Mais, dès que survient une poussée aiguë, on voit apparaître le streptocope dans la sécrétion de la tumeur lacrymale. Le streptocoque qui existe à l'état normal et d'une manière presque constante dans les fosses nasales et dans la bouche, peut donc, dans certaines conditions, remonter dans la conjonctive ; mais cette ascension ne se produit jamais lorsque les voies lacrymales sont saines et perméables.

Mais c'est surtout le cul-de-sac conjonctival inférieur, plus que le supérieur, qui est le grand réceptacle de la flore bactérienne qui se développe sur la surface oculaire. D'après le mécanisme physiologique de l'appareil lacrymal, c'est là que se trouve, pour ainsi dire, l'égout collecteur provisoire où les larmes viennent déposer les produits de balayage, après la chasse effectuée sur l'œil, grâce aux mouvements des paupières et aux éjaculations successives des flots de larmes excrétées par les glandes accessoires. Les points lacrymaux pompent ensuite ces détritus et les font passer par les voies lacrymales jusque dans les fosses nasales

Ce qu'on trouve dans le cul-de-sac inférieur a surtout été mis en relief par Morax. On rencontre assez fréquemment sur la conjonctive saine un *staphylocoque blanc* qui a passé à l'état saprophytique, et dont on n'a pas à redouter les effets pathogènes ; il n'infecte pas les plaies quand on l'y trouve. Le *staphylocoque doré* a été rarement trouvé sur la conjonctive saine ; mais lorsqu'il y a conjonctivite ou kératite phlycténulaire, orgeolets, ou chalazion enflammé, on le rencontre presque toujours ; or, on sait que le staphylococcus aureus est essentiellement pathogène. Mais celui qui l'est à un degré bien plus notable et plus redoutable, c'est le *streptocoque*, c'est le microbe dont la présence dans les complications septiques des plaies opératoires est la plus fréquente ; c'est lui qui cause les accidents les plus redoutables, ceux dont l'évolution est la plus rapide. On ne le rencontre pas sur la conjonctive à l'état normal, mais on peut l'y rencontrer dans certaines conditions bien déterminées, dans la conjonctivite à streptocoques, dans la dacryocystite et la péricystite aiguës, enfin, dans certaines conjonctivites pseudo-membraneuses où il accompagne le bacille diphtérique. Ce sont ces cas qui constituent un danger dans les opérations oculaires, et il sera souvent très long de débarrasser complètement de leurs streptocoques les voies lacrymales rétrécies et enflammées.

Voilà les ennemis dont il faut se débarrasser. D'ailleurs, bien qu'il ne soit pas établi que les micro-organismes d'une conjonctive saine puissent jouer un rôle pathogène, il est rationnel de chercher à nettoyer les culs-de-sac de leurs hôtes et d'opérer sur une surface privée de germes.

En pratique, nous y arrivons, en clinique, grâce à l'emploi de deux solutions, le *cyanure d'hydrargire* à 1/1000, et le *formol*, à la même dose ; le cyanure est employé pour la désinfection du champ opératoire ; le formol nous sert à nettoyer les mains et les instruments. Voici, d'ailleurs, comment l'on doit procéder, qu'il s'agisse d'une plaie accidentelle ou d'une opération à entreprendre.

Avec un tampon de coton hydrophile aseptique trempé dans la solution de cyanure tiède et imprégné de savon, on fait un savonnage complet de toute la région périoculaire, paupières, sourcils, front, joues, et surtout bords palpébraux ; à ce niveau, il est bon d'insister davantage avec les frictions savonneuses, afin de bien débarrasser les bases des cils et les ouvertures des glandes palpébrales ; on peut aussi passer le tampon, mais plus légèrement, dans les culs-de-sac conjonctivaux ; puis, avec un autre tampon, simplement trempé dans le cyanure, on fait une large irrigation des mêmes parties en ayant soin de bien enlever le savon sur toute la surface cutanée, et dans les régions garnies de poils.

Les paupières étant bien écartées, soit avec les doigts, soit mieux avec un écarteur, on fait de même une large irrigation de toute la surface conjonctivale et oculaire ; on fera bien d'insister au niveau du cul-de-sac inférieur, et *jamais on ne devra négliger d'explorer l'état du sac lacrymal* ; si par la pression avec le doigt on fait sourdre du pus ou même du muco-pus, il faut absolument surseoir à toute opération jusqu'à guérison de la dacryocystite. L'œil étant ainsi nettoyé, on peut procéder à l'opération ou au pansement, s'il s'agit d'une plaie accidentelle ou d'un ulcéré cornéen.

Quant aux instruments, je l'ai déjà dit, nous les désinfectons avec la solution de formol dans laquelle ils sont plongés quelques instants avant l'opération, et retirés au fur et à mesure du besoin.

L'antisepsie ainsi pratiquée est-elle suffisante pour assurer le succès des opérations ? Il est facile de se convaincre journellement que les nombreuses interventions pratiquées dans n'importe quel service, dans ces conditions, donnent d'excellents résultats, et cependant, si l'on se fiait uniquement aux recherches bactériologiques, les résultats devraient être déplorables. Voyons plutôt ce que nous dit Morax : que l'on fasse sur la conjonctive des lavages antiseptiques (avec une solution de chlorure de sodium, par exemple), ou que l'on emploie une solution de sublimé à 1/1000 très microbicide, le résultat est le même. Vingt-quatre heures après une opération de cataracte, le sac conjonctival renferme un nombre de microbes allant de 200 à 400 au plus, presque toutes ces colonies étant fournies par un coccus non pathogène, et par 2 ou 3 autres tout aussi inoffensifs. En outre, si le liquide antiseptique est irritant, comme le sublimé, il produira en plus une sécrétion conjonctivale assez abondante. Si donc, 24 heures après l'opération, le développement microbien est tellement abondant, cela tient tout simplement au défaut de fonctionnement des paupières et voies lacrymales qui, gênées par le pansement et surtout par le bandeau, favorisent la stagnation des larmes dans le cul-de-sac inférieur, et partant, la pullulation des microbes qui s'y trouvent. Si l'antisepsie a été insuffisante avant l'opération, ou si les microbes ont pu refluer par les points lacrymaux, ils trouveront dans les culs-de-sac conjonctivaux clos par le pansement un milieu de culture merveilleux pour leur développement. Ceci est donc tout en faveur de la suppression totale du pansement après les opérations, même et surtout après les opérations de cataracte ou toutes celles qui ont ouvert le globe oculaire ; le lavage lacrymal se fera mieux surtout s'il est aidé, comme je l'ai préconisé, par des irrigations de cyanure répétées sur l'œil toutes les deux ou trois heures. Dans ces conditions, les larmes s'écoulent par les voies lacrymales ou même sur les joues, entraînant la flore microbienne pathogène développée et l'empêchant d'inoculer ou d'infecter la plaie oculaire.

En résumé, si l'on ne peut réaliser l'asepsie parfaite des téguments ou des muqueuses, et si les moyens employés ne parviennent qu'à diminuer ou à sélectionner les micro-organismes qui s'y trouvent, on peut, du moins, réaliser l'asepsie parfaite de tout ce qui entre en contact avec la plaie ; et avant d'accuser le sac conjonctival, ainsi que son contenu, de toutes les infections opératoires et des méfaits qu'elles produisent, il est nécessaire de veiller à ce que l'on n'apporte aucun germe avec les instruments, les collyres ou les pansements.

§ 3. — Pansements.

C'est d'accord avec ces principes que nous allons étudier les pansements oculaires.

D'une façon générale, le but d'un pansement est de mettre à l'abri des germes extérieurs une surface ou une plaie qui a été asepsiée ; plus l'isolement obtenu sera complet, meilleur sera le pansement, et plus sûrement son but sera atteint. Ainsi, voyons-nous en grande chirurgie, les pansements bien clos, bien isolants, appliqués sur les plaies ou les lignes de sutures, dans le but évident de les mettre à l'abri du contact de l'air et des corps étrangers vecteurs des microbes ; le but est toujours à peu près sûrement atteint.

Au niveau de l'œil, en est-il de même ? Malheureusement pas toujours : car, si les mêmes principes que ceux qui président à l'application d'un pansement aseptique en un point quelconque du corps sont strictement appliqués, nous venons de voir précédemment que de la sorte, nous favorisons plutôt la pullulation des microbes dans les culs-de-sac conjonctivaux, en supprimant le fonctionnement des paupières et des voies lacrymales. Il est facile de s'en convaincre par une expérience bien simple. Choisissez un œil dont les voies lacrymales et nasales sont sûrement saines ; asepsiez le mieux possible, puis appliquez un panse-

ment compressif composé d'un tampon de coton hydrophile bien maintenu avec une bande ; au bout de
24 heures, vous verrez ce pansement sûrement taché
par un peu de mucus, qui, en 48 heures, deviendra
légèrement purulent, quoiqu'aseptique. Morax nous
a montré que plus on s'éloigne du moment d'application du pansement, plus les colonies microbiennes
non pathogènes, il est vrai, y augmentent.

Un bon pansement oculaire, théoriquement parlant,
doit donc, à la face, mettre l'œil à l'abri du contact de
l'air et des objets extérieurs, et en même temps, laisser leur liberté de mouvements relative aux paupières. Or ce pansement, je l'applique, pour ma part, depuis près de vingt ans, et il semble avoir fait son
chemin dans le monde, car il est employé par l'im-
mense majorité des oculistes. Je veux parler du tampon de coton aseptique, maintenu avec du collodion
sur tout son pourtour, en contact avec le front, le nez
et les joues. L'idéal de ce petit pansement, c'est
d'être composé d'une feuille d'ouate aussi mince
que possible pour permettre l'évaporation des liquides lacrymaux, et aider ainsi à l'évacuation des
larmes ; de plus, grâce à la laxité du coton, il
permet les mouvements de l'œil et des paupières ;
enfin, la couche de collodion qui maintient le tampon
à sa périphérie, est suffisamment imperméable, pour
ne pas permettre la pénétration de l'air ou des liquides
extérieurs. J'ajouterai que pour le malade, c'est l'idéal
du pansement, à cause de son extrême légèreté et de
la rapidité de son application ; de plus, il n'y a plus,
avec lui, de bande en tarlatane, en flanelle ou en crêpe

qui enserre la tête et entretient une chaleur souvent insupportable.

Il est aisé, sous ce pansement, après asepsie de l'œil, d'appliquer sur celui-ci n'importe quelle poudre médicamenteuse antiseptique ou autre ; on peut aussi, grâce à la minceur du tampon de coton, surveiller l'œil au point de vue des sécrétions anormales (pus, larmes), qui le transpercent rapidement, et aussi quant à la sensibilité au toucher qu'on pourra pratiquer en touchant avec précaution le globe facile à sentir sous le doigt. Ce pansement, du reste, pourra être renouvelé aussi souvent qu'on le désirera ou qu'il sera nécessaire.

§ 4. — Plaies et ulcères cornéens.

Ce que je viens de dire jusqu'alors s'applique surtout au traitement des plaies fraîches et aseptiques ; si celles-ci sont infectées, ou si l'on a affaire à un ulcère cornéen, il faudra s'évertuer à détruire les germes pathogènes, et à arrêter la suppuration qui a envahi la solution de continuité cornéenne. Les lavages directs de la plaie ou de l'ulcère avec un liquide antiseptique, biiodure, ou même, formol à 1/2.000 seront des plus utiles, mais la plupart du temps insuffisants ; j'en dirai autant des poudres antiseptiques préconisées dans ce but, telles que l'iodoforme. J'ai cependant expérimenté, dans ces derniers temps, en pareilles occasions, le peroxyde de zinc qui m'a paru avoir, dans ces cas, une efficacité incontestable, pour arrêter le processus infectieux ; il a, dans tous les cas, une action de beaucoup supérieure à celle de l'iodoforme ou de tout autre produit similaire. A côté du peroxyde de zinc, je rangerai encore le bitartrate de potasse qui paraît jouir des mêmes propriétés antiseptiques, que, jusqu'alors on n'avait pas suffisamment mises en relief; j'aurai occasion, dans un autre chapitre, de revenir sur ces deux intéressants produits : n'oublions pas, toutefois, que l'application sur l'œil de l'une et de l'autre de ces deux poudres est assez douloureuse, et que leur contact doit être atténué par une instillation préalable de cocaïne.

C'est le moment aussi de rappeler l'action si efficace des injections sous-conjonctivales de cyanure en tant qu'antiseptique; j'en décrirai ailleurs la technique, je ne signale ici qu'une de leurs plus intéressantes applications, aussi bien comme préventif, que comme curatif de la suppuration superficielle de l'œil.

Parmi les antiseptiques les plus puissants, il ne faut pas non plus oublier le fer rouge, dans ses divers modes d'application directe sur le foyer de suppuration, soit comme thermo-, soit comme électro-cautérisation ; il donne souvent les meilleurs résultats.

Je n'ai pas dessein d'insister ici sur toutes les lésions oculaires externes qui sont susceptibles d'être traitées par les lavages désinfectants et les infections antiseptiques, telles que les affections diverses des voies lacrymales, de la conjonctive, de la cornée et de l'iris ; qu'il me suffise de rappeler encore une fois que le triomphe de l'antisepsie en oculistique, réside, outre les soins à donner aux plaies, dans le traitement des lésions aiguës de la cornée. Les abcès, les ulcères, les inflammations diverses de cette membrane, traitées énergiquement par les poudres antiseptiques que je viens d'énumérer, aidées encore par la cautérisation, donneront de très nombreux succès ; j'ajoute que, dans certains ulcères à hypopion, on a même joint utilement à l'antisepsie extérieure de l'œil, l'antisepsie intérieure, et pratiqué comme, du reste, aussi après l'opération de la cataracte, des lavages de la chambre antérieure qui, par leurs résultats pratiques n'ont pas toujours donné ce que, théoriquement, on s'était plu à en espérer.

CHAPITRE IV

OPÉRATIONS D'URGENCE SUR LES YEUX

Avant de parler des lésions traumatiques et inflammatoires de l'œil, je crois bon d'appeler d'abord l'attention sur les interventions à main armée qu'il y a souvent lieu de faire pour remédier aux désordres causés par ces lésions.

Quoique n'ayant pas de liens directs et apparents entre elles, je groupe ces opérations dans le même chapitre, parce que je leur accorde à toutes la même importance pratique ; je voudrais donc que tout praticien honnête pût, quand l'occasion s'en présentera, pratiquer :

a) L'extraction des corps étrangers de la cornée ;

b) L'excision de l'iris hernié à travers une plaie ;

c) La suture conjonctivale ;

d) Le cathétérisme des voies lacrymales ;

e) Enfin des injections sous-conjonctivales.

Je ne me contenterai pas, naturellement, d'exposer servilement le manuel opératoire de chacune de ces interventions ; mais j'ajouterai, à l'occasion, quelques commentaires pour donner les indications précises de chaque intervention, et surtout les résultats qu'on est en droit d'en espérer et d'en obtenir.

§ 1. — Extraction des corps étrangers de la cornée.

Parmi les principales variétés de corps étrangers qui peuvent s'incruster sur la cornée, les plus fréquents sont des corps étrangers métalliques, paillettes de fer ou autres, qui sont projetés sur l'œil et s'implantent plus ou moins profondément sur la membrane cornéenne.

Le premier point à élucider, sera de reconnaître exactement la présence d'abord, puis le siège, et ensuite la profondeur du corps étranger. Tout cela est aisé quand le corps du délit a un certain volume facilement perceptible à l'œil nu ; il n'en sera plus de même, s'il est très petit. L'éclairage oblique sera d'un grand secours, surtout si l'on s'aide encore d'une loupe pour grossir les objets à la surface de la cornée et rendre plus visible le corps étranger qui peut facilement passer inaperçu, soit qu'on le confonde avec une tache de pigment irien, soit qu'il se projette sur le fond noir de la pupille, soit encore qu'il siège tout à fait à la limite du bord scléro-cornéen. La plupart du temps cet examen bien fait révélera aisément la présence du corps du délit. Si cependant, malgré les recherches les plus attentives, on ne trouve rien à la surface de l'œil, cornée ou conjonctive, et que malgré tout, le blessé continue à accuser la sensation de corps étranger, il ne faudra jamais oublier de retourner la paupière supérieure ; il ne sera pas rare de trouver le corps du délit plaqué sur la face conjonctivale de la paupière, à peine adhérent, et facile à enlever, soit avec une aiguille, soit même simplement avec l'ongle, et cela, même sans cocaïnisation préalable.

Mais le corps étranger siège *très superficiellement* sur la cornée : une bonne précaution à appliquer dans tous les cas, sera de cocaïniser l'œil, même avant l'examen, lequel en sera singulièrement facilité. Le patient assis sur une chaise, ou mieux, couché sur un lit d'opération, l'opérateur se placera en face de lui, s'il s'agit de l'œil gauche, ou derrière lui, s'il doit intervenir sur l'œil droit. La tête étant maintenue immobile par un aide, on écarte les paupières avec le pouce et l'index de la main gauche, tandis qu'avec une aiguille spéciale lancéolée, dite de Bowmann, tenue de la main droite, l'opérateur va, pour ainsi dire, soulever le corps étranger en enfonçant la pointe de l'instrument entre lui et le tissu cornéen ; la plupart du temps, il est aisé de le faire sauter hors de la loge qu'il s'est creusée.

D'autres fois, avec le bord tranchant de l'aiguille, on raclera la surface cornéenne à l'endroit où est implanté le corps étranger, et on entraînera facilement celui-ci, tout en éraillant l'épithélium superficiel de la cornée. On aura soin aussi de bien enlever la petite zone de rouille qui sera déposée autour du corps étranger métallique, et qui, sans cela, serait assez longue à s'éliminer.

L'œil, soumis à plusieurs lavages antiseptiques par jour, pendant 2 ou 3 fois 24 heures, guérira aisément, sans qu'il y reste la moindre trace d'effraction ; si l'on a lieu de craindre une infection ou une suppuration possible de la petite plaie cornéenne, mieux vaut appliquer pendant quelques jours un pansement au xéroforme ou au peroxyde de zinc qui favorisera la cicatrisation rapide de la petite solution de continuité.

Si le corps étranger est plus profondément implanté dans la cornée, s'il risque même de faire saillie dans la chambre antérieure, il est indiqué, toutes les précautions préalables précédemment mentionnées étant prises, d'écarter les paupières avec un écarteur, puis d'immobiliser le globe avec une pince à fixation, afin de manœuvrer l'aiguille plus à son aise ; une autre précaution non moins utile à prendre aussi avant l'intervention, consistera à instiller de l'ésérine, afin de rétrécir la pupille, et, en étalant l'iris, de mieux mettre le cristallin à l'abri d'une blessure possible provenant, soit du corps étranger, soit de l'aiguille brusquement enfoncée dans la chambre antérieure. Avec la pointe de l'aiguille, on pénétrera alors franchement derrière le corps étranger, on cherchera à le luxer de sa position, et à le faire tout au moins saillir en avant, si l'on ne peut l'extraire tout à fait ; arrivé à ce point de la manœuvre, on pourra souvent achever l'extraction, soit en arrachant le corps du délit avec une fine pince, soit encore en l'attirant avec un électro-aimant fin, facile à actionner à l'aide d'une pile.

Dans les cas plus sérieux, il est même indiqué de pénétrer avec l'aiguille derrière le corps étranger, jusque dans la chambre antérieure, puis de le repousser d'arrière en avant ; cette manœuvre est déjà plus délicate et risque de blesser l'iris, mais surtout le cristallin, pour peu que le blessé fasse un mouvement intempestif et brusque avec l'œil ou la tête. Il va sans dire que toutes les précautions antiseptiques seront encore plus étroitement observées que dans les son irruption soudain, entraîne l'iris et le fait pincer entre les lèvres de la plaie. L'iris ainsi hernié ne se réduit jamais seul. Si le hasard veut que l'on soit appelé à voir le blessé dès les premières heures qui suivent l'accident, on peut, après un nettoyage antiseptique des plus minutieux, essayer de réduire l'iris avec un instrument mousse, tel qu'un crochet à strabisme. On aidera et on facilitera la réduction et la contention de l'organe réduit, en instillant, au préalable, pendant vingt ou trente minutes, et à plusieurs reprises, une solution d'ésérine bien aseptique. Dans ces conditions, on a des chances de pouvoir réduire l'iris et surtout de le voir se maintenir réduit ; d'autant plus qu'il sera indiqué dans ce cas, comme dans ceux qui vont suivre, de pratiquer, en outre, la suture conjonctivale, autant pour maintenir en partie la réduction, que surtout pour assurer l'asepsie de la plaie en la mettant à l'abri des infections extérieures, conjonctivales, lacrymales ou autres.

Si la hernie irienne date déjà d'un jour ou deux, il est bon, en pareil cas, de ne plus essayer la réduction, et cela, pour deux raisons : d'abord, on y arrivera difficilement ; déjà des exsudats inflammatoires, sous forme de couenne, les fixent aux lèvres de la plaie cornéenne ; ensuite, l'iris a perdu sa contractilité ; enfin, et surtout, il est plus difficile de l'asepsier, et on risque d'enfermer le loup dans la bergerie, en repoussant dans la chambre antérieure un iris déjà infecté. En pareil cas, il ne faut pas hésiter, et tout milite en faveur d'une excision de la membrane herniée. Voici comment on procédera à cette petite opération fort simple :

cas précédents, et qu'on ne devra jamais toucher à l'œil sans avoir désinfecté avec la plus grande minutie, aussi bien le champ opératoire que les instruments dont on doit se servir.

J'arrête ici la description d'interventions plus compliquées, parce que j'estime qu'elles ne sont plus du ressort du simple praticien, et qu'elles demandent une compétence et une habileté que ne peuvent déployer que ceux qui font de la spécialité leur étude et leur pratique habituelles. Cependant, même réduite à ces simples limites, l'extraction des corps étrangers de la cornée permettra très fréquemment au praticien d'intervenir utilement et de rendre aux blessés des services journaliers, mais non moins importants.

§ 2. — Excision de l'iris hernié.

Il est aisé de voir, chez les nombreux blessés qui arrivent journellement à la consultation, combien fréquemment, à travers une solution de continuité de la cornée, l'iris fait, à travers la plaie, une hernie plus ou moins volumineuse. Cette complication peut, du reste, s'observer à tout âge et avec toute sorte de plaies : tantôt, c'est chez un enfant qui s'est blessé l'œil avec un couteau, une plume ou un jouet, ou qui a été victime du jeu ou de la lutte avec un de ses camarades ; tantôt, il s'agit d'un ouvrier agricole ou industriel chez lequel la projection sur l'œil d'un corps étranger ou d'un instrument de travail, a sectionné la cornée. Dans tous les cas, la chambre antérieure ouverte brusquement, sous l'influence du traumatisme, laisse échapper en masse l'humeur aqueuse qui, dans

Après nettoyage minutieux de toute la surface oculaire et de son voisinage, la cocaïne ayant rendu l'œil et l'iris insensibles, on écartera les paupières avec l'écarteur ; puis, sans qu'il soit nécessaire de fixer l'œil, on saisira avec une pince à iris la membrane qui fait saillie dans la plaie et qui dépasse la surface cornéenne, et on l'attirera légèrement, afin de la libérer des adhérences qu'elle a déjà prises au niveau de la plaie ; de même on attire l'intestin hernié avant de le réduire dans l'abdomen ; puis, l'iris étant ainsi attiré, on l'excise avec la pince-ciseaux de de Wecker, de préférence, en deux ou trois coups. Le lambeau attiré, on complète l'opération, en réduisant les petits lambeaux des lèvres iriennes avec la pointe mousse du crochet à strabisme, et quand tout se passe correctement, on peut voir l'encoche irienne se dessiner très nettement dans la chambre antérieure, tandis que ses bords se rétractent loin de la plaie cornéenne.

En pareil cas, il serait plutôt indiqué d'instiller de l'atropine qui, en dilatant la pupille, écartera davantage encore de la plaie les lèvres de l'iris sectionné ; mais cette précaution est, la plupart du temps, inutile ; il n'y a vraiment plus de tendance à la hernie si l'on a largement excisé, même si la plaie cornéenne est assez large. Ici encore, la suture conjonctivale complétera avantageusement l'intervention.

J'ajoute que l'iridectomie forcée qu'on a ainsi faite, ne gênera en rien la vision, lorsqu'après guérison, la pupille apparaîtra élargie et augmentée de la brèche irienne qu'on vient de pratiquer.

Il est bien entendu que je n'envisage nullement ici,

et de parti pris, aucune des complications qui accompagnent parfois la hernie de l'iris à travers une plaie cornéenne, telles que, cataracte traumatique, présence d'un corps étranger profondément situé, etc. Je me borne aux indications les plus simples capables d'être remplies par le praticien non spécialiste.

§ 3. — Suture conjonctivale.

Voici une opération excellente, que je ne saurais trop recommander de pratiquer à l'occasion, autant à cause de sa très grande facilité d'exécution qui fait qu'elle est à la portée des plus inhabiles, qu'à cause des énormes services qu'elle peut rendre aux blessés dans les circonstances que je vais énumérer ; les indications en sont des plus fréquentes, et c'est au praticien ordinaire qu'il incombera de faire le plus fréquemment la suture conjonctivale, parce qu'il aura souvent l'occasion de voir les malades et les blessés avant le spécialiste, au moment psychologique où l'opération peut encore avoir toute son utilité.

Chacun sait que les plus graves dangers qui résultent d'une plaie cornéenne ou scléroticale compliquée de hern. de l'iris non réduite au moment même de sa production, sont : tantôt l'inflammation lente du corps ciliaire (irido-cyclite), tantôt la suppuration plus ou moins brusque envahissant le globe de l'œil en partie ou en totalité, et cela à un moment quelconque à partir du jour où l'enclavement s'est constitué ; les années, en s'accumulant, sont loin de mettre à l'abri d'un pareil accident. Il est facile de comprendre, en effet, qu'au niveau de la cornée, la hernie irienne, quoique faisant partie intégrante de la cicatrice parfois ectatique, n'est cependant recouverte que d'un simple revêtement épithélial très sujet à s'érailler, et partant à ouvrir ainsi une porte d'entrée à l'infection. Au contraire, une plaque de revêtement empruntée à la conjonctive et comprenant toute l'épaisseur de cette membrane, plaque, pouvant faire corps avec la cicatrice cornéenne et destinée à remplacer la même couche épithéliale précédente, servira de cuirasse autrement sûre contre l'entrée des germes et sera un garant autrement certain contre l'infection toujours possible.

Pour les cicatrices de la sclérotique d'étendue petite ou moyenne, il suffit de les circonscrire par deux incisions courbes de la conjonctive, de dénuder la sclérotique d'un côté sur une largeur de quelques millimètres et de disséquer la conjonctive de l'autre côté suffisamment pour l'attirer par-dessus la sclérotique ; quelques points de suture la maintiendront en place.

Lorsque la plaie est plus étendue, très près de la cornée, et parallèle au limbe, il est préférable, pensait Meyer, de tailler dans le voisinage un lambeau conjonctival pédiculé et de le transplanter sur la cicatrice, après avoir dénudé la sclérotique tout autour sur une largeur de quelques millimètres. Ce lambeau largement disséqué est alors attaché par un nombre suffisant de points de suture pour le maintenir en place. De même, pour couvrir les cicatrices de la cornée, Meyer taillait un lambeau conjonctival suffisamment large et assez long pour l'étendre sans tension par-dessus la cicatrice, et l'attachait au limbe conjonctival du côté opposé, après avoir disséqué celui-ci sur une étendue de même largeur ; Meyer a pu, en cas de plaies très étendues, recouvrir la cornée tout entière de conjonctive disséquée et attirée, soit des deux côtés, soit d'en haut ou d'en bas. Au bout de quelque temps, elle se retire des parties saines de la cornée et ne reste adhérente qu'à l'endroit de la cicatrice dont la surface épithéliale n'est certainement plus intacte. Malheureusement on peut objecter (et les faits le prouvent), que cette façon de tailler un lambeau conjonctival destiné à être jeté en écharpe par-dessus la cornée ne paraît pas pratique, en ce sens que, souvent, l'adhérence destinée à la solution de continuité peut ne pas se produire, soit à cause de la trop grande tension du lambeau, ce qui est souvent le cas, soit plutôt, parce que celui-ci ne reste pas suffisamment longtemps en place pour pouvoir adhérer d'une façon permanente, les sutures se déchirant à cause de la friabilité trop grande de la conjonctive.

Aussi, est-il bien préférable d'appliquer le procédé recommandé par de Wecker, et qui est le suivant : pour arriver à coapter les lèvres de la plaie, on détache soigneusement la conjonctive tout autour de la cornée, en y laissant adhérer autant que possible le tissu sous-conjonctival pour former une calotte, comme on le fait dans l'opération de l'ablation du staphylome. Après détachement complet de la conjonctive à l'entour de la cornée jusque vers l'insertion des muscles droits, cette membrane est réunie suivant le degré de compression que l'on veut exercer sur le globe oculaire, soit par une suture en bourse, soit par quatre ou six sutures verticales, en ayant bien soin, pour ces deux sortes de sutures, de prendre avec la conjonctive, le tissu sous-conjonctival, afin d'éviter que les fils ne coupent prématurément les parties qu'ils comprennent. On recouvre ainsi la cornée en totalité avec la conjonctive ; comme les bords palpébraux et les cils ont été, au préalable, soigneusement désinfectés, on fait porter le pansement occlusif pendant huit à dix jours, jusqu'à ce que les fils de catgut eux-mêmes, bien désinfectés, se détachent spontanément.

Chez ceux qui, pour la première fois, exécutent ce revêtement conjonctival complet, une certaine inquiétude peut naître touchant le mode de guérison qui s'effectuera, et ils se demanderont si l'adhérence de la conjonctive ne dépassera pas le but que l'on poursuit ; mais qu'ils se rassurent, car la conjonctive se détache constamment en totalité des parties non lésées de la cornée, et la compression ayant favorisé la réunion de la plaie cornéenne, l'abrasion de la conjonctive n'a lieu d'ordinaire que tout près du bord cornéen, précisément à l'endroit où un écart notable des lèvres a provoqué l'accolement de la conjonctive ; ce que l'on recherche d'ailleurs pour cette partie de la blessure.

Or, c'est surtout dans les cas de traumatisme de la cornée, que la suture conjonctivale a été appliquée. Mais qu'on ne l'oublie pas : le but à atteindre est surtout de protéger pour l'avenir les cicatrices cornéennes *compliquées d'enclavement de l'iris.* Les plaies cornéennes simples ont moins besoin d'être mises à l'abri ; elles ne seront exposées plus tard à aucune complication. Mais il n'en est plus de même, lorsqu'il y a enclavement de l'iris ou d'une portion du corps ciliaire ; l'iris enclavé et mal protégé par une simple couche épithéliale formée par la cornée ou la conjonctive, voilà le danger pour l'avenir. Or, ce qu'il y a de particulièrement heureux avec le procédé de suture conjonctivale en bourse appliqué en pareil cas, c'est que, le lambeau conjonctival en se rétractant, laissera toute la surface de la cornée à découvert ; il adhérera bien quelquefois sur toute la longueur d'une plaie cornéenne, mais il adhérera surtout au niveau de cette plaie, quand il y aura une hernie irienne réséquée ou avivée ; c'est en ce point surtout que se fera l'adhérence ; c'est là aussi qu'elle a besoin uniquement de se faire.

Ce qui ne veut pas dire que pour les plaies simples de la cornée, la suture conjonctivale ne présente pas d'avantages, même quand l'adhérence ne se produit pas sur toute la longueur de la solution de continuité ; elle aura pour effet immédiat de garantir la plaie contre l'infection primitive : ainsi, on hâtera certainement la réunion des lèvres de cette sorte de plaie, réunion parfois assez lente à se produire, surtout quand le traumatisme n'est pas tout à fait récent.

A côté de ces indications tirées des traumatismes cornéens, il faut noter encore les enclavements iriens anciens qui affleurent à la surface de la cornée, recouverts seulement par une couche épithéliale et qui (celle-ci pouvant être accidentellement éraillée), sont toujours en imminence d'infection et constituent une porte ouverte à la panophtalmie. Dans la même catégorie de faits, il faut ranger les staphylomes cornéens plus ou moins étendus contre lesquels la suture conjonctivale constituera une précieuse ressource. Je ne parle pas, bien entendu, des staphylomes totaux de la cornée contre lesquels l'exentération et l'opération de Critchett peuvent seules être employées, mais de ces staphylomes scléro-cornéens limités qu'il suffit d'amputer avec le couteau de de Graefe et de recouvrir de conjonctive, pour les voir guérir définitivement avec un résultat excellent.

On a recommandé, de même, de faire la suture conjonctivale contre les lésions cornéennes anciennes sujettes à s'infecter ; tel serait le cas d'une taie ou d'une cicatrice staphylomateuse enflammées fréquemment et pouvant donner lieu à de l'hypopion. De même, on a avivé le pourtour d'une fistule cornéenne qui ne se fermait pas, malgré l'emploi de toutes sortes de moyens, et qui guérit après l'accolement de la conjonctive décollée et suturée.

Les ulcères de la cornée compliqués de hernie de l'iris ont été, de même, traités par un lambeau conjonctival et ont bien guéri dans ces conditions.

Enfin, à toutes ces indications aujourd'hui bien classiques, j'en ai ajouté une dernière qui me paraît devoir rendre les plus signalés services, et que personne jusqu'alors n'avait songé à mettre en pratique. Cette indication résulte des inconvénients provoqués par le retard ou même la non-cicatrisation des lèvres de la plaie cornéenne à la suite de l'extraction de la cataracte. Il peut arriver, deux ou trois jours après l'opération, une hernie de l'iris et même du vitré. On a proposé, en pareil cas, de faire la suture des lèvres cornéennes. Inutile de dire que cette opération doit être des plus délicates et que les efforts nécessaires pour passer l'aiguille à suture à travers les lèvres de la plaie cornéenne ne ferait que favoriser davantage la sortie du vitré. Je n'hésiterai pas, en pareil cas, à recourir à la suture conjonctivale, laquelle évitera, lorsque des lambeaux iriens seront enclavés dans la plaie, une irido-cyclite lente, plastique, aboutissant souvent à l'atrophie du globe, et aussi ces destructions traînantes ou ces suppurations soudaines qui annihilent en quelques heures l'espoir du malheureux à qui l'extraction du cristallin cataracté avait rendu, avec la vue, le désir de vivre encore des jours moins sombres.

§ 4. — Cathétérisme des voies lacrymales.

Il ne me paraît pas utile d'insister ici sur toute la thérapeutique chirurgicale applicable aux lésions des voies lacrymales : la seule manœuvre que le praticien sera appelé à pratiquer, un jour, consistera principalement à faire le cathétérisme des voies d'excrétion des larmes, canalicules lacrymaux et canal nasal ; pour qui sait bien pratiquer ces petites opérations, les autres, telles que les injections, par exemple, seront faciles, puisqu'elles n'en sont que des dérivés ou la répétition.

Pour pénétrer dans le canalicule lacrymal, il faut enfoncer l'extrémité boutonnée du couteau de Weber dans le point lacrymal correspondant. Pour cela, on renversera en dehors la paupière, le plus souvent l'inférieure, en l'attirant en bas et en dehors ; on rendra ainsi plus saillant le point lacrymal, et l'extrémité de l'instrument y pénétrera assez facilement. Mais il est des cas assez fréquents, où le point lacrymal est peu saillant, rétréci, et surtout peu visible ; il est alors impossible d'y pénétrer avec le couteau. On fera bien, au préalable, après cocaïnisation de l'œil, de pénétrer dans l'orifice du canalicule avec la pointe d'une épingle ordinaire, ce qui sera toujours possible, sans faire de fausse route ; puis on déchirera le point lacrymal, comme si on voulait le sectionner avec l'épingle ; il sera ainsi élargi, et permettra aisément la pénétration de la pointe émoussée du couteau de Weber ou même de la sonde de Bowmann.

Si on veut pénétrer plus loin avec le couteau, une fois son extrémité enfoncée dans le canalicule, on continuera à tirer en dehors la paupière inférieure, de façon à maintenir horizontalement le canal ; puis, le couteau de Weber tenu de même dans une position horizontale, sera enfoncé doucement, quoiqu'avec une certaine force, le tranchant dirigé obliquement en haut et en dedans, jusqu'à ce que son extrémité mousse rencontre la paroi de l'os unguis : à ce moment, on relèvera le manche du couteau parallèlement au plan antérieur de l'œil, comme si on voulait le faire pivoter autour de son extrémité comme centre, mais sans appuyer ; lorsque le manche du couteau sera devenu vertical, on enfoncera l'instrument de haut en bas, et un peu de dedans en dehors ainsi que d'avant en arrière. On pénètre environ d'un centimètre dans le canal nasal, puis on retire le couteau que l'on remplace par une sonde de Bowmann dont l'introduction est absolument identique, quoique plus facile, que celle du couteau de Weber. Le signe qui indiquera le mieux et le plus sûrement que le canal nasal a été sectionné et élargi par le couteau de Weber, sera l'écoulement de quelques gouttes de sang par le nez.

L'injection d'un liquide quelconque dans les voies nasales se fera suivant les mêmes principes que l'introduction du couteau de Weber ou de la sonde de Bowmann ; il sera bon de ne jamais faire cette injection immédiatement après le premier cathétérisme du canal nasal, car on risque d'injecter le liquide à travers une incision de la muqueuse et de la répandre dans le tissu cellulaire du voisinage, principalement dans celui de la paupière inférieure. On sera certain que le liquide injecté pénètre et lave bien les voies lacrymales, quand on le verra s'écouler par le nez, alors que le malade, au moment de l'injection, penche légèrement la tête en avant, ou bien, si, portant la tête un peu en arrière, il se livre pendant l'injection à des mouvements de déglutition du liquide qui s'écoule dans l'arrière-gorge.

§ 5. — Injections sous-conjonctivales.

Les injections sous-conjonctivales peuvent se pratiquer de deux façons différentes : ou bien, *à dose massive*, ou bien, *à petite dose*. Pour pratiquer une injection sous-conjonctivale *à dose massive*, on cocaïnise au préalable l'œil ; puis, on remplit une seringue de Pravaz entièrement avec la solution à injecter, généralement du cyanure de mercure à 1/1000 ou 1/5000 ; on chasse l'air contenu dans la seringue en redressant celle-ci, l'aiguille tenue verticalement en l'air ; il s'en échappe en même temps quelques gouttes de liquide que l'on remplace par autant de gouttes d'une solution d'acoïne, ou simplement de cocaïne, à $\dfrac{0,05\ \text{centgr.}}{10\ \text{gr.}}$ afin de rendre l'introduction du liquide et sa présence aussi peu douloureuses que possible. Puis, on abaisse la paupière inférieure avec le pouce gauche, tandis que le malade relève son œil le plus qu'il peut ; la seringue tenue de la main droite, entre le pouce et le médius, l'index prêt à appuyer sur le piston, on enfonce l'aiguille presque tout entière à travers la conjonctive du cul-de-sac inférieur, jusque dans le tissu cellulaire de l'orbite, et rapidement on pousse le piston pour vider toute la seringue. Le malade, au moment même, ne sent pas grande douleur et pendant les quelques heures qui suivent, il peut se produire un peu d'œdème de la paupière inférieure, ainsi que du tissu sous-conjonctival bulbaire inférieur. Cette injection massive peut être répétée deux ou trois fois de suite à trois ou quatre jours d'intervalle. Elle est généralement indiquée dans les suppurations commençantes du globe, consécutivement à une opération de cataracte ou à une plaie de l'œil déjà infectée et contre l'hypopion ; l'injection sous-conjonctivale combinée avec la cautérisation de la plaie, et l'application d'un pansement bien antiseptique, tel que celui au peroxyde de zinc, a toutes chances de faire s'arrêter définitivement les accidents infectieux encore à leur début.

Quant aux injections *à petites doses*, elles se pratiquent immédiatement sous la conjonctive bulbaire, après les mêmes préparatifs et les mêmes précautions que précédemment. Seulement, au lieu d'enfoncer l'aiguille dans le cul-de-sac conjonctival, on l'enfonce en un point quelconque du pourtour de la cornée à 4 ou 5 millimètres de celle-ci, en déterminant un petit pli de conjonctive avec la pointe de l'aiguille, ou même, en soulevant la conjonctive avec une pince, et en enfonçant sous ce pli la pointe de l'instrument d'environ 3 à 4 millimètres ; puis, on pousse le piston de la seringue de façon à injecter 2, 3 ou 4 gouttes de liquide qui forment un bourrelet conjonctival gros comme un pois et même davantage. Il faut avoir soin d'enfoncer la pointe de l'aiguille jusqu'à ce que tout l'orifice oblique de l'instrument ait pénétré dans la membrane conjonctivale ; sinon, le liquide se répandra à la surface du globe et ne pénétrera pas dans le tissu cellulaire sous-conjonctival ; le même inconvénient peut se produire si, tenant la seringue trop obliquement, on transperce de part en part le pli conjonctival, et si on fait ressortir la pointe de l'aiguille de l'autre côté du pli.

Dans le premier cas, il n'y a qu'à pousser l'aiguille plus avant jusqu'à ce que son orifice ait disparu sous la conjonctive ; dans le second, il est indispensable de recommencer une nouvelle ponction en un autre point, en évitant de commettre la même faute.

Les injections à petite dose sont employées d'abord contre les suppurations peu étendues du segment antérieur du globe ; puis surtout, contre les lésions inflammatoires du fond de l'œil, en particulier, contre les choroïdites au début, affections qui sont avantageusement combattues, arrêtées et même effacées par les injections de cyanure à petites doses, répétées deux et même trois fois par semaine, pendant 3 ou 4 semaines consécutives ; c'est dans ces cas, qu'on obtient les résultats les plus certains et les plus probants.

Quand la choroïdite est plus avancée, et quand il y a déjà des taches d'atrophie, il est évident qu'on ne peut espérer voir disparaître celles-ci. Les mêmes injections peuvent être employées contre les iritis syphilitiques et autres ; elles sont souvent souveraines dans les sclérites et contre l'ophtalmie sympathique, après énucléation de l'œil sympathisant.

On a fait avec grand profit des injections sous-conjonctivales avec du sérum de Roux contre la diphtérie conjonctivale, combinées avec les injections générales. Enfin, contre le décollement rétinien, on a injecté de l'eau salée, ou mieux sucrée ; du sérum gélatiné contre les hémorrhagies intra-oculaires, et d'autres encore ; mais tout cela, sans grand profit en dehors des cas favorables que j'ai signalés.

Je tiens seulement, en terminant, à mettre en garde contre l'emploi du sublimé dangereux pour l'œil, aussi bien quand il est répandu sur la surface du globe que lorsqu'il est injecté sous la conjonctive ; dans ce dernier cas, sa facile propriété de coaguler l'albumine peut déterminer des eschares et des adhérences de la conjonctive qui empêchent très rapidement d'en continuer l'emploi ; d'autant plus que ce produit est bien plus douloureux que le cyanure employé à la même dose.

CHAPITRE V

LES TRAUMATISMES OCULAIRES ET LEURS COMPLICATIONS

L'œil peut être atteint de traumatismes divers, variant depuis la simple éraillure jusqu'à la destruction complète de l'organe ; toutes ces variétés de lésions sont évidemment utiles à connaître, mais il en est certaines qui sont plus fréquentes ; parmi celles-ci, il en est qui, quoique peu graves au début, n'en sont pas moins susceptibles de se compliquer ; aussi est-il bon de pouvoir y remédier de suite, et c'est pourquoi, chaque praticien doit être armé des connaissances nécessaires, afin de pouvoir agir de suite, et empêcher souvent la perte de l'organe.

D'une façon générale, on désigne sous le nom de traumatisme de l'œil, toute action produite sur l'organe de la vision par un agent mécanique, thermique, chimique ou électrique, et qui trouble les fonctions de chaque partie de l'organe, ou le fonctionnement de l'ensemble de cet organe. Si je m'en référais strictement à cette définition, je devrais décrire successivement : les luxations du globe, l'avulsion, l'enophtalmie, la contusion sans plaie, puis les différentes plaies du globe, les corps étrangers, et enfin, les brûlures par les agents thermiques, chimiques et électriques.

Toutes ces descriptions m'entraîneraient trop loin, et pour rester fidèle à mon programme essentiellement pratique, je me contenterai de décrire succinctement les plaies et contusions de l'œil, avec leurs complications les plus fréquentes, telles que : hernies de l'iris, suppuration, cataracte, hémorrhagies et lésions du fond de l'œil. Je préfère passer en revue successivement : *les plaies de l'œil sans corps étrangers*, puis les *lésions de l'œil par agents contondants*, ensuite, j'énumérerai *les différents agents nocifs qui peuvent léser l'œil*, surtout chez les ouvriers d'industrie ; cette énumération, un peu longue, me permettra de donner quelqu'intérêt à ce chapitre essentiellement pratique.

§ 1. — Plaies de l'œil sans corps étrangers.

Les solutions de continuité produites sur l'œil par un agent mécanique peuvent atteindre la conjonctive, la cornée ou la sclérotique, et, dans leur voisinage, l'orbite avec son contenu, ainsi que les os et les parties molles, les paupières et les organes situés plus profondément.

Suivant la nature de la plaie, celle-ci peut avoir été produite par un instrument tranchant, piquant, contondant, par déchirure ou par coup de feu.

Suivant la nature de l'instrument qui aura produit la solution de continuité, les lèvres de la plaie peuvent être nettes ou contuses ; certaines plaies présentent des combinaisons de ces formes, telles que les morsures (produites par des agents à la fois tranchants et contondants), les plaies par armes à feu (tenant à la fois des contusions et des brûlures).

Suivant la forme de la plaie, celle-ci peut être une simple solution de continuité, une plaie avec perte de substance ou une plaie à lambeaux.

Suivant la profondeur, la plaie sera ou non perforante, le globe ayant été ouvert ou non ; cette distinction sera importante à établir, la perforation pouvant entraîner l'infection du contenu de l'œil, partant la perte de la vision ; plus tard même, sans suppuration, il peut survenir de l'irido-cyclite dont l'atrophie de l'œil sera la conséquence éloignée.

Les plaies de l'œil peuvent encore être superficielles ou pénétrantes.

Parmi les *blessures superficielles* et les simples *érosions*, il faut citer les coups d'ongle, de dents de peignes, les coups de brosse, une carte de visite, un essuie-main rude, des blessures par des feuilles aiguës de plantes d'appartement, etc.

Les *plaies pénétrantes* sont les plus nombreuses. Elles atteignent successivement, par ordre de fréquence, les diverses membranes suivantes : la cornée, la sclérotique, le corps ciliaire, l'iris, le cristallin, la choroïde et la rétine. Le corps vulnérant s'introduit généralement par la cornée ; il passe ensuite par la pupille, ou bien, il lèse l'iris, et de là, il atteint le cristallin ; si la force de projection est assez grande, il traverse le corps vitré et peut atteindre la choroïde et la rétine au fond de l'œil. S'il pénètre par la sclérotique, il traverse d'abord la choroïde et la rétine, ensuite, il peut blesser la région ciliaire, et il atteint sûrement le vitré, parfois le cristallin. D'ailleurs, les parties qui composent le globe sont tellement en relation de continuité et de contiguïté qu'il leur arrive rarement d'être isolément blessées ; les lésions sont généralement mixtes.

Les blessures de l'œil peuvent provenir de corps pointus, d'instruments piquants : aiguilles, poinçons, alènes de cordonnier, pointes de compas, plumes, épines, etc. La plaie est alors étroite, limitée, régulière ; c'est un petit point, parfois imperceptible ; le trajet du corps vulnérant est court, étroit ; aussi, la hernie de l'iris, l'issue du vitré sont rares ; les plaies se cicatrisent rapidement, désorganisent peu les tissus et ne laissent qu'une opacité légère qui ne gêne guère la vision.

Les plaies par *instruments tranchants* ou *contondants* seront faites par des outils ou objets divers autres que ceux énumérés ci-dessus, tels qu'une barre de fer, une branche d'arbre, un éclat de métal, un morceau de verre, etc. Ici, les blessures sont larges, irrégulières ; elles s'étendent souvent de la cornée à la sclérotique et à la zone ciliaire : les bords des plaies, déchirés, frangés, déchiquetés, ont peu de tendance à la réunion ; elles donnent prise à l'infection et suppurent facilement ; au moindre effort, le vitré s'échappe entre leurs lèvres mal jointes, ce qui retarde encore la coaptation des bords. Ce sont des blessures généralement étendues qui embrassent la cornée et la sclérotique en passant par le limbe et la zone ciliaire. Leur aspect est varié, tantôt verticales, obliques ou horizontales, tantôt affectant la forme d'un V, d'autres fois en demi-lune ; enfin, leur forme peut être indéterminée.

Je devrais ici passer en revue les plaies des principales membranes de l'œil ; je me contenterai simplement d'énumérer les lésions que peuvent produire sur chaque partie de l'œil les instruments tranchants ou encore contondants et piquants à la fois, qui déchirent les tissus à l'endroit où ils les atteignent.

Les blessures qui n'intéressent que la *cornée* sont peu graves, si la cornée et la conjonctive sont saines et si ces blessures sont immédiatement soignées ; sinon, même une simple éraillure en s'infectant, peut être le point de départ d'un abcès ou d'une ulcération cornéenne.

Signalons cependant ces érosions superficielles de la cornée, produites généralement par un coup d'ongle, très douloureuses, très persistantes, à peine visibles, et difficiles à guérir (Grandclément), que la cocaïne soulage momentanément, et qui cèdent à la longue aux compresses chaudes ; l'antipyrine et la quinine arrivent à en calmer les douleurs, mais un pansement occlusif répété pendant plusieurs jours arrive seul à en amener la guérison.

Les plaies irrégulières de la cornée, souvent larges, laissent après leur cicatrisation des opacités qui gênent la pénétration des rayons lumineux lorsqu'ils se rapprochent du champ pupillaire.

Les blessures *de la sclérotique* sont bénignes ; toutefois, si la déchirure est grande, si les bords en sont irréguliers, elles peuvent acquérir une certaine gravité. Les blessures de la cornée et de la sclérotique sont le plus souvent combinées en traversant la *zone scléro-cornéenne*. Comme celles de la cornée, les blessures de la sclérotique se divisent, quant à l'aspect de leurs bords, en régulières et irrégulières ; la choroïde y fait généralement hernie avec un aspect noirâtre ; l'écartement des bords de la plaie est d'autant plus grand que sa direction s'éloigne de celle de l'angle antéro-postérieur de l'œil.

Les sutures de la cornée sont le plus souvent inutiles, parce que les plaies cornéennes se ferment naturellement par juxtaposition et agglutination de leurs bords, si ceux-ci ne sont pas trop irréguliers et si l'iris n'y est pas interposé ; les plaies des opérations de cataracte en sont un frappant exemple. Mais on aura, dans la suture en bourse, un excellent moyen de mettre à l'abri de l'infection les plaies de la cornée et de la région scléro-cornéenne moyen qui rapprochera les lèvres de la plaie et favorisera ainsi leur réunion plus rapide.

Les blessures *de la conjonctive* sont sans danger ; elles se confondent avec les précédentes, les deux membranes étant généralement perforées ensemble.

Les blessures *du corps ciliaire*, promptes à s'enflammer, sont accusées, plus que toutes les autres, de provoquer l'ophtalmie sympathique, les cyclites suppurées, les irido-choroïdites.

Les blessures *de l'iris* sont moins dangereuses ; soignées à temps, elles guérissent sans laisser de grands troubles de la vision ; leur caractère particulier est de s'accompagner d'un épanchement de sang dans la chambre antérieure. La déchirure ou le décollement du bord adhérent à la choroïde affecte la forme d'une fente noire qui devient circulaire si l'arrachement est complet. La solution de continuité du bord libre a la forme d'un angle à sommet supérieur; elle est rare.

Les blessures *du cristallin* intéressent la capsule, ou, en même temps, les éléments du cristallin; dans les deux cas, il survient une *cataracte traumatique* due au gonflement des fibres cristalliniennes par l'humeur aqueuse : les fibres gonflées font saillie dans la chambre antérieure, sous forme de masses d'un blanc laiteux, et peuvent déterminer des phénomènes inflammatoires. Les mêmes faits se reproduisent si le cristallin est contusionné ou la cristalloïde rompue, mais alors la cataracte pourra se développer progressivement. Cette cataracte traumatique ne se développe pas toujours ; mais quand elle survient, il n'est pas rare qu'elle s'accompagne d'iritis. Enfin, il peut survenir des accidents glaucomateux. Si le cristallin, en se déplaçant, tombe dans la chambre antérieure et vient en contact avec l'iris, il y a douleur et inflammation ; il devient alors nécessaire de procéder à son extraction.

Dans le *corps vitré*, les traumatismes déterminent des opacités, suppurées ou non, des attaques d'iridochoroïdite, des hémorrhagies suivies de flocons ; le décollement de la rétine en est souvent la conséquence. L'abcès vitréen peut se résorber, ou, au contraire, s'étendre, et donner lieu à de la panophtalmie.

Les blessures *de la choroïde* sont dangereuses, parce qu'elles intéressent généralement *la rétine*, siègent à la partie postérieure du globe, dans le voisinage de la macula ; les phénomènes immédiats sont l'hémorrhagie intra-oculaire et le décollement de la rétine. L'inflammation des deux membranes peut cependant donner lieu à des choroïdites ou à des rétinites suppurées ou non (Bonsignorio).

§ 2. — Lésions de l'œil par agent contondant.

Le résultat que produit sur l'œil une force contondante se traduit par une contusion, un écrasement ou une commotion, une rupture ou déchirure. Ce qui différencie les plaies véritables de l'œil d'avec les contusions ou ruptures, c'est que les premières sont produites par un instrument piquant ou tranchant amenant la solution de continuité des parois du globe oculaire, tandis que dans les secondes, soit l'œil en totalité, soit certaines de ses parties seulement, sont ébranlées par le corps contondant plus ou moins arrondi, ou encore, que l'enveloppe du bulbe est rompue ou déchirée par l'action de l'agent vulnérant.

Autre différence importante : la plaie vraie se produit à l'endroit ou a agi le corps vulnérant, tandis que la contusion amène le plus souvent une lésion indirecte, c'est-à-dire, siégeant à une certaine distance de l'endroit d'application du coup.

Lors de rupture du globe, c'est, le plus souvent, son enveloppe et surtout la sclérotique qui éclate, formant la rupture typique ; ou bien, l'œil est soumis à une compression ou à une commotion sans qu'il en résulte de déchirure des enveloppes. Quand il n'y a pas de déchirure du bulbe, c'est tantôt l'œil lui-même qui est atteint par le coup, ou bien, le choc reçu par le squelette se transmet à l'œil ; cette dernière condition se présente à la suite d'un coup, d'un choc, d'une chute, d'un coup de feu atteignant la tête.

Il est évident qu'une contusion directe du globe sera plus grave qu'une contusion indirecte, et cependant, les mêmes lésions peuvent en résulter. En général, le degré d'ulcération des tissus sera en rapport avec le degré et la durée d'application de la force contondante.

La contusion se traduit : *a*) par une paralysie des vaso-moteurs, donnant lieu à une transsudation hors des vaisseaux ; d'où, des œdèmes rétiniens (commotion de la rétine), des hémorrhagies ou des œdèmes dans le muscle ciliaire (paralysie de l'accommodation), troubles du cristallin sans lésions de la capsule ; *b*) par des solutions de continuité qui se produisent au niveau des vaisseaux, soit à la surface des tissus, soit interstitielles ; d'où, hémorrhagies intra-oculaires qui peuvent rester intra-parenchymateuses, ou bien, fuser à l'extérieur ou dans le vitré, fuser aussi vers la papille quand elles viennent du nerf optique, remplir la chambre antérieure quand l'iris ou l'angle irido-cornéen ont été déchirés ; enfin, apparaître sous la conjonctive bulbaire ; *c*) par des déchirures de certaines membranes, telles que la sclérotique, et plus rarement, la cornée ; le tractus uvéal est souvent exposé à des déchirures, choroïde, iris et corps ciliaire, et, avec la choroïde, la rétine ; ces déchirures peuvent porter encore sur la zonule et produire des déplacements et des opacifications du cristallin ; l'hyaloïde aussi est souvent lésée ; *d*) enfin, par des solutions de contiguïté et des décollements de certaines parties situées dans l'intérieur de l'œil, décollement de la rétine, plus rarement de la choroïde et du corps ciliaire, arrachement de l'iris, déplacement du cristallin. Lorsque le bulbe est ouvert, une partie ou la totalité de son contenu peut s'échapper.

§ 3. — Lésions de l'œil par des agents nocifs divers.

A. Gaz	Gaz	Ammoniaque. Acide fluorhydrique.
	Vapeur d'eau.	
B. Liquides	Acides	Acides sulfurique, chlorhydrique, nitrique, etc.
	Bases	Soude. Potasse. } Caustiques.
C. Solides.	Non métalliques	Poussières. Charbon. Eclats de poudre Dynamite. Acétylène.
	métalliques (fer, cuivre, zinc, acier, plomb, etc.	Aseptiques. Septiques.
D	Accidents dus à l'électricité. Eclairage et fusion.	

A. Gaz. — Parmi les gaz nuisibles aux yeux, je citerai surtout l'*ammoniaque*, qui peut déterminer une irritation conjonctivale, parfois assez persistante, pouvant même devenir une inflammation de la conjonctive, désignée sous le nom de *mite des vidangeurs*.

L'*acide fluorhydrique*, employé pour la gravure sur verre, peut offrir les mêmes inconvénients.

Le *gaz d'éclairage*, peu nuisible par lui-même pour les yeux, fait cependant souvent explosion et produit surtout des brûlures de la face, des paupières, des cils et des sourcils ; les yeux eux-mêmes sont rarement atteints par ces accidents.

Parmi les agents gazeux, je rangerai encore la *vapeur d'eau* qui, projetée dans la figure, peut atteindre surtout les paupières et y produire des brûlures à différents degrés, et qui, lorsqu'elles sont intenses, peuvent amener des rétractions cicatricielles qui ne permettent plus à ces voiles membraneux de remplir leur rôle de protection vis-à-vis des yeux, et nécessitent plus tard des opérations délicates et compliquées destinées à refaire de nouvelles paupières. Grâce aux voiles palpébraux, l'œil lui-même est plus rarement atteint par la projection du jet de vapeur ; il peut cependant être atteint et devenir le siège de désordres que je mentionnerai à propos des agents caustiques liquides.

Le *traitement* d'urgence consiste, pour les gaz, à soustraire le blessé à l'influence de l'agent nocif et du milieu qui le dégage, puis, à entr'ouvrir les paupières et à faire fréquemment des lotions avec une solution d'acide borique à 10/300 directement sur l'œil et la conjonctive intéressés.

Quant à la brûlure par la vapeur d'eau, l'indication

immédiate et essentielle est de calmer la douleur.
Quand l'œil et la conjonctive sont atteints, le mieux
est d'instiller quelques gouttes d'une solution à 1/50
de chlorhydrate de cocaïne dans de l'eau distillée ;
cette instillation pourra être répétée chaque quart
d'heure, au fur et à mesure que l'action anesthésiante
de la précédente instillation disparaît. Quant à la brûlure des paupières et de la face, elle sera favorablement
influencée par l'application d'une compresse de tarlatane trempée dans une solution d'acide picrique à
0,05 0/0, et qu'on laissera sécher à l'air libre, ne la
renouvelant que tous les 3, 4 ou 5 jours.

B. Liquides. — Il n'y a nul inconvénient, au point
de vue des symptômes, à confondre dans une même
description les accidents produits sur l'organe visuel
par les *solutions acides ou basiques* ; pour le traitement, il n'en est plus tout à fait de même. Or, les
agents chimiques liquides employés le plus souvent
dans l'industrie, sont les acides sulfurique, chlorhydrique, azotique, etc. ; la soude et la potasse caustiques, et encore des solutions ammoniacales. Suivant
leur degré de concentration, ces solutions produisent
des désordres variables : depuis une simple brûlure de
la peau des paupières, jusqu'à une désorganisation
complète de l'œil, en passant par la brûlure plus ou
moins étendue de la conjonctive ; les atteintes de la
cornée sont variables en surface et en profondeur ;
lorsque le liquide reste en contact pendant un certain
temps avec la membrane atteinte, conjonctive ou cornée, il produit des mortifications d'étendue et de profondeur variables ; ces eschares mettent un temps

plus ou moins long à s'éliminer, et leur réparation donne lieu, comme pour toute cicatrice, à des déformations palpébrales, des rétractions du globe de l'œil, avec atrophie et menaces d'ophtalmie sympathique. Le plus souvent, on observe sur la cornée une teinte laiteuse, grisâtre, qui peut être à peine apparente, mais qui peut aussi opacifier totalement cette membrane et lui donner un aspect opalin analogue à de la porcelaine. L'œil, en pareil cas, est naturellement perdu pour la vision, heureux quand, comme je l'ai dit, des accidents inflammatoires et douloureux développés sur l'œil blessé, ou même à distance sur son congénère, ne forcent pas à l'énucléer dans la suite.

C'est surtout au point de vue *du traitement*, dirai-je, qu'on a cru pendant longtemps qu'il importait de conserver, pour ces caustiques, la division en acides et basiques. On croyait, prenant les tissus atteints pour une éprouvette, pouvoir neutraliser les acides par une solution alcaline et réciproquement, et empêcher de la sorte des désordres plus considérables. On oubliait que ces agents projetés sur l'œil, agissent à peu près instantanément ; de plus, le blessé ferme instinctivement et de toutes ses forces les paupières, par conséquent, emprisonne et maintient au contact avec les tissus le corps du délit. Or, la première et la seule chose urgente à faire en pareille occurrence, c'est d'ouvrir les paupières par force et de verser de l'eau en abondance sur l'œil et les parties blessées, et cela, le plus promptement possible. De la sorte, d'une part on diluera à l'extrême le caustique restant, et d'autre part, on l'entraînera immédiatement, de façon à l'empêcher d'agir davantage. ·

C. Solides. — Ici nous arrivons à la catégorie sinon la plus importante, du moins la plus fréquente de toutes celles qui peuvent atteindre l'œil : il ne se passe pas de jour, qu'on n'ait l'occasion de constater la présence d'*un corps étranger solide* dans l'œil, mais avec des désordres bien différents, depuis la simple poussière dans le cul-de-sac conjonctival, jusqu'au débris métallique qui a traversé l'œil de part en part, et l'a totalement désorganisé.

Corps septiques et aseptiques. — Les corps étrangers solides de l'œil peuvent être divisés en deux catégories, les uns *non métalliques*, les autres *métalliques*, et cela pour plusieurs raisons : d'abord, les premiers, d'habitude ne dépassent guère les membranes de l'œil, cornée, tout au plus cristallin, en tout cas, ils vont rarement jusque dans le vitré et sur la rétine ; en second lieu, les corps étrangers métalliques sont susceptibles, pour la plupart, d'une thérapeutique spéciale, lorsqu'ils sont de nature à être attirés par l'aimant, thérapeutique que ne comporte pas la catégorie des corps non métalliques. Mais les uns et les autres, lorsqu'ils ont causé quelqu'effraction et pénétré dans une membrane ou un milieu de l'œil, agissent différemment, suivant qu'ils *sont septiques ou aseptiques*, autrement dit, suivant qu'ils entraînent avec eux des germes nuisibles aux tissus et pouvant provoquer la suppuration, ou bien qu'ils sont aseptiques, c'est-à-dire, dépourvus de ces germes. C'est ainsi qu'un débris de fer, par exemple, pourra être à la fois septique ou aseptique, suivant les circonstances : lorsqu'il est détaché d'un instrument manié à froid qui aura touché le sol ou les mains de l'ouvrier, ce débris d'instrument sera presque sûrement chargé de germes nocifs qui, en 24 ou 48 heures, auront provoqué la suppuration du trajet parcouru, ainsi que du milieu ou de la membrane dans laquelle le corps étranger se sera arrêté ; s'il vient s'implanter dans le corps vitré ou sur la rétine après avoir traversé la cornée, l'iris et le cristallin, c'est la panophtalmie à brève échéance ; c'est aussi l'intervention chirurgicale à bref délai, si l'on veut éviter d'énormes douleurs au blessé et des accidents plus graves qui pourraient se répercuter jusque dans l'orbite et même la cavité crânienne ; cette intervention se traduit par l'évidement ou même l'abrasion totale du globe de l'œil. Par contre, lorsqu'un débris métallique se détache d'un instrument absolument propre, ce qui ne se présente guère que lorsqu'il vient d'être chauffé au rouge vif, en pareil cas, il est sûrement exempt de germes ; qu'un coup de marteau, avant toute souillure, le projette dans l'œil, ce corps étranger pourra évidemment, par le seul fait de son passage ou de sa présence, causer des déchirures, provoquer des hémorrhagies, mais il ne donnera pas lieu à de la suppuration ; l'œil restera indolore, sans rougeur, ni douleur, et, chose curieuse, le corps étranger pourra être indéfiniment toléré dans l'œil, sans préjudice des désordres anatomiques qu'il a pu amener.

Mais laissons là ces généralités, et passons en revue chacun de ces corps en particulier.

Poussières. — Il est évident que des *poussières* banales peuvent être, comme partout ailleurs, soulevées par un courant d'air et projetées plus ou moins violemment dans les yeux ; le plus souvent, les désordres se traduisent par une gêne plus ou moins notable suivant la sensibilité du sujet atteint ; quelques battements de paupières suffisent presque toujours à amener, avec les larmes qui à ce moment sont sécrétées en plus grande abondance, la poussière dans le cul-de-sac conjonctival inférieur, puis dans l'angle interne de l'œil où il est facile d'aller pêcher le corps du délit, soit avec le doigt, soit avec le mouchoir ; d'autres fois, les poussières lancées avec plus de force sont incrustées dans la conjonctive et sur la cornée, et on est obligé d'employer une certaine force pour en débarrasser la surface du globe oculaire ; quelques lavages répétés 3 ou 4 fois avec de l'eau boriquée, complèteront la cure.

Charbon. — Plus sérieux déjà sont les désordres occasionnés par des morceaux de charbon projetés sur le globe par un courant d'air violent, comme cela arrive en chemin de fer, par exemple. Le plus souvent, l'accident serait par lui-même des plus simples et des plus bénins, si le patient ne venait, par des frottements intempestifs provoqués par la douleur légère causée par la présence du corps étranger, augmenter et cette douleur et la rougeur, et souvent incruster plus avant dans la cornée ou la conjonctive, un petit corps étranger que les seuls mouvements des paupières ou les flots de larmes auraient entraîné spontanément. Aussi, ne saurait-on trop recommander au blessé, en pareil cas, de se contenter de fermer doucement les paupières et de laisser les larmes s'accumuler entre celles-ci et le globe ; il se produira de la sorte un lavage spontané de l'œil, le corps étranger sera entraîné, et en tous cas, s'il persiste, la douleur n'aura jamais l'acuité que provoquent les frottements intempestifs et répétés. En tout cas s'il n'en était pas ainsi, une goutte de cocaïne instillée dans l'œil aurait vite fait d'insensibiliser cet organe, et permettrait d'enlever tout à son aise le corps du délit, la plupart du temps, superficiellement incrusté sur la conjonctive bulbaire ou palpébrale. Il faut aussi, lorsqu'on ne découvre pas immédiatement le corps étranger, retourner l'une et l'autre paupière, afin d'explorer leur face interne conjonctivale et les culs-de-sac où le débris de charbon, ou tout autre corps étranger se sont souvent réfugiés et cachés.

Explosifs. — Voici une série de corps vulnérants plus dangereux, qui amènent presque toujours sur l'œil des désordres graves et des lésions irrémédiables, je veux parler des divers *explosifs* employés dans l'industrie : poudre de mine, dynamite, etc. ; j'y ajouterai encore le carbure de calcium, agent générateur de l'acétylène, employé depuis quelques années seulement.

Les accidents par explosion de poudre dans les mines, les carrières de pierres, etc. sont extrêmement fréquents, et il ne se passe pas d'année, que, dans une clinique, on n'ait l'occasion d'en voir plusieurs cas toujours graves. L'aspect des blessés est souvent lamentable ; quand on les amène à l'hôpital, quelques heures ou même quelques jours après l'accident, on

les trouve avec la figure gonflée, bouffie, la barbe, les
sourcils, les cils brûlés, la peau des joues, des paupières et du front incrustée de grains de poudre intacts,
et parfois aussi soulevée par des phlyctènes occasionnées par la déflagration d'une partie de la poudre ;
quand on essaie, au prix de maintes souffrances,
d'entr'ouvrir les paupières gonflées, il s'en écoule un
flot de larmes et du pus accumulé derrière elles, et
dès que l'examen des yeux est possible, on voit que
souvent l'un d'eux, si ce n'est les deux, sont totalement perdus, ou tout au moins dans un triste état,
et permettent déjà de porter à l'avance un pronostic
fatal. En effet, outre les brûlures produisant sur la
cornée des infiltrations laiteuses analogues à celles que
j'ai signalées pour les liquides caustiques, on trouve
presque toujours (c'est la règle) la conjonctive et la
cornée absolument tatouées de grains de poudre ; dans
les cas heureux, les lésions restent superficielles, et
la cornée finalement ne garde que les traces plus ou
moins nombreuses de ces incrustations, sous forme
de petites taches ou taies qui naturellement diminue-
ront la vision. Mais il arrive trop souvent, quand
l'explosion a eu lieu à courte distance, que les grains
de poudre ont perforé les membranes externes de
l'œil, sclérotique et cornée, qu'ils sont allés se loger
soit dans la chambre antérieure, soit sur l'iris, et qu'ils
ont même pénétré le cristallin, en déchirant la cristalloïde ; la conséquence presqu'immédiate de cette
lésion de la lentille est une cataracte traumatique,
souvent très grave, difficile à opérer, et qui peut provoquer par elle-même des accidents douloureux dans

l'intérieur de l'œil. Dans des cas plus rares encore, l'œil peut être rompu par la violence de l'explosion, ou mieux par la projection d'autres corps étrangers, tels que débris de bourres, morceaux de pierre, de bois, de terre, etc. Dans ce cas, la perte de l'œil est immédiate, et souvent l'organe se vide à travers une vaste déchirure des membranes : d'autres fois, quand les désordres apparents sont moins considérables, tous ces corps étrangers lancés dans l'œil, chargés de germes nocifs, provoquent la suppuration, et forcent à l'énucléation et au sacrifice rapide d'un œil qu'on avait vainement tenté de conserver. Inutile d'ajouter que les grains de poudre seuls projetés dans l'œil sont aseptiques, et ne provoquent jamais de suppuration par le simple fait de leur pénétration et de leur présence dans l'intérieur de l'organe.

En résumé, les explosions de poudre de chasse ordinaire provoquent sur les yeux des désordres variables, suivant la quantité d'explosif entré en déflagration, la distance à laquelle se trouvait le blessé, le plus ou moins de grains de poudre intacts et de corps étrangers divers qui ont été projetés sur l'œil ; ces désordres varient depuis quelques traces à peine visibles pour l'observateur et le blessé jusqu'à la perte totale de l'organe.

L'intervention, au moment de l'accident, consistera à couvrir la figure brûlée avec une compresse d'eau froide, ou mieux imprégnée d'une solution d'acide picrique à 0,5/100 ; quant aux yeux, on en calmera la douleur toujours très vive par l'instillation d'un peu de cocaïne, et on les débarrassera, autant que possible, des grains de poudre et des débris de corps étrangers qui y seront incrustés ; on assurera la propreté de l'œil lésé, en le lavant largement avec une solution boriquée.

La *dynamite* produit à peu près les mêmes désordres que la poudre, sauf que les incrustations de débris non déflagrés sont moins nombreuses ; on en trouve cependant presque toujours, et avec ou sans autres corps étrangers, on peut voir sur la cornée et jusque sur le cristallin des débris blanchâtres de coton-poudre non brûlés qui sont venus s'incruster dans les tissus. Les conséquences sont à peu près aussi désastreuses qu'avec la poudre, sauf que les incrustations et les tatouages consécutifs sont moins nombreux.

Les explosions par l'*acétylène* ont été signalées, il y a quelques années, quand le nouveau gaz fut utilisé pour l'éclairage ; les accidents ont été parfois formidables et suivis de mort d'hommes ; d'autres fois, ils se bornent à quelques brûlures superficielles de la face et des paupières, avec incrustation de débris de carbure sur la cornée.

Corps métalliques. — J'en arrive maintenant à la classe importante des *corps étrangers métalliques* ; à eux surtout s'applique la distinction que j'ai indiquée plus haut, en corps aseptiques et septiques, parce que très souvent ils pénètrent plus ou moins profondément dans l'œil, et occasionnent des accidents de suppuration quand ils entraînent avec eux des germes nocifs ; je n'insiste pas davantage sur ce point. D'un autre côté, il est non moins important, au point de vue du diagnostic et du traitement, de faire une distinction entre ceux de ces corps, qui sont influencés par l'aimant, tels le fer et l'acier, et ceux qui ne le sont pas, comme le cuivre, le zinc, les grains de plomb, etc. ; nous verrons un peu plus loin comment on peut utiliser cette propriété attractive de l'aimant.

Quoi qu'il en soit, les désordres occasionnés sur les yeux par des corps étrangers métalliques sont essentiellement variables.

Ceux qu'on a occasion d'observer journellement sont produits par des petits débris de fer ou d'acier qui se détachent des instruments, marteaux, limes, etc. et viennent s'implanter directement sur la cornée, dans les ateliers, les ouvriers sont tellement habitués à recevoir sur les yeux ces petits corps étrangers, que le plus souvent ils se les enlèvent entre eux à l'aide d'un instrument quelconque, tel qu'un bout de papier enroulé, une épingle, la pointe d'un canif, etc. Cette intervention chirurgicale un peu primitive et, à coup sûr expéditive, réussit quand le corps étranger est superficiellement implanté sur l'œil ; mais pour peu qu'il ait pénétré un peu profondément et qu'il se soit incrusté tant soit peu sur la cornée, le camarade improvisé en chirurgien y perd son latin et force est de recourir à l'homme de l'art. Cette chirurgie humanitaire et instantanée exécutée ainsi sur place dans l'atelier même, serait l'idéal, vu sa rapidité d'exécution ; malheureusement, elle n'est pas toujours inoffensive ; car, si le corps étranger lui-même est souvent dépourvu de germes et ne risque pas d'amener des accidents de suppuration, il n'en est plus de même des instruments d'occasion qu'emploient les ouvriers entre eux, et en éraillant les tissus et la cornée en particulier avec des objets malpropres, ils font une véritable inoculation de germes qui peuvent provoquer de la suppuration. Le remède est alors pire que le mal. Il faut donc, en pareils cas, toujours se méfier, et pour dix ou vingt extractions réussies sans danger à l'atelier, il y en a au moins une qui risque d'être nocive. L'oculiste aura tôt fait, après insensibilisation de l'œil à l'aide de quelques gouttes de cocaïne, de nettoyer la surface du globe à l'aide d'un liquide antiseptique et d'enlever le corps étranger.

Mais d'autres cas peuvent se présenter : tantôt c'est un morceau de fer ou d'acier, plus ou moins volumineux, qui a frappé la partie antérieure de l'œil et a occasionné une déchirure plus ou moins étendue de la cornée ; la chambre antérieure a été ouverte, l'humeur aqueuse s'est écoulée et l'iris est venu faire hernie à travers la plaie. Si l'oculiste est appelé à intervenir à temps, dès les premières heures qui suivent l'accident, tout peut être réparé et l'œil guérir avec un aspect et une vision assez convenables ; si l'opérateur n'est pas à portée du lieu de l'accident, ou si l'ouvrier tarde quelques heures ou parfois quelques jours avant de demander les soins voulus, les germes nocifs qui se trouvent habituellement sur toute conjonctive saine infectent la plaie et provoquent la suppuration superficielle et souvent profonde de l'œil. L'organe est alors singulièrement compromis.

Ailleurs encore, à travers une plaie minime de la cornée ou de la sclérotique, le cristallin a été atteint et déchiré ; il se fait en quelques heures une cataracte traumatique qui devra être enlevée le plus tôt possible.

Mais tout cela n'est rien encore en comparaison des deux grandes complications possibles des corps étrangers de l'œil ; je veux parler, d'une part de la blessure des corps ciliaires, et d'autre part, de la pénétration du corps étranger dans le fond de l'œil.

Quand le corps ciliaire est blessé, même par un corps aseptique, il y a, malgré cela, grandes chances de voir survenir, soit immédiatement, soit au bout d'un temps variable, une inflammation aiguë ou lente, qui, outre les douleurs qu'elle provoque, donne lieu à un ramollissement du globe, à la perte de la vue, et même à *l'ophtalmie sympathique*, celle-ci survenant au bout d'un temps variable après l'accident, de quelques jours à quelques années et souvent sournoisement, sans que le malade s'en doute, au moins, au début. Le malheur est que, l'ophtalmie sympathique une fois développée et en cours d'évolution, il est extrêmement difficile, sinon impossible de l'arrêter, même en pratiquant l'énucléation de l'œil blessé, point de départ du mal.

Le second danger, non moins sérieux est la pénétration du corps étranger dans le fond même de l'œil où il peut occasionner des désordres variables suivant son volume, sa force de pénétration, les désordres occasionnés au passage, etc. Supposons, pour le moment que le corps étranger soit aseptique ; prenons-le de dimension moyenne, 2 à 3 millimètres environ ; mais il peut être ou plus, ou moins gros.

Dans les cas favorables, le corps étranger en fer ou

en acier, ayant pénétré à travers la sclérotique et les autres membranes sur les côtés de l'œil, va traverser le corps vitré et se loger sur la paroi opposée, en face de son point de pénétration ; il se produira toujours une petite hémorrhagie, mais pas assez importante pour amener une cécité complète et immédiate. A travers la pupille dilatée par l'atropine et à l'aide de l'ophtalmoscope, on peut parfois le voir au fond de l'œil, le localiser exactement, déterminer son volume et même souvent sa composition. Si l'oculiste est appelé à intervenir de suite, dans ces conditions, il peut, séance tenante, s'il est outillé pour cela, introduire une pointe aimantée dans l'œil, à travers la plaie de pénétration et attirer ainsi au dehors le corps étranger, à condition qu'il soit en fer ou en acier, bien entendu, et obtenir ainsi un beau succès opératoire et thérapeutique.

D'autres fois, au contraire, le corps étranger fait plus de dégâts : outre la blessure des parties antérieures, cornée, iris, cristallin, corps ciliaire, il peut provoquer une vaste hémorrhagie du fond de l'œil, qui supprime instantanément la vision, et, partant, empêche l'éclairage et l'examen du fond de l'œil. En pareil cas, si les événements n'exigent pas une intervention immédiate, il faut attendre, après avoir assuré la propreté de l'œil par des lavages appropriés et des pansements protecteurs. Au bout de quelques jours ou quelques semaines, parfois le sang s'est résorbé et on peut retrouver le corps étranger au fond de l'œil et l'extraire comme précédemment, à travers une incision qu'on aura pratiquée avec le couteau de de Graefe.

Mais il n'est pas toujours indiqué d'aller chercher et retirer de l'œil le corps étranger, quand il ne gêne pas, quand la vision reste relativement bonne, quand il n'y a pas de poussées inflammatoires, quand surtout on n'est appelé à voir le malade que quelques jours ou quelques semaines après l'accident; il faut parfois savoir s'abstenir et ne pas vouloir faire une opération quand même. Il est toujours difficile, même aux plus expérimentés, de savoir décider aussi bien l'intervention elle-même que le moment où elle doit être pratiquée.

On a vu des corps étrangers être tolérés dans l'œil pendant des mois et des années, sans occasionner, sinon la perte de la vue, au moins des accidents aigus ; par contre, la vision se perd parfois sournoisement, insidieusement, à la suite d'un décollement de la rétine qui se fait à l'endroit de la pénétration du corps étranger ou à celui où il s'est fixé ; ou bien encore, le corps vitré se ramollit, et il se fait peu à peu une atrophie, un rapetissement de l'œil qui force, en fin de compte, à en faire l'énucléation.

Enfin, dans d'autres cas, le corps étranger lancé avec une force de projection plus considérable, traverse l'œil de part en part, et va se loger dans le fond de l'orbite, laissant dans le globe des traces fâcheuses de son passage. Ou bien encore, à un degré ultime, le globe de l'œil peut être déchiré, dilacéré, en un mot, abîmé de telle sorte, qu'on se voit forcé à faire l'énucléation immédiate de la coque oculaire vidée et flétrie, et qui n'est plus apte qu'à amener des douleurs ou même l'ophtalmie sympathique.

J'ai parlé tout à l'heure de l'extraction des parcelles de fer ou d'acier à l'aide de l'aimant ; je veux signaler, en passant, les deux procédés employés en pareils cas : tantôt on se sert d'un aimant faible, avec la pointe courbe ou droite duquel on pénètre directement dans l'œil pour attirer et pêcher le corps étranger ; tantôt, au contraire, on se sert d'un aimant fort qui peut, à distance, influencer le corps étranger, même de petit volume, le déplacer et l'attirer au dehors à travers la plaie accidentelle, ou à travers une incision faite à l'endroit même où il aura été attiré. Ce même aimant fort pourra servir aussi à faire découvrir un corps étranger caché dans le fond de l'œil et qui ne peut être vu à l'aide de l'ophtalmoscope ; parfois, on n'est pas sûr, d'après les commémoratifs ou les dires du blessé, que le corps étranger a pénétré dans l'œil. En pareil cas, il suffit d'approcher l'œil lésé à petite distance de l'électro-aimant pour que celui-ci soit immédiatement déplacé s'il n'est pas solidement fixé par des adhérences anciennes ; le malade accusera immédiatement une douleur plus ou moins vive, qui permettra d'affirmer la présence du corps étranger en fer ou en acier.

Mais il n'en va plus de même quand nous avons affaire à des corps étrangers non susceptibles d'être aimantés, débris de cuivre, de zinc, grains de plomb, morceaux de bois, débris de pierres, etc. En pareil cas, pour faire l'ablation du corps étranger, il faut être sûr de sa présence et l'avoir nettement localisé à l'aide de l'ophtalmoscope ; et alors seulement, avec une pince appropriée, on sera autorisé à pénétrer dans l'œil, à travers la plaie accidentelle ou une incision, afin de chercher à pêcher le corps du délit. Le succès malheureusement ne vient pas toujours couronner l'intervention, et l'on est souvent obligé d'abandonner es choses à elles-mêmes, heureux quand on n'a pas occasionné des désordres plus graves que ceux auxquels on cherchait à remédier.

J'ai dit, il n'y a qu'un instant, que l'électro-aimant pouvait servir souvent au chirurgien à s'assurer de la présence d'un corps étranger en fer ou en acier. Pour les corps étrangers non susceptibles d'être aimantés, ce moyen ne peut plus servir ; mais alors, nous avons à notre disposition un autre procédé tout aussi précieux et peut-être même plus certain, puisqu'il nous permet de voir directement le corps étranger et de le localiser, je veux parler de la radiographie. Grâce aux rayons de Roentgen, il sera facile de s'assurer si le corps étranger existe dans l'œil ; si son volume dépasse 2 à 3 millimètres, on pourra parfois (pas toujours) le localiser, et être plus sûr de la sorte de ne pas faire une tentative d'extraction inutile et dangereuse.

Electricité. — L'électricité peut être employée à deux usages distincts dans l'industrie : 1° pour la fusion et la soudure des métaux ; 2° pour l'éclairage.

Soudure. — Pour la soudure des métaux on emploie une pièce cylindrique de charbon (soudoir), de 25 centimètres de diamètre environ, mis en contact avec un conducteur électrique qui représente un électrode, tandis que la pièce de métal à souder, représente l'autre électrode ; le courant nécessaire à la soude (procédé de Benardos) est à peu près de 110 volts et 750 ampères.

L'ouvrier prend le soudoir (arrangé dans un manche en bois) et le met en contact avec le métal à souder (Maklakoff) : dans ce point du contact, il se forme une étincelle qui se transforme en un courant lumineux continu, en arc de Volta, dont la longueur peut être augmentée jusqu'à 5 centimètres (en éloignant le soudoir). Le charbon donne une incandescence blanche, éblouissante, et garde cette incandescence assez longtemps après l'interruption du courant. A peine se produit l'arc de Volta, que le métal, avec une rapidité indescriptible, passe à l'état liquide, comme il arrive avec un morceau de cire sur la surface duquel on dirige la pointe de la flamme soufflée par un chalumeau. En même temps, on entend un bruit tellement fort qu'il gêne la conversation à haute voix et qu'il rappelle un rugissement de bête féroce. On évalue la température de l'arc de Volta à 2.000° et 6.000°, et cependant le rayonnement calorique pendant l'action de l'arc est tellement insignifiant qu'à la distance d'un mètre, le thermomètre ne hausse que de 2 degrés dans dix minutes, et même cette élévation doit être attribuée au rayonnement calorique du métal et pas à celui de l'arc de Volta. Mais si l'action calorique est insignifiante pour l'observateur, on ne peut en dire autant de sa partie lumineuse ou chimique. L'action de cette lumière électrique sur les ouvriers qui travaillent la soudure est tellement forte, qu'ils préfèrent prendre un ouvrage plus pénible et moins payé plutôt que de se soumettre aux souffrances qui en résultent.

Voici, en effet, ce qui arrive, d'après Maklakoff : presqu'aussitôt après le commencement de l'expérience, survient un picotement de la peau et des yeux ; 3 à 4 heures après, rhume de cerveau avec larmoiement ; au bout de 3 à 4 heures, toux sèche, très agaçante, puis tuméfaction de la peau qui devient très douloureuse ; en même temps, les symptômes mentionnés augmentent ; 8 à 10 heures après le commencement de l'expérience, les souffrances des yeux deviennent extrêmement pénibles, insupportables, et restent à ce degré pendant 4 à 6 heures. Les souffrances consistent en douleurs cuisantes, sensation de corps étrangers dans le sac conjonctival (comme de petits clous de tapissier), impossibilité, à cause des douleurs, d'ouvrir ou de fermer les yeux, ni de faire les moindres mouvements avec les globes oculaires. Les globes deviennent durs et très sensibles au toucher ; un très fort larmoiement se produit, ainsi qu'un œdème de la conjonctive bulbaire et des paupières, de la photophobie. En même temps, survient une pigmentation de la peau qui devient très sèche. Tous ces symptômes diminuent du côté des yeux, à partir du moment où apparaît une sécrétion muco-purulente, et, du côté de la peau, sitôt que celle-ci commence à se desquamer. La cocaïne, jusque-là, au lieu de soulager ces souffrances, ne fait que les aggraver. Le lendemain de l'accident, tous les symptômes oculaires diminuent et la pigmentation de la peau devient plus intense. Le troisième jour, la peau se gerce, commence à se fendre les suivants, et sa couche épidermique se détache. Enfin, le sixième jour tout disparaît ; et il ne reste plus qu'une légère desquamation de l'épiderme et une assez forte pigmentation de la peau qui persiste pendant des semaines.

Voici ce que l'on désigne sous le nom *d'ophtalmie électrique*, analogue, mais plus intense, à celle que l'on a décrite sous le nom de coup de soleil des glaciers.

La tolérance des individus pour les rayons électriques n'est pas toujours égale ; il en est chez lesquels l'action instantanée de la lumière sur les yeux produit un effet aussi fort que celle de beaucoup plus grande durée, et il faut une dose différente de lumière pour produire, suivant les individus, des effets identiques.

Comment se protéger contre ces effets si fâcheux de la lumière électrique ? Maklakoff qui s'est beaucoup occupé de la question, nous donne la réponse suivante : d'après la théorie des couleurs de Hering, il n'y a que trois paires de couleur, dont le mélange par paires donne le gris : c'est le noir avec le blanc, le vert avec le rouge, et le bleu avec le jaune. Pour priver la lumière électrique de tous ces rayons colorés, il faut prendre une de ces trois paires : or, le noir avec le blanc ne réussit pas, le bleu avec le jaune ne vaut rien, car les verres bleus préparés avec le cobalt laissent passer non seulement les rayons bleus, mais aussi bien les rayons rouges, par conséquent, il y aurait toujours le surplus de la couleur rouge. Reste la combinaison du rouge avec le vert. En effet, cette combinaison donne un mélange qui décolore la lumière. Mais, en même temps, il faut s'efforcer de garantir les yeux non seulement de l'intensité de la lumière, mais aussi bien de ses propriétés chimiques. Donc, pour stériliser le rayon chimique, il lui faut faire traverser le verre jaune. Maklakoff propose de fixer un cercle métallique autour de la tête, d'ajuster à ce cercle un voile dans lequel on fera en face des yeux une grande fenêtre fermée par le verre jaune encadré. L'encadrement doit être fixé sur le cercle par une double charnière, de façon qu'on puisse le renverser avec le voile sur le sommet de la tête. Alors la figure se trouvera découverte quand cela sera nécessaire, en dehors du fonctionnement de l'arc de Volta. Aussitôt que l'on mettra l'arc en jeu, il n'y aura qu'à abaisser le voile et à mettre ainsi en face des yeux l'encadrement en question. Comme les mains, à leur tour, doivent être protégées, il suffira de faire mettre des gants aux ouvriers, pour mettre n'importe quelle partie de la peau non recouverte de vêtements à l'abri du rayonnement électrique.

A côté de ces désordres produits par l'arc voltaïque et attribuables aux rayons chimiques, il faut mentionner ceux occasionnés par *l'intensité lumineuse* ; il est évident que si un ouvrier vient à fixer un instant seulement le métal réduit en fusion par le procédé de Benardos, il subira un éblouissement tel que pendant plusieurs heures, parfois même plusieurs jours, il ne pourra plus rien fixer ou distinguer ; il verra constamment un voile noir épais devant ses yeux qui l'empêchera de distinguer les objets ; même la cécité peut survenir à la suite d'un pareil éblouissement. La même chose arrive, du reste, quand on fixe pendant un certain temps, les yeux nus, une éclipse de soleil, par exemple, ou le soleil lui-même ; en pareil cas, il faut toujours avoir soin de se garantir les yeux avec des verres teintés soit en noir, soit mieux colorés en rouge et en jaune, superposés au nombre de 3 ou 4 et maintenus dans un cadre de bois. Ce procédé mettra suffisamment les yeux à l'abri de l'action nocive des rayons lumineux produits par des arcs électriques d'une intensité excessive (Terrier).

Eclairage. — Quant à *l'éclairage* électrique, quel que soit le système de lampe employé, il est excellent, mais à condition que les yeux soient suffisamment garantis contre l'éblouissement causé par l'action directe de la lumière sur les yeux. Ceci, cependant, ne s'applique pas, en général, aux grands locaux éclairés par la lumière électrique ; c'est surtout pendant le travail de près (bureau, etc.), que les inconvénients se font sentir quand les yeux ne sont pas protégés contre l'action directe de la lumière électrique. Il suffit, en pareil cas, d'interposer entre la source lumineuse et les yeux, un écran opaque (abatjour en carton, visière, etc.) qui empêche l'irritation des yeux ainsi produite. Cette irritation se traduit la plupart du temps, par de la fatigue des yeux, des picotements et même de la rougeur assez persistante, tous phénomènes qui ne tarderont pas à disparaître, sitôt qu'on aura pris les précautions que je viens d'indiquer.

Troubles fonctionnels consécutifs aux accidents oculaires. — Les petits corps étrangers ou les poussières superficiellement implantés sur la cornée, ne laissent généralement aucune trace, après leur extraction, à moins que la petite plaie superficielle ne suppure ; dans ce cas, il se produit un abcès. Plus profondément implantés, les corps étrangers laissent une trace sous forme d'opacité ou de taie, qui peut être située plus ou moins loin du centre cornéen ; lorsque la taie est placée sur le centre de la cornée, juste au devant de la pupille, elle produira naturellement un trouble dans la vision ; ce trouble sera plus ou moins accentué suivant l'épaisseur et l'étendue de la tache. Toute autre blessure des milieux transparents, cristallin ou corps vitré, amène une obstruction de la pupille par des adhérences de l'iris ou des exsudats ; toutes lésions enfin, des membranes profondes de l'œil, hémorrhagie, déchirure ou autre, produiront de même une diminution variable de l'acuité visuelle. Enfin, la vision peut être abolie totalement. C'est cette diminution ou cette abolition de la vision sur un ou les deux yeux qui constitue la quotité de dommage résultant, pour le blessé, de son accident ; ce sont elles qu'il faut rechercher pour évaluer l'indemnité due à l'ouvrier.

§ 4. — Prophylaxie et traitement.

En réalité, ces deux chapitres se confondent ici : prévenir les accidents oculaires, c'est évidemment le meilleur moyen d'assurer l'intégrité de l'organe de la vision. Or, j'ai déjà indiqué très suffisamment, quoique sommairement, les principaux soins et remèdes d'urgence à appliquer en cas d'accidents, quel que soit l'agent nocif qui soit venu atteindre l'œil ; je n'y reviendrai donc pas.

Mais, en réalité, c'est la prophylaxie qui est l'acte important destiné à prévenir les accidents. Or, les mesures à appliquer ne varient pas à l'infini et peuvent se résumer en une seule véritablement utile. Je veux parler du *port des lunettes*.

Je ne puis évidemment décrire ici tous les nombreux types de lunettes que l'on a inventés et qui sont destinés à protéger les yeux surtout contre les atteintes des corps étrangers métalliques. Elles ont toutes leurs qualités et leurs défauts ; les qualités sont faciles à saisir ; elles doivent protéger les yeux aussi bien contre la lumière trop vive que contre l'atteinte de particules nuisibles projetées pendant le travail ; leur défaut essentiel, surtout lorsqu'elles sont compliquées, c'est une exagération de poids qui les fait vite rejeter par l'ouvrier, lequel n'est pas de son naturel patient, et est, au contraire, toujours disposé à refuser ce qui lui cause le moindre ennui, ou ce qui pourrait ressembler à une précaution quelconque.

Aussi dirai-je, qu'à mon avis le meilleur type de lunettes, celui que je recommanderai, sera le plus simple. La vulgaire lunette, appelée lunette de chemin de fer, légèrement modifiée, me paraît remplir tous les desiderata qu'on peut raisonnablement exiger de cet instrument. Qu'on remplace, pour le travail ordinaire et qui ne se fait pas au feu, le verre foncé par un verre incolore, et que la monture un peu lourde et rendue incommode et gênante par le ruban élastique qui enserre la tête soit faite en aluminium pour être plus légère en même temps que non oxydable, et l'on aura une paire de lunettes capables d'éviter toutes sortes d'accidents, que ceux-ci soient provoqués par la projection de liquides ou de corps solides ; en même temps la toile métallique qui garnit le pourtour du verre et qui vient s'appliquer presqu'hermétiquement contre l'orbite, garantira l'œil contre les parcelles métalliques projetées obliquement et latéralement, tandis que le verre empêchera l'arrivée des particules projetées directement contre les yeux. Du reste, pour les ouvriers travaillant au feu ou à l'électricité, rien de plus aisé que de remplacer les verres simples par des verres de couleur convenable.

De la sorte, je crois que de pareilles lunettes auront tous les avantages désirables, et n'auront pas les inconvénients qu'on peut d'habitude reprocher à ces instruments de protection.

Reste la bonne volonté de l'ouvrier qui, elle, fera malheureusement souvent défaut, malgré les recommandations, malgré aussi les exemples d'accidents dont ils sont les témoins journaliers.

D'autre part, il faut aussi que du côté du patron, l'emploi d'instruments perfectionnés et moins dangereux soit généralisé, qu'il soit même fait usage de véritables boucliers capables de protéger les travailleurs contre les atteintes de leurs camarades travaillant auprès d'eux.

Si toutes les précautions étaient prises, il est certain qu'un très grand nombre d'accidents pourraient être évités pour le plus grand bénéfice de tous.

CHAPITRE VI

MALADIES DES PAUPIÈRES

Il est évident que dans un espace de temps et un nombre de pages aussi restreints que ceux qui sont imposés à ces études, il est impossible de passer en revue toutes les maladies des yeux, et pas davantage toutes celles qui intéressent les différentes parties de l'organe oculaire. Aussi ne peut-on avoir la prétention, dans cette seule leçon, d'étudier tout ce qui a trait à la pathologie des paupières et des voies lacrymales ; pour rester pratique, je ne signalerai, en passant, que les particularités les plus intéressantes qui, au point de vue de la fréquence, et dans la pratique courante, peuvent être intéressantes ; quitte, à chacun, de compléter dans les ouvrages spéciaux les notions incomplètes qui seront exposées ici.

Un point spécial importe d'être signalé avant d'aller plus loin, c'est la *teneur microbienne* normale des paupières et surtout des bords ciliaires. Lorsqu'on promène l'anse d'un fil de platine stérilisé sur le bord ciliaire d'une paupière normale et qu'on ensemence à la surface de la gélose en tube, on voit, au bout d'une ou plusieurs vingt-quatre heures de séjour du tube à l'étuve, apparaître un certain nombre de colonies microbiennes ; la plupart se présentent sous la forme d'un petit point blanc, circulaire, brillant, ayant un diamètre qui ne dépasse pas 2 à 3 millimètres et qui ne sont autres que des cultures de *staphyloco- ques blancs et dorés*, ce dernier plus virulent que le premier. Au point de vue pratique, il en découle la nécessité de désinfecter soigneusement les paupières et surtout le bord ciliaire, avant de pratiquer une opération et surtout la cataracte ; de même, au cours de certaines lésions ulcératives de la cornée, le bord ciliaire en apparence normal peut être l'origine ou le réceptacle de l'infection.

Nous allons successivement passer en revue, mais en leur accordant des développements variables suivant leur importance, les lésions suivantes : blessures, tumeurs, inflammations, déformations, troubles musculaires.

§ 1. — Blessures.

On rencontre aux paupières toutes les variétés de plaies : les *piqûres* sont généralement bénignes ; les *sections* peuvent couper le releveur et produire de la ptose ; les sections du bord libre de la paupière intéressant le tarse se réunissent difficilement et doivent être soigneusement suturées pour éviter le colobome ; les *contusions*, au niveau du sourcil, produisent une plaie nette comme par un instrument tranchant, par section contre le rebord tranchant de l'orbite. On rencontre aux paupières diverses sortes de *corps étran- gers*, parfois assez volumineux. Les plaies et les contusions peuvent produire des hémorrhagies ou des ecchymoses assez considérables qu'on arrêtera en faisant de suite une énergique compression ; le blessé devra aussi éviter de faire un effort pour ne pas les augmenter. La suture exacte des plaies évitera souvent les déviations et les adhérences palpébrales.

Les *brûlures* chimiques ou ignées peuvent amener des rétractions et des déformations très graves qui nécessiteront des opérations ultérieures, si des soins immédiats n'ont pu empêcher les déviations. Il faut encore signaler la production de l'*emphysème* sous-cutané qui disparaîtra de lui-même ou avec une légère compression au bout de quelques heures.

§ 2. — Tumeurs.

Elles peuvent être divisées en *bénignes* : xanthélasma, chalazion, gommes, kystes, papillomes, verrues, et en *malignes* : sarcomes, épithéliomes.

a) Le *xanthélasma* est une altération de la peau des paupières plutôt qu'une tumeur et qui se traduit par une teinte jaune-ocre ou feuille morte sous forme de plaque assez saillante ; la paupière supérieure, surtout vers le grand angle, en est le siège de prédilection ; la lésion a une tendance à s'étendre sur les deux paupières et même sur d'autres régions, cou, mamelles, abdomen, membres. Sauf sa couleur disgracieuse, le xanthélasma ne provoque aucun trouble fonctionnel par lui-même. Le seul moyen de s'en débarrasser, est de faire l'excision soigneuse des plaques et la suture minutieuse des lésions de la plaie.

b) Le *chalazion* est la tumeur qu'on rencontre le plus fréquemment sur les paupières. Il siège, tout au moins au début, dans l'épaisseur du cartilage tarse qu'il peut dépasser, soit en avant en allant vers la peau, soit en arrière, en gagnant vers la conjonctive.

Cette tumeur, dont le volume varie depuis celui d'un grain de millet jusqu'à celui d'un haricot, siège dans la paupière, un peu au-dessus de son bord ciliaire pour la paupière supérieure, presqu'immédiatement au-dessous, pour la paupière inférieure.

A propos de l'étiologie de cette petite tumeur, deux théories ont cours pour en expliquer la production : la théorie anatomiste pure qui admet qu'un premier trouble dans les fonctions de la glande de Meibomius, viciation ou rétention de ses produits, est le point de départ du chalazion. Cet état irritatif de la glande a pour premiers résultats une adénite et une périadénite ; le processus inflammatoire dans son évolution détruit le tissu avoisinant du tarse, ou plus exactement, le modifie, en se l'incorporant. La théorie microbienne admet que le point de départ du chalazion est une inflammation de la glande de Meibomius envahie par un agent infectieux ; mais on ignore encore quel est ce microbe. Il est probable qu'il ne faut incriminer ni le microcoque sébacé, ni le Bacille de Koch, ni le diplobacille de Morax, ni encore le pneumocoque de Friedlaender, le streptocoque, le leptothrix, ou tout autre, mais surtout le staphylocoque blanc que l'on trouve dans 70 0/0 des cas de conjonctivites qui accompagnent le chalazion. La vérité est peut-être que tous les microcoques cités et trouvés dans le contenu du chalazion ont pu être le point de départ de la maladie, mais que c'est le staphylocoque blanc qu'il faut incriminer le plus fréquemment.

En somme, l'évolution du chalazion commence d'abord par une conjonctivite, peut-être entretenue ou causée souvent par des efforts d'accommodation (amétropie, presbytie) ; un germe, qui est le plus souvent le staphylocoque, parti du cul-de-sac conjonctival enflammé, envahit le canal excréteur, puis la glande de Meibomius, et y produit des lésions d'adénite et de périadénite ; les autres agents infectieux qui peuvent se joindre au staphylocoque expliquent la diversité d'évolution du chalazion. Il faut ajouter que, si ces éléments infectieux ne produisent pas un abcès des glandes, mais un chalazion, c'est que la virulence des microbes est très atténuée probablement par les larmes qui sont un mauvais milieu de culture.

Quoiqu'on ait trouvé des cellules géantes (Tangel) dans la substance du chalazion, son évolution clinique ne permet absolument pas d'en faire une tumeur de nature tuberculeuse. C'est un simple granulome renfermant histologiquement des éléments de tissu conjonctif jeunes, dus à la rétention des produits épithéliaux dans les glandes de Meibomius, rétention qui détermine une adénite et une périadénite destructive du tarse. La suppuration peut même se produire assez fréquemment dans la tumeur qui alors prend l'aspect d'un abcès.

Le traitement consiste à enlever la tumeur ; après l'avoir circonscrite avec une pince de Desmarres, il suffira d'une large incision soit du côté de la peau, soit du côté de la conjonctive pour permettre un grattage complet de la poche avec une curette tranchante ; la réunion de la plaie se fera généralement par première intention. Consécutivement, le traitement médical de la blépharite est nécessaire pour nettoyer le sol ciliaire et éviter la production de nouveaux chalazions.

Je signalerai, en passant, les *gommes* des paupières auxquelles il faut parfois penser pour ne pas commettre d'erreur de diagnostic.

Les tumeurs malignes primitives, les plus fréquentes aux paupières, sont : le sarcome, presqu'exceptionnel, et l'épithélioma qui est le plus fréquent ; nous ne nous occuperons pas des tumeurs développées secondairement aux dépens des cavités voisines, telles que les sinus.

a) Le *sarcome* représente une tumeur ferme et bosselée, siégeant d'ordinaire à la paupière supérieure, parfois pigmentée (mélano-sarcome), recouverte d'une peau distendue, mais non ulcérée, respectant la conjonctive et le globe oculaire ; intéressant peu le système ganglionnaire, remarquable par la rapidité de son évolution et de ses récidives.

b) L'*épithélioma* se développe le plus habituellement après la quarantaine, ou dans la vieillesse, en un point quelconque du bord libre de la paupière. Il s'accompagne fréquemment, quand il n'en est pas la conséquence ; de plaques d'épithéliomas sudoripares, sur le front et les joues.

Il affecte trois variétés distinctes :

1° *La forme verruqueuse*, constituée par un ou plusieurs boutons, s'écorchant et saignant facilement, se recouvrant souvent de croûtes sèches ; 2° *la forme papillaire* constituée par des excroissances lobulées développées sur la forme précédente, saignant au moindre contact ; 3° *la forme phagédénique ou térébrante* qui se caractérise par sa tendance ulcéreuse, l'adhérence précoce aux plans sous-jacents, l'extension en tous sens, et surtout l'envahissement vers la profondeur et vers les cavités voisines.

Comme *symptômes*, le malade ressent au début de simples picotements, des élancements, puis des douleurs plus ou moins continues quand l'ulcération gagne vers la profondeur ; des hémorrhagies se répètent pour la moindre cause, et il se produit une sécrétion fétide qui se concrète en croûte à la surface des ulcérations. Tout autour de l'ulcère, on sent une base indurée, qui se diffuse sous forme de nodules, à mesure que le mal progresse.

L'envahissement ganglionnaire est inconstant et surtout tardif ; le ganglion préauriculaire est le premier, souvent le seul envahi ; les glandes sous-maxillaires se prennent plus tardivement, à la période de cachexie et même de généralisation.

Le *pronostic* est variable : l'épithélioma qui débute par la conjonctive s'étend avec une grande rapidité et peut gagner la conjonctive bulbaire, le globe et l'orbite. La tumeur qui débute par le ligament externe a, au contraire, d'habitude une marche lente et traînante ; c'est surtout sa forme sébacée, verruqueuse qui met longtemps à évoluer, à tel point qu'elle affecte même une allure bénigne, et qu'on l'a appelée pour cette raison : faux épithélioma, pseudo-lupus et adénome sudoripare. Mais, malgré cela, à un moment donné, l'évolution change, l'ulcération se creuse, s'étend, et les ganglions se prennent ; aussi ne faut-il jamais, pour cette raison, trop différer une opération ; il faut savoir qu'à un moment donné, un cylindrome a pu fuser sournoisement dans la profondeur, et pulluler du côté des voies lacrymales, voire même des cornets et des méats, ou encore dans l'orbite, les sinus, attaquer le globe oculaire lui-même, et même pénétrer dans le crâne. Il faut donc poursuivre le mal le plus loin que l'on pourra. Malgré les opérations les plus radicales, il faut toujours s'attendre à une récidive possible ; et malgré des interventions plusieurs fois répétées, la terminaison fatale est toujours la règle.

Le *diagnostic* est généralement facile. Certaines tumeurs serpigineuses ou pigmentées, celles qu'on a dénommées pseudo-épithéliomas, ne s'ulcèrent que partiellement et sont justiciables d'un traitement qui ne s'applique pas à l'épithéliome vrai.

La simple verrue peut s'ulcérer et saigner ; on ne risque rien de l'enlever, puisque souvent elle peut constituer « de la graine de cancroïde ».

Le lupus ne creuse pas, tandis qu'il se cicatrise spontanément par places.

Le chancre induré se distingue par son début récent, sa dureté cartilagineuse et les pléiades ganglionnaires.

La gomme ulcérée est plus délicate à distinguer ; mais en cas d'hésitation, le traitement intensif ne tardera pas à fixer la nature du mal.

Enfin, les tumeurs malignes ulcérées se diagnostiqueront surtout au microscope.

Traitement. — Depuis quelques années, on a tellement tenté, contre l'épithélioma des paupières et de la face, des topiques de toutes sortes, que je crois bon de les citer avant de passer à l'opération sanglante.

Ces topiques peuvent être employés dans les cas où le malade refuse l'opération, ou encore quand le mal trop avancé empêche toute intervention raisonnable. On commencera par nettoyer la plaie à l'aide des antiseptiques habituels, puis on pourra se servir soit d'acide chromique à 1/5, soit de bleu ou violet de méthyle (pyoctanine) à 1/10 dissous dans un mélange d'alcool et de glycérine, soit encore d'une solution saturée de chlorate de potasse appliquée avec une compresse. Rappelons encore les applications de solutions fortes de résorcine, ou d'acide acétique concentré, et aussi les cautérisations à l'aide de flèches de pâte de Canquoin et surtout du thermo-et du galvano-cautère. Lorsque tous ces moyens ont échoué, ce qui malheureusement arrive souvent, il faudra recourir à la méthode sanglante.

A mon avis, deux procédés peuvent être employés: 1° la tumeur ulcérée est superficielle et ne dépasse pas la peau ou l'orbiculaire : en ce cas, on peut gratter soigneusement le néoplasme avec une curette tranchante, et après nettoyage minutieux, combler la plaie soit par une autoplastie, soit par des greffes de Thiersch; 2° la tumeur est plus profonde et a envahi le cartilage tarse ; en pareil cas, il faut exciser largement les tissus et combler les vides avec des lambeaux pris dans le voisinage. Je n'entrerai pas dans le détail des opérations, renvoyant aux descriptions qu'on trouvera dans les classiques. Il faut seulement retenir ce fait remarquable que d'ordinaire le cancroïde est, du reste, bien longtemps, parfois toujours un néoplasme purement local, respectant l'œil et l'orbite. Ceci légitime largement, à défaut d'autres arguments encore, la nécessité d'opérations aussi multipliées qu'il le faudra et les espérances qu'on peut concevoir pour une longue survie de l'opéré.

§ 3. — Inflammations.

Certaines lésions inflammatoires ne présentent pas aux paupières de caractères bien particuliers ; telles sont : *l'eczéma, l'herpès, le furoncle, l'anthrax* et *l'érysipèle* ; toutes ces lésions présentent aux paupières la même symptomatologie que dans d'autres régions : celles qui se terminent par suppuration et sphacèle des téguments, peuvent donner lieu à des déformations palpébrales ; l'érysipèle est parfois confondu avec un phlegmon du sac lacrymal ; l'absence de bourrelet et de ganglions, l'existence d'un état lacrymal antérieur, la constatation de pus vers la commissure interne, à la pression, et la marche de la lésion, permettront d'éviter l'erreur.

Les inflammations que nous allons étudier, méritent de nous arrêter davantage.

a) **Chancre syphilitique.** — Relativement fréquent, ce chancre qui s'observe fréquemment dans l'enfance et l'âge mûr, et aussi souvent chez l'homme que chez la femme, est le plus souvent inoculé par le doigt, le baiser, la langue, la projection de salive, et moins fréquemment par le linge, les oreillers, une éponge, des instruments de chirurgie ; la porte d'entrée est sans doute une légère éraillure facile à produire sur la peau fine des paupières.

Symptômes. — Le malade se présente rarement au début de son mal, et après une incubation variant de 23 jours à 2 mois pour les chancres céphaliques, le médecin diagnostique assez facilement la lésion. Le plus souvent, le chancre siège sur le bord libre des paupières, puis sur la commissure interne : il peut débuter sur la face conjonctivale aussi bien que sur la face cutanée ; mais une fois développé, il envahit à la fois la conjonctive et la peau. Le malade peut porter plusieurs chancres à la fois, tant à la paupière qu'aux parties génitales.

Développé au niveau du bord libre, le chancre se présente sous la forme d'une saillie manifeste, allongée, ovalaire, mesurant de 5 à 10 millimètres de long : au niveau de la commissure, il peut s'étendre d'une paupière à l'autre en affectant une forme de fer à cheval ou de croissant, ou encore de fissure reposant sur une base indurée, fissure dont les bords violacés peuvent en imposer un instant pour une fistule lacrymale.

Cliniquement, le chancre présente l'aspect d'une érosion, à bords presque plats, de couleur variable, avec sécrétion peu abondante, et induration très nette facile à sentir lorsqu'on presse les bords du chancre entre le pouce et l'index. L'adénite symptomatique qui ne fait jamais défaut, siège surtout en avant de l'oreille et sous la mâchoire : elle est indolente et dure. En même temps, surtout au début, il y a parfois une réaction assez vive du côté de l'œil, sous forme d'œdème assez prononcé de la conjonctive qui peut même masquer le chancre développé à la face interne de la paupière ; d'autres fois, il y a une conjonctivite intense, avec sécrétion et larmoiement. Plus fréquemment, on a rencontré du côté de l'œil, de l'iritis, de la kératite, et même une ulcération de la cornée.

Le chancre abandonné à lui-même, guérit sans traitement, et l'induration disparaît généralement au bout de deux mois.

Le *diagnostic* sera relativement facile, si l'on veut bien, en présence d'une ulcération douteuse des paupières, penser toujours au chancre induré. Le chancre mou n'a pas été signalé au niveau des paupières. La distinction sera facile à faire entre le chancre syphilitique et un orgeolet chronique, une ulcération lupique, un épithélioma, la pustule maligne, et une brûlure irritée.

Contrairement aux idées généralement admises sur la *gravité* des chancres extra-génitaux en général, et palpébraux en particulier, on peut affirmer que ces derniers se terminent par la *restitutio ad integrum* et qu'ils ne donnent point naissance à des syphilis spécialement malignes.

Comme *traitement*, on fera une bonne antisepsie, et on rejetera toute cautérisation qui provoque souvent des brides cicatricielles du côté des paupières ou du côté des points lacrymaux.

Le traitement mercuriel institué de suite hâtera singulièrement la guérison de la lésion palpébrale.

b) **La pustule maligne** se rencontre chez des sujets, bergers, bouchers, tanneurs, qui se trouvent en contact avec des animaux charbonneux. Une couronne de vésicules à fond gangréneux, l'extension rapide de symptômes graves, en sont les phénomènes ordinaires.

Le pronostic local et somatique est toujours sévère. L'incision ou l'excision large, la cautérisation profonde et des injections antiseptiques ambiantes sont les conditions du succès.

c) **Blépharites ciliaires.** — Le bord palpébral, avec toutes ses particularités anatomiques, est merveilleusement disposé pour protéger l'organe de la vision. Cependant à côté de son rôle protecteur se place un rôle nocif qui se manifeste sous l'influence des diverses affections pouvant l'atteindre et allant depuis la simple hyperémie jusqu'à l'ulcération véritable.

L'inflammation du bord libre des paupières s'appelle la blépharite. Les follicules pileux, les glandes sébacées et de Meibomius, le tissu marginal, peuvent y prendre part et produire des formes morbides variées.

Symptômes. — Laissant de côté la simple hyperémie du bord des paupières où la rougeur est le seul symptôme bien marqué, on peut actuellement, d'une façon générale, reconnaître deux formes principales de blépharites : *la forme sèche,* squameuse ou pityriasique, et *la forme humide ou ulcéreuse* avec ou sans hypertrophie marginale.

La *blépharite squameuse ou simple* est caractérisée par la présence entre les cils de pellicules blanc-grisâtre sous lesquelles la peau de la paupière est légèrement hyperémiée. Les cils tombent facilement avec ces fines croûtes, mais repoussent ensuite très vite, leurs follicules pileux n'étant endommagés en aucune façon.

Parfois les pellicules grisâtres sont remplacées par des croûtes jaunes grasses agglutinant les cils qui semblent cirés ; ces croûtes peu adhérentes au bord ciliaire sont le résultat d'une hypersécrétion des glandes sébacées de la région dont le produit s'est desséché à l'air.

Avec cette forme coexiste souvent de la *blépharite hypertrophique* due au gonflement marginal, seul caractère inflammatoire constatable.

Dans la *blépharite ulcéreuse*, s'observent également sur le bord palpébral des croûtes jaunâtres ; mais ici la peau sous-jacente est ulcérée au lieu d'être simplement hyperémiée. Les follicules pileux et les glandes sébacées qui y sont annexées deviennent le siège de petits abcès (*blépharite glandulo-ciliaire*) qui se vident et laissent des dépressions alternant avec des saillies constituées par les autres abcès non ouverts. La réparation cicatricielle de ces pustules et ulcérations entraîne la perte définitive, partielle ou totale, des cils (madarosis), l'atrophie du bord marginal et son induration (tylosis), parfois même de l'ectropion.

Les blépharites sont généralement dermiques ; elles s'observent chez les enfants ou chez les vieux lacrymaux à paupières ectropionnées. Elles sont assez rebelles.

Comme *causes* ordinaires des blépharites, on peut invoquer les troubles de sécrétion glandulaire, les affections des cils, l'irritation marginale ou même l'infection extérieure, occasionnelle ou consécutive aux affections lacrymales. Le lymphatisme, l'arthritisme, l'herpétisme y prédisposent beaucoup ; la lumière, les poussières, le travail assidu les exagèrent ;

enfin les conjonctivites par extension les créent, les entretiennent ou les aggravent.

Traitement. — Celui-ci doit tenir compte de l'état général du malade, améliorer les conditions hygiéniques de son existence. Le sirop iodo-tannique, l'huile de foie de morue, l'hydrothérapie tiède. les frictions sèches seront favorables aux strumeux : les arséniates, les alcalins, aux arthritiques et aux herpétiques.

Localement, on débarrassera d'abord le bord ciliaire enflammé des squames et des croûtes qui le couvrent ; dans ce but, on prescrira des cataplasmes antiseptiques de fécule cuite dans de l'eau boriquée ou dans du cyanure d'Hg à 1/2000. Dans la blépharite ciliaire ulcéreuse, lorsque malgré les cataplasmes les petits abcès se forment toujours, on doit épiler les cils qui s'y trouvent avec la pince à cils.

Dans n'importe quelle variété de blépharite, on emploiera avantageusement la pommade au cyanure, à 0 gr. 01 pour 5 grammes de vaseline et autant de lanoline ; plusieurs fois dans la journée, on lavera les cils avec un tampon de coton imbibé de cyanure à 1/1000. Contre l'eczéma, la pommade à l'ichthyol à 0 gr. 20, à 0 gr. 50 pour 30 grammes de vaseline produira de bons effets ; dans les cas rebelles, on peut même appliquer l'ichthyol pur étendu sur un petit linge et laissé en place du soir au matin. La pyoctanine a aussi été recommandée. Enfin, on a recommandé le savonnage du bord palpébral à l'aide d'un pinceau imprégné d'une solution de protargol à 20 0/0, répété 2 ou 3 fois par jour ; une pommade au protargol à 1 gramme pour 5 grammes de vaseline et 5 grammes de lanoline sera aussi utilement employée en pareils cas. Dans tous ces cas, ainsi que dans les suivants, je me suis bien trouvé de l'emploi de la levure de bière fraîche, à l'intérieur.

d) **Orgelets.** — Ce sont de petits furoncles développés sur les bords des paupières aux dépens des glandes sébacées qui entourent la base des cils. Consécutifs à une infection venue de la paupière ou de la conjonctive, ils sont eux-mêmes infectieux et peuvent se multiplier facilement par propagation de voisinage.

Lorsqu'ils vont survenir, on voit à la base du cil un bouton d'un rouge vif, dur, luisant et assez douloureux ; la peau du voisinage présente elle-même un aspect phlegmoneux ; puis, au bout de deux ou trois jours, la pointe du bouton devient jaune, blanchâtre, puis donne issue à un bourbillon ; en quelques jours ou même quelques heures, la guérison peut alors s'effectuer. Le traitement consiste à appliquer des compresses chaudes et à ouvrir le petit furoncle à l'aide d'un petit coup de pointe de bistouri, puis à lotionner le bord des paupières avec une solution chaude de cyanure à 1/1000, afin d'éviter les inoculations successives ; ces soins antiseptiques devront être continués pendant plusieurs jours après la guérison apparente, sous peine de récidive plus ou moins proche.

Le tarse lui-même peut s'enflammer à la suite des différentes lésions qui peuvent siéger au bord des paupières, et constituer une *tarsite* qui se traduit surtout par un épaississement d'abord, puis une atrophie, un amincissement, une déviation des bords palpébraux qui donnent lieu à de l'entropion et de l'ectropion. Le trachome, la syphilis tertiaire et la dégénérescence amyloïde des tarses peuvent encore donner lieu aux mêmes lésions.

Chez certains malades, principalement des arthritiques, on voit se développer sur le bord des paupières, une petite élevure conique d'un rouge vif uniforme qui peut persister des jours et des semaines sans suppurer ; du côté interne de la paupière s'étend une rougeur qui va parfois jusqu'au sommet du cartilage tarse ; dans le milieu de la rougeur, on voit un petit tractus jaunâtre qui n'est autre que la glande de Meibomius remplie de pus concret. C'est cette affection qu'on a dénommée *canaliculite tarsienne*, ou *acné meibomienne*. Par la pression des doigts, on peut, surtout au début, exprimer le contenu de la glande sous forme de filaments blanchâtres et épais. Le traitement consiste à fendre le canalicule dans sa longueur et à le curetter ; quant à la petite saillie du bord palpébral, on la réséquera d'un coup de ciseau. Ici aussi, pour empêcher la récidive, il faut entretenir l'antisepsie de la paupière, mais surtout il faudra traiter les deux principaux états généraux, causes du mal : l'arthritisme et le lymphatisme.

§ 4. — Déformations.

a) **Distichiasis et trichiasis.** — A la suite des blépharites, orgelets, granulations, brûlures ou traumatismes des paupières les cils peuvent être déviés vers la cornée en partie (distichiasis) ou en totalité (trichiasis). Souvent les cils sont tellement minces et ténus, qu'on ne les distingue qu'à la loupe. Minces ou gros, leur frottement continu sur la cornée cause souvent de vives douleurs au malade, et lui donne pour le moins la sensation très désagréable de corps étrangers ; souvent des ulcérations en sont la conséquence.

Si quelques cils seulement sont déviés, on peut se contenter de les épiler ou de les détruire par l'électrolyse. Si la déviation porte sur un grand nombre ou sur la totalité, il faut en pratiquer l'ablation ou mieux la déviation par des procédés que je ne décrirai pas ici, et dont on trouvera la relation dans les livres classiques.

b) **Ankyloblépharon**. — Il est constitué par la soudure plus ou moins complète des bords ciliaires des paupières, et est consécutif à des brûlures, des ulcères, des plaies, etc. Quand il y a simple rétrécissement de la fente palpébrale, on dit qu'il y a blépharophimosis ; celui-ci est souvent congénital. Comme traitement, il suffit souvent de couper la bride d'un coup de ciseau, si elle siège vers le milieu des paupières ; si elle siège à l'angle externe, il faudra, après avoir fendu la commissure d'un coup de ciseau, suturer la conjonctive à la peau, pour empêcher la récidive.

c) **Symblépharon**. — On appelle ainsi l'adhérence anormale de la conjonctive palpébrale à la conjonctive bulbaire, consécutive à des brûlures, à des ulcères diphtéritiques ou granuleux. Il y a des degrés divers de symblépharon, depuis une simple bride linéaire qui ne gêne pas ou peu les mouvements du globe et des paupières, jusqu'à la soudure complète entre l'œil et les voiles palpébraux qui recouvrent même la cornée. Aussi les procédés opératoires diffèrent-ils, depuis la simple incision d'une bride avec suture des lèvres de la plaie losangique, jusqu'à des autoplasties très compliquées.

d) **Entropion**. — C'est le renversement permanent d'une paupière en dedans.

Au point de vue de l'étiologie, il peut être spasmodique, cicatriciel ou mixte. L'entropion *spasmodique* se produit par la contraction spasmodique de l'orbiculaire qui, grâce à la flaccidité de la peau chez le vieillard, par exemple, rétrécit la fente palpébrale et fait basculer en dedans le cartilage tarse ; ce mécanisme est encore favorisé par le petit volume ou l'enfoncement du globe oculaire ; on le voit surtout à la paupière inférieure. L'entropion *cicatriciel* est le résultat d'une rétraction cicatricielle consécutive à une vieille inflammation de la paupière, surtout de la face conjonctivale, telle qu'on le voit dans le trachome, la diphtérie, les traumatismes, les brûlures, etc.

Dans l'un et l'autre cas, il y a toujours trichiasis ou frottement des cils sur la cornée ; d'où, spasme réflexe de l'orbiculaire qui ne fait qu'entretenir et augmenter la déformation. Les deux causes sont, du reste, presque toujours concomitantes, et s'accompagnent fréquemment de troubles et d'ulcérations cornéennes avec vascularisation panneuse.

L'entropion spasmodique est plus fréquent à la paupière inférieure, chez les vieillards en particulier ; l'entropion cicatriciel se voit plus souvent à la paupière supérieure, consécutivement aux vieilles granulations.

Comme *traitement*, on pourra souvent, tout au début, guérir l'une et l'autre variété, en éloignant la cause (trichiasis, etc.), ou bien encore, on pourra pallier et même guérir l'entropion au début, en priant le malade de tirer souvent sur sa paupière pour la remettre en place, surtout s'il s'agit de la paupière inférieure ; pour celle-ci aussi, une petite bandelette de collodion, une ligature en anse (suture de Gaillard), une cautérisation profonde de la peau, etc., suffiront parfois pour remettre la paupière en place. Dans d'autres cas, il suffira simplement de supprimer un pansement intempestif appliqué sur l'œil sans raison, et qui est souvent la seule et unique cause de l'ectropion spasmodique. S'il s'agit d'un blépharospasme qui accompagne un rétrécissement de la fente palpébrale, il suffira encore de fendre l'angle externe de la paupière d'un coup de ciseau, ce qui constituera une véritable ténotomie de l'orbiculaire ; il faudra naturellement suturer la conjonctive à la peau, afin d'empêcher la récidive. Mais si l'entropion est déjà ancien et bien constitué, les procédés opératoires spéciaux devront être employés ; leur complication fait que je n'en donne pas ici la description qu'on trouve relatée dans tous les traités spéciaux et de médecine opératoire.

c) **Ectropion.** — A l'encontre de la déformation précédente, celle-ci est constituée par le renversement de la paupière en dehors. On voit alors l'une ou l'autre paupière, ou même les deux à la fois, présenter à l'air libre leur face muqueuse, conjonctivale, rouge, tuméfiée, et entretenant une sécrétion et un larmoiement permanent, sans compter la pénible déformation que l'ectropion imprime à la physionomie du malade.

Dans certains cas de brûlure, les quatre paupières s'ectropionnent, ce qui donne à la figure un aspect hideux. Le degré de renversement varie : parfois il se réduit à un défaut de coaptation exacte avec le globe, seulement visible dans le regard en haut ; il en résulte du larmoiement et plus tard l'atrophie du point lacrymal correspondant.

Une fois l'ectropion établi, surtout quand il s'agit d'ectropion cicatriciel, il s'accentue de plus en plus par suite de la rétractilité de la cicatrice, qui ne cesse qu'après deux ans et plus. Le tarse correspondant se déforme et s'allonge ; les points lacrymaux désormais sans usage s'atrophient et s'oblitèrent, ce qui exagère l'épiphora et le rend permanent. Les glandes ciliaires et celles de Meibomius comprimées cessent à la longue de fonctionner, d'où sécheresse et ulcération des bords libres. La conjonctive tarsienne et bulbaire continuellement exposée à l'air se gonfle, devient chémotique et forme un bourrelet qui encadre la cornée et même y empiète. On conçoit que si les deux paupières supérieures et inférieures s'extrophient à la fois, la cornée, sans protection, ne tarde pas à s'ulcérer et à se perforer.

L'ectropion peut être *aigu* ou *chronique* ; la première variété est le plus souvent consécutive à des conjonctivites purulentes ; ces ophtalmies donnent lieu à des poussées congestives intenses de la paupière produisant un œdème considérable de ses deux faces et dont la conséquence est un relâchement très marqué de ses tissus.

Quant à l'*ectropion chronique*, on lui reconnaît généralement trois causes: dans une première catégorie, le point de départ réside dans la rétraction du derme incessamment baigné par les larmes et chroniquement enflammé ; ajoutez à cela le gonflement œdémateux de la conjonctive qui tend sans cesse à refouler et à renverser la paupière ; c'est l'ectropion *muqueux*. Une autre forme est la *musculaire*, dépendant de la paralysie de l'orbiculaire :chez les vieillards on observe également l'ectropion par suite du manque de tonicité du derme et de l'atrophie du muscle palpébral inférieur, surtout fréquent lorsqu'il s'ajoute l'inflammation chronique du bord libre. Enfin , la forme la plus commune et la plus grave est l'ectropion *cicatriciel*, causé par des brûlures des paupières et de la face, des ulcères de divers ordres, le lupus, la tuberculose et les ostéo-périostites gommeuses du rebord orbitaire.

On conçoit que plus les brides cicatricielles sont profondes et étendues et plus l'ectropion est prononcé. A épaisseur égale, celles parallèles au bord libre sont peu à craindre, alors qu'elles le sont beaucoup plus quand elles deviennent perpendiculaires ou obliques.

Quoi qu'il en soit, il est une remarque importante que je tiens à faire et qu'il sera bon de retenir au point de vue opératoire, c'est que, quelque profonde qu'ait été la brûlure ou l'ulcération dont la cicatrice réparatrice entraîne l'ectropion, jamais la lésion première n'a détruit le cartilage tarse qui forme le squelette de la paupière ; on sera toujours sûr de le retrouver quand on libérera la paupière, et sa présence facilitera singulièrement la réfection du voile palpébral.

Traitement. — Dans l'ectropion aigu, récent, à bourrelets conjonctivaux gonflés et saillants, il suffit souvent de réduire les paupières ectropionnées et de les maintenir réduites à l'aide d'un bandage ou même d'un point de suture provisoire réunissant pour quelques jours les deux paupières. D'autres fois, on devra exciser d'un coup de ciseau la conjonctive saillante ; la rétraction de la plaie ainsi produite, surtout à la paupière inférieure, suffira à remettre celle-ci en place.

Contre les autres variétés d'ectropion, on emploiera les diverses variétés d'opérations décrites dans les auteurs.

§ 5. — Troubles musculaires.

a) **Lagophtalmos.** — On appelle ainsi l'occlusion incomplète des paupières pendant leur contraction et même pendant le sommeil. La cornée exposée à l'air sans clignement, risque de se dessécher, de s'ulcérer dans les points exposés, et il peut survenir une destruction rapide du globe. On l'observe après de larges pertes de substance palpébrale, dans l'ectropion, la paralysie de l'orbiculaire, l'exophtalmie, etc. Comme traitement, il faut guérir la lésion première, et, en tout cas, obtenir l'occlusion de l'œil par un bandeau, ou par la blépharroraphie ; la tarsorraphie médiane rendra souvent des services ; elle consiste à réunir par deux fils de suture les paupières avivées en leur milieu sur un espace de 4 à 5 millimètres.

b) **Blépharospasme**. — On désigne sous ce nom la contraction clonique ou tonique du muscle orbiculaire ou du releveur.

Le spasme de l'orbiculaire peut être total ou partiel, c'est-à-dire, n'intéresser qu'un petit nombre de faisceaux musculaires. D'après sa marche, il peut être fugace, intermittent ou continu. Comme type du blépharospasme fugace, on voit souvent des ondulations fibrillaires au niveau des paupières, sans signification aucune, et qui disparaissent d'elles-mêmes. D'autres fois, c'est un clignotement spastique seul ou accompagnant un tic de la face ; il peut être dû à un état nerveux du sujet parfois choréique, ou bien à une lésion des organes voisins, le nez et ses sinus, ou encore à de l'amétropie.

Dans le blépharospasme bien constitué et permanent, le malade se présente avec les paupières closes, le sourcil froncé, la lèvre attirée en haut, la face crispée : il peut être *symptomatique* et s'accompagner de larmoiement.

Le blépharospasme *essentiel* se lie à des névralgies du trijumeau. Les causes morales l'exagèrent, le sommeil naturel et chloroformique le calment. Une autre particularité est l'existence de points *d'arrêt* sur le trajet de la cinquième paire, principalement du sus-orbitaire, du nasal, du sous-orbitaire et du buccal ; la pression du doigt sur ces points arrête momentanément le spasme. Les faits de cet ordre témoignent qu'une excitation réflexe, douloureuse ou non, partie du trijumeau, agit sur le facial pour contracturer les paupières. Le réflexe peut partir de plus loin, du tube digestif ou de l'appareil utéro-ovarien.

Cette affection présente une grande ténacité et son pronostic exige des réserves.

Le traitement consiste donc, après avoir découvert la cause du blépharospasme, à traiter d'abord cette dernière ; il y a souvent lieu de faire une névrotomie, une excision de cicatrice, une élongation du facial ou d'une de ses branches. Parfois, il suffit de cocaïniser un peu l'œil pour faire cesser le spasme ou faire disparaître la raideur des paupières dont se plaignent certains malades au réveil.

c) **Ptosis.** — C'est la chute complète ou incomplète de la paupière supérieure.

Dans le ptosis *complet*, constitué par la paralysie du releveur de la paupière, celle-ci est totalement fermée, les plis palpébraux sont effacés, les sourcils relevés par les contractions frontales, le globe oculaire est totalement recouvert, et la physionomie prend un air d'hébétude. Lorsque le ptosis est double, la marche est gênée, le patient renverse la tête en arrière pour voir devant lui à travers la fente palpébrale. Souvent le ptosis s'accompagne de paralysie de la troisième paire ; heureusement qu'en pareil cas, la diplopie qui résulte de la déviation de l'œil est supprimée par la paupière recouvrant le globe.

Le ptosis *incomplet* présente les caractères précédents à un moindre degré ; il peut succéder ou conduire au ptosis complet.

Au point de vue de la *pathogénie*, on peut diviser le ptosis en plusieurs variétés :

1° Le ptosis *congénital* qui reconnaît pour cause un vice de développement soit du muscle releveur, soit d'une branche de la troisième paire nerveuse ; le muscle peut même totalement faire défaut. Cette variété est souvent héréditaire, et est parfois signe de dégénérescence héréditaire.

2° *Ptosis dissocié cérébral.* — Dans cette variété, la chute de la paupière supérieure apparaît soit isolément, soit concurremment avec une monoplégie ou une hémiplégie. Ces cas sont associés à des lésions exclusivement centrales et groupées sur un même hémisphère ; dans ce cas, ptose, hémiplégie et lésions sont croisées les unes par rapport aux autres. Les lésions cérébrales, en ce cas, portent sur la partie postérieure du lobe pariétal, dans le voisinage du pli courbe où le rameau du releveur prend son origine.

3° *Ptosis paralytique associé.* — Il se trouve associé avec des paralysies multiples des différentes branches de l'oculo-moteur ; la syphilis et l'ataxie locomotrice sont les causes les plus fréquentes de ce ptosis. Fugace au début de l'ataxie, il devient définitif lorsque l'oculo-moteur est sclérosé.

4° *Ptosis paralytique constitutionnel.* — Sous ce titre, on peut ranger toutes ces paralysies de la paupière supérieure qui ne présentent pas des lésions bien définies du système nerveux ou du muscle releveur et qui se manifestent sous l'influence d'un mauvais état général ; telles sont : les maladies infectieuses, la glycosurie, les intoxications, etc.

5° *Ptosis dissocié périphérique.* — Il est déterminé par une altération du muscle releveur ou du rameau de l'oculo-moteur qui l'innerve ; on comprend qu'un traumatisme, une tumeur ou un foyer inflammatoire de la voûte orbitaire, et intéressant soit la branche nerveuse, soit le muscle lui-même, puisse être une cause fréquente de ptosis périphérique.

6° *Ptosis sympathique.* — Cette variété est un ptosis incomplet dû à la paralysie du muscle orbital-palpébral décrit par Sappey et appelé par Muller, muscle palpébral supérieur Le ptosis s'accompagne de myosis et de rougeur de la face du même côté, et est dû à une paralysie du grand sympathique cervical.

7° *Ptosis organique ou mécanique.* — Dans cette variété, le muscle a gardé son activité fonctionnelle, mais il est modifié dans sa dimension et sa structure par des états pathologiques divers, infiltrations séreuses, sanguines et adipeuses, conjonctivite granuleuse ou purulente, état éléphantiasique des paupières ; chez les personnes âgées, on voit parfois la paupière flasque et allongée ne plus pouvoir être relevée par le muscle sain.

Le *traitement* variera suivant la cause, laquelle modifiera aussi le pronostic ; il en est qu'il faut traiter par une indication générale, telles sont les ptoses d'origine syphilitique ou infectieuse. En dehors de ces cas, le traitement médical échouera le plus souvent, et c'est à des opérations destinées à suppléer ou renforcer le releveur qu'il faudra recourir. Auparavant cependant, on pourra encore essayer certains moyens palliatifs, tels qu'appareils destinés à maintenir relevée la paupière supérieure afin de permettre la vision ; telles sont les lunettes inventées dans ce but par dif-

férents auteurs, des pinces analogues à des serres-fines
destinées à raccourcir la paupière en pinçant un pli
de peau, etc. Certains malades inventent des appareils
plus ou moins primitifs pour soulever la paupière,
au moyen de papier gommé, etc. Mais tous ces moyens
sont insuffisants et généralement ne dispensent pas de
l'intervention chirurgicale quand le malade, pour une
raison ou une autre, veut être débarrassé de son ptosis.

Les procédés chirurgicaux, très nombreux, cherchent
à remplir des buts différents : les uns excisent un pli
de paupière pour la raccourcir ; d'autres ont recours
à l'avancement du tendon du releveur ; d'autres cherchent à suppléer le releveur insuffisant en le suturant
à une languette du droit supérieur de l'œil ; d'autres
enfin, remplacent le releveur insuffisant en suturant
la peau au muscle frontal, etc. Ici encore, nous ne
pouvons que renvoyer aux traités classiques qui donnent la description de tous ces procédés.

CHAPITRE VII

DES CONJONCTIVITES

Parmi toutes les maladies des yeux, celles de la conjonctive occupent incontestablement le premier rang, tant à cause de leur plus grande fréquence, que pour les troubles fonctionnels durables que certaines peuvent occasionner, troubles pouvant même aller jusqu'à la cécité définitive, comme c'est le cas pour les conjonctivites diphtériques, blennorrhagiques et granuleuses. Ce danger est d'autant plus grand que beaucoup de ces conjonctivites ont tendance à envahir la cornée et que de plus, elles sont inoculables, et par conséquent, elles peuvent envahir les deux yeux ; ce dernier point reste encore vrai, quand elles sont d'origine générale, comme c'est le cas, par exemple, pour les conjonctivites d'origine scrofuleuse.

D'après Michel et Cohn, le nombre des maladies de la conjonctive peut être de 28 et même 30 0/0 de toutes les maladies de l'œil, tandis que celles de la cornée n'atteignent que 20 et 21 0/0.

Les recherches bactériologiques récentes ont fait connaître toute une série de micro-organismes pathogènes pour la conjonctive qui constituent le facteur actif de la plupart des formes de conjonctivites, et l'agent propagateur pour l'agent à distance. Les mêmes recherches ont montré que le cul-de-sac conjonctival, grâce à sa situation exposée est destiné tout spécialement à recueillir les micro-organismes et que, même à l'état normal, il constitue une réserve de germes. Il est probable que les recherches bactériologiques ultérieures multiplieront encore les formes cliniques de conjonctivites en découvrant d'autres variétés de micro-organismes ; elles aideront à différencier leurs caractères cliniques et anatomo-pathologiques et favoriseront leur guérison par la prophylaxie et une thérapeutique appropriée. Mais si la connaissance des microbes pathogènes de la conjonctive a fait quelques progrès, celle beaucoup plus complexe du terrain est restée à peu près stationnaire ; aussi bien, cette question ne peut-elle être tranchée d'une façon définitive. Il est, en effet, des cas où la virulence est de telle nature (bacille de Weeks), que l'inoculation sur la conjonctive la plus saine de l'individu le plus robuste détermine presque fatalement le développement d'une conjonctivite. Il en est d'autres, et ce sont certainement les plus fréquents, où le microbe n'est capable de produire un désordre qu'à la faveur de certains points faibles locaux (stagnation des larmes, éraillures de la muqueuse, etc.), ou généraux (conjonctivite des fièvres, des scrofuleux, des rhumatisants, etc.). Dans le même ordre d'idées, il faut noter, sans pouvoir les expliquer d'une manière satisfaisante, la gravité de certaines conjonctivites chez l'adulte (conjonctivites à gonocoques), ou l'inverse (conjonctivites diphtériques).

Mais c'est surtout dans le domaine de la pathologie comparée de l'homme et des animaux que le rôle du terrain apparaît prédominant : ce même bacille de Weeks, mal supporté par la conjonctive humaine, déposé sur celle du lapin, du cobaye, du chien, du singe, de la poule, ne détermine aucun trouble quelconque, pas même après éraillure préalable ; et l'on sait qu'il en est de même pour le gonocoque. Peut-être trouverait-on quelques explications dans l'étude minutieuse de la conjonctive examinée aux divers âges, chez l'homme et chez les animaux. Il y aurait à faire, dans ce domaine, une étude qui ne manquerait pas d'intérêt, en mettant en rapport les conditions anatomophysiologiques de la conjonctive avec les exigences biologiques de certaines bactéries. Il n'en est pas moins vrai qu'à côté des différences de terrain local qui peuvent exister et qui existent sûrement, il y a des microbes, tels que celui de la diphtérie, qui ont une action pathogène sensiblement la même chez l'homme et chez l'animal, dans certaines conditions d'âge.

D'une façon générale, rappelons seulement ici que, la muqueuse conjonctivale, par ses conditions de température, d'humidité, d'alcalinité légère, paraît éminemment favorable au développement des micro-organismes ; on s'est même demandé pourquoi l'infection n'est pas plus fréquente. La réponse à cette question se trouve dans les processus variés qui réalisent ce qu'on pourrait appeler l'antisepsie physiologique de la conjonctive due à la lubréfaction des surfaces cornéenne et conjonctivale par les larmes : celles-ci entraînent constamment les détritus conjonctivaux vers la caroncule et les points lacrymaux. Ces faits sont d'observation banale ; mais il en est dont le mécanisme est plus intime. Signalons d'abord l'enrobement habituel des poussières, microbes, etc. dans une sorte de produit gélatineux (cellules desquamées), empêchant, dans une large mesure, les érosions épithéliales. Insistons enfin sur la présence, dans la muqueuse, d'une véritable infiltration lymphatique. On pourrait donner à cet ensemble presque folliculaire, le terme physiologique d'amygdale conjonctivale que lui a décerné Terson. Si les amygdales pharyngiennes peuvent devenir dangereuses par l'abondance des micro-organismes qu'elles recèlent dans leurs cryptes, elles n'en jouent pas moins, à l'entrée des voies aériennes et digestives un rôle désinfecteur de premier ordre ; l'amygdale conjonctivale remplit certainement, dans la conjonctive un rôle fort analogue, et Widmark avait déjà pensé qu'il y avait un rapport entre la gravité de certaines conjonctivites et le développement de cette infiltration lymphatique. C'est à coup sûr là que la phagocytose s'exerce, et quant à savoir pourquoi chez l'adulte, où l'infiltration est partout plus développée que chez l'enfant, la conjonctivite blennorrhagique est plus grave, il faut se borner aux suppositions ; le champ de bataille étant plus vaste, l'ensemble des résultats et des symptômes est plus considérable. Si, après avoir effleuré cette question de terrain, et signalé les principaux points dont l'étude serait utile, nous passons aux microbes eux-mêmes, une première question se pose, celle de leur origine et de *l'apport microbien*. Pour les microbes normaux de la conjonctive, l'origine aérienne immédiate ou par l'intermédiaire du bord ciliaire est indiscutable. Pour les microbes pathogènes, la question d'origine présente un vif intérêt ; elle est à peu près résolue pour le gonocoque dont l'origine génitale est incontestée. A côté de l'origine génitale, signalons l'origine lacrymale pour le streptocoque, l'origine nasale pour le microbe des ozéneux, l'origine palpébrale pour le staphylocoque virulent, l'origine pharyngienne pour certains cas de diphtérie, puis l'origine faciale, en général, etc.

Le praticien devra songer à toutes ces origines, et s'il fait l'examen microbien de la conjonctive, le compléter par celui des régions voisines. Cet examen bactériologique clinique des culs-de-sac trouvera son indication dans certaines circonstances spéciales. Chez les lacrymaux notamment, il y aura intérêt à le pratiquer avant une opération grave (recherche du streptocoque virulent, du microbe de l'ozène, etc.). Au début de certaines conjonctivites, la découverte du gonocoque est une révélation, celle du bacille de Loeffler vrai influera sur le traitement, celle du bacille de Weeks rassurera d'emblée, etc.

Enfin, dans certaines affections du segment antérieur, sur l'origine desquelles on est mal renseigné, il y aura un intérêt scientifique très grand à s'enquérir de la teneur microbienne des culs-de-sac. Il est possible que, dans certains cas d'iritis inexpliqués, la diffusion à travers les épithéliums, même normaux, de certaines toxines sécrétées par les microbes conjonctivaux devenus virulents, sans beaucoup de réaction conjonctivale apparente, provoque ces iritis, tout comme l'atropine et les alcaloïdes transsudent jusqu'à l'iris ; le mécanisme, en tout cas, est indéniable dans les complications iriennes de beaucoup de conjonctivites avec érosion cornéenne (Cuénod).

J'ai déjà insisté, dans un précédent chapitre, sur la bactériologie de la conjonctive normale, je ne m'y appesantirai pas davantage ; qu'il me suffise de dire que déjà et tout d'abord, les trois bactéries qui commencent à être bien connues aujourd'hui et qui déterminent les conjonctivites les plus nettement caractérisées, le *gonocoque*, le *bacille de Klebs-Löffler*, et celui *de Weeks*, n'ont jamais été rencontrés, avec tous leurs caractères, sur des conjonctives saines. Pour le *bacille diphtérique* (de dimensions analogues), la question est moins simple ; en effet, il existe d'une façon à peu près constante sur la conjonctive, un bacille *pseudodiphtérique*, de dimensions analogues, et qui se retrouve dans la plupart des affections conjonctivales, xérosis, conjonctivite catarrhale aiguë contagieuse ; et même, il existe, à côté du bacille diphtéritique vrai, dans les conjonctivites pseudo-membraneuses. A côté du gonocoque, du bacille de Lœffler et du bacille de Weeks, les trois bactéries par excellence des conjonctivites aiguës, on commence à savoir aujourd'hui que le *staphylocoque*, le *streptocoque* et le *pneumocoque* ne sont pas innocents de certaines conjonctivites ; mais si le staphylocoque et le pneumocoque peuvent exister, à la rigueur, sans conjonctivite, par contre, on n'a jamais rencontré le streptocoque sur les conjonctives saines d'individus sains. Les variétés les plus banales et les plus fréquentes des microcoques qu'on rencontre sur la conjonctive saine, sont des variétés du type *sarcine*, et du type *caudicans*. C'est dans ces derniers groupes aussi que doit rentrer le *staphylococcus epidermitis* de Welsch, Tavel et autres, qui se rencontre à peu près sans exception dans les culs-de-sac normaux et qu'on retrouve en abondance, d'après Cuénod, sur les bords ciliaires ; c'est le microbe banal par excellence, croissant sur tous les milieux de culture.

Si je voulais maintenant passer en revue toutes les variétés et toutes les formes cliniques de conjonctivites, je devrais, pour être complet, entrer dans l'étude détaillée de chacune d'elles ; or, cela m'entraînerait beaucoup trop loin, et j'aime mieux, pour cette étude plus précise et plus spéciale, renvoyer aux auteurs classiques les plus récents qui décrivent parfaitement toutes ces affections. Je préfère me borner ici à des généralités cliniques analogues à celles que je viens de passer en revue pour la bactériologie de la conjonctive, et peindre à grands traits les caractères dominants des conjonctivites aiguës, empiétant même, à certains endroits, sur la description des autres variétés, telles que la conjonctivite diphtérique, granuleuse, phlycténulaire, etc., qui n'ont que de lointaines et très vagues analogies avec les conjonctivites aiguës.

Aspect clinique des conjonctivites. — Les caractères des inflammations conjonctivales sont très variables, allant depuis la rougeur et le gonflement les plus intenses, dans les conjonctivites catarrhales et gonococciques, jusqu'à un aspect presque normal dans la conjonctivite phlycténulaire, où souvent la phlyctène existe isolée ou à peine entourée d'une petite zone hyperémique ; comme terme intermédiaire, on trouve tous les degrés de *l'injection* ; tantôt celle-ci est limitée simplement à la conjonctive palpébrale ou bulbaire, tantôt elle envahit largement ces deux parties, allant même jusqu'au fond des culs-de-sac. Ce qui est surtout digne d'être noté dans ces cas, c'est que la rougeur et l'injection vasculaire, quelle que soit leur intensité, sont tout à fait superficielles, et que si on déplace la membrane conjonctivale, il est aisé de voir que les vaisseaux injectés se déplacent avec la membrane elle-même ; voilà un phénomène important à noter et à vérifier dans certains cas, tels que ceux où un pinceau de vaisseaux plus ou moins considérable risque d'être confondu avec une inflammation de la sclérotique, plus profondément située et sur laquelle glisse, sans déplacer les vaisseaux, la conjonctive mobilisée.

Un autre caractère important des conjonctivites en général, *c'est la sécrétion* : qui dit inflammation d'une muqueuse, dit forcément sécrétion. Il n'y a donc pas de conjonctivite sans sécrétion plus ou moins abondante de mucosités : tantôt cela se borne à un simple petit flocon de mucus dans la conjonctivite simple ou catarrhale légère, n'agglutinant même pas les cils au réveil, mais se collectionnant sous forme d'une petite croûte jaunâtre dans l'angle interne des paupières ; mais d'autres fois, ce sont des flots de pus jaune crémeux, comme dans l'ophtalmie des nouveau-nés, ou la conjonctivite blennorrhagique des adultes. Ici encore, il y a des degrés intermédiaires très variés, sur la description desquels je ne puis insister. J'endant ce temps, le malade éprouve des sensations variables ; le plus souvent, la conjonctivite simple s'annonce, au début, par un léger chatouillement qui devient un peu plus agaçant et plus intense, pour aller, ensuite, jusqu'à la sensation de corps étranger, et même de brûlure, dans les inflammations de grosse intensité : d'autant plus que le blépharospasme qui résulte de cette irritation ne peut que contribuer à augmenter le malaise. On observe même parfois une véritable sensibilité au toucher du globe oculaire et des douleurs périorbitaires pouvant donner le change et faire croire à des désordres plus profonds et plus sérieux dans le globe ; tel est le cas souvent dans les conjonctivites gonorrhéiques et diphtériques intenses.

Presque toujours, quand les produits de sécrétion ne sont pas lavés ou enlevés, ils s'accumulent momentanément entre les paupières, d'où ils s'échappent avec les larmes surabondantes ; ou bien encore, ils se déposent et se dessèchent sur les bords des paupières agglutinant les extrémités des cils en pinceaux de quatre ou cinq réunis ; dans d'autre cas, mucus et larmes coulent sur les paupières et les joues et y causent de l'irritation, voire même une véritable éruption eczémateuse qui peut altérer non seulement l'aspect, mais encore, à la longue, le fonctionnement des paupières.

Les voiles palpébraux, dans les formes simples et peu intenses de conjonctivites, sont généralement peu modifiés dans leur aspect et leur forme ; mais il n'en est plus de même, quand il s'agit d'une conjonctivite des nouveau-nés ou gonorrhéique de l'adulte, où l'on voit alors, surtout la paupière supérieure, gonflée, rouge, œdémateuse, douloureuse ; ou encore, dans la diphtérie conjonctivale, où la paupière supérieure est très augmentée de volume, dure, bleuâtre ; dans l'un et l'autre cas, les paupières sont toujours difficiles à écarter, autant à cause du spasme de l'orbiculaire, qu'à cause de l'infiltration du tissu cellulaire qui enlève toute leur souplesse aux voiles palpébraux.

Etiologie. — Les conjonctivites ont des causes générales et des causes locales.

Les causes générales, bien moins nombreuses que les autres, résident surtout dans le lymphatisme, la scrofule, qui déterminent surtout la conjonctivite phlycténulaire et favorisent l'éclosion des granulations ; l'arthritisme joue un certain rôle dans la forme sèche et catarrhale de la conjonctivite simple.

Les causes locales sont autrement plus nombreuses ; il faut d'abord citer les inflammations de voisinage, telles qu'eczémas, rhinites et otorrhées ; les irritations provenant des engorgements glandulaires, les déviations des cils, les corps étrangers, la stagnation des larmes ; enfin, la contagion directe intervient dans la genèse des conjonctivites catarrhales, purulentes, granuleuses, diphtériques, phlycténulaires ; l'agent de contagion est souvent transporté par les doigts, quand il s'agit de la blennorrhagie, des conjonctivites leucorrhéiques, des nouveau-nés, des granulations, des conjonctivites pseudo-membraneuses et diphtériques.

Complications. — Elles sont très variables, suivant la nature de la conjonctivite ; tantôt nulles ou peu graves, quand il s'agit de conjonctivites catarrhales qui peuvent donner lieu à des blépharites consécutives, ou bien à des inflammations des paupières et des joues, à la suite de l'écoulement des produits de sécrétion ; d'autres fois, il peut se faire un peu d'infiltration grisâtre de la cornée plus ou moins étendue, si la conjonctivite est plus intense et gêne la nutrition cornéenne ; en pareil cas, quand les choses sont poussées à l'extrème, on peut voir des ulcérations et même des perforations cornéennes, suivies elles-mêmes de hernies de l'iris, à la rigueur même de suppuration des membranes profondes, et même, quoique bien rarement de panophtalmie ; d'autres fois, avec les conjonctivites purulentes, gonococciques ou diphtériques, la cornée peut se mortifier en masse, soit que la virulence de l'agent infectieux produise à elle seule la gangrène de la membrane cornéenne, soit que le gonflement ou l'envahissement de la conjonctive par les fausses membranes de la diphtérie interrompe la circulation et suspende en masse la nutrition de la cornée. Je ne cite que pour mémoire les taies cornéennes consécutives aux ulcérations, les pannus, ainsi que les staphylomes qui sont la conséquence forcée d'un enclavement irien ; sans compter que si la chambre antérieure se vide, en pareil cas, l'iris et le cristallin peuvent venir s'appliquer contre la cornée, y adhérer d'une façon définitive, et plus tard, produire de l'iritis et de l'irido-cyclite prolongées ou à répétition, du glaucome.

Quand la cornée a été superficiellement lésée, il reste des traces peu apparentes, mais tout de même sérieuses, par les troubles visuels qu'occasionne l'astigmie consécutive et irrégulière, impossible à corriger.

Enfin, du côté des paupières, il peut persister du blépharospasme, des déviations ciliaires ou cicatricielles, des ulcérations surtout à l'angle externe de l'ouverture palpébrale ; les larmes âcres et brûlantes inondent constamment les joues et y produisent des rougeurs, des érosions, des fissures saignantes et douloureuses qui ont de la tendance à persister.

Je tiens à signaler encore comme complication possible et inattendue des conjonctivites gonococciques des nouveau-nés, la métastase articulaire, rare il est vrai, mais fréquente surtout comme manifestation à distance de la blennorrhagie chez l'adulte.

Diagnostic. — Je n'ai pas l'intention ici, de passer en revue chaque variété de conjonctivite, comme il le faudrait faire, en bonne logique, si je voulais établir la distinction entre chacune de ces variétés ; un tel paragraphe serait déplacé ici à cause de sa longueur, et je préfère renvoyer à n'importe quel traité d'ophtalmologie, le lecteur qui désirera avoir des connaissances plus étendues et plus approfondies sur les diverses sortes d'inflammations conjonctivales que j'ai citées plus haut.

Toutefois, il est un diagnostic que je considère comme essentiel et dont l'importance n'échappera à aucun de ceux qui ont eu l'occasion de voir les erreurs commises dans ce sens. C'est celui qui consiste à faire la distinction entre la conjonctivite simple, l'iritis, la sclérite et le glaucome, et à accorder sa signification séméiologique véritable à toute rougeur ou injection

conjonctivale provenant de l'une ou l'autre de ces lésions. La mise au point est importante surtout au
point de vue du traitement, et partant du pronostic de
l'œil lui-même : en effet, et pour n'en citer qu'un
exemple, il n'est pas indifférent de traiter par des lavages boriqués pendant huit ou dix jours, et davantage même, une rougeur conjonctivale prise pour une
conjonctivite, alors qu'il s'agit en réalité d'une iritis ;
l'erreur est malheureusement trop fréquente dans la
pratique, et pendant ce temps perdu, des synéchies
solides ont eu le temps de s'établir, que quelques instillations d'atropine employées dès le début eussent
suffi à empêcher ou à détruire. Dans le sens contraire,
il est aisé de voir d'ici les conséquences néfastes pour
l'œil et la vision que provoquent des instillations d'a-
tropine employées dans un cas de glaucome pris par
erreur pour une iritis ou même une simple conjonctivite. De telles fautes, je le répète, sont malheureusement fréquentes, et c'est pour empêcher de les commettre dans la mesure du possible, que je veux résumer brièvement ici les principaux symptômes des
affections précitées.

Le tableau schématique suivant permettra plus rapidement d'arriver au diagnostic de chacune de ces
lésions ; j'ai eu soin de souligner le symptôme pathognomonique de chacune d'elles ; ce qui ne veut pas
dire, toutefois, qu'à lui seul il permettra de reconnaître
sûrement la maladie.

	Injection.	Sécrétions.	Douleur spontanée.	Douleur au toucher.	Iris.	Pupille.	Tension.	Vision.
Conjonctivite.	Le plus souvent générale	*Existent toujours plus ou moins abondantes*	Sensations de corps étrangers.	Nulle.	Normal.	Normale.	Normale.	Normale.
Sclérite.	*Plus ou moins limitée à un segment du globe.*	Nulles.	Nulle ou peu intense.	Nulle ou peu intense.	Normal.	Normale.	Normale.	Normale.
Iritis.	Limitée autour du cercle péri-kératique.	Nulles.	Plus ou moins violente sur et autour de l'œil.	*Vive au niveau du cercle péri-kératique.*	Modifié dans sa couleur	*Rétrécie, inégale, immobile avec exsudats.*	Le plus souvent normale ou légèrement augmentée.	Trouble.
Glaucome.	Plus ou moins prononcée autour de la cornée suivant l'intensité de l'attaque.	Nulles.	Plus ou moins forte suivant l'intensité de l'attaque.	Nulle ou peu intense.	Modifié dans son aspect.	*Dilatée, immobile et grisâtre.*	*Toujours augmentée.*	Trouble ou abolie.

Traitement. — Il existe d'abord un traitement *prophylactique* ; dans les conjonctivites catarrhales, il faudra éviter de transporter l'agent de contage, soit d'un œil à l'autre, soit d'un malade à son voisin, surtout dans les familles ; pour l'ophtalmie des nouveau-nés, la prophylaxie se fera par la désinfection des voies vaginales chez la mère, avant l'accouchement ; pour la diphtérie déjà déclarée chez un enfant, dans une agglomération, l'injection préventive de sérum de Roux et l'éloignement des enfants loin du foyer d'infection s'imposent. Dans le cas de conjonctivite blennorrhagique monoculaire chez l'adulte, il est inutile de chercher à garantir l'œil encore sain en le recouvrant avec du diachylon, du taffetas, du coton collodionné, ou même un verre de montre. Des précautions minutieuses de propreté suffiront pour empêcher le transfert de la maladie sur l'autre œil.

Le traitement *curatif*, dans toutes les conjonctivites, quelles qu'elles soient, comporte une indication essentielle, primordiale, qui consiste en lavages fréquemment répétés, au moins chaque heure, avec une simple solution boriquée tiède ; mais, pour que ces lavages soient efficaces, il faut que les paupières soient largement écartées, afin que le liquide laveur baigne bien la surface du globe et les culs-de-sac. A côté de ces lavages, les remèdes spéciaux peuvent varier suivant la nature de la conjonctivite ; pour les conjonctivites aiguës catarrhales, ce seront les sels d'argent, protargol, argyrol ; pour la conjonctivite folliculaire, ce sera le sulfate de zinc à haute dose (0,30/10) ; la conjonctivite des nouveau-nés sera surtout favorablement influencée par les grands lavages de Kalt au permanganate de potasse (1/5000 et même 1/4000 et 1/3000), et guérie définitivement, de même que la conjonctivite blennorrhagique de l'adulte, par les sels d'argent ; enfin, la conjonctivite diphtérique pure sera sûrement guérie par l'injection générale et sous-conjonctivale du sérum de Roux. La simple phlyctène disparaîtra en quelques jours par le massage avec de la pommade au précipité jaune. Malheureusement, d'autres variétés de conjonctivites n'ont pas encore, aussi nettement que les précédentes, leur médicament presque spécifique ; c'est ainsi que la conjonctivite printanière est encore bien rebelle à tous les traitements, malgré l'action favorable momentanée de l'adrénaline ; que la conjonctivite granuleuse, malgré le grattage et le brossage des plus énergiques, résiste encore pendant longtemps au traitement médical consécutif.

Les indications, dans toutes ces variétés, sont tellement spéciales et délicates, que je ne puis les exposer ici, d'une façon générale, et qu'il est bon de les étudier dans les livres classiques et surtout à la clinique, où l'on voit ces indications remplies journellement et modifiées suivant les particularités propres à chaque malade et à chaque lésion.

CHAPITRE VIII

VOIES LACRYMALES

§ 1. — Glande lacrymale.

Traumatismes. — 1° *Déplacement de la glande.* — La glande lacrymale peut se déplacer comme les organes situés dans les cavités viscérales, soit spontanément, soit à la suite d'un traumatisme. Cette affection paraît assez rare.

L'étiologie et la pathogénie des déplacements spontanés sont encore mal élucidées. Il est possible que le déplacement soit lié souvent à une faiblesse congénitale des ligaments suspenseurs de la glande, à laquelle vient s'ajouter une cause efficiente telle que maladie infectieuse (oreillons) ou augmentation de volume de la glande provenant d'autres mécanismes. Quant aux déplacements traumatiques, ils exigent pour se produire, le concours de plusieurs circonstances : corps vulnérant effilé et tranchant, crochet agissant avec une certaine violence et comprimant la paupière supérieure contre l'orbite, et arrachant ou sectionnant la glande au niveau de son insertion inférieure, ou encore détruisant les brides fibreuses qui la relient au plafond orbitaire.

Le déplacement spontané se reconnaîtra au siège

de la tumeur, à sa mobilité, à sa forme granuleuse, rosée et aussi à la vacuité de la fosse lacrymale.

Le traitement variera suivant les cas : expectation et appareil contentif, replacement de la glande, ou extirpation de l'organe déplacé.

2° *Les corps étrangers* des glandes lacrymales sont exceptionnels et généralement de nature calcaire (dacryo-adénolithes).

Troubles de sécrétion. — Il existe un' *larmoiement* dû à une sécrétion réflexe des glandes lacrymales, et qu'on peut ranger sous deux formes différentes :

a) Épiphora causée par un état d'irritation des filets ou des organes terminaux du trijumeau : névralgie du trijumeau, hémicrânie, névrose ciliaire (incluse celle qu'on constate dans la neurasthénie), affections et corps étrangers de la conjonctive, de la cornée et de la partie antérieure du tractus uvéal ; affection des fosses nasales, des cavités voisines du nez, dentaires, etc.

b) Larmoiements dus à l'hystérie (hystérie traumatique ou autre), en y comprenant les cas où cette affection nerveuse s'est développée pendant la grossesse ou dans le cours d'une affection de la matrice.

c) Larmoiements dans l'ataxie locomotrice.

d) Larmoiements dans le goitre exophtalmique.

e) Larmoiements dans quelques intoxications.

Inflammations. — L'inflammation ou *dacryoadénite* représente l'infiltration lymphoïde habituelle, avec des altérations périacineuses et vasculaires. La dacryoadénite est aiguë ou chronique, simple ou double.

Parmi les dacryoadénites aiguës, il faut citer celle d'origine *ourlienne* qui survient à titre de manifestation isolée ou à la suite de parotidite ou concomitamment avec elle. Elle se caractérise par un œdème considérable des paupières, particulièrement de la paupière supérieure et s'accompagne assez souvent de chémosis. Aussi a-t-elle été souvent confondue avec la conjonctivite. Elle se reconnaît à l'existence d'une petite tumeur dure, allongée, lisse, et douloureuse, siégeant au niveau de chaque glande lacrymale, cette grosseur constituée par la glande elle-même enflammée, peut ne pas apparaître nettement, par suite de l'œdème qui l'entoure. Elle doit être recherchée avec soin par le toucher, surtout au moment de la disparition de l'œdème. La dacryoadénite ourlienne offre une durée de deux semaines en moyenne et guérit toujours sans complications. Le traitement consiste en applications d'émollients ou de résolutifs.

La *dacryoadénite aiguë*, de toute autre origine que la précédente (rougeole, influenza, blennorrhagie), présente les mêmes caractères cliniques. Quand la dadryoadénite aiguë est unilatérale, elle est due souvent à une conjonctivite dont l'infection est remontée à la glande ; lorsqu'elle est bilatérale, elle procède généralement d'une infection générale. Elle peut même suppurer, mais exceptionnellement. Il faut faire le diagnostic d'avec la périostite et la ténonite. Le traitement est le même que précédemment ; mais la suppuration nécessite l'incision du foyer.

La *dacryoadénite chronique* est rare et se caractérise par une hypertrophie variable de la glande ; généralement elle est due à la syphilis ou à la tuberculose. Le traitement découle naturellement de cette étiologie.

Tumeurs. — Il existe une variété de *kyste*, appelé dacryops, renfermant un liquide aqueux, et dû probablement à une dilatation d'un cul-de-sac glandulaire ; la tumeur augmente de volume par les excitations lacrymales. Il suffit d'en faire l'ablation.

Parmi les *tumeurs solides*, on a observé des variétés *bénignes*, telles que des *adénomes*, et des variétés *malignes, sarcomes, épithéliomes, lymphomes.* Quoi qu'il en soit, la tumeur se présente sous forme de tuméfaction variable, indurée, qui se développe plus ou moins vite, et envahit graduellement l'orbite en provoquant de l'exophtalmie et de la gêne dans les mouvements de l'œil. La marche est lente, tant que la capsule n'est pas détruite, mais elle devient dès lors, rapide. Le diagnostic est souvent difficile, et l'ablation hâtive et large est la meilleure méthode de traitement.

§ 2. — Voies lacrymales.

Les lésions, et surtout les inflammations des voies lacrymales prises dans leur ensemble, comprennent celles des canalicules et sac lacrymaux, ainsi que du canal nasal ; pour l'étude, on est cependant obligé pour certaines parties, de séparer les points et conduits du sac lacrymal.

Le *larmoiement* est un symptôme commun à toutes les lésions du système lacrymal, aussi bien de la glande que des voies d'excrétion des larmes ; nous avons déjà mentionné les lésions de la glande lacrymale qui peuvent donner lieu à un écoulement de larmes sur la joue ; dans les lignes qui vont suivre, nous signalerons les causes tenant aux lésions des voies d'excrétion et qui empêchent l'écoulement normal de larmes par ces voies d'excrétion.

Plaies. — Les plaies des voies lacrymales peuvent être produites au niveau des conduits, par des instruments contondants, piquants, ou par des coups de feu. Le traitement des déviations, des rétrécissements, des sténoses de ces conduits, consistera dans l'ouverture, la dilatation des canaux, et même, au besoin, l'ablation de la glande palpébrale ou orbitaire.

Corps étrangers. — Les corps étrangers des voies lacrymales peuvent être, des débris de chaux ; mais, le plus souvent, ce sont des cils, des barbes d'épis, des graines, des morceaux de fer ou d'acier, mélangés de leptothrix. Ces corps étrangers occasionnent du larmoiement et même un écoulement muco-purulent. Quand ils ne sont pas trop profondément situés, on peut les reconnaître au toucher ou par la sonde. Il est généralement facile de les enlever, soit par les voies naturelles, soit par une incision des conduits, ou même une incision directe.

Anomalies des points et conduits lacrymaux. — Les *points lacrymaux* peuvent être rétrécis ou oblitérés congénitalement ou par des inflammations palpébrales ou conjonctivales ; des corps étrangers, des éversions cicatricielles, séniles ou paralytiques produiront aussi une gêne de fonctionnement.

Les *conduits lacrymaux* seront lésés par des causes analogues aux précédentes, et la plupart du temps, concomitamment avec les points lacrymaux.

Le traitement consistera, soit à enlever les corps étrangers, soit à redresser la paupière, soit encore à élargir les points et conduits rétrécis, par l'incision et le cathétérisme.

Inflammations. — L'inflammation du sac et du canal nasal est décrit sous le nom de *dacryocystite*.

La plupart du temps, l'inflammation des voies lacrymales avec le rétrécissement consécutif, ne sont que secondaires et produits par des lésions oculaires et nasales ; du côté de l'œil, ce sont des kératites, conjonctivites, blépharites, corps étrangers, etc. ; du côté du nez, des congestions, ulcères, végétations, tumeurs, etc., qui par propagation causent les dacryocystites. J'ai parlé de rétrécissements : il ne faudrait pas prendre ce terme à la lettre et le comparer aux mêmes lésions de l'urèthre, par exemple : dans ce dernier canal, la stricture existe réellement, est consécutive à une ulcération ; c'est une cicatrice qui rétrécit un point de la lumière du canal ; du côté des voies lacrymales, surtout du canal nasal, il n'en est plus de même ; la muqueuse adhérente au canal osseux, ne peut se rétrécir pour diminuer, en un point, la lumière du canal ; ici, c'est toute la muqueuse qui s'enflamme sur tout son parcours, et qui, en se gonflant, empêche le passage des larmes ; c'est ce qui explique pourquoi la thérapeutique ne peut être la même dans l'un et l'autre cas : contre un rétrécissement de l'urèthre, la section de la bride et le cathétérisme consécutif font merveille ; elles produisent, au contraire, un effet nul ou même néfaste, quand elles sont exclusivement appliquées à la cure d·· la dacryocystite ; d'autres moyens, ayant pour but de modifier l'état de la muqueuse doivent ici être mis en œuvre.

La prédisposition joue un grand rôle dans l'étiologie de la dacryocystite, et un nez aplati y prédispose certainement ; mais quand une infection quelconque a provoqué une inflammation de la muqueuse qui, en se gonflant, rétrécit la lumière du canal, le rétrécissement à son tour, entretient l'inflammation : un cercle vicieux est ainsi constitué.

Cliniquement, on observe plusieurs variétés de dacryocystite :

1° *La dacryocystite simple*, premier degré du mal, se caractérise par un larmoiement peu accentué et intermittent, sensible surtout par le vent, le froid ; se calme pendant plusieurs mois pour recommencer de nouveau, peut durer longtemps, et même indéfiniment ; il n'y a pas encore de sécrétion du côté du sac.

2° Un degré de plus, et on aura la *dacryocystite muqueuse* ou *catarrhale* ; outre le larmoiement, on observe alors une saillie du sac plus ou moins marquée vers l'angle interne de l'œil. La pression du doigt fait sourdre par les points lacrymaux un liquide transparent, filant, ou légèrement blanchâtre ; d'autres fois, le contenu du sac file, par le canal nasal, du côté du nez ; ou bien, même, il ne se vide pas du tout, l'obstruction des canaux étant complète, ou le liquide trop épais.

3° Enfin, à un stade plus avancé, on a la *dacryocys-tite suppurée* qui peut être simple quand le contenu du sac, purulent ou muco-purulent ne s'accompagne pas d'un appareil inflammatoire à grand fracas ; si, au contraire, l'inflammation du sac s'atténue plus ou moins brusquement avec gonflement, douleur, rougeur plus ou moins étendue, on a la *dacryocystite phlegmoneuse* ; dans ce cas, on croirait presqu'à une poussée d'érysipèle, surtout quand il y a un état général fébrile ; l'abcès peut alors s'ouvrir à l'extérieur, ou même dans le tissu cellulaire environnant, et constituer une péricystite qui pourra elle-même donner lieu à des périostites et des ostéites de voisinage. Quoi qu'il en soit, l'ouverture spontanée ou chirurgicale du sac phlegmoneux, peut persister indéfiniment et constituer la *fistule lacrymale* qui donnera issue, d'abord à du pus, puis, plus tard, à des larmes.

Diagnostic. — En général, toutes ces variétés sont faciles à diagnostiquer ; je n'attirerai l'attention que sur la dacryocystite suppurée simple ou phlegmoneuse, qui peut parfois être confondue avec une collection purulente développée au devant du sac et provenant souvent d'une *gomme tuberculeuse* ramollie. Lorsque cette collection aura été ouverte spontanément ou par le chirurgien, le stylet introduit n'ira jamais aussi loin que quand il s'enfoncera dans le sac suppuré et ouvert à l'extérieur.

Complications. — Du côté des *joues*, le larmoiement continu peut provoquer de l'eczéma ; du côté des *paupières*, l'hyperémie, la blépharite, et même l'entropion et l'ectropion ; du côté de la *conjonctive*, une conjonctivite lacrymale, à bords exulcérés, à commissures irritées ; cette conjonctivite, d'allures catarrhales, renferme parfois des streptocoques, et peut se compliquer d'iritis séreuse ; la *cornée* peut s'ulcérer avec hypopion, enfin l'iris enflammé peut donner lieu à de l'iritis et à de l'irido-choroïdite.

Comme *troubles fonctionnels*, la stagnation des larmes dans le cul-de-sac inférieur ou le sac lacrymal, donne lieu à de l'irisation, des photopsies, de l'amblyopie, des mouches volantes. Il est évident aussi, que dans ces conditions, on n'interviendra jamais opératoirement sur un œil qui serait d'avance voué à l'infection et à la suppuration ; car le pus de la dacryocystite renferme presque toujours du streptocoque pyogène, et des staphylocoques blanc et doré.

Traitement. — Tout à fait au début, et lorsqu'il n'existe qu'un simple *larmoiement*, il ne faudra pas commencer par l'incision et la dilatation des voies lacrymales ; le plus souvent, des applications de compresses imbibées d'eau blanche, et maintenues sur les yeux avec un bandeau pendant la nuit, pendant 6 à 8 jours, suffiront pour faire disparaître le larmoiement ; s'il y a conjonctivite concomitante, il faudra la guérir par les moyens appropriés à sa nature.

Dans la *dacryocystite muqueuse*, le traitement différera, suivant que le sac sera ou non dilaté. S'il n'est pas dilaté, l'incision des conduits lacrymaux et du canal nasal suivi du cathétérisme avec la sonde de Weber n° 2 suffira souvent pour amener la guérison ; si l'affection est rebelle, l'expression du sac avec le doigt répétée 5 ou 6 fois par jour, suivie de lavages boriqués fera souvent très bon effet ; si la sécrétion muco-purulente ne se tarit pas, l'électrolyse des voies lacrymales, ou encore, l'injection dans le sac, d'une solution d'iode dans de l'huile de vaseline à 1/10, amènera à peu près sûrement la guérison.

Si, au contraire, le sac est dilaté, il faut, ou faire le curettage, ou pratiquer l'ablation du sac. Le curettage se pratiquera, lorsque la dilatation n'est pas très développée ; pour le faire, il suffira de faire une large incision au devant de la saillie formée par la poche, incision qui ira jusque dans la cavité ; on s'apercevra que celle-ci est ouverte, par l'écoulement d'une certaine quantité de liquide purulent ; puis, on introduit une curette, ou mieux une fraise de dentiste avec laquelle on gratte les parois de la poche, en imprimant des mouvements de torsion à l'instrument tenu entre le pouce et l'index. On bourre ensuite la cavité de gaze iodoformée ou autre, et le pansement est renouvelé tous les deux jours jusqu'à guérison.

Quand la dilatation du sac est très forte, le seul traitement rationnel est son extirpation. Pour faciliter celle-ci, il est prudent de remplir la poche en y injectant de la paraffine, qui permettra une dissection plus facile et plus sûre ; autrement on s'expose à crever la poche, à infecter la plaie, à faire une extirpation incomplète, et partant, à avoir une récidive. Quand le sac est extirpé en totalité, la guérison par première intention est la règle. Il est remarquable de voir, qu'après l'extirpation du sac, le larmoiement disparaît d'une façon définitive.

La *dacryocystite phlegmoneuse* sera traitée par

l'incision large, le curettage et le drainage prolongé.

S'il persiste *une fistule*, on pourra ouvrir largement l'orifice d'écoulement, faire un nouveau curettage, cautériser même le fond du sac avec le thermocautère, puis panser avec des mèches iodoformées ; dans certains cas, on pourra même aviver les lèvres de la plaie, suturer, et tâcher d'obtenir la guérison par première intention.

Malgré tous ces traitements, et même après guérison de la dacryocystite, il persiste souvent, quand même, un *larmoiement incoercible* ; c'est dans ces cas, qu'on sera autorisé à pratiquer l'*extirpation de la glande lacrymale* orbitaire, ou mieux encore de la glande lacrymale accessoire ; on sera souvent surpris de constater que l'ablation de cette dernière est plus efficace que celle de la première, alors que celle-ci avait déjà été enlevée. Enfin, si malgré tous ces procédés mis en œuvre, l'écoulement des larmes persistait envers et contre tout, on pourrait recourir à l'ancien procédé de perforation de l'unguis qui permet à l'aide d'une canule laissée en place, de faire communiquer d'une façon permanente, le sac lacrymal avec les fosses nasales.

Il est évident, qu'en aucune circonstance, on ne négligera, s'il y a lieu, de traiter l'état général du sujet.

CHAPITRE IX

IRITIS ET IRIDO-CHOROIDITES

Immédiatement en dessous de la face profonde de la sclérotique, se trouve une membrane molle, de couleur plus ou moins foncée, qui s'étend depuis l'entrée du nerf optique en arrière, jusqu'au limbe scléro-cornéen en avant : c'est la choroïde. Là, elle abandonne le plan méridien pour former un diaphragme perpendiculaire à l'axe antéro-postérieur de l'œil et pourvu au centre d'un orifice circulaire ; c'est l'iris. L'ensemble de ce système constitue le *tractus uvéal*. A sa partie antérieure, la choroïde se plisse de façon à représenter une série de festons appelés *procès* ou *zone ciliaires*. Ce qui caractérise surtout l'ensemble du tractus uvéal,c'est qu'outre sa pigmentation très abondante, il est principalement constitué par un stroma vasculaire très riche, surtout développé dans la choroïde et les procès ciliaires, tandis que l'iris renferme, en outre, une couche de fibres musculaires lisses. Rien d'étonnant donc à ce que, avec une vascularisation aussi développée, et une infiltration de liquides chargés de maintenir le tonus intra-oculaire et, en partie, la nutrition de l'œil, la moindre intoxication du sang se localise sur ce tractus uvéal et provoque une inflammation plus ou moins isolée de l'iris, une *iritis*, et même, une irritation plus étendue embrassant à la fois l'iris et une partie ou la totalité de la choroïde, et donne lieu à une *irido-choroïdite* ; les degrés d'inflammation sont aussi variables que les divers types que l'on peut rencontrer et que je vais rapidement étudier.

Je veux d'abord rappeler les symptômes principaux de l'iritis en général, puis je passerai en revue les diverses causes qui peuvent provoquer des iritis ; je reviendrai sur les différents types cliniques que l'on rencontre habituellement ; ensuite, après avoir dit le pronostic et la marche de ces diverses affections, je signalerai le traitement de l'iritis en général, et ce qu'il convient en outre de faire pour chaque variété en particulier.

§ 1. — Symptômes de l'iritis en général.

Il existe deux sortes de signes : d'une part, les troubles fonctionnels subjectifs accusés par le malade, et d'autre part, les phénomènes objectifs qu'il présente à l'examen.

Troubles fonctionnels. — La *douleur* spontanée existe presque toujours et se localise surtout autour de l'orbite aux points sus et sous-orbitaires ordinairement précis ; elle se manifeste souvent par de véritables crises. La *photophobie* est fréquente, mais n'a rien de caractéristique par elle-même. Le *trouble de la vision* varie depuis une simple sensation de brouillard jusqu'à une abolition plus ou moins complète de la vision, et c'est tout.

Phénomènes subjectifs. — On constate tout d'abord autour de la cornée, l'*anneau périkératique*, sorte d'anneau vasculaire extrêmement étroit et constitué par des vaisseaux très fins et fort nombreux, donnant à la conjonctive une teinte violacée, bien localisée et toute spéciale. L'*aspect* de l'iris est particulier : cette membrane enflammée a perdu son poli et son brillant habituel ; elle est terne, surtout quand on la compare à celle du côté opposé encore sain. De plus, le liquide de la chambre antérieure a perdu sa transparence habituelle ; il est floconneux, et les exsudats s'accumulent souvent à la partie déclive avec une coloration jaunâtre simulant un véritable hypopion ; d'autres fois, il est rouge sombre, constitué par du sang ; c'est alors un hypoéma, témoignant de l'intensité de la réaction.

L'examen de la pupille est encore bien plus important : c'est elle qui constitue la clef du diagnostic. Tantôt, on la trouve rétrécie, fortement contractée, réagissant mal à la lumière ; tantôt elle est absolument immobile, fixée par des adhérences, des synéchies formées entre sa face postérieure et la face antérieure du cristallin.

A l'éclairage oblique, on constate que l'ouverture irienne est irrégulière, ici oblongue, là, dentelée ou quadrangulaire ; l'atropine, dans les cas douteux, met en évidence ces irrégularités et vient corroborer le diagnostic.

L'examen au miroir plan, c'est-à-dire, avec un faible éclairage, permettra de constater la rupture des synéchies sous forme de points, de taches sombres se détachant sur le fond rouge de l'œil et siégeant sur la partie antérieure du cristallin. Plus profondément, on reconnaîtra le trouble du corps vitré sous forme de fins flocons se déplaçant à chaque mouvement du globe et montrant que la choroïde participe au processus inflammatoire.

Le miroir concave, après dilatation pupillaire surtout, permettra de se rendre exactement compte de l'état des membranes profondes ; on verra alors la papille plus ou moins trouble et injectée, et surtout la choroïde présentant des plaques irrégulières et blanchâtres situées dans la périphérie.

La pression digitale, au niveau du cercle ciliaire, déterminera une douleur vive et localisée, en même temps qu'elle permettra parfois de sentir une augmentation plus ou moins notable de la tension du globe.

Tantôt l'iris est comme boursouflé, avec exsudats nombreux, précoces, au niveau du champ pupillaire ; c'est l'*iritis plastique* ; tantôt on trouve la chambre antérieure augmentée de profondeur, avec accroissement peu accentué de la tension, et un piqueté triangulaire, répondant à la pupille, situé à la partie inférieure et profonde de la cornée : c'est la *descemétite*, ou *iritis séreuse*, ou encore, lymphangite du segment antérieur de l'œil (Knies). Les deux formes peuvent d'ailleurs se combiner fréquemment l'une avec l'autre, en clinique.

§ 2. — Étiologie générale des iritis.

L'œil peut réagir, comme tout autre organe, sous l'influence d'une infection généralisée. On rencontre les lésions les plus variables, depuis la simple ulcération cornéenne, fréquente au cours de la rougeole, de la variole, etc., ou pendant la convalescence, jusqu'à la névrite optique. Dans ce cas, il y a lieu d'établir une relation de cause à effet entre l'affection spéciale et la manifestation oculaire, et il est difficile de nier l'influence d'un seul et même agent pathogène, sans qu'on ait pu cependant appuyer ces faits sur d'autres preuves que celles tirées de l'observation clinique. Le résultat a surtout été facile à mettre en évidence pour certaines manifestations oculaires des maladies infectieuses, pour celles dans lesquelles l'agent pathogène a eu une action plus rapide, plus directe, pour ainsi dire, et où il a produit la suppuration de l'œil, le phlegmon. L'accord pourtant est loin d'être fait sur la nature de ces complications oculaires des maladies infectieuses, telles que la fièvre typhoïde, la septicémie puerpérale, etc.

La nature de la maladie et surtout le degré de virulence du microbe, la tendance plus ou moins grande qu'il a à envahir l'économie, enfin, la résistance plus ou moins considérable de l'organe dans lequel il pénètre, sont de la plus haute importance.

Les complications oculaires à distance peuvent être produites, soit par des bacilles directement transportés par le courant sanguin, soit par les produits, les toxines sécrétées par ces microbes dont l'action se fait sentir, soit pendant la période aiguë, soit pendant la durée de la convalescence. Ces agents peuvent avoir une autre action, celle de favoriser la pullulation de germes différents de celui qui a produit l'affection primitive.

Les iritis et irido-choroïdites peuvent, quand elles viennent se greffer sur une maladie infectieuse, être ainsi dues à trois ordres de facteurs : d'abord, le microbe lui-même qui a produit l'injection primitive ; en second lieu, les toxines sécrétées par ce microbe ; en dernier lieu, les infections surajoutées et favorisées par le microbe primitif.

La localisation spéciale sur l'œil des processus infectieux peut s'expliquer par ce fait que, quand les germes infectieux pénètrent dans le corps, l'organisme tend à les éliminer et à s'en débarrasser. Les globules blancs s'en saisissent, les charrient vers les issues par lesquelles ils seront expulsés : ces issues sont le plus souvent les reins, les glandes, quelquefois la peau et les muqueuses ; parfois enfin, ces microbes sont expulsés au sein des organes ; or, parmi ces derniers, l'œil peut être un port spécialement choisi, car il est en communication avec les plus lointaines profondeurs de l'organisme, et il est difficile de trouver des voies plus larges et plus mouvementées que celles qu'il offre à la marche de la lymphe. Or, si les cellules lymphatiques courent avec cette dernière, elles apporteront à l'œil les matériaux dont elles sont chargées, et pourront l'infecter si les matériaux sont infectieux (Gayet).

§ 3. — Variétés des diverses iritis.

Dans ce paragraphe, nous allons passer en revue l'étiologie spéciale, avec la symptomatologie particulière à chaque variété d'iritis, suivant la cause qui lui a donné naissance.

1° Iritis syphilitique. — Aucune cause générale ne peut entrer en comparaison avec la syphilis, dans la production de l'iritis ; le plus habituellement, il s'agit d'une manifestation de l'infection acquise ; mais la syphilis héréditaire peut aussi être incriminée dans bon nombre de cas.

L'iritis de la syphilis acquise comprend plus de la moitié des cas d'iritis qu'on observe, 60 et même 70 0/0, suivant les auteurs. Elle peut survenir dans un délai qui varie de six semaines à huit mois et même davantage après le chancre ; on l'a vue au bout de plusieurs années même. Le plus souvent, elle coïncide avec la période des plaques muqueuses et peut rester même l'unique manifestation de la période secondaire. Elle peut être uni ou bi-latérale.

Le plus souvent, elle débute sournoisement, à froid, sans douleur, avec très peu de rougeur péri-kératique ; d'autres fois, elle a une allure aiguë, ou même suraiguë, avec douleurs internes, très violentes, tenaces, à exacerbations nocturnes.

Avec le trouble de l'humeur aqueuse, on voit un iris tuméfié, boursouflé, avec pupille déformée, donnant, au bout de 3 à 4 semaines, le piqueté triangulaire de la descemétite ou dépôt plastique sur la surface postérieure de la cornée, mais sans qu'il y ait là rien de caractéristique.

Souvent on peut voir, à l'éclairage oblique, un certain nombre de petites élevures appelées *condylomes*, en nombre variable, répandues sur la surface antérieure de la membrane irienne ; de coloration brun-rougeâtre, elles se trouvent habituellement au niveau du grand cercle de l'iris ou dans la région intermédiaire où siègent habituellement les gommes qui ne sont nullement de même formation, et qui, plus rares, accompagnent surtout les iritis tardives et graves. Ces gommes forment une saillie nette, de couleur grise ou brunâtre, souvent avec un cercle foncé leur faisant auréole ; lorsqu'elles existent dans l'iris, il faut toujours craindre qu'il ne s'en trouve d'autres, en même temps, dans le corps ciliaire ; ces gommes iriennes peuvent se résorber sous l'influence d'un traitement très énergique ; mais il n'est pas rare d'observer une atrophie permanente du tissu irien à ce niveau. Les gommes de la région ciliaire sont encore plus graves et peuvent amener une irido-choroïdite suraiguë absolument désastreuse pour la vision et même la nutrition du globe oculaire, dont la perforation constitue l'accident le plus à craindre en pareil cas.

L'iritis syphilitique serait souvent grave à cause de l'obstruction rapide de la pupille, si l'on n'avait une arme merveilleuse dans le traitement spécifique qui peut faire cesser les accidents en quelques jours ou quelques semaines et permettre à la maladie de guérir presque sans traces, si elle a été prise à temps.

Néanmoins, et à cause de ce retard possible, le pronostic est toujours sérieux ; car, à côté de l'obstruction pupillaire, il faut tenir grand compte des troubles permanents de la vision et de la possibilité des récidives fréquentes ; enfin, il faut aussi compter avec les lésions des membranes profondes, si souvent attaquées par la syphilis.

Pour pouvoir affirmer la nature syphilitique de

l'iritis, il faut toujours rechercher les accidents concomitants. De même, les condylomes iriens, par leur siège, diffèrent assez nettement des noyaux tuberculeux ; mais il faut avouer que c'est encore surtout par l'examen général qu'on pourra affirmer leur cause exacte ; il en est de même des gommes, bien plus rares, qu'on a confondues avec des masses tuberculeuses et même des sarcomes, surtout dans les cas où elles occupaient le corps ciliaire. Il existe, enfin, des formes d'iritis syphilitiques aiguës qui apparaissent après que toutes les autres manifestations auront disparu, et qui ne se jugeront que par les résultats du traitement mercuriel.

Le diagnostic devra toujours se compléter par l'examen du fond de l'œil qui souvent n'est possible qu'après dilatation de la pupille, et qui permet, alors seulement, de voir les flocons du vitré, l'injection de la papille, les plaques de choroïdite bordées de pigment, et siégeant surtout à la périphérie. Ces complications, souvent tardives, peuvent compromettre la vision, même après guérison de l'iritis.

L'iritis dans la syphilis héréditaire est beaucoup moins fréquente que la précédente ; elle peut exister dès la vie intra-utérine et on voit des enfants venus au monde avec des irido-choroïdites ayant amené une obstruction pupillaire plus ou moins complète. D'ordinaire, c'est de trois à six mois qu'apparaissent les premiers signes de l'affection, surtout quand la syphilis des parents est de date récente ; plus tard, elle est moins fréquente, mais se complique de kératite interstitielle. On peut même l'observer chez des adolescents de 20 à 25 ans ; elle est d'ordinaire alors bilatérale.

Rien de particulier à signaler au sujet de la symptomatologie de cette variété, si ce n'est son allure torpide trompeuse avec tendance aux synéchies produisant l'occlusion pupillaire par abondance des exsudats. Ici, d'ailleurs, les complications profondes sont presque toujours la règle.

Le pronostic de ces iritis serait bénin, vu l'influence merveilleuse du traitement, si bien souvent leur diagnostic n'était méconnu ou fait trop tardivement. En présence d'iritis dans le jeune âge, sans cause bien nettement appréciable, il faut toujours rechercher la syphilis héréditaire ; d'ailleurs, le traitement spécifique, institué dans toute sa rigueur, servira de pierre de touche.

2° Iritis rhumatismale. — Si l'on consulte les statistiques, on constate, qu'après la syphilis, le rhumatisme est le facteur de beaucoup le plus important dans la genèse des iritis : 15 à 20 0/0 en dépendent ; toutes les manifestations de l'arthritisme sont d'ailleurs susceptibles de s'accompagner d'iritis.

Hutchinson a signalé des cas d'iritis rhumatismale héréditaire, associés à d'autres manifestations ou malformations du tempérament rhumatismal. L'iritis peut, d'autre part, précéder toute autre manifestation, et cela, plusieurs mois ou années à l'avance : toutefois, ces cas sont exceptionnels.

D'autre part, encore, l'iritis coïncidant avec une attaque de rhumatisme est un fait de la plus grande rareté ; elle s'observe surtout dans l'intervalle des accès aigus ; ceux-ci peuvent même manquer complètement, et c'est la diathèse tout entière qu'il faut incriminer. Le rhumatisme chronique, noueux, peut, lui aussi, quoiqu'exceptionnellement, s'en accompagner.

Le rhumatisme de l'enfance laisse constamment indemne le tissu irien ; ce n'est guère avant l'âge de 20 ans qu'on voit apparaître des accidents nets d'arthritisme oculaire.

L'action du froid, fréquemment incriminée, agit souvent comme cause provocatrice sur un terrain prédisposé.

Cette iritis reste rarement monoculaire ; les deux yeux se prennent, non simultanément, mais à quelques jours de distance ; l'œil le premier pris peut se trouver à son tour atteint quand la défervescence est survenue ; il y a là un balancement, une mobilité bien caractéristique, à ce seul signe, de l'étiologie arthritique.

Le *début* est ordinairement brusque, la nuit, avec douleurs oculaires, péri-orbitaires, larmoiement, photophobie, injection vive du globe, tous phénomènes qui peuvent durer pendant plusieurs jours et même toute la durée de l'attaque.

Cette variété d'iritis peut revêtir la forme séreuse avec augmentation de profondeur de la chambre antérieure et augmentation plus ou moins sensible du tonus. Mais on observe surtout des exsudats nombreux dans la chambre antérieure et le champ pupillaire qui se rétrécit et s'obstrue en quelques jours ; mais ces adhérences assez molles se rompent à peu près complètement sous l'influence d'un traitement approprié. L'iris n'est que rarement boursouflé, terne ou dépoli, comme dans la syphilis. Parfois, il y a de l'hypoéma et les milieux profonds sont épargnés. C'est la brusquerie de l'attaque, avec sa disparition rapide qui constitue la physionomie particulière de l'iritis rhumatismale.

Elle dure d'habitude deux à trois semaines, mais peut récidiver sous l'influence du froid et s'éterniser de la sorte, surtout si le malade commet des imprudences. L'apparition de l'iritis peut aussi réveiller la diathèse : d'autres accidents articulaires peuvent survenir.

Le *pronostic* est moins grave que pour l'iritis syphilitique, puisque les milieux profonds sont respectés ; mais le danger consiste dans l'imminence des récidives.

Le *diagnostic* affirmatif devra toujours s'aider d'un examen du tempérament du malade, des antécédents familiaux et personnels.

3° **Iritis blennorrhagique.** — En présence d'un adolescent ou d'un adulte atteint d'iritis aiguë, on doit toujours penser à la blennorrhagie, bien que ce soit, somme toute, une cause rare d'iritis et de cyclite.

Habituellement, la manifestation articulaire est le trait d'union obligé. L'iritis survient dans le cours des manifestations mono ou polyarticulaires, durant depuis plus ou moins longtemps déjà ; fait à noter : presque toujours, à chaque poussée articulaire accompagnant une infection uréthrale nouvelle, l'iris se prend. L'iritis, d'après les recherches récentes, doit être considérée comme une manifestation atténuée de l'infection ; les toxines sont portées à l'iris par l'intermédiaire de la circulation et s'y fixent ; jamais on ne rencontre le gonocoque. L'iritis ne se rencontre pas chez la femme, et jamais au début de la maladie, mais quand l'affection a déjà passé à l'état chronique et que l'infection générale a pris le pas sur les accidents locaux.

Rappelons aussi que des infections uréthrales chroniques, autres que la blennorrhagie, sont capables de la provoquer, telle que l'infection herniaire consécutive à un ancien rétrécissement de l'urèthre.

Au point de vue *symptomatologique*, cette iritis est d'une violence d'allures remarquable et caractéristique ; début très brusque, avec douleurs et photophobie marquées, injection conjonctivale très vive qu'il ne faut pas confondre avec de la conjonctivite blennorrhagique.

L'humeur aqueuse perd très rapidement sa transparence, d'où, aspect tout à fait terne de l'iris, des flocons fibrineux abondants forment un dépôt dans la partie déclive de la chambre antérieure qui peut même se convertir en un hypopion abondant et précoce ; exceptionnellement, il y a de l'hypoéma. La pupille se contracte rapidement, la vision se trouble beaucoup, et l'atropine met vite en évidence des synéchies postérieures nombreuses, mais peu résistantes.

La guérison survient rapidement, et sous l'influence de l'atropine, les synéchies se rompent, les exsudats se résorbent, et tout est guéri en deux ou trois semaines. Il n'est pas rare de voir cette iritis laisser à sa suite un piqueté de descemétite. Une recrudescence des accidents articulaires marque parfois la terminaison. On a vu cependant, dans quelques cas, une irido-

choroïdite purulente amener rapidement la cécité et
la perte du globe.

Au point de vue du *diagnostic*, outre la recherche
de la blennorrhagie, il faut s'attacher à la marche
franchement aiguë, aux précipités abondants dans la
chambre antérieure, à la descemétite précoce, à l'hypopion relativement fréquent.

4° **Iritis génitale chez la femme.** — Depuis plusieurs années, on a décrit sous le nom d'*iritis métri-
tique* (de Wecker), *cataméniade* (Rousseau), d'*uvéite
irienne* (Grandclément), d'*œil utérin* (?) (Cohn), une
iritis due à l'infection provenant des lésions utérines.
Pour en expliquer la pathogénie, on invoqua d'abord
des troubles réflexes, des congestions veineuses, faciles à expliquer par la structure caverneuse de l'iris ;
mais on est bien d'accord actuellement pour admettre
uniquement l'*infection* ; les éléments infectieux sont
amenés à l'iris par le torrent sanguin ; ils proviennent
de lésions diverses, ou bien surviennent sans infection
apparente, mais coïncident toujours alors avec la
menstruation ; à ce moment, l'épithélium étant des-
quamé, toutes les colonies microbiennes de l'appareil
génital peuvent faire irruption dans la circulation
générale et se fixer sur tel ou tel organe. L'iritis peut
coïncider avec des états pathologiques évidents de
l'utérus ou des annexes, métrites et salpingites, déviations utérines, ulcérations et fongosités du col ;
elle peut être consécutive à une infection provoquée
par des manœuvres opératoires diverses, à un avortement. L'iritis peut coïncider, d'autre part, et plus
fréquemment, avec la fonction menstruelle, que celle-

ci soit elle-même normale ou pathologique. Sous l'influence de cette congestion cataméniale, la diathèse arthritique peut également se réveiller en une poussée d'iritis, et il est difficile d'établir la part qui revient à l'iritis rhumatismale, et celle qui revient à l'iritis menstruelle. De plus, on peut observer l'iritis à toutes les périodes de la vie génitale. Lors de la gestation, on voit d'habitude se supprimer les poussées, ou elles sont réduites à un minimum.

Symptômes. — Les oculistes insistent sur ce fait que ces iritis représentent de véritables fluxions, des congestions vives, et par suite, s'accompagnent d'un cortège réactionnel assez accentué, et de phénomènes pupillaires intenses ; à côté de ces cas, on en rencontre d'autres très atténués, où l'œil a rougi, s'est voilé plus ou moins légèrement lors d'une période menstruelle ; enfin, on observe, de temps à autre, ces iritis *tranquilles*, sur lesquelles Hutchinson a, le premier, attiré l'attention, et qui sont absolument indolores, mais certes non sans danger, à cause de l'établissement des synéchies postérieures. La descemétite est fréquente. Il n'est pas rare d'observer de l'hypopion ou un hypoéma assez abondant qui pourrait se retrouver à chaque poussée. La durée de ces iritis est ordinairement courte, mais elles réapparaissent facilement ; d'autres fois, surtout dans les formes lentes et insidieuses, la durée en est longue, presqu'indéterminée.

Le *pronostic* doit être souvent tenu pour sérieux, même dans les cas légers en apparence ; il doit être réservé, car les poussées succédant aux poussées, peuvent amener au bout d'un temps variable, il est vrai, la perte plus ou moins absolue de la vision.

5° **Iritis goutteuse.** — La goutte attaque fréquemment le globe oculaire ; mais l'iris n'est pas une des membranes envahies le plus souvent ; l'iritis peut survenir chez des gens indemnes, à l'examen, de toute tare goutteuse ; c'est la goutte oculaire primitive, analogue à l'iritis rhumatismale primitive. D'ordinaire, les deux yeux sont atteints, non pas simultanément, mais successivement dans le cours ordinairement fort long de l'affection. Rappelons enfin, la fréquence des iritis après des opérations oculaires chez des goutteux.

Symptômes. — Le début de l'iritis goutteuse est brusque, précédée ou accompagnée de lésions sclérales ; les douleurs sont atroces, insupportables, comme celles de la goutte articulaire avec blépharospasme et photophobie souvent fort accentués. L'iris est tuméfié et plus ou moins vascularisé ; on trouve dans la chambre antérieure un hypoéma abondant, suite de l'hypérémie de l'iris, et à travers lequel le malade peut voir rouge quand il baisse la tête. La pupille est souvent contractée, irrégulière, avec exsudats peu abondants au niveau du champ papillaire, ou, au contraire, large et sans déformation apparente, forme plus dangereuse qui expose à méconnaître l'iritis ; dans ce dernier cas, il n'est pas rare de voir la tension notablement accrue. Cette iritis, de marche assez rapide, guérit vite et assez promptement d'ordinaire ; mais, d'une part, elle récidive facilement, et, d'autre part, elle donne lieu à des poussées de cyclite et de glaucome aigus, et même à l'atrophie du globe, sans compter la choroïdite avec flocons du vitré.

Le *diagnostic* se fera par les douleurs atroces et persistantes et par l'examen de l'état général, crises articulaires, troubles viscéraux, gravelle, coliques hépatiques ou néphrétiques, hémorrhoïdes, eczéma, migraines. On recherchera l'état du fond de l'œil, ainsi que les localisations sclérales et cornéennes de la goutte.

6° Iritis diabétique. — Rare, se montre à toute période de diabète. Elle a un début insidieux, ou parfois brusque et franc. Elle se caractérise par de nombreux exsudats pupillaires, avec trouble de la chambre antérieure, qui peut même devenir purulent ; mais l'hypopion, en ce cas, se résorbe très rapidement. L'iritis elle-même se résoud vite, et présente un caractère bénin. Parfois elle est sujette à récidives, et devient irido-choroïdite. Chez les opérés de cataracte, il est plus fréquent peut-être que chez d'autres de voir survenir une iritis post-opératoire.

7° Iritis tuberculeuse. — L'invasion du globe oculaire par la bacille de Koch est, somme toute, chose rare ; mais lorsqu'il y pénètre, c'est presque toujours sur les membranes vasculaires, iris et choroïde, qu'il se fixe. La tuberculose irienne peut s'observer à tout âge ; souvent unilatérale, elle peut cependant occuper les deux yeux et même créer des accidents sympathiques. Elle peut être primitive, ce qui est assez rare ; elle est d'ordinaire secondaire à une tuberculose viscérale, osseuse, ganglionnaire ; en ce cas, le bacille présente une virulence atténuée et le pronostic est moins sévère. D'autre part, la tuberculose irienne peut être, par généralisation et infection de voisinage ou à distance, la source d'accidents tuberculeux graves.

Symptômes. — On peut en observer plusieurs formes. Une forme aiguë, inflammatoire, la granulie irienne, avec hypopion, ou même hypoéma, iris tuméfié ou même infiltré d'un nombre variable de petits nodules gris rosés, qui sont des tubercules miliaires disséminés un peu partout. La vision se perd rapidement, et l'œil se ramollit par irido-choroïdite, et même peut se perforer, tout cela en quelques semaines. Les deux yeux peuvent être atteints simultanément. Dans la forme conglomérée, on voit des phénomènes réactionnels peu intenses, sans douleur, avec de la rougeur et de la photophobie ; l'œil est à peu près indolent. On observe les lésions habituelles de l'iritis avec hypopion ou pseudo-hypopion produit par les tubercules ramollis remplissant en partie la chambre antérieure. Les nodules varient, comme dimension, d'un grain de mil à un grain de café, au nombre de un à quatre, isolés ou rapprochés. Ces tubercules se caséifient d'ordinaire, et peuvent même amener la perforation de la coque oculaire, ou même gagner la cornée en avant, le corps vitré et les membranes profondes en arrière ; l'œil se désorganise rapidement. Cette forme peut rester longtemps circonscrite, ou bien une véritable granulie envahit l'œil en quelques jours. A côté de ces formes graves, s'en place une autre atténuée, bénigne même, qu'on a rattachée à la syphilis ; l'atténuation est due à une résistance spéciale de l'organisme. On observe ici des signes fonctionnels et subjectifs à peu près nuls ; l'hypopion peut apparaître pour disparaître presque aussitôt. Ce qui caractérise ces cas, c'est l'existence de nodules petits, discrets, siégeant dans l'angle irido-cornéen, qui ne tardent pas à s'accroître, ne se caséifient pas, et peuvent subir la transformation connective, et même se résorber sans laisser d'autres traces que l'atrophie du tissu irien qui accompagne les gommes disparues ; c'est, en somme, une terminaison favorable.

Le *pronostic* sera donc, en général, grave, et pour la fonction et pour l'œil. Souvent le malade succombe à une tuberculose méningée. En somme, le pronostic a son maximum de gravité dans la forme granulique ; dans sa forme circonscrite, il est subordonné au nombre, au volume, et surtout à l'évolution des tubercules caséfiés.

Le *diagnostic* est souvent difficile, et se basera sur les commémoratifs et les antécédents morbides du malade. Histologiquement, il n'y a pas de vaisseaux dans le tubercule, et le bacille y est rare ; les cultures et les inoculations peuvent rester négatives. Le diagnostic entre tubercules et gommes se fera par l'examen général du malade ; il est souvent fort difficile.

8° Je ne citerai que pour mémoire les iritis de la *lèpre* et de la *malaria,* ainsi que celles consécutives aux *intoxications saturnines* et *mercurielles.*

9° Enfin, il peut exister des iritis dans les *infections générales aiguës.* Elles peuvent se voir dans le cours de la maladie ; mais, plus souvent, on aura occasion de les observer à la période de convalescence, où elles constituent des accidents infectieux, secondaires. L'iritis de la convalescence de la fièvre typhoïde se voit assez rarement, est bénigne, et ne présente d'ailleurs rien de particulier.

Parmi les fièvres éruptives, c'est la *variole* qui tient la tête pour la fréquence relative de l'affection qui nous occupe. Cette iritis évolue assez rapidement et aboutit à la guérison, tout en laissant parfois à sa suite quelques synéchies ; elle peut être méconnue, au grand détriment du malade. Cette iritis est ordinairement double, et caractérisée par une injection vive du globe qui peut la faire prendre pour une simple conjonctivite, n'étaient les troubles pupillaires.

Rappelons qu'on a signalé ces troubles oculaires également à la suite de la *varioloïde*.

La scarlatine doit être beaucoup plus rarement incriminée.

Après l'*érysipèle*, les iritis seront des complications précoces, beaucoup plus rares assurément que certaines autres, telles que l'atrophie optique, par exemple.

Plus fréquents ont été les cas observés pendant l'*influenza* ; d'assez nombreux cas d'iritis grippale ont été rapportés, quoiqu'elle n'occupe pas, à beaucoup près, le rang important qui doit être attribué aux kératites, aux infections du nerf optique. Ces iritis surviennent dans les influenzas bénignes ou graves, souvent à la période de convalescence ou d'état, parfois cependant comme phénomènes précoces. Ces iritis n'offrent rien de spécial à noter ; de nature plastique, elles évoluent naturellement vers la guérison rapide ; certaines cependant traînent en longueur, ce qui doit être attribué à l'état d'anémie et d'épuisement souvent extraordinaire où la maladie plonge les patients ; plus graves et plus rares heureusement sont les cas d'iritis et d'irido-choroïdites, parfois suppurés, non en rapport constant avec l'intensité du processus grippal. Ces suppurations se sont toujours produites spontanément, même sournoisement, sans aggravation de l'état général.

10° L'iritis et les affections nasales.—Les rapports entre les affections nasales et oculaires s'affirment chaque jour de plus en plus ; aussi les observateurs attentifs ne devaient pas tarder à découvrir des rapports possibles entre les affections de l'iris et les infections d'origine nasale. On avait primitivement rattaché ces faits à des phénomènes nerveux réflexes, aux communications qui relient la pituitaire et les membranes de l'œil ; il faut y voir, comme partout, une véritable infection dont le point de départ paraît bien net.

L'*origine dentaire* de quelques iritis ne paraît pas discutable. Le mécanisme en est d'ailleurs le même ; c'est une infection propagée.

§ 4. — Traitement des iritis en général.

L'atropine, en collyre, est le médicament par excellence à opposer à toute iritis ; c'est elle qui remplit toutes les médications imposées par le traitement rationnel d'une iritis ; en effet, elle agit comme sédatif, parce qu'elle assure le repos du muscle irien en favorisant sa circulation ; de plus et surtout, elle dilate la pupille et prévient les synéchies.

A côté de l'atropine, il faut recommander un autre médicament, qui, outre qu'il corrobore l'action dilatatrice de l'atropine sur la pupille, y ajoute encore son action analgésique ; je veux parler de la *dionine* ; en pareil cas, on voit souvent, surtout dans les iritis rhumatismales ou goutteuses, les douleurs circumorbitaires disparaître après une seule instillation de dionine.

Il ne faut pas confondre cette action analgésiante de la dionine avec l'action anesthésique de la cocaïne ; par exemple, la première calme les douleurs profondes du globe, telles que celles qui proviennent d'une iritis ou d'une irido-choroïdite aiguës ; la seconde n'agit que sur la surface épithéliale de la conjonctive et de la cornée, et ne sera efficace que contre la douleur causée par une éraillure récente ou ancienne de la cornée, ou celle provoquée par la présence d'un corps étranger. La dionine ne supprime pas la sensibilité de l'œil comme la cocaïne, mais elle supprime la douleur. La dionine, comme l'atropine, sera employée en solutions à 0,5/10 ou 0,10/10, instillée deux ou trois fois dans les 24 heures et même davantage ; on peut même incorporer les deux substances dans la même solution.

Au début des iritis, l'atropine et la dionine doivent être données à fortes doses, 4 et 5 fois par jour ; si la pupille se dilate mal, on se trouvera parfois fort bien, en cas d'iritis aiguë, de l'application d'une sangsue à la tempe.

Dans les iritis déjà anciennes avec synéchies difficiles à déchirer, on fera bien d'alterner l'atropine avec la pilocarpine ; par cette gymnastique consistant à remplacer alternativement les mydriatiques par les myotiques, on arrivera souvent à de meilleurs résultats.

Cependant, en cas d'iritis séreuse avec augmentation du tonus de l'œil, l'atropine est souvent contre-indiquée à cause de l'action néfaste qu'elle a sur la tension de l'œil exagérée par elle ; en pareil cas, la pilocarpine est indiquée, et une ponction de la chambre antérieure produira un excellent effet. Cette ponction agira aussi efficacement dans les cas de douleurs persistantes.

Enfin, l'iridectomie, dans les mêmes cas d'iritis aiguës et douloureuses, persistantes, agira d'une façon très efficace à titre d'antiphlogistique.

Les autres indications utiles du traitement de l'iritis dépendant de l'étiologie, nous allons les étudier en énumérant à nouveau chaque variété d'iritis.

§ 5. — Traitement des iritis en particulier.

Iritis syphilitique. — L'atropine serait ici impuissante, si l'on n'ajoutait l'action si merveilleusement curative du traitement général. Ce traitement modifiera considérablement le pronostic, quand bien même on n'aura pu l'employer au début ; il préviendra enfin, dans une grande mesure, les récidives. C'est au mercure que, sans hésiter, il faut s'adresser : frictions, injections sous-cutanées ou intra-musculaires de toutes sortes pourront être employées, ou concomitamment quand il s'agit d'aller vite, ou alternativement, quand les indications sont moins pressantes. Les injections sous-conjonctivales de cyanure aideront puissamment l'action du traitement général.

Dans les cas d'iritis provenant d'une syphilis déjà ancienne, l'iodure sera avantageusement associé au mercure ; ceci sera surtout vrai pour l'iritis de la syphilis héréditaire.

Iritis rhumatismale. — Ici, on aura surtout recours aux antiphlogistiques, sangsues et compresses chaudes. Le salicylate de soude et de lithine atténueront la douleur, et sans avoir une action curative certaine, ils s'attaqueront à la cause et pourront prévenir des récidives, ou, du moins, en atténuer l'intensité.

Dans les cas de rhumatisme chronique, on aura recours à l'iodure de potassium, aux sudorifiques, aux bains de vapeur, et même aux injections de pilocarpine.

Iritis blennorrhagique. — Dans cette variété, les antiphlogistiques et l'atropine ont leurs indications tout trouvées. L'antisepsie uréthrale, la guérison complète de l'écoulement, seront l'unique moyen de prévenir les récidives en supprimant le foyer infectieux. A chaque nouvelle poussée uréthro-articulaire, le malade devra surveiller son œil de très près.

Iritis génitale de la femme. — Le traitement préventif a une importance capitale, puisqu'il s'oppose, dans une certaine mesure, au retour dangereux des accidents infectieux. Toute lésion utérine sera soignée médicalement, ou chirurgicalement, comme il convient ; s'il n'en existe pas d'apparente, on pratiquera néanmoins l'antisepsie vaginale aussi rigoureusement que possible, surtout à l'approche des règles. Le traitement local est celui de toute iritis ; on peut y adjoindre, sans grands résultats d'ailleurs, l'antisepsie interne.

Iritis goutteuse. — Dans cette variété d'iritis aiguë, on devra recourir à un traitement énergique : émission sanguine à la tempe, calmants généraux contre l'élément douleur qui sera favorablement influencé aussi par la dionine. S'il y a irido-cyclite, on alternera l'atropine avec les myotiques, pour lutter à la fois contre l'excès de tension et la formation si tenace des synéchies postérieures. Enfin, on s'attaquera à l'état général par les moyens appropriés, colchique, lithine, alcalins, un régime alimentaire, et une hygiène convenable.

Iritis diabétique. — Rien de particulier à dire.

Iritis tuberculeuse. — Le traitement de cette sorte d'iritis est une des questions les plus discutées de la pathologie oculaire ; il est impossible de la résoudre d'une façon catégorique et tranchée. Certains oculistes, en effet, sont abstentionnistes et conseillent un traitement général uniquement fondé sur l'hygiène et les médicaments appropriés : iodoforme, tuberculine ; cette dernière paraît avoir, dans ces derniers temps, donné d'assez bons résultats. D'autres sont interventionnistes et pratiquent l'énucléation préventive, dans les cas de tuberculose primitive, du moins, ou bien, ils ne font que des interventions de pure nécessité ; c'est ainsi qu'on peut pratiquer l'ablation des noyaux isolés par une large iridectomie qui, si elle a donné à certains de bons et persévérants résultats, en a fourni à d'autres de bien mauvais ; on peut encore énucléer l'œil s'il devient le siège d'accidents douloureux, ou

le point de départ de phénomènes nettement infectieux de voisinage ; la généralisation au globe tout
entier commande aussi de le supprimer. Par contre,
on s'abstiendrait de toute intervention, si l'on consta-
tait le moindre signe de généralisation de la tuberculose au reste de l'organisme.

CHAPITRE X

OPHTALMIE SYMPATHIQUE

L'ophtalmie sympathique est une affection oculaire
très sérieuse, souvent mentionnée, mais qu'aujour-
d'hui on a certainement l'occasion d'observer plus rarement qu'autrefois. Cette maladie, si fréquente dans le
corps, et si justement redoutée et redoutable, tend, de
même que nombre d'autres affections oculaires, à disparaître du cadre nosologique ; et cette disparition est
due, sans aucun doute, à l'antisepsie d'abord, et à la
promptitude ainsi qu'à la minutie avec lesquelles, de
nos jours, on soigne les lésions oculaires, en particulier les traumatismes. Toutefois, de ce que l'ophtalmie sympathique est devenue rare, ce n'est pas une
raison pour ne pas la connaître ; la septicémie et l'infection purulente constituaient aussi les complications,
pour ainsi dire, journalières des plaies, avant l'antisepsie ; ce n'est pas une raison non plus pour supprimer leur description des livres de pathologie et leur
étude de l'enseignement clinique ; si l'on veut continuer à les tenir à l'écart du cadre nosologique, il faut
les connaître, savoir dans quelles conditions elles peuvent survenir et comment elles se présentent ; leur
prophylaxie, seul traitement utile, découle de ces

connaissances, car leur thérapeutique directe est absolument impuissante. Il en est de même pour l'ophtalmie sympathique, et on peut exactement appliquer à cette affection ce que je viens de dire de la septicémie et de l'infection purulente.

Définition. — L'ophtalmie sympathique peut être définie une lésion inflammatoire survenue sur un œil (*œil sympathisé*) et transmise par voie interne d'un œil à l'autre, à la suite d'une irido-cyclite, d'origine traumatique ou spontanée, ayant évolué préalablement sur l'autre œil (*œil sympathisant*).

Le plus souvent, la lésion de l'œil sympathisé reproduit exactement celle de l'œil sympathisant (irido-cyclite, par exemple) : il n'en est cependant pas toujours ainsi dans tous les cas où l'influence sympathique peut se traduire par une autre sorte de lésion (névrite optique ou autre).

C'est Mackenzie qui, le premier, en 1844, a bien décrit cette relation néfaste entre les deux yeux.

D'ores et déjà, il est bon de retenir ce fait, que l'ophtalmie sympathique peut prendre deux physionomies cliniques bien différentes l'une de l'autre, et de gravité variable aussi : l'une, relativement bénigne, que l'on désigne sous le nom d'*irritation* ou *névrose sympathique*, qui consiste en une excitation intense des nerfs centripètes et centrifuges diminuant notablement le fonctionnement de l'organe et provenant de l'irritation des nerfs centripètes de l'œil primitivement affecté ; la cessation de cette excitation arrête l'irritation sympathique.

La seconde forme, appelée *inflammation sympa-*

thique, ophtalmie migratrice (Deutschmann), consiste en une affection d'un œil liée à de l'hyperémie et à une exsudation provoquée par une lésion antérieure de l'autre œil, ayant une évolution propre, et peu influencée par la guérison ou l'ablation de l'œil primitivement malade ; on dit cependant que la neuro-papillite sympathique a plus de chances de guérir après l'ablation de l'œil sympathisant.

Etiologie. — La cause essentielle de l'ophtalmie sympathique est toujours l'irido-cyclite, autrement dit, l'inflammation du corps ciliaire traumatique, accidentelle ou opératoire, avec ou sans corps étrangers. Elle survient à des époques variées : tantôt, elle se montre à la période inflammatoire de l'œil primitivement affecté et à un moment plus ou moins éloigné de la première atteinte ; d'autres fois, on peut voir des yeux atrophiés depuis de longues années, subir des poussées irritatives tardives après un calme longtemps prolongé et provoquer de la sympathie ; dans ce cas, l'œil anciennement perdu est toujours plus ou moins douloureux.

Parmi les lésions qui, de préférence, donnent lieu à des accidents d'ophtalmie sympathique, il faut citer les variétés suivantes : tout d'abord, les *plaies pénétrantes de la sclérotique*, au niveau du corps ciliaire, avec ou sans enclavement de l'iris hernié, qu'elles soient accidentelles ou opératoires, comme à la suite de l'extraction de la cataracte ; ensuite, la présence de *corps étrangers* (métalliques, verre, grains de plomb, etc.) qui après avoir traversé la cornée, l'iris et le cristallin, vont se loger au voisinage du corps ciliaire où intéressent directement cet organe ; à côté de ces derniers, il faut citer les *cataractes flottantes et devenues calcaires,* qui irritent le corps ciliaire ; il en est de même des *cataractes réclinées,* ainsi que des *cysticerques* qui peuvent survenir dans l'œil, enfin, les *synéchies antérieures avec cicatrices cornéennes staphylomateuses* peuvent produire la même irritation, surtout si une fistule persistante permet l'entrée dans l'œil de certains micro-organismes. Outre les traumatismes de l'œil, je citerai encore comme causes septiques de l'ophtalmie sympathique le zona, le symblépharon, le sarcome et le gliome intra-oculaires, la tuberculose, la lèpre, la blennorrhagie, enfin, les ruptures sous-conjonctivales, les ossifications d'un moignon, et le port d'un œil artificiel.

Les *désordres anatomiques* de l'irido-cyclite destructive se voient surtout bien sur un œil phtisique, c'est-à-dire, perdu depuis longtemps, ratatiné dans tous les sens, avec une ouverture pupillaire à peine perceptible et fermée par les exsudats, ainsi qu'un cristallin calcaire. Sur une coupe méridienne, on trouve la rétine décollée en totalité et tendue depuis le nerf optique jusqu'à son insertion antérieure. Le vitré est devenu fibreux ; entre la rétine décollée et la choroïde épaissie on voit un exsudat gélatiniforme. De tels yeux peuvent rester très longtemps en place sans provoquer ni douleur, ni inconvénients d'aucune sorte ; mais brusquement aussi, ils peuvent devenir glaucomateux, s'injecter et provoquer des douleurs ciliaires. Fort souvent aussi on trouve des ossifications de la choroïde qui se prolongent en avant jusqu'au corps

ciliaire qui peut lui-même se transformer en tissu osseux. Ce dernier constitue évidemment un irritant de
premier ordre pour les nerfs ciliaires, et un excitant
tout indiqué pour l'irido-cyclite ou l'irritation ciliaire.

Il n'en est pas toujours ainsi, et il existe des cas
dans lesquels l'œil sympathisant a encore conservé un
certain degré de vision, et ne montre, comme lésion
anatomique, qu'une irido-cyclite assez limitée, ou un
enclavement irien en apparence peu grave.

Symptômes. — Nous allons décrire successivement
la forme *névrosique* et la forme *inflammatoire* de
l'ophtalmie sympathique.

Dans la forme *névrosique*, désignée encore sous le
nom d'*irritation sympathique*, il n'existe aucune lésion anatomique appréciable ; on ne constate que des
troubles fonctionnels très variables qu'il suffira d'é-
numérer pour en faire comprendre l'importance : ce
sont : des troubles de sécrétion, sous forme de larmoiements, des troubles de mouvement, donnant lieu
à du blépharospasme, des troubles d'accommodation,
donnant lieu à de la parésie ou à du spasme du muscle accommodateur et à l'ensemble des phénomènes
désignés sous le nom d'asthénopie ; du côté de la rétine, les troubles de la sensibilité se traduisent par de
l'amblyopie, du rétrécissement du champ visuel, de la
dyschromatopsie, des photopsies ; il existe aussi des
troubles névralgiques pouvant donner lieu à de la photophobie, à des névralgies des nerfs ciliaires et du trijumeau ; enfin, des troubles cérébraux pouvant donner lieu à des attaques d'épilepsie. Tous ces signes
peuvent être souvent prémonitoires de la forme in-

flammatoire ; comme aussi, dans d'autres cas, cette irritation sympathique peut persister telle quelle pendant des années. On voit alors des malades porteurs d'anciens moignons atrophiques ou de leucomes adhérents, avec ou sans atrophie cornéenne, présenter pendant des années, simplement un excès de sensibilité à la lumière et du larmoiement.

Si l'ophtalmie sympathique se manifeste d'emblée par la *forme inflammatoire*, se traduisant par de l'iritis, de l'irido-cyclite, de l'irido-choroïdite, ou même de la chorio-rétinite, on constate alors les divers signes de l'iritis ou de l'irido-choroïdite séreuse ou plastique.

Dans la forme séreuse, on voit de la rougeur périkératique diffuse, des troubles de l'humeur aqueuse et du vitré avec un dépôt piqueté à la face postérieure de la cornée, parfois un léger épanchement grisâtre. L'iris est terne, la pupille paresseuse et dilatée : très souvent, on constate une augmentation de tension intra-oculaire.

Quoique la vision soit parfois très affaiblie, on peut cependant voir se produire une amélioration graduelle, sous l'influence du traitement bien dirigé.

Dans la forme plastique, l'inflammation oculaire est très vive, le cercle périkératique très marqué. L'iris paraît dépoli, le bord pupillaire rouillé, irrégulier ; la pupille est occupée par des fausses membranes épaisses qui la font largement adhérer à la cristalloïde antérieure. Les milieux profonds de l'œil sont inéclairables par l'ophtalmoscope.

En même temps, subjectivement, le malade se plaint

de douleurs parfois très vives et la vision ne tarde pas à se perdre. Ici aussi, l'inflammation peut s'arrêter avant la perte complète de l'œil, et la vision, jusqu'à un certain point, redevenir meilleure. Quoi qu'il en soit, on peut observer tous les degrés de l'inflammation irido-cyclitique, depuis la simple poussée irienne et la diminution visuelle légère, jusqu'à l'occlusion pupillaire complète et l'amaurose absolue. Des poussées inflammatoires successives peuvent se produire, qui, si elles ne sont enrayées, peuvent amener l'atrophie complète de l'œil sympathisé.

Le *pronostic* de l'ophtalmie sympathique est toujours grave, surtout quand elle est arrivée à la période d'obstruction pupillaire ; il est alors difficile, sinon impossible d'arrêter le processus irido-cyclitique. Parfois, elle procède avec une rapidité foudroyante et invraisemblable : c'est ainsi que nous avons vu, il y a quelques années, un ouvrier mineur blessé à l'œil droit, qui, six semaines après son accident, avait l'œil gauche totalement perdu, par une irido-cyclite des plus intenses, malgré l'application immédiate des remèdes les plus énergiques.

Il faut savoir aussi qu'il est des cas dans lesquels l'œil primitivement atteint voit son inflammation se calmer. Tandis que le second œil sympathisé continue en plein son évolution inflammatoire et destructive ; il est certain, qu'en pareil cas, l'œil sympathisant n'exerce plus aucune action sur l'œil sympathisé.

Pathogénie. — C'est là le chapitre intéressant de l'histoire de l'ophtalmie sympathique, et aussi, il faut bien le dire, celui qui est encore le moins élucidé.

Le point essentiel est que l'ophtalmie sympathique consiste en une affection du tractus uvéal antérieur, qui, après un temps plus ou moins long, influence l'autre œil. La question est de savoir par quelle voie se transmet l'inflammation sur l'autre œil jusqu'alors sain et non blessé, et de quelle nature est l'inflammation qui provoque sur le second œil une irido-cyclite plastique analogue à celle du premier œil. Il est évident, *à priori*, que, de tous les organes pairs de l'économie, c'est l'œil qui possède la prédisposition indubitable à la formation de l'inflammation sympathique, étant donné que les relations fonctionnelles et nutritives entre les deux yeux sont les plus compliquées et les plus délicates qu'on puisse trouver dans l'organisme humain.

Les relations fonctionnelles des deux organes qui servent à la vision sont patentes et ne doivent pas nous arrêter ici. Les relations de nutrition qui ne présentent rien d'analogue dans d'autres organes pairs de l'économie, se prouvent, à l'état physiologique, par les modifications de la pupille et de la vascularisation qui se font sentir d'un œil à l'autre. C'est ainsi que l'excitation de la partie antérieure d'un œil par un attouchement avec une solution de sublimé, par le pinceau faradique, par le contact d'un corps étranger avec l'iris, provoque une augmentation de la teneur en fibrine dans l'œil du côté opposé, et que des bactéries injectées dans la veine de l'oreille viennent se fixer sur ce second œil. Si la relation intime, entre les deux yeux, grâce à l'irritation des nerfs ciliaires, est ainsi amplement prouvée, elle ne nous montre pas comment se transmet l'inflammation sympathique.

Trois voies seulement sont possibles anatomiquement, pour permettre la transmission d'un œil à l'autre : les vaisseaux, les nerfs optiques et les nerfs ciliaires.

1° Pour ce qui est des *vaisseaux*, on peut nettement les mettre hors de cause, qu'ils soient sanguins ou lymphatiques ; même la transmission par les veines établissant une communication très abondante d'un orbite à l'autre, soit par l'arcade nasale qui fait communiquer les veines angulaires, soit par le sinus coronaire et le sinus occipital transverse qui font communiquer les sinus caverneux, ainsi que l'a démontré Motais, cette transmission, dis-je, d'un orbite à l'autre, n'explique pas comment les yeux peuvent s'enflammer ou s'infecter réciproquement ; les recherches anatomo-pathologiques et bactériologiques n'ont donné aucun résultat dans ce sens.

2° Quant au *nerf optique*, il avait déjà servi à Mackenzie pour supposer que le facteur irritatif partant de la rétine de l'œil sympathisant, allait, à travers le chiasma, jusqu'à l'œil sympathisé. Mais en ce cas, l'ophtalmie sympathique devrait toujours prendre les allures d'une névro-rétinite, ce qui est contredit par les faits cliniques.

Et, d'autre part, comment peut-il se faire que des micro-organismes infectieux puissent être transmis d'un œil à l'autre par l'intermédiaire des nerfs optiques et du chiasma, sans que les centres nerveux ou leurs enveloppes soient infectées à leur tour ; or, jamais, en pareilles circonstances, on ne constate de méningite ni d'encéphalite qui montreraient nettement que les nerfs optiques ont servi de voie de conduction au principe septique ou tout au moins irritatif qui est la cause essentielle de l'ophtalmie sympathique. Ceci nous amène dès maintenant à parler de la théorie infectieuse inventée et défendue par Deutschmann ; mais auparavant il nous faut vider la question de la transmission possible par les nerfs ciliaires.

3° La transmission de l'irritation ou de l'ophtalmie sympathique par les *nerfs ciliaires*, repose surtout sur ce fait physiologique qu'il est impossible de nier la relation existant entre l'innervation et la vascularisation ciliaire et choroïdienne des deux yeux ; le premier terme consiste en une irritation des extrémités nerveuses ciliaires sur le premier œil affecté ; tandis que l'acte final est une exsudation de fibrine et même d'éléments figurés à travers la paroi des vaisseaux dilatés sur l'autre œil ; il s'agit donc là de troubles vaso-moteurs provoqués dans l'œil sympathisé par l'œil sympathisant, troubles qui peuvent même aller jusqu'à l'inflammation ; mais cette action irritative provenant des nerfs ciliaires est loin d'être suffisante pour expliquer la nature et l'intensité des phénomènes sympathiques.

4° La *théorie infectieuse*, indiquée par Snellen, puis défendue par Deutschmann, permettra peut-être de compléter cette explication, mais pas dans le sens indiqué par Deutschmann lui-même. En effet, cet auteur a fait sur des lapins des expériences qui l'ont amené à conclure que l'ophtalmie sympathique est infectieuse et provoquée par le transfert de germes d'un œil à l'autre, à travers les espaces lymphatiques qui entourent le nerf optique. Il surviendrait ainsi, dans l'œil sympathisé, une lymphangite dont la source se trouverait dans l'œil sympathisant. Il s'agirait d'une véritable ophtalmie par migration de germes à travers les voies lymphatiques, et que Deutschmann appelle *ophtalmie migratrice*. Malheureusement, les recherches de cet auteur ne se sont pas confirmées auprès des autres expérimentateurs. On n'a jamais constaté, en effet, dans le second œil, la présence des microbes injectés dans le premier, et on n'a pas pu produire d'ophtalmie sympathique par ce moyen. Non seulement on ne trouve pas des microbes, mais encore l'absence de fièvre fait penser que leurs produits de sécrétion ne sont pas plus qu'eux-mêmes la cause de cette redoutable affection.

5° En présence de toutes ces incertitudes, il nous faut forcément recourir à une *théorie mixte* pour chercher à expliquer la pathogénie de l'ophtalmie sympathique.

Et d'abord, étant donné que nous ne connaissons nullement les agents, microbes, toxines ou autres, cause de la maladie, nous sommes bien obligés, avec Moll, de constater que ces agents doivent avoir deux qualités essentielles : 1° de pouvoir être conservés *longtemps* intacts dans l'organisme ou l'œil sympathisé, c'est ce qui explique son éclosion possible un long temps après la lésion de l'œil sympathisant ; 2° ces agents doivent être peu ou pas dangereux pour les autres organes, et n'être ni infectieux, ni virulents, sauf pour l'œil ; car vraiment, on n'a jamais constaté d'autres lésions concomitantes d'organes quelconques en dehors de l'œil, ni aucune manifestation morbide générale, telle que de la fièvre, qui pourraient avoir un lien causal quelconque avec la maladie de l'œil ; je citerai encore la méningite qu'on n'a jamais observée dans ces conditions, ni la névrite des nerfs ciliaires, voire même du nerf optique, quand ces nerfs sont sensés servir de conducteur à l'agent provocateur de l'ophtalmie sympathique.

Et cependant, il est incontestable qu'il existe des agents qui peuvent se localiser sur un organe à l'exclusion des autres ; tel est, par exemple, le trachome, qui se développe sur la conjonctive et nulle part ailleurs ; et pourtant son microorganisme est tout aussi inconnu que celui de l'ophtalmie sympathique ; on peut dire qu'il est spécifique pour l'œil, mais indifférent pour les autres tissus.

D'autre part, les dispositions ou les conditions favorables au développement de l'ophtalmie sympathique ne sont pas connues davantage ; la transmission par les nerfs ciliaires ou optiques n'est qu'une disposition supposée, mais qui n'est nullement prouvée ; tant il est vrai que le virus rabique se transmet aussi par les cordons nerveux, et cependant il n'y laisse pas de traces. Je ne connais pas d'autre exemple net, en dehors de ces deux lésions, rage et ophtalmie sympathique, où la transmission par les nerfs, réellement prouvée pour la première, et supposée pour la seconde, donne lieu à une lésion à distance sans lésion intermédiaire.

D'un autre côté encore, on peut opposer à la transmission par les nerfs ciliaires, les arguments suivants :

Pourquoi le glaucome ou autres irritations ciliaires ne donnent-t-elles jamais lieu à de l'ophtalmie sympathique? Pourquoi la panophtalmie qui est infectieuse au premier chef et qui provoque cependant une forte irritation d'un œil, ne retentit-t-elle jamais sympathiquement sur l'autre œil? Comment peut-on expliquer les cas d'ophtalmie sympathique survenus après énucléation de l'œil sympathisant, soit que la maladie continue à évoluer, alors qu'elle était déjà déclarée avant l'ablation de l'œil sympathisant, soit, au contraire qu'elle se déclare seulement de toutes pièces après l'énucléation faite pour une autre cause? Pourquoi encore, l'ophtalmie sympathique ne se déclaret-elle jamais que quinze jours au moins après l'accident traumatique primitif arrivé sur le premier œil, et quel est le poison qui s'élabore pendant ce temps? Comment, enfin, expliquer les cas d'ophtalmie sympathique d'allure non inflammatoire, tels que l'iritis séreuse, dans lesquels l'abaissement de la vision seule dénote l'existence de la maladie?

Etranges contradictions qui, loin d'éclaircir la question, ne font qu'obscurcir davantage sa pathogénie.

Pour essayer de prouver encore que l'irritation ciliaire cause des troubles circulatoires et nutritifs prédisposant à l'ophtalmie sympathique, Möll s'est servi, dans ses expériences, du Bacille pyocyanus pour provoquer des infections, en injectant ses cultures dans les veines ; sur les deux yeux contusionnés, il a vu survenir des bacilles dans les chambres antérieures, mais jamais l'irritation d'un seul œil n'a provoqué ni favorisé la multiplication des bacilles dans l'autre œil.

De toutes ces raisons, il résulte ce fait que, la transmission par les nerfs, quoiqu'étant la plus probable et peut-être aussi la plus rationnelle, est encore loin d'être expérimentalement prouvée.

Quant à la théorie de l'*infection par continuité*, elle est encore bien moins avérée ; pour qu'elle fût vraie, il faudrait, ainsi que je l'ai déjà dit, que les éléments infectieux pussent donner lieu à de la méningite à leur passage au niveau du chiasma ; ou alors, chose invraisemblable, ils devraient modifier leurs propriétés virulentes ou infectieuses, suivant le point du système nerveux atteint, nocifs sur les nerfs ciliaires, indifférents pour le système nerveux central. Jusqu'alors de pareilles contradictions et des distinctions aussi subtiles n'avaient pas encore été observées en physiologie ni en pathologie expérimentale. Quant à l'objection, que Deutschmann dans ses expériences sur les lapins aurait trouvé une suppuration continue depuis l'œil primitivement inoculé jusqu'à celui du côté opposé, en passant par les nerfs optiques et le chiasma, elle n'a aucune valeur, attendu que Deutschmann, dans ces expériences s'est servi du staphylocoque de la furonculose qui est extrêmement virulent ; or, il n'y a pas de comparaison à établir entre le staphylocoque des furoncles et le poison, quel qu'il soit, qui occasionne l'ophtalmie sympathique. En somme, même chez les animaux, et à part Deutschmann, on n'a pas encore trouvé la présence ininterrompue de germes d'un œil à l'autre. Dans les cinq autopsies faites chez l'homme, plus on s'éloignait de l'œil, et moins le nerf optique était malade.

Il faut donc admettre qu'il s'agit là d'un poison encore inconnu, qui se transmet par le sang et qui n'est nocif que pour l'œil. La seule irritation ciliaire transmise d'un œil à l'autre, serait peut-être capable de localiser l'action nocive de ce poison sur l'œil sympathisé.

Pronostic. — Il est toujours très sérieux, car on n'est jamais certain d'arrêter l'évolution d'une ophtalmie sympathique déjà commencée ; et souvent la perte totale, parfois très rapide, d'autres fois lente, mais non moins sûre, est l'aboutissant final de l'éclosion de la maladie. L'énucléation passe encore aujourd'hui pour être le remède radical contre l'ophtalmie sympathique déjà déclarée ; mieux vaut souvent la pratiquer préventivement quand on a affaire à un œil réunissant les conditions favorables au développement de la maladie, ou à un malade dont la négligence inintelligente permet de craindre l'éclosion inconsciente du mal. Que dire encore de ces variétés d'ophtalmie sympathique qui continuent à se développer, même après l'énucléation ? Et celles qui se développent après une énucléation faite pour une tout autre cause, et dont le point de départ ne peut être cherché qu'au niveau du moignon du nerf optique irrité ou infecté (!!) ? Certaines formes plastiques d'ophtalmie sympathique peuvent amener la cécité absolue en quelques semaines, malgré le traitement le plus énergique mis en œuvre ; d'autres marchent plus lentement, et aboutissent à la guérison quand elles sont soignées à temps et convenablement ; telles sont les formes névrosiques, et l'iritis séreuse.

Il est certain que le pronostic aujourd'hui est moins sévère qu'autrefois : l'ophtalmie sympathique a bénéficié de l'antisepsie, et les yeux blessés, soignés immédiatement et mis à l'abri de l'infection, donnent lieu incontestablement à un nombre notablement moindre de cas d'ophtalmie sympathique ; d'autre part aussi, les méthodes de traitement nouvelles, en particulier les injections sous-conjonctivales, permettent d'agir plus efficacement qu'il y a quelques années, et d'arrêter des ophtalmies sympathiques, même à forme plastique, qui autrefois auraient amené la perte inévitable de l'œil.

Diagnostic. — Il n'existe aucun signe certain (puisqu'on ne connaît pas encore le microbe de l'ophtalmie sympathique), qui permette d'affirmer qu'il s'agit d'une façon absolument positive d'une ophtalmie sympathique ; autrement dit, l'affection n'a pas un caractère propre, *sui generis*. On ne fera donc qu'un simple diagnostic de probabilité. Mais ce diagnostic sera singulièrement corroboré par la recherche des antécédents, c'est-à-dire, quand après lésion d'un œil, l'autre présente des phénomènes irritatifs : larmoiement, photophobie, amblyopie, ou encore des signes d'inflammation plus ou moins intense de l'iris et du cercle ciliaire. En général, l'œil sympathisant est douloureux au toucher, même quand il s'agit d'un vieux moignon atrophié ; celui-ci redevient momentanément sensible, et la douleur sera facilement décelée par la pression du doigt.

Traitement. — Il peut être prophylactique ou curatif.

La prophylaxie commandera de conseiller l'énucléation d'yeux qui peuvent compromettre leur congénère : tels sont ceux qui ont été blessés dans la région ciliaire, et dont le délabrement est tel que leur conservation amènerait sûrement des accidents locaux et à distance ; tels sont surtout ces moignons atrophiques, atteints de temps à autre de poussées de cyclite, et qui sont les agents les plus certains et les plus fréquents de l'ophtalmie sympathique : il en sera de même des yeux renfermant des corps étrangers n'ayant pu être extraits, surtout quand ceux-ci siègent au voisinage du cercle ciliaire ; quelquefois, l'ablation du corps étranger suffira pour arrêter, non seulement l'inflammation de l'œil blessé, mais même les manifestations sympathiques déjà développées sur l'autre œil ; on rangera dans la même catégorie de cas, les yeux atteints de cataracte calcaire flottante, de cysticerque, d'ossification de la choroïde, ou encore ceux atteints de tumeur qu'on sera déjà forcé d'énucléer à cause de la nature même du mal.

L'énucléation préventive s'adressera de préférence à la catégorie des malades que l'on a occasion de traiter dans les cliniques et les hôpitaux ; là on a affaire à une clientèle négligente, qui ne surveille pas l'état de ses yeux, souvent même malgré les avertissements sagement et maintes fois réitérés ; on sera moins prompt et moins radical avec un malade intelligent, qu'on pourra surveiller, et qui saura lui-même se rendre compte et interpréter les phénomènes qu'il éprouve, qui aura surtout la sagesse de venir consulter à temps le médecin spécialiste. Dans l'une ou l'autre occurrence d'ailleurs, il sera toujours préférable, à mon avis, d'énucléer intempestivement un œil déjà perdu, plutôt que, par négligence ou désir de conservation exagérée, laisser se perdre le second œil qui n'est déjà plus simplement menacé, mais réellement atteint d'ophtalmie sympathique. Ainsi tombe, à mon avis, l'accusation portée contre certains opérateurs d'énucléer à tort et à travers ; du jour où l'on pourra affirmer d'une façon certaine que tel œil est dangereux, que tel autre, au contraire, ne provoquera jamais l'ophtalmie sympathique : à partir de ce jour il sera permis de se montrer sévère vis-à-vis des partisans à outrance de l'énucléation qui, dans l'état actuel de la question, je crois, se montrent simplement prévoyants.

Un cas embarrassant peut se présenter à la décision de l'opérateur, c'est celui où l'œil sympathisant a encore conservé un degré de vision assez convenable, tandis que l'œil sympathisé est déjà assez gravement atteint, au point de n'avoir plus qu'une vision très atténuée ou même nulle. En pareil cas, il peut être indiqué d'intervenir exclusivement sur ce dernier ou même de l'énucléer pour soulager le malade, dans l'espoir que le premier blessé pourra conserver longtemps encore et même indéfiniment son restant de vision.

Mais l'ophtalmie sympathique est nettement déclarée, et l'œil sympathisant est nettement perdu et manifestement enflammé ; il est le point de départ du mal survenu sur son congénère ; en pareil cas, il n'y a pas à hésiter, c'est à l'énucléation qu'il faut recourir, et à l'*énucléation* seule, abstraction faite de la *névrotomie optico-ciliaire* et de l'*exentération* ou *éviscération*, que je ne cite que pour engager à ne jamais y recourir en pareil cas.

En effet la névrotomie optico-ciliaire est une opération qui consiste, après section d'un muscle, le droit externe, par exemple, à luxer l'œil, et à abraser sur sa surface avec des ciseaux, le nerf optique aussi bien que tous les nerfs ciliaires, de façon à interrompre entre le restant de l'économie et le globe toutes les communications nerveuses ; cette section faite, on remet l'œil en place et on suture le muscle coupé. Opération dangereuse, d'abord parce qu'on ne connaît pas encore exactement, ainsi que je l'ai dit, les voies de transmission de l'ophtalmie sympathique, et aussi, opération trompeuse, parce qu'on n'est pas certain d'avoir, même en y prêtant la plus grande attention, coupé toutes les voies nerveuses conductrices.

J'en dirai autant de l'éviscération ou exentération : elle consiste à amputer le segment antérieur de l'œil en arrière du cercle ciliaire, puis après avoir vidé l'œil, à suturer le moignon. Ici encore, on n'est pas certain d'avoir détruit la source ou l'origine du mal, et l'énucléation est encore d'un effet plus certain et plus sûr, si, dans cette affection, il peut être question de certitude.

Toutefois, je dois me hâter d'ajouter que de nos jours, la thérapeutique médicale a fait assez de progrès pour pouvoir puissamment venir en aide à l'intervention chirurgicale. Non pas que je veuille recommander l'emploi des frictions mercurielles, du calomel à l'intérieur, des sangsues appliquées à la tempe, ni même des instillations intra-oculaires de sublimé recommandées par Abadie. Nous avons heureusement à notre disposition un remède que chacun connaît pour l'avoir vu appliquer et manier journellement, et qui est, même contre l'ophtalmie sympathique, d'une efficacité indéniable, je veux parler des injections sous-conjonctivales de cyanure. Même dans les cas qui paraîtront graves, il ne faut pas hésiter, avant de recourir à l'énucléation, de faire sur les deux yeux, des injections profondes, massives, d'une seringue de Pravaz pleine de cyanure à 1/1000, et on sera parfois étonné, au bout de 2 ou 3 jours, du résultat obtenu ; en pareil cas, il faut recommencer, et reculer l'intervention chirurgicale jusqu'à ses dernières limites ; on sera souvent surpris des excellents résultats obtenus par ce moyen ; en particulier, dans les cas de névrose sympathique et aussi contre la forme inflammatoire de l'ophtalmie sympathique, qu'elle soit localisée sur le segment antérieur de l'œil ou sur le nerf optique.

CHAPITRE XI

PANOPHTALMIE

La suppuration totale, destructive, du globe de
l'œil est malheureusement très fréquente, elle reconnaît une foule de causes dont je voudrais faire connaître au moins les principales, afin de permettre
d'éviter cette terrible complication des traumatismes
oculaires, au moins dans les limites où elle est évitable.

Et d'abord on trouve dans les livres classiques des
dénominations différentes pour désigner les suppurations intra-oculaires ; on les appelle tantôt : choroïdites, ou irido-choroïdites suppuratives, tantôt rétinites suppurées, d'autres fois encore hyalites suppurées ; toutes ces dénominations, comme nous le
verrons un peu plus loin, ont leur raison d'être, si
l'on s'en rapporte à la genèse ou à la pathogénie des
accidents ; c'est ainsi que, pour les irido-choroïdites,
c'est bien par l'iris que la suppuration a commencé,
puisqu'elle s'est propagée en arrière pour envahir le
corps ciliaire et la choroïde ; pour les rétinites, une
embolie septique aura bien fait débuter la suppuration par la rétine même ; mais dans l'un et l'autre cas,
le résultat ultime, l'aboutissant final, sera quand
même la suppuration du vitré, c'est-à-dire, la panoph-

talmie ou suppuration totale de tous les milieux postérieurs et même antérieurs du globe. Je n'attacherai donc pas une énorme importance à ces distinctions qui, utiles pour l'étude de la pathogénie des accidents, le sont moins dans la pratique, quand il s'agit d'enrayer la marche de ces mêmes accidents.

Examinons d'abord les *causes* de la panophtalmie : celle-ci peut être d'origine interne, ou de cause extérieure. Parmi les causes d'origine interne, donnant lieu à ce que l'on a appelé *choroïdite métastatique, par embolie,* ou *ophtalmie septique,* il faut citer : le typhus, la méningite cérébro-spinale, la fièvre puerpérale, la suppuration du cordon chez le nouveau-né, la pneumonie, et finalement, la grippe, qui dans les dernières épidémies en a fourni d'assez nombreux exemples ; exceptionnellement, on doit signaler la scarlatine grave, la variole confluente, le phlegmon érysipélateux, la pustule maligne, la pyohémie chirurgicale, l'endocardite ulcéreuse, le choléra asiatique, et même le froid.

En somme, il s'agit là de causes infectieuses ayant envahi l'organisme en général, et se localisant sur l'œil en particulier. On le comprendra encore mieux, quand j'aurai dit, qu'en fait de microorganismes infectieux, on a rencontré dans le pus de l'œil, le streptocoque, le staphylocoque, le bacille typhique, le staphylocoque aureus, des diplocoques encapsulés, etc. ; dans certains cas, on n'a rencontré aucun élément infectieux. Mais les causes les plus fréquentes de suppuration de l'œil sont certainement celles d'origine externe et traumatique, en particulier, les

plaies du globe, la pénétration de corps étrangers septiques, les brûlures par le feu ou par les agents chimiques, qui, en produisant une solution de continuité,
permettent la pénétration des éléments infectieux ;
voilà pour les accidents récents.

Mais il peut se faire qu'une solution de continuité
de l'œil depuis longtemps guérie, n'en constitue pas
moins, soit pour l'organe malade lui-même, soit pour
son congénère, une imminence de dangers toujours
prêts à éclater ; il y a là, en effet, une source de complications toujours menaçantes qui peuvent survenir
en quelques jours, comme aussi elles peuvent se faire
attendre des mois et même des années ; il est bon d'a-
jouter que, même lorsque les conditions étiologiques
existent, les accidents ne doivent pas forcément survenir, et qu'heureusement ils font souvent défaut.
Quoi qu'il en soit, la gravité variable de ces diverses
manifestations peut aller depuis une simple irritation
ciliaire à répétition, évoluant à longue échéance, pour
aboutir finalement, malgré tout, à l'atrophie du globe,
jusqu'à une suppuration instantanée, presque foudroyante, limitée, il est vrai, mais dont la conséquence fatale sera souvent la fonte purulente de l'œil.

Par son importance pronostique, on voit donc que
cette catégorie de faits cliniques vaut la peine qu'on
s'en occupe ; c'est pourquoi j'ai cru utile d'attirer spécialement sur elle l'attention.

L'énumération rapide des lésions primitives va montrer combien celles-ci sont variables, et combien il
est important d'être prévenu de la possibilité de ces
complications. Le plus souvent, il s'agit de lésions

cornéennes ulcéreuses, ayant évolué jusqu'à la perforation et donné lieu à des hernies de l'iris, pour produire finalement ce que l'on appelle le *leucome adhérent*. Une simple taie centrale, à peine visible, n'affectant en apparence que la vision et ne pouvant entraîner nulle conséquence fâcheuse dans l'avenir pour
la forme de l'œil, de même qu'un leucome épais supprimant complètement la vision d'un œil, ne sont
d'ordinaire nullement à craindre au point de vue de
la conservation esthétique de l'organe ; mais il n'en
est plus de même lorsque la taie se complique de synéchie antérieure et d'adhérence de l'iris. Le plus souvent, dans ces cas, la membrane irienne, effleurant
la surface antérieure de la cornée, fait partie intégrante
de la membrane cornéenne. L'accident primitif a
évolué, pour ainsi dire, sans grand fracas : peu ou
point d'inflammation, à peine quelques douleurs, et
tout semble rentré dans l'ordre ; le malade confiant
parce qu'il n'éprouve qu'un peu de diminution de l'a-
cuité visuelle, ne voit pas la nécessité d'une intervention s'imposer à lui, et tranquillement retourne à ses
occupations, lorsque tout à coup, les accidents éclatent avec toute leur gravité.

Je n'ai rien à dire du leucome simple qui, sans
altérer la vitalité de l'œil, ne fait que gêner la vision,
suivant qu'il est ou non placé au-devant de la pupille.

Quant au leucome adhérent, il a une importance
bien plus considérable dans la genèse des accidents
que nous allons étudier, et c'est pour cela que je veux
m'étendre un peu plus longuement sur son histoire.

Personne n'ignore que l'on désigne sous le nom de *leucome adhérent* toute cicatrice cornéenne comprenant des adhérences de l'iris, lesquelles sont désignées encore sous le nom de synéchies antérieures. Il faut toujours qu'une perforation de la cornée précède l'adhérence, car il est absolument nécessaire que l'humeur aqueuse s'écoule de la chambre antérieure pour que l'iris puisse venir se mettre en contact avec la cornée et contracter des adhérences avec la partie perforée. L'iris peut être simplement accolé à la face postérieure de la cornée, ou bien il est engagé dans l'épaisseur de la plaie cornéenne et il y existe ce qu'on appelle un enclavement. Ces leucomes adhérents sont extrêmement fréquents, et Despagnet qui a bien étudié la question, en relève 245 cas sur 8651 malades, soit en moyenne 3 0/0 dans le total des affections oculaires. Quant aux causes très variables, il faut les chercher surtout dans l'ophtalmie des nouveau-nés, dans les kératites ulcéreuses des individus strumeux, dans l'ophtalmie blennorrhagique ou leucorrhéique, dans les kératites ulcéreuses simples, le zona, les ulcères serpigineux et les kératites neuro-paralytiques, et enfin, dans les blessures de la cornée et souvent dans les interventions chirurgicales, telles que l'extraction de la cataracte.

Avant tout nous devons nous demander ce qui fait la gravité du leucome adhérent, et s'il n'y a pas dans les dispositions anatomiques quelque chose qui puisse nous renseigner sur cette gravité. L'iris, qui est en rapports intimes avec le cercle ciliaire appelé le *nœud vital* de l'œil, se trouve altéré dans sa nutrition, dans sa structure, dans ses mouvements ; il y a donc là un danger permanent, qui parfois peut se produire spontanément sans aucun signe précurseur. Il faut donc considérer le leucome adhérent comme entraînant un pronostic très grave, non seulement pour la fonction visuelle qui est toujours plus ou moins altérée ; mais aussi pour la conservation de l'organe. A la vérité, il est incontestable que tous les leucomes adhérents ne se compliquent pas d'accidents graves d'une façon absolue, mais on peut affirmer avec Despagnet, sans crainte d'être démenti, que presque tous les leucomes amènent de temps en temps quelque manifestation plus ou moins bénigne, de sorte que les gens qui les portent, ne sont jamais bien rassurés sur l'existence de leur œil.

Sans compter, qu'outre la perte directe de l'œil par suppuration, il peut survenir encore d'autres accidents par le fait du leucome adhérent ; je ne vous citerai que les névralgies et douleurs périorbitaires consécutives à un travail un peu prolongé, et cela même lorsque l'œil ne voit plus, par le seul fait du travail de son congénère ; les ulcérations de la surface cicatricielle à la suite d'une poussée inflammatoire venant de la conjonctive ou de toute autre membrane de l'œil ; s'il se fait une éruption herpétique sur l'œil à la suite d'une fièvre larvée, d'un embarras gastrique, etc., c'est la cicatrice de la cornée qui en est le centre. D'autres fois, le leucome adhérent se transforme en staphylome portant sur une partie ou sur la totalité de la cornée ; d'autres fois encore, la pression intra-oculaire est augmentée et un véritable glaucome est constitué, à la suite des tiraillements que l'iris subit et qui dépendent, soit de l'obstacle apporté aux mouvements de son sphincter, soit de la rétraction de la cicatrice elle-même. Enfin, les tiraillements continuels de l'iris, résultant de son fonctionnement incessant, enflamment quelquefois cette membrane, et provoquent aussi parfois une ophtalmie sympathique par inoculation de matières septiques au niveau de la cicatrice, et transmission à l'autre œil par les voies lymphatiques, ainsi que l'a démontré Deutschmann. Ajoutons encore que les accidents sont surtout fréquents dans les yeux opérés de glaucome et portant de fortes cicatrices cystoïdes.

Mais la complication la plus sérieuse et la plus grave est certainement constituée par les phénomènes infectieux qui peuvent envahir l'œil, et parmi eux l'*irido-choroïdite purulente* est la plus fréquente.

Avant d'étudier la pathogénie de ces accidents, voyons d'abord quel est leur aspect clinique.

Symptômes. — Lorsque la suppuration a pour point de départ une plaie cornéenne, on en voit les lèvres se boursoufler et prendre un aspect gris-jaunâtre ; en même temps, les paupières, surtout la supérieure, s'œdématient. D'ordinaire, c'est subitement, et avec une violence inouïe que l'inflammation se déclare. Quelquefois, depuis le moment de la perforation de la cornée, l'œil n'a pas été le siège de nouveaux phénomènes inflammatoires. Dans d'autres cas, il y a eu, à plusieurs reprises, soit des accès d'iritis, soit des ulcérations de la couche épithéliale recouvrant la cicatrice irido-cornéenne, quand il s'agit de leucomes adhérents.

Dans ce cas, l'inflammation phlegmoneuse une fois déclarée, la stase veineuse qui en résulte se traduit à l'extérieur par une injection de la conjonctive graduellement plus intense. Il se produit, à mesure que la suppuration envahit le corps vitré, un chémosis souvent énorme, formant parfois une sorte de bourrelet faisant hernie à travers la fente palpébrale. S'il s'agit d'une plaie cornéenne, les bords s'entr'ouvrent et laissent échapper un exsudat diphtéroïde qu'on détache facilement, mais qui se reproduit sans cesse. En même temps, le gonflement des paupières et de la conjonctive rappelle l'aspect de l'ophtalmie purulente, sauf la sécrétion conjonctivale qui est molle ou peu accusée.

Pendant ce temps, la cornée se trouble, la pupille, si elle n'est pas comprise en partie dans le leucome, tantôt s'obstrue, tantôt laisse voir le reflet jaunâtre du pus s'accumulant dans le fond de l'œil.

Enfin, le globe tout entier est dur au toucher, augmente de volume et fait en avant une véritable saillie (exophtalmie) par suite du gonflement qui se propage à la capsule de Tenon.

Après une durée variable, l'œil se perfore, soit au niveau du leucome, soit plutôt du côté de la sclérotique entre les muscles droits, soit encore au niveau de la plaie ou de l'ulcération cornéenne, point de départ de l'infection.

Pendant l'évolution de ces phénomènes inflammatoires locaux, des douleurs extrêmement violentes se manifestent non seulement dans l'œil, mais dans toutes les branches de la cinquième paire, en s'accompagnant de phénomènes généraux souvent fort intenses (fièvre, inappétence, vomissements).

Si l'on n'intervient pas, la perforation cornéenne ou scléroticale est d'ordinaire la règle. Alors le pus trouvant une libre issue, il se produit une détente immédiate de tous les symptômes locaux et généraux. Peu à peu, l'élimination de toutes les parties suppurées se produit, l'inflammation diminue et l'œil s'atrophie. C'est là la forme aiguë et violente de l'irido-choroïdite suppurative.

Mais, à côté de ces cas, il y en a d'autres subaigus, où l'inflammation se circonscrit en débutant, puis se généralise par petites poussées. Il se forme une suppuration partielle du corps vitré, sans réaction bien accusée. A travers la pupille, on aperçoit un reflet jaunâtre du fond de l'œil simulant un gliome de la rétine. En pareil cas, l'œil est généralement peu douloureux ; à chaque poussée nouvelle, la masse purulente augmente et finit graduellement par tout désorganiser. C'est là ce que Despagnet a proposé d'appeler une irido-choroïdite suppurative chronique.

Mais l'une et l'autre variété de phlegmon de l'œil, s'ils ne perforent pas la coque oculaire pour se faire jour au dehors, peuvent se propager à l'orbite et amener le phlegmon orbitaire. Alors la situation devient des plus graves, car la santé générale des individus est mise en jeu. L'inflammation peut, en se propageant le long du périoste, à travers le trou optique et la fente sphénoïdale, provoquer une méningite ou une encéphalite qui seront fatales. D'autre part, une phlébite de la veine ophtalmique peut engendrer une thrombose des sinus caverneux, accident qui est aussi rapidement mortel. Voilà comment, une légère plaie cornéenne, une ulcération qui se perfore, ou un leucome adhérent qui s'infecte, peuvent, après avoir provoqué la suppuration de l'œil, amener celle de l'orbite et entraîner les accidents les plus funestes. Toutefois, il faut dire que cette dernière éventualité est des plus rares et des plus exceptionnelles.

Mais la maladie ne procède pas toujours avec autant de fracas, et souvent elle prend des allures plus calmes et, en apparence, plus bénignes, mais qui n'en sont pas moins graves pour cela, puisqu'elles conduisent à la perte de l'œil par atrophie.

En effet, au lieu d'être suppurées d'emblée, l'irido-choroïdite ou l'irido-cyclite peuvent devenir plastiques; elles débutent alors par une iritis qui, après plusieurs attaques successives, se transmet au cercle ciliaire. L'œil est rouge, les vaisseaux superficiels sous-conjonctivaux sont tortueux et mobiles, ou d'autrefois, ne donnent à la région péri-cornéenne qu'une simple teinte rouge lie de vin; bientôt des synéchies nombreuses s'établissent et obstruent en partie ou en totalité la communication entre les deux chambres. Petit à petit, l'iris change complètement d'aspect; sa couleur devient foncée, sale, brunâtre ou grisâtre, et à sa surface on aperçoit des bosselures ovalaires rayonnant vers la périphérie, dues à la distension des parties moins résistantes de l'iris par l'humeur aqueuse.

Le malade éprouve de temps en temps des douleurs lancinantes et une sorte de tension douloureuse; la lumière est supportée avec peine, non seulement par l'organe malade, mais aussi par l'œil sain. Le cristallin lui-même peut devenir opaque, et ses couches corticales se résorbent en partie ; si la pupille n'est pas oblitérée, et si les synéchies postérieures ne forment qu'un anneau adhérent à son bord, le cristallin peut rester longtemps transparent.

En même temps, à l'ophtalmoscope, on voit l'intérieur de l'œil trouble, et la papille avec les vaisseaux rétiniens injectés ne se voient qu'à travers de nombreux flocons.

Avec les progrès de la maladie, tous les symptômes s'aggravent : la vue se trouble de plus en plus et l'œil tend à s'atrophier.

L'irido-choroïdite expose l'œil malade à des récidives inflammatoires très fréquentes ; il devient mou, et finalement s'atrophie. Ce ramollissement du bulbe se traduit par des symptômes faciles à reconnaître. L'œil, au toucher, paraît se déprimer et ne présente point de résistance. Enfin, la perception lumineuse qui allait toujours en diminuant, finit par disparaître ; il se produit des décollements de la rétine et de la choroïde, les phosphènes eux-mêmes disparaissent, et l'œil est enfin définitivement perdu ; heureux, quand il ne devient pas pour son congénère, le point de départ d'une ophtalmie sympathique. Je dois cependant à la vérité de dire que toutes les plaies de l'œil, ni tous les leucomes adhérents, ne se compliquent pas toujours de ces affections graves, et ne font pas toujours suppurer l'œil ; sans quoi, en raison du grand nombre de ces lésions, bien peu de ces yeux resteraient indemnes.

Pathogénie. — Nous devons maintenant nous demander par quel mécanisme peut survenir l'irido-cyclite comme complication éloignée des traumatismes accidentels ou opératoires du globe de l'œil.

A la vérité, l'explication serait aisée à donner si le phlegmon survenait quelques semaines après la perforation cornéenne et la formation de la synéchie antérieure. Quoi de plus naturel, en effet, que d'admettre que les bactéries ayant trouvé une large porte d'entrée par la perforation de la cornée, se sont répandues dans l'intérieur de l'œil, l'ont infecté et amené sa suppuration. Personne ne s'étonnerait d'une terminaison pareille et ne songerait à proposer un autre mode d'évolution. Et cependant, il faut bien l'avouer, rares sont les cas où un abcès cornéen se termine par la panophtalmie.

D'ordinaire, les abcès les plus étendus envahissent toute la cornée, la détruisent, laissent à sa place le tissu cicatriciel se produire adhérant à l'iris, sans attaquer les membranes profondes. Bien plus, il nous arrive parfois, dans les nécroses générales de la cornée, de voir le cristallin sortir par cette plaie béante, laisser par conséquent un passage libre aux microbes suppuratifs, pour leur permettre d'émigrer vers les profondeurs [de l'œil, et cependant la panophtalmie ne se produit pas. A plus forte raison ne la rencontrons-nous jamais dans les abcès partiels bien limités et qui, souvent livrés à eux-mêmes, se terminent par un leucome adhérent. On pourrait donc facilement expliquer le phlegmon dans les cas où il ne se produit jamais. Mais l'explication est beaucoup plus difficile dans les cas où l'irido-choroïdite suppurative n'apparaît que des années après l'abcès cornéen, après l'adhérence irienne ; dans un œil où pendant dix, quinze, vingt ou trente ans, il n'y a pas eu la moindre manifestation inflammatoire, trois hypothèses ont été émises pour expliquer cette suppuration.

1re *Hypothèse.* — *C'est, d'abord, le transport dans l'œil, par la circulation générale, des germes infectieux.* Le dépôt s'en ferait là comme il aurait pu se faire dans tout autre organe. Mais, il faut pour cela que le malade soit dans une misère physiologique noire, dans une cachexie profonde, et dès lors, point n'est besoin d'un leucome adhérent pour favoriser la suppuration ; elle surviendra dans l'œil le plus normal. Cette théorie est trop spéciale, et n'a rien à voir avec le sujet qui nous occupe ; d'autant plus que les malades, la plupart du temps, sont tous d'une bonne santé générale.

2e *Hypothèse.* — Il ne reste plus alors qu'à invoquer *une infection purement locale.*

Leber, Sattler et d'autres ont émis l'opinion que toute cicatrice irido-cornéenne, filtrante ou non, pouvait, même après un long temps, être la porte qui ouvre l'œil à une infection. En d'autres termes, les microbes seraient venus de l'extérieur et auraient, à travers la cicatrice irido-cornéenne, pénétré dans l'œil, s'y seraient développés et auraient amené la suppuration ; il s'agissait donc d'une infection récente dans un œil autrefois malade.

Mais d'abord, il est impossible de s'expliquer comment les germes pénétreraient dans l'œil à travers une cicatrice non filtrante, dans le cas où le leucome parfaitement cicatrisé ne présente pas la plus petite altération de surface, dans le cas enfin où aucun échange liquide ne se fait de l'intérieur à l'extérieur, ou réciproquement. On trouve dans les dimensions toujours égales de la chambre antérieure la meilleure des preuves qu'il ne se fait aucun mouvement dans ce sens. Il faut donc rejeter cette manière de voir pour les leucomes bien formés ; de Wecker admet alors la rupture de la cicatrice, et c'est à travers la solution de continuité que pénétreraient les germes ; cela nous amène alors à la question suivante.

Celle-ci est basée sur l'hypothèse concernant les cicatrices filtrantes où les échanges peuvent se faire soit du dedans au dehors, soit du dehors au dedans. La diminution de la chambre antérieure qui parfois se vide totalement, un petit suintement liquide que l'on voit, à la loupe, au niveau de la cicatrice, sont des preuves non douteuses de cette filtration. Et encore est-il difficile d'accepter cette explication si l'on s'en rapporte à une observation de Despagnet. On y voit, en effet, qu'en 1871 et 1873, dans un œil atteint de leucome adhérent depuis trois et cinq ans, il est survenu une iritis très intense compliquée de cyclite, puisqu'il y avait de l'hypopion. C'était le prélude de l'irido-choroïdite suppurative. On l'a enrayée en pratiquant une ponction dans le leucome, de manière à donner issue à l'humeur aqueuse et diminuer la tension de l'œil. En deux fois la tentative a admirablement réussi, et depuis cette époque, 14 ans, ce malade n'a plus eu aucun accident, parce qu'il a fini par obtenir une de ces cicatrices filtrantes, que certains auteurs considèrent comme le meilleur moyen d'arriver à la panophtalmie. Chez ce malade, au contraire, du jour où il a été produit une cicatrice filtrante, la suppuration s'est arrêtée, et il n'a plus jamais eu d'accidents inflammatoires. Cette observation est tout à fait contraire à la théorie de Leber et Sattler. On ne peut donc admettre que ce soit, dans ces cas, une infection nouvelle qui se produise par l'introduction dans l'œil des microorganismes à travers la cicatrice irido-cornéenne.

Cependant, dans un travail extrêmement important qui fait autorité en la matière, Wagenmann, assistant de Leber, rapporte l'histoire détaillée de 18 cas de suppuration du corps vitré, dans lesquels 11 fois on put faire l'examen anatomique et microscopique de l'œil énucléé. Dans ces cas, on a trouvé nettement des microbes au fond de la cicatrice qui était le point de départ de la suppuration, pour, de là, se propager vers le corps vitré à travers la synéchie. Presque toujours, le corps vitré touchait immédiatement à la cicatrice ; c'est pourquoi une simple infection, qui, d'ailleurs n'aurait amené qu'une kératite à hypopion, causait de suite une suppuration du corps vitré et une panophtalmie. Dans quelques cas même, on put, à coup sûr, constater le traumatisme infectieux secondaire ; ainsi, dans un cas, il s'agit d'une petite ulcération d'un leucome staphylomateux ancien qui fut le point de départ de la suppuration du corps vitré, lequel venait faire hernie dans l'excavation staphylomateuse. Une autre fois, c'est une ulcération d'un prolapsus irien ancien, ulcération consécutive à une pneumonie qui fut le point de départ de la cyclite suppurée. Enfin, dans un troisième cas, c'est un staphylome total de la cornée, consécutif à une conjonctivite purulente des nouveau-nés qui s'ulcéra et donna lieu à l'infection du corps vitré ; dans tous ces cas, le cristallin manquait ou était déplacé par suite de la déformation de l'œil.

Dans une discussion qui eut lieu à la Société d'ophtalmologie de Heidelberg en 1889, à propos de ces cas de Wagenmann, on combattait précisément l'infection endogène. Meyer citait des cas dans lesquels, lorsque des cicatrices oculaires ont existé pendant des années sans réaction particulière, et qu'il survient subitement une suppuration en même temps que l'on constate l'existence d'un abcès à un endroit fort éloigné du corps, on arrive aisément à l'idée que des microorganismes provenant de cet abcès et introduits dans la circulation générale, ont trouvé dans l'œil un endroit favorable à leur évolution.

L'œil constitue, dans ces cas, un *locus minoris resistentiæ* par l'existence même de la cicatrice vicieuse ; avec les troubles de circulation et de nutrition se produit l'endommagement fonctionnel que cette cicatrice entraîne dans les tissus lésés. Il y a aussi des cas où la panophtalmie s'observe en dehors de toute action extérieure ; telles sont les fièvres aiguës qui peuvent donner lieu à de semblables complications oculaires. De même, on pourrait encore citer des cas de corps étrangers qui, après avoir pénétré dans l'œil, y sont restés sans réaction pendant plusieurs années, puis subitement sont devenus le point de départ d'une panophtalmie qui débuta par la profondeur et non pas par le point de l'ancienne pénétration du corps étranger.

Dans ces cas, il faut bien admettre que des microbes ont été entraînés dans l'œil avec le corps étranger, qu'ils y sont restés à l'état de repos pendant plusieurs années, et qu'à un moment, sous une influence encore inconnue, ils se sont réveillés et ont provoqué la suppuration. Mais il faut bien dire que ces faits n'ont aucun rapport avec les cicatrices adhérentes ; dans celles-ci, s'il y avait panophtalmie endogène, on trouverait des microorganismes dans les vaisseaux, et c'est ce qui ne se voit pas. Tout au contraire, on voit toujours nettement une contamination entre le foyer suppuratif et la cicatrice. De plus, il y a encore un autre fait curieux signalé par Leber, c'est qu'il existe une dissémination très-grande de microbes dans l'épithélium de la cornée, dissémination qui s'effectue probablement par les couches superficielles de la membrane.

Du reste, de Wecker se rattache nettement aussi à cette théorie de l'introduction directe des germes par la cicatrice. A la vérité, il croit à la puissance de filtration de la cicatrice, mais non dans le sens qu'on y attache généralement, mais il pense que l'immigration des germes peut se faire au sens inverse des courants lymphatique et nourricier, se basant sur ce que la bactériologie en fournit des exemples nombreux, et pour l'œil en particulier, on peut invoquer les choroïdites tuberculeuses.

C'est, du reste, à cette manière de voir, qu'il faut, je crois, se rattacher ; c'est elle qui satisfait le mieux l'esprit, qui répond le mieux aux faits, et surtout, elle est amplement démontrée par l'expérimentation clinique et du laboratoire.

3° *Hypothèse.* — Elle consiste à admettre *le réveil d'une infection latente* dont les germes sont contenus dans l'œil à l'état d'inactivité, c'est-à-dire que depuis le jour de l'abcès cornéen, il est resté des micrococques dans l'œil, qui se réveillent après un temps si long et produisent la suppuration. La même infection se produit à la suite d'une ouverture opératoire de la cornée, après l'extraction de la cataracte surtout. C'est là l'opinion qui a généralement prévalu en France, et dont le plus ardent défenseur fut le professeur Verneuil. Si invraisemblable qu'elle paraisse de prime abord, elle semble cependant plus acceptable que les précédentes, pourvu toutefois qu'on ne veuille pas faire jouer un rôle exclusif à la colonie microbienne. Il est en effet un autre facteur tout aussi important qu'il faut faire entrer en ligne de compte, c'est le terrain. Pourquoi ces germes qui dormaient depuis des années se seraient-ils réveillés, s'il n'y avait rien eu de changé dans le milieu où ils vivaient ? Puisqu'ils changent d'état, c'est qu'ils y ont été provoqués, et le provocateur, c'est le terrain où ils vivent, c'est l'œil. Il en coûte fort de ne pouvoir admettre dans leur entier les conceptions actuelles, et soutenir que toute forme d'inflammation ne tient qu'à la présence et à la multiplication des colonies microbiennes, et il semble qu'on lèse les droits de la clinique en soutenant pareille opinion (Despagnet). Voyons donc ce que devient l'œil et comment il se prépare à bien favoriser le rôle des microcoques.

Le leucome adhérent peut être central ou périphérique. Qu'il soit l'un ou l'autre, on sait qu'il résulte des mouvements permanents de l'iris un tiraillement continu soit sur la partie enclavée, soit sur la partie diamétralement opposée. Est-il donc possible d'admettre que cette irritation constante de la région ciliaire ne finisse pas par l'enflammer? Si, d'autre part, les leucomes adhérents sont périphériques, et ce sont les plus mauvais, il vient s'ajouter à cette irritation de la zone ciliaire par traction une irritation nouvelle, produite par l'accolement de l'iris avec les voies lymphatiques de l'angle irido-cornéen qui sont comprimées, obstruées par le leucome, et par suite, ne remplissent plus leurs fonctions. Voilà donc deux causes de modifications essentielles de la zone ciliaire qui progressivement, soit par tiraillements, soit par tension exagérée résultant de l'hypersécrétion, amènent la congestion. Dès lors, il n'en coûte plus d'admettre le rôle des germes qui trouvent un terrain tout préparé pour développer leurs colonies et amener la suppuration.

Traitement. — Cette partie de l'histoire de la maladie que nous étudions, tout incomplète qu'elle est, n'en forme pas moins, avec la pathogénie, un des chapitres les plus intéressants.

On pourrait la diviser en deux parties, et étudier le traitement prophylactique et le traitement curatif ou palliatif.

Du *traitement prophylactique* nous ne dirons que peu de chose, non qu'il soit le moins important, mais parce qu'il est le plus difficile à appliquer. En effet, pour détruire complètement les microbes ou germes infectieux qui envahissent l'œil pendant une opération, je suppose, il faudrait aller jusqu'à introduire les antiseptiques dans l'intérieur des cavités oculaires ; or, cette pratique recommandée surtout par Panas tant pour l'antisepsie que pour le nettoyage des masses corticales après l'extraction de la cataracte, est abandonnée à l'heure actuelle par la grande majorité des chirurgiens ; les désordres qu'on risque d'occasionner sur les diverses membranes, de l'œil, cornée, corps vitré, etc., ne compensent pas les résultats qu'on obtient en croyant empêcher ultérieurement des accidents problématiques ; une opacité complète de la cornée ou une atrophie du corps vitré auront le même inconvénient fonctionnel, qu'ils proviennent d'un accident infectieux dû à une taie adhérente ou d'une injection intra-oculaire antiseptique trop irritante. Les précautions antiseptiques bien connues devront être observées au moment d'une opération de cataracte ; mais surtout, il faudra assurer l'asepsie complète des lèvres de la plaie déjà agglutinées jusqu'à leur cicatrisation totale.

Il en sera de même pour toute autre intervention, iridectomie, extraction de corps étranger, etc.

N'oublions pas de rappeler qu'un excellent moyen prophylactique contre l'infection possible, même dans les cataractes s'accompagnant de conjonctivites chroniques ou de dacryocystites, consiste à pratiquer la suture conjonctivale.

Quant au *traitement curatif*, il sera variable suivant les circonstances, et suivant la période et la variété de l'accident auquel on aura affaire.

Pour ce qui est du *moment de l'accident*, lorsqu'on a occasion d'observer la hernie irienne *dès le début*, soit après une opération, soit après une perforation spontanée ou traumatique de la cornée, il faudra s'empresser, après désinfection soigneuse de l'œil et du lambeau irien prolabé, de la réduire. Si la perforation est à la périphérie de la cornée, on se trouvera souvent bien d'employer les instillations d'ésérine qui contracteront la pupille et empêcheront l'iris de bâiller à travers la perforation périphérique; celle-ci, au contraire, siège-t-elle au centre de la cornée, l'atropine, en dilatant la pupille, sera d'un grand secours en éloignant de la perte de substance cornéenne le bord de l'iris prêt à s'y engager et à y adhérer. Mais il arrive quelquefois que, malgré ces précautions, la hernie se reproduit quand même ; le mieux sera de l'attirer davantage avec une pince, et de l'exciser le plus largement que l'on pourra en faisant bien attention que quelque petit lambeau irien ne reste pas enclavé dans la plaie. La suture conjonctivale complétera heureusement l'intervention. Supposons maintenant que l'enclavement soit ancien, et qu'il provoque seulement quelques-unes des complications non suppuratives que j'ai signalées plus haut, névralgie ciliaire, ulcération, staphylome commençant, etc.

Il s'agit avant tout de faire une distinction entre l'enclavement du bord pupillaire et celui du bord périphérique ou cornéen de l'iris.

Si le *bord pupillaire* seul est pris, il faudra absolument sectionner l'adhérence. Pour cela, on pourra procéder de deux façons différentes : ou bien, se servant d'un couteau de Græfe, on en introduira la pointe au niveau du côté externe de la cornée, en ayant soin d'amener son tranchant derrière l'adhérence ; quelques petits mouvements de scie, ou bien une pression plus ou moins forte exercée contre l'iris enclavé suffiront souvent pour sectionner ou détacher celui-ci. Dans certains cas cependant, l'adhérence peut résister au couteau ; en pareille occurrence, il sera bon de faire une petite incision de **2 à 3** millimètres à la cornée, suffisante pour introduire dans la chambre antérieure les pinces-ciseaux de de Wecker, sans toutefois blesser le cristallin ; il sera facile de la sorte de sectionner la partie de l'iris accolée contre la cornée.

Qu'il s'agisse, au contraire, d'un *enclavement du bord périphérique de l'iris* dans la plaie cornéenne, comme cela arrive quelquefois dans les extractions à lambeau sans iridectomie, la conduite devra être tout autre ; le principe, au fond, reste le même : il consiste à libérer l'adhérence irienne, de façon à éviter les tiraillements continuels dus au fonctionnement de l'œil malade ou de son congénère.

Si l'enclavement est large et que le tiraillement soit assez considérable pour déformer la pupille, il sera bon de faire de chaque côté de l'adhérence une iridectomie, en ayant soin de réséquer l'iris jusqu'à son insertion ; cette double iridectomie aura pour effet d'isoler totalement l'enclavement qui ne sera plus influencé par les tractions du sphincter irien.

Si l'enclavement est moins large, et si l'irritation ne provient pas des tiraillements du muscle irien, on pourra se contenter de faire la staphylotomie d'Abadie, surtout si l'adhérence de l'iris se complique encore d'une ectasie cornéenne. Voici comment on exécutera ce procédé : on pénètre dans la cornée avec un couteau de Græfe, vers la limite du staphylome, du côté où la cornée est encore saine. Si la chambre antérieure est très effacée par suite de l'attraction de l'iris en avant, on traverse l'iris et l'on glisse le couteau dans la chambre postérieure, devenue alors très profonde, en se tenant au devant du cristallin et parallèlement à sa surface. La contre-ponction est faite dès qu'on a dépassé les limites du staphylome, et alors, par des mouvements de va et vient du couteau, on sectionne toute la base du staphylome, en se tenant très près du limbe scléro-cornéen. Au moment d'achever la section, on ménage un tout petit lambeau médian, très étroit et très mince, comme dans la sclérotomie, de façon à ne pas avoir une ouverture trop béante, si le staphylome est volumineux. La pointe d'iris adhérente à la cicatrice ayant été ainsi sectionnée entre ses points d'attache cicatriciels et son insertion ciliaire, les tiraillements n'ont plus lieu et la cause principale du développement du staphylome a disparu.

Disons encore qu'en fin de compte, le staphylome peut être excisé, et la plaie ainsi produite recouverte par une suture conjonctivale qui en assurera à la fois la solidité et la protection contre les infections ultérieures.

Jusqu'ici je n'ai étudié que le traitement applicable

aux accidents irritatifs des taies adhérentes ; je dois maintenant dire quels sont les moyens à opposer à la suppuration de l'œil, partielle ou totale, telle que je l'ai montrée en étudiant les conséquences de l'enclavement ancien de l'iris.

Lorsque la suppuration ne prend pas dès le début une allure aiguë ou brusque, on pourra essayer de l'arrêter par les moyens bien connus, et qu'Abadie avait déjà recommandés contre la suppuration primitive, c'est-à-dire survenant de suite après la lésion cornéenne, telle qu'une opération de cataracte ; on cautérisera soit avec la pointe du thermo-cautère, soit avec l'anse galvano-caustique, le siège de l'adhérence, point de départ probable et fréquent de la suppuration ; ce qui prouve le bien-fondé de cette proposition, c'est que Leber a réussi à arrêter la marche progressive du processus suppuratif à l'aide d'une thermo-cautérisation du foyer infectieux, limité encore à la cornée, mais qui avait déjà causé, probablement par l'influence des produits pathogènes des microbes, une altération du corps vitré et une diminution sensible de la perception lumineuse. Puis, s'il y a un hypopion, on pourra évacuer le pus de la chambre antérieure en pratiquant une paracentèse de la cornée à sa partie la plus déclive. Profiter, à ce moment, de l'introduction du couteau dans la chambre antérieure pour sectionner la synéchie, serait une mauvaise et détestable pratique, qui ne ferait que donner un fort coup de fouet à la suppuration susceptible peut-être d'être enrayée. Avec l'humeur aqueuse, on verra le pus s'écouler. Faut-il injecter un liquide antiseptique dans l'intérieur de l'œil ? Si la lésion est encore limitée à la chambre antérieure, ce sera peut-être chose utile ; si, au contraire, le corps vitré commence déjà à être envahi, l'effet de l'injection microbicide sera plus problématique.

Laissant de côté les injections intra-vitréennes de sublimé ou autres antiseptiques, tout au plus pourra-t-on essayer les injections sous-conjonctivales à dose massive, qui auront surtout leur raison d'être dans la suppuration antérieure du globe, mais qui agiront moins sûrement quand déjà le vitré aura été envahi.

Mais voici l'irido-choroïdite, autrement dit, le phlegmon de l'œil bien déclaré : on le reconnaîtra à l'œdème des paupières et de la conjonctive oculaire, à l'aspect jaune de la pupille, aux douleurs spontanées dans la région orbitaire et dans toute la moitié de la tête correspondante, ainsi qu'à l'extrême sensibilité au toucher. En ce cas, il n'y a plus à hésiter, et le mieux est d'intervenir de suite radicalement. Autrefois, on craignait de faire l'ablation d'un œil en pleine période inflammatoire ; aujourd'hui, grâce aux antiseptiques, nous ne devons plus avoir pareilles craintes.

Mais quelle est l'opération que l'on choisira, de l'*énucléation* ou de l'*exentération* ? Voici sur quoi on se basera pour faire un choix : d'abord, il est bon de se rappeler que l'œil suppuré propage toujours autour de lui une sorte d'inflammation et d'œdème de voisinage dans le tissu cellulaire de l'orbite, qui rend ce tissu dur, friable, congestionné, en même temps que plus adhérent au globe ; aussi, dans ces conditions, l'énucléation sera-t-elle beaucoup plus difficile que quand il s'agit d'un œil non enflammé. Si donc, les qualités d'opérateur négatives du médecin ne lui permettent pas d'entreprendre une énucléation dans ces conditions, il aura plutôt recours à l'exentération. Celle-ci sera plus vite faite ; elle sera à la portée des moins habiles ; mais il sera bon, dans ce cas, de bien nettoyer la coque scléroticale, de l'écouvillonner avec un tampon de coton trempé dans du cyanure, ou mieux encore, du formol ; faute de quoi, on risque de voir, après la suture, éclater une nouvelle suppuration, douloureuse, et surtout interminable, parce que la sclérotique nécrosée par cette nouvelle inflammation, devra s'éliminer à la façon des tendons sphacélés ; et on sait qu'en pareil cas, l'élimination est souvent plusieurs semaines à se compléter.

J'ajoute encore que, contrairement à la théorie de Deutschmann, ce n'est jamais dans ces cas de suppuration franche que l'on voit se produire l'ophtalmie sympathique ; cette complication est donc peu ou pas à redouter quand on a affaire à une suppuration totale du globe oculaire.

CHAPITRE XII

DU GLAUCOME

§ 1. — Définition et divisions.

Le glaucome est une affection très complexe carac-térisée surtout par *l'augmentation de tension de l'œil*, la *diminution de la vision*, et *l'excavation du nerf optique*.

Je commence par dire cependant que l'hyperten-sion n'existe pas dans toutes les variétés de glaucome et qu'il en est une surtout désignée sous le nom de *glaucome chronique simple*, dans laquelle l'augmen-tation de tension peut faire à peu près totalement, sinon complètement défaut. Tandis qu'au contraire, elle existe d'une façon à peu près constante dans la variété dite *inflammatoire*.

Par ce fait et parce que les symptômes et l'aspect clinique sont différents dans le glaucome chronique simple et dans le glaucome inflammatoire, je sépare-rai totalement l'étude de ces deux types de glaucome, et ne m'occuperai, pour le moment, que du glaucome dit inflammatoire, quitte à étudier, un peu plus tard le glaucome chronique simple.

Disons de suite que la dénomination de *glaucome inflammatoire* est, sinon fausse, tout au moins inexacte, car il n'y a pas, en réalité, trace d'inflammation dans ce type de glaucome ; ce sont tout simplement des phénomènes congestifs qui siègent dans le segment antérieur du globe qui donnent lieu à cette apparence d'inflammation, et c'est aussi dans cette partie de l'œil que se passent les phénomènes primordiaux qui engendrent le glaucome et permettent d'expliquer sa pathogénie.

Malgré cela, nous garderons quand même la dénomination de glaucome inflammatoire, puisque l'usage l'a consacré, et puisque nous savons dès maintenant quelle signification nous devons accorder à ce dernier; il n'y a nul inconvénient à le conserver, puisqu'il ne peut prêter à confusion ni à erreur.

Suivant la marche plus ou moins aiguë de l'affection, on peut diviser le glaucome inflammatoire en *aigu, subaigu, irritatif ou chronique* ; ces variétés qui peuvent persister comme telles pendant assez longtemps, commencent souvent par un *stade prodromique*, dont on a voulu, à son tour, faire une variété ; puis, après avoir parcouru plus ou moins rapidement ces diverses étapes dont certaines passent parfois inaperçues, ou même manquent totalement, elles aboutissent tôt ou tard, mais presque fatalement au *glaucome absolu* caractérisé par la perte totale de la vision, puis enfin, à la *dégénérescence glaucomateuse* du globe, c'est-à-dire, à la désorganisation totale qui peut nécessiter l'énucléation.

Une autre division à retenir, c'est celle en *glaucome primitif*, dans lequel l'état glaucomateux survient sans lésion oculaire antérieure apparente, et en *glaucome secondaire* qui est toujours consécutif à une lésion oculaire antérieure, spontanée ou traumatique.

Quoi qu'il en soit, le glaucome inflammatoire primitif dont nous allons seul, pour le moment, nous occuper ici, comporte plusieurs stades que nous allons successivement passer en revue ; ce sont :

Le stade prodromique,

Le stade aigu,

Le stade subaigu, ou irritatif chronique,

Puis, le stade de glaucome absolu, avec dégénérescence glaucomateuse.

A. **Glaucome prodromique.** — Il est constitué par de légères attaques, des attaques avortées, pour ainsi dire. Le malade ressent d'abord de l'obnubilation visuelle, il voit des cercles irisés autour des lumières, l'œil devient dur, l'accommodation se fait mal, la pupille est moyennement dilatée ; il y a aussi de la lourdeur ou de la douleur péri-orbitaire, avec plus ou moins d'injection oculaire. Dès ce moment, on peut parfois constater déjà l'excavation papillaire dont nous parlerons plus loin et aussi des pulsations artérielles au niveau de la papille.

Ces phénomènes surviennent de préférence après des excès de fatigue, de travail, de table, après la suppression d'un flux hémorrhoïdal, ou par le fait d'une gêne circulatoire quelconque, parfois d'une dilatation pupillaire intempestive. Les crises peuvent durer plusieurs heures, puis disparaître lentement ou brusquement ; très espacées d'abord, de plusieurs semaines et même de plusieurs mois, elles deviennent bientôt de plus en plus fréquentes. Elles peuvent revenir périodiquement, ou à des intervalles variables, après des semaines ou des mois, et affecter un *type intermittent*. A mesure que leur fréquence augmente, le retour *ad integrum* n'est plus la règle après l'attaque : l'acuité visuelle baisse chaque fois davantage, et ce, d'autant plus que le stade prodromique dure plus longtemps. D'autres fois, la crise prodromique une fois passée, tout peut rentrer dans l'ordre : la vision se rétablit, les cercles irisés disparaissent, la tension diminue. Il n'est pas rare, toutefois, de constater une paresse accommodative progressive et un peu de varicosité des vaisseau ciliaires antérieurs. Enfin, dans un certain nombre de cas, l'œil ne revient pas complètement à l'état normal, mais conserve l'aspect glaucomateux ; l'acuité visuelle diminue, la papille s'excave, et il s'établit le type du glaucome subaigu ou irritatif chronique, à moins qu'une crise aiguë ne vienne plus rapidement amener la perte de l'organe par perte totale de la vision (glaucome absolu).

Avant d'aller plus loin, je veux, de suite, étudier les trois symptômes cardinaux du glaucome, et qui sont : l'hypertonie, la diminution de la vision et du champ visuel, puis l'excavation du nerf optique.

L'hypertonie ou exagération du tonus oculaire est plus ou moins marquée ; faible dans les formes chroniques, elle est parfois excessive dans les formes aiguës. Pour s'assurer qu'elle existe réellement, on pratique à l'aide des deux index le toucher bimanuel sur la sclérotique, pendant qu'on invite le malade à regarder en bas et à ne pas contracter les paupières. La comparaison avec l'œil sain permettra facilement

de saisir la différence, et, si les deux yeux sont malades, avec un peu de pratique et d'habitude, on arrivera facilement à se rappeler quelle est la tension
habituelle d'un œil normal. L'hypertension entraîne
d'ordinaire, par compression des nerfs ciliaires, des
douleurs péri-orbitaires et de l'insensibilité cornéenne ; comme aussi la gêne circulatoire cause le trouble
de la cornée par stase ou ralentissement de la circulation lymphatique de cet organe. On doit attribuer
l'hypertension de l'œil, soit à un excès de sécrétion,
soit à une insuffisance d'excrétion, en un mot, à la
rupture de l'équilibre normal entre la sécrétion et
l'excrétion intra-oculaire. L'hypertonie domine la
symptomatologie du glaucome et en explique les diverses manifestations.

La *diminution de la vision et du champ visuel* est
plus ou moins rapide suivant l'acuité du glaucome ;
elle procède par crises ou survient progressivement.
La compression neuro-rétinienne et les troubles consécutifs de nutrition l'expliquent suffisamment. Le
champ visuel se perd toujours, au début, du côté nasal, puis seulement du côté temporal ; il est rare qu'il
en soit autrement.

L'*excavation du nerf optique* se manifeste par une
dépression de la papille, produite par une insuffisance
de résistance de la lame criblée. Cette excavation
glaucomateuse a quelque chose de caractéristique,
ainsi qu'en témoignent les dessins ci-contre, et qui
permettent en même temps de faire la distinction avec
d'autres états analogues qui pourraient prêter à confusion.

En C, on voit l'aspect des vaisseaux au niveau de
la papille déprimée par la tension intra-oculaire du
glaucome ; ils s'arrêtent au niveau des bords où ils
disparaissent, pour reparaître un peu plus loin vers le
centre de la papille ; en C', on voit la coupe du même
nerf dont les bords restent saillants et plongent au-
dessus de la dépression où les vaisseaux vont disparaître. B est une papille atrophiée où les vaisseaux
disparaissent seulement à une certaine distance du
centre de la papille, tandis que B', montre l'excavation

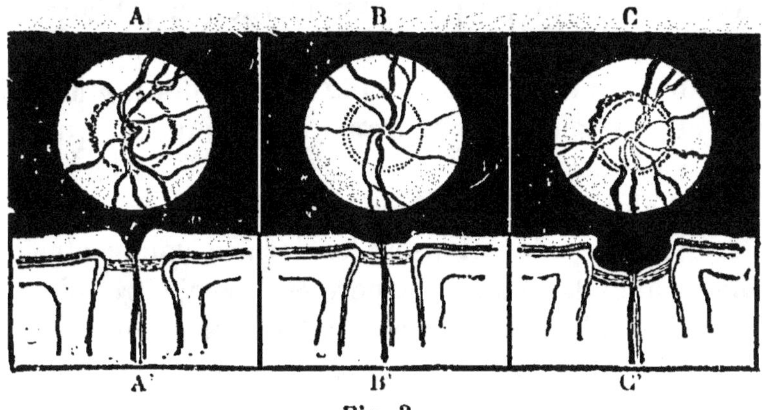

Fig. 3.

atrophique se faisant en pente douce, depuis les bords
jusqu'au centre de la papille. Enfin, A, est une papille
à excavation physiologique, qui permet de voir, de
même que A', que l'excavation siège simplement et
bien nettement immédiatement au centre de la papille,
à une petite distance du point d'émergence des vaisseaux centraux.

J'ajoute, pour terminer ce qui a trait au glaucome
prodromique, que ce type de glaucome est très mo-

diffiable par le repos, l'ésérine et la pilocarpine, et au besoin la sclérotomie ; on peut, grâce à ces moyens, conserver souvent un œil pendant des années, avant que ne survienne une attaque de glaucome aigu ou subaigu qui vient changer la situation de l'organe, et forcer à une intervention chirurgicale.

B. Glaucome aigu. — Dans certains cas rares, il peut survenir brusquement, et brutalement faire perdre l'un ou les deux yeux en quelques heures. La plupart du temps cependant, il est précédé d'une période de glaucome prodromique plus ou moins longue. L'attaque survient parfois sans cause appréciable, après des instillations d'atropine, à la suite d'émotions morales vives, et, en général, à propos de n'importe quel trouble vaso-moteur.

On voit alors l'œil s'injecter fortement, les paupières mêmes devenir œdémateuses, les larmes couler plus ou moins abondamment, la cornée devenir trouble, la pupille se dilater et devenir ovoïde, la chambre antérieure diminuer de profondeur ; en même temps, l'œil devient d'une dureté presque pierreuse. En même temps, le malade est en proie à des douleurs atroces qui s'irradient au front, à la tempe et aux mâchoires, s'accompagnent de vomissements et enlèvent tout repos.

L'iris est terne, appliqué contre l'angle péricornéen, tandis que la pupille dilatée est immobile, de couleur gris-bleuâtre, glauque.

La cornée paraît dépolie, trouble, et reste peu sensible, parfois insensible au toucher.

Les milieux sont troubles, la plupart du temps inéclairables ; il n'existe pas d'excavation papillaire, sauf après plusieurs attaques, ou après une période prodromique prolongée.

Le champ visuel est très rétréci, surtout du côté nasal, et l'acuité visuelle n'est parfois réduite qu'à la seule perception lumineuse.

On appelle *glaucome foudroyant* celui où, après une seule attaque, la vue se perd totalement ou se trouve réduite à la simple perception de la lumière dans une partie périphérique du champ visuel.

L'attaque de glaucome aigu peut durer plus ou moins longtemps, depuis quelques heures, jusqu'à plusieurs jours. Suivant que le tonus s'abaisse ou non, que la circulation rétinienne devient normale ou non, le pronostic va différer. A une première attaque, il en succède presque toujours d'autres, qui tôt ou tard entraînent la cécité par désorganisation du globe, et amènent le *glaucome absolu*. L'organe n'en reste pas moins exposé à de nouveaux accès, sans compter qu'une ophtalmie sympathique est parfois à craindre. A la longue, la rétine se décolle et une cataracte adhérente avec phtisie du globe en est la terminaison.

D'autres fois, il se peut que, surtout avec un traitement approprié, la vascularisation diminue, la tension baisse, les douleurs s'évanouissent, puis tout revient à l'état normal. Mais d'ordinaire, surtout après plusieurs accès, il est plus fréquent de voir subsister une certaine gêne oculaire, la vision reste amoindrie, et il persiste un habitus oculaire caractérisé par la dilatation variqueuse des veines sclérales.

C. Glaucome subaigu ou irritatif. — Cette variété

est caractérisée par ce fait qu'on y retrouve les symptômes atténués du glaucome aigu, et qu'il se produit de temps en temps de petites attaques. L'irritation et la rougeur oculaires sont peu vives, les troubles oculaires et fonctionnels sont moindres.

On constate souvent, à côté de l'exagération du tonus oculaire, une presbyopie disproportionnée avec l'âge du sujet et l'état antérieur de la réfraction statique. Lorsque ces troubles fonctionnels se prolongent, le malade éprouve une sensation de distension et de plénitude, avec des douleurs oculaires et circumorbitaires vives qui, pour toute personne non prévenue, peuvent en imposer pour de la migraine ou de la névralgie faciale.

Pendant l'attaque, l'examen ophtalmoscopique révèle une dilatation des veines rétiniennes devenues flexueuses et des saccades dans l'artère centrale à son point d'émergence, phénomène qui constitue le *pouls artériel*. Lorsque ce dernier fait défaut ou n'est qu'à peine perceptible, il suffit de la plus légère pression digitale sur le globe pour le rendre manifeste, tandis qu'à l'état physiologique, une pression plus forte devient nécessaire. Généralement le pouls rétinien cesse avec l'attaque, et lorsqu'il persiste, une nouvelle crise devient imminente. Malgré son importance, ce signe n'est pas pathognomonique, attendu qu'on le rencontre dans diverses affections du cœur et des gros vaisseaux.

Tous les troubles fonctionnels dont nous venons de parler, tiennent en grande partie à l'exagération du tonus et disparaissent ou s'atténuent après l'accès.

C'est ainsi que l'*opalescence de la cornée* tient à une légère infiltration œdémateuse et au dépoli de son épithélium. La *chromatopsie* ou vision colorée qui, d'après v. Græfe, ressemble à l'auréole colorée entourant les becs de gaz par les temps de brouillard, dépend aussi de ce léger œdème du tissu cornéen. Quant à la *presbyopie*, elle est due à la compression du muscle ciliaire ou bien à la distension de la zonule qui a pour résultat l'aplatissement du cristallin.

A mesure que la pression glaucomateuse s'accentue, la *papille s'excave*, devient cupuliforme, et les vaisseaux décrivent sur ses bords des *crochets* aplatis caractéristiques. Plus tard il s'y ajoute un anneau blanc encadrant le disque optique etc., connu sous le nom d'*aréole glaucomateuse*.

Il est rare qu'il ne persiste pas, même durant les périodes d'accalmie, un trouble visuel notable, de la tension oculaire et de la lourdeur péri-orbitaire. Dans ces cas, l'excavation papillaire est assez marquée, et une attaque aiguë ou subaiguë est toujours imminente.

D. **Glaucome hémorragique.** — On désigne ainsi non pas le glaucome qui donne lieu à des hémorragies intra-oculaires, mais celui qui est consécutif à des hémorragies rétiniennes préexistant à l'augmentation de tension de l'œil ; la rétinite hémorragique est primitive, le glaucome est consécutif.

Les symptômes habituels sont le plus souvent ceux du glaucome aigu ; les deux yeux se prennent consécutivement.

L'iris est souvent congestionné, vasculaire, très pigmenté, et son bord est comme rouillé. La pupille est irrégulière et dilatée. Il peut survenir des hémorragies intra-vitréennes, des décollements de la rétine, et des staphylomes. Enfin, il existe des lésions vasculaires générales, artério-scléreuses surtout, dont le glaucome hémorragique n'est que le retentissement sur l'œil.

Le glaucome hémorrhagique n'étant que l'expression locale d'un état général, le traitement ne sera pas le même que celui du glaucome primitif ; l'iridectomie et la sclérotomie, loin d'être utiles, seront souvent nuisibles ; la sympathectomie m'a donné de bons résultats pour arrêter le processus glaucomateux, et partant calmer les douleurs.

E. Glaucome chronique simple. — Cette forme est caractérisée cliniquement d'une façon nette par l'absence radicale de signes réactionnels ; l'œil conserve une apparence parfaitement saine, et la maladie, dont l'évolution reste plus ou moins lente, affecte une marche progressive à tendance uniforme, sans poussées aiguës, ni rémittences appréciables.

Cette forme de glaucome est la plus commune, celle que l'on rencontre le plus fréquemment, et qu'on confond souvent soit avec des cataractes, soit avec des atrophies optiques.

L'affection débute sournoisement et se développe progressivement. Il peut survenir exceptionnellement une poussée aiguë ou subaiguë, mais d'ordinaire la marche reste absolument régulière.

Les deux yeux sont atteints simultanément ou successivement, mais ils sont, le plus souvent, frappés inégalement et à intervalle de un ou deux ans.

L'œil affecté de glaucome simple conserve tout d'abord un aspect normal ; puis, la vision diminue, l'accommodation s'affaiblit, la sensibilité cornéenne devient obtuse, la pupille se dilate et paraît plus ou moins glauque, les vaisseaux ciliaires antérieurs se gonflent, la tension oculaire augmente, le champ visuel se rétrécit en bas et en dedans, enfin les milieux se troublent et la papille s'excave.

La plupart des malades accusent simplement un peu de diminution de l'accommodation et de la vision ; ils croient souvent à un commencement de cataracte, et le médecin, très légèrement consulté, après un examen extérieur trop sommaire, les confirme habituellement dans cette idée.

L'examen ophtalmoscopique a, en l'espèce, une valeur exceptionnelle. On constate que la papille est déprimée en bloc et que les vaisseaux rétiniens font un coude à son pourtour ; cette excavation est pathognomonique. Les vaisseaux ont une circulation gênée, les veines sont gonflées sur le bord de la papille, les artères amincies, les capillaires tortueux. Spontanément ou à la moindre pression digitale, il existe des pulsations artérielles et une exagération des pulsations veineuses de la papille.

Le champ visuel, très significatif, se rétrécit généralement en bas et en dedans, du côté nasal, et plus rapidement pour le blanc et pour les couleurs ; cette particularité permettra parfois d'asseoir un diagnostic avec l'atrophie optique dans laquelle le rétrécissement est plus régulier et aussi marqué pour les couleurs que pour le blanc. A moins de poussée aiguë ou subaiguë, ce qui est rare, le glaucome chronique simple aboutit lentement et progressivement à la cécité complète.

F. Glaucome absolu. Dégénérescence glaucomateuse. — Lorsque les attaques se sont renouvelées un certain nombre de fois, avec des durées plus ou moins longues, l'organe aboutit finalement au *glaucome absolu*, c'est-à-dire, à la cécité totale et irrémédiable, avec un aspect particulier. L'œil prend une teinte bleuâtre, avec plaques ardoisées, irrégulières vers la région scléroticale antérieure ; la dureté est souvent extrême et permanente. La gêne de la circulation se traduit par un aspect sinueux, tirebouchonné des vaisseaux ciliaires antérieurs. La cornée est terne, la chambre antérieure abolie, l'iris dégénéré, immobile, la pupille dilatée à l'extrême ; enfin, quand les milieux sont encore transparents, on voit la papille excavée.

Plus tard, la cornée se dépolit, la sclérotique se distend et s'ectasie, le cristallin s'opacifie, et le fond de l'œil devient inéclairable.

Finalement le globe s'atrophie, et la *dégénérescence glaucomateuse* est constituée.

§ 2. — Pathogénie.

Plusieurs théories ont eu cours pour expliquer la pathogénie du glaucome ; les unes, vagues, imprécises, n'indiquent que les termes généraux dont l'assemblage constitue le glaucome ; elles sont anciennes déjà.

Les autres plus récentes, approfondissent davantage la nature du mal, et grâce aux données plus précises de la physiologie moderne, arrivent à fournir des explications plus satisfaisantes ; ce qui prouve leur bien-fondé, c'est que la thérapeutique de la maladie y a trouvé son compte, et que c'est en se basant sur l'observation plus minutieuse des faits qu'on a pu, à la fois, et se rendre mieux compte de la nature du mal, et enrayer, dans beaucoup de cas, un processus qui auparavant aboutissait fatalement à la perte de l'organe.

Je m'arrêterai peu aux théories anciennes, si ce n'est pour dire simplement ce qu'il faut en connaître et retenir.

D'une façon générale, on admettait que, dans le glaucome, il y a ou non, *inflammation, excès de sécrétion*, ou *insuffisance d'excrétion* des liquides intra-oculaires.

1° Inflammation. — Celle-ci, constituée par des exsudats du tractus uvéal, amènerait une augmentation des liquides intra-oculaires, surtout de l'humeur aqueuse, l'imbibition du vitré, l'œdème de la choroïde, etc. Et d'abord, on peut nettement admettre avec de Wecker, que dans le glaucome, il n'y a pas d'inflammation, celle-ci, si elle existait, amènerait, ou de l'iritis, ou de la choroïdite, ou de l'inflammation du vitré ; or, aucune trace de cela n'existe, tout au moins dans les débuts du mal ; et dans tous les cas, cela ne serait jamais vrai que pour le glaucome dit inflammatoire et non pour le glaucome chronique simple. Or, il n'y a pas d'exsudats inflammatoires proprement dits, à aucun moment de l'évolution du mal ; et les lésions de désagrégation des tissus que l'anatomie pathologique a permis de découvrir sur les yeux glaucomateux que l'on a examinés, ne sont que des lésions ultimes de dégénérescence des diverses membranes de l'œil, et non des produits d'une inflammation quelconque. Celle-ci doit donc être éliminée définitivement et reléguée dans le domaine des hypothèses.

2° **Hypersécrétion**. — Donders pensait qu'il s'agissait de névrose sécrétoire qui provoque une hypersécrétion des liquides oculaires, par sécrétion directe ou vaso-dilatatrice, sous l'influence du trijumeau ; cette hypersécrétion serait, soit directe ou intra-oculaire (inflammation), soit directe ou extra-oculaire (névralgies, réflexes, etc.). En supposant même que cette hypersécrétion soit réelle, reste à nous dire quelle en est la cause première ; on comprend bien que les liquides qui remplissent les différentes cavités de l'œil puissent y être en excès, malgré que l'excrétion continue à être normale ; l'équilibre est déjà rompu en faveur de l'hypertension. Mais d'où vient la névrose. Voilà ce qu'il était réservé aux théories plus récentes de nous révéler. D'un autre côté, si cette explication satisfait jusqu'à un certain point l'esprit quand il s'agit de la pathogénie du glaucome inflammatoire où l'œil est toujours distendu, et où la rupture momentanée d'équilibre peut provoquer les crises de glaucome aigu, alors que les désordres portent surtout sur la partie antérieure du globe et que la gêne circulatoire permanente ou momentanée se traduit par l'injection du segment péri-cornéen du globe, par contre, elle ne nous dit nullement à quoi sont dus les *troubles trophiques* profonds qui caractérisent essentiellement le glaucome chronique simple, et où les altérations de la papille, bien manifestes cependant, ne peuvent nullement être attribuées à une hypertension plus ou moins prolongée de l'œil. Ici donc encore, insuffisance d'explication notoire pour nous faire comprendre et le processus du glaucome chronique simple, et les désordres observés dans le glaucome inflammatoire. Il ne faut pas oublier, en effet, que les lésions notées du côté de l'iris et de l'angle irido-cornéen, sont des désordres secondaires, ultimes, qui ne sont que le résultat de l'hypertension longtemps prolongée, mais n'en sont nullement la cause première.

3° **Hypo-excrétion.** — Dans ce cas, on admet qu'il y a sécrétion normale ou mieux légèrement exagérée des liquides intra-oculaires, mais surtout il y a insuffisance d'excrétion ; les liquides sécrétés dans l'œil en quantité normale, s'y accumulent parce qu'ils ne peuvent plus en sortir.

Et alors, on constate, comme précédemment, une obstruction du canal de Schlemm et des espaces de Fontana, une soudure de l'angle irido-cornéen de Knies, une gêne dans la circulation de retour qui se fait par les veines péricornéennes et par l'espace péri-vaginal du nerf optique. Mais ici encore, a-t-on constaté ces lésions d'obstruction dès le début, et au contraire, ne sont-elles pas la conséquence de la rupture d'équilibre entre la sécrétion et l'excrétion du liquide intra-oculaire ? C'est justement ce que tendent de plus

en plus à prouver les recherches anatomo-pathologiques les plus récentes.

Qu'un cristallin déplacé ne puisse pas favoriser cette
gêne, je n'en disconviens pas ; mais alors ce n'est plus
du glaucome primitif, et nous avons affaire à du glaucome secondaire, ce qui n'a plus rien à voir avec notre
cas.Que chez un hypermétrope le muscle ciliaire très
hypertrophié, favorise l'obstruction de l'angle irido-
cornéen, cela se comprend encore. Mais alors, pourquoi tous les hypermétropes, même de fort degré, et
surtout ceux-là, ne sont-ils pas atteints de glaucome
aigu ? Et qu'est-ce qui, à un moment donné, provoquera la rupture d'équilibre, voilà ce qu'on ne nous
dit pas, et ce, qu'au contraire, les deux théories suivantes vont nous faire comprendre, l'une pour le glaucome chronique simple, l'autre pour le glaucome inflammatoire.

4° Théorie d'Abadie. — Reprenant les idées de
Donders qui attribuait l'hypersécrétion à l'excitation
des fibres sécrétoires contenues dans le trijumeau,
Abadie, en 1897, émit cette opinion que, dans le
glaucome, tout se comporte comme s'il y avait une
excitation, tantôt passagère, tantôt permanente des
fibres vaso-dilatatrices des vaisseaux de l'œil.

En effet, la vaso-dilatation, par la réplétion exagérée des vaisseaux de l'œil, et peut-être aussi par
l'hypersécrétion qui en est la conséquence, explique
l'augmentation de la tension ; la pupille se dilate,
parce que, comme François Franck l'a démontré, les
fibres dilatatrices de la pupille ont la même origine
et suivent le même trajet que les nerfs vaso-dilatateurs

de l'œil. Cette hypothèse de l'influence de la vaso-dilatation dans la pathogénie du glaucome est confirmée par l'action des substances myotiques et mydriatiques dans cette affection ; ces substances agissent bien plutôt en tant que modificatrices du calibre des vaisseaux que comme modificatrices du diamètre pupillaire. Or, l'atropine, vaso-dilatatrice, aggrave toujours les phénomènes glaucomateux, au lieu que l'ésérine, vaso-constrictive, les soulage d'ordinaire.

Peut-on, grâce à cette théorie, expliquer l'action presque certaine de l'iridectomie, dans le glaucome aigu et subaigu, dans le glaucome procédant par crises intermittentes, et son manque fréquent d'efficacité, au contraire, dans le glaucome chronique? Oui, d'après Abadie, et cela, de la façon suivante : dans les deux cas, il y a vaso-dilatation ; mais elle porterait surtout, dans le glaucome aigu et subaigu, sur les vaisseaux du segment antérieur de l'œil. Or, ces vaisseaux reçoivent leurs fibres motrices du plexus nerveux situé dans la partie moyenne de l'iris. Que l'on vienne à faire une iridectomie, on interrompra le courant dilatateur, dont l'action surexcitante cessera aussitôt ; et peu importe que la brèche irienne soit large : il suffit d'une simple incision portant sur le plexus nerveux, respectant même à la rigueur la périphérie de l'iris, pour que l'effet curatif de l'opération de de Græfe soit obtenu.

Au contraire, dans la forme chronique de l'affection, ce seraient les vaisseaux de la trame choroïdienne qui seraient en cause ; or, leurs fibres ne se rendent plus au plexus irien, et par conséquent, l'iridectomie n'aura pas d'ordinaire d'effet utile dans ce cas. « On pourrait alors, conclut Abadie, agir sur les nerfs vaso-dilatateurs de l'œil en coupant le tronc du sympathique cervical qui les renferme. »

Quel est donc, sur l'œil d'un animal, l'effet de l'excitation expérimentale du bout supérieur du sympathique cervical sectionné? On obtient, dans ce cas, une constriction des vaisseaux, l'abaissement de la température, la diminution de la sensibilité, la dilatation de la pupille, l'écartement des paupières et la projection de l'œil en avant. Au contraire, la section du sympathique cervical, ou l'ablation du ganglion cervical supérieur, produisent le rétrécissement de la pupille, le resserrement de l'ouverture palpébrale, du ptosis, la rétraction du globe dans l'orbite, l'affaissement de la cornée, et, fréquemment, de la rougeur et de l'injection de la conjonctive ; on a noté aussi une diminution manifeste de la tension oculaire.

De ces données expérimentales, il est légitime de conclure, avec Abadie, que le glaucome chronique simple doit être dû très probablement à une excitation du sympathique cervical, laquelle amène évidemment des troubles circulatoires et pupillaires dans l'œil, mais doit aussi y produire des troubles trophiques, ainsi que le prouve l'atrophie de la papille et sa dépression, inexplicable, si on admet simplement l'hypertension de l'œil ; ce dernier facteur, fort peu développé dans le cas de glaucome chronique simple, est évidemment insuffisant pour expliquer de pareils désordres.

Et en effet, les résections du ganglion cervical supérieur chez l'homme, ont produit, dans les cas de glaucome chronique simple, des résultats qui ne laissent aucun doute, d'une part, sur l'efficacité de cette interventio n, et, d'autre part, sur le bien-fondé des explications qu'Abadie a cherché à donner sur la nature et la provenance de cette variété de glaucome ; nous y reviendrons encore, à propos du traitement de cette affection.

Toutefois, si la pathogénie du glaucome chronique simple paraît s'éclairer d'un jour nouveau à la lumière de cette théorie, il n'en est plus de même de celle du glaucome inflammatoire. Ici, en effet, la section du sympathique au cou, chez l'homme, est restée inefficace, ce qui permet déjà de conclure qu'un autre mécanisme doit présider à sa formation, et qu'une autre explication est nécessaire pour la compréhension de sa nature intime. Ce mécanisme va nous être révélé par la théorie suivante, beaucoup plus récente encore que celle que je viens de résumer.

5° **Théorie de l'osmose.** — Beaucoup d'auteurs ont remarqué que les attaques de glaucome se produisaient souvent chez des gens atteints de troubles circulatoires généraux, ou à l'occasion d'un trouble de ce genre plus ou moins accentué ; c'est ce que l'on voit, par exemple, chez les artério-scléreux, les goutteux, les arthritiques, chez les gens atteints de troubles cardiaques plus ou moins accentués, à l'occasion desquels la pression sanguine générale subissait des modifications plus ou moins durables ou passagères. Déjà Leber et ses élèves avaient fait des recherches dans ce sens, d'autres aussi avaient essayé de citer des théo-

ries sur les expérimentations physiologiques entrepri-
ses dans le but d'éclaircir la question ; mais celle-ci
restait toujours obscure par certains de ses côtés, à
cause des nombreux facteurs ignorés dont il n'a pas,
forcément, été tenu compte. Aussi crois-je devoir
rapporter très brièvement les recherches expérimentales d'Uribe y Troncoso, parues dans les *Annales
d'oculistique* de janvier 1905, et qui me paraissent
devoir apporter un jour nouveau pour la compréhension de la pathogénie du glaucome.

Je commence par dire que tout ceci ne peut s'appliquer qu'au seul glaucome inflammatoire, quelle qu'en
soit la variété, et nullement au glaucome chronique
simple, dont la pathogénie me paraît suffisamment
établie, pour le moment, par la théorie d'Abadie.

Dans une première série d'expériences, Uribe y
Troncoso injecte d'abord dans la chambre antérieure
d'un œil énucléé, et sous une pression donnée, à l'aide
d'un appareil assez compliqué, une certaine quantité
d'une solution de chlorure de sodium à 7,5 pour 1.000 ;
le liquide injecté filtre à travers les mailles du canal
de Schlemm et les veines vorticineuses. A l'aide de
pesées très précises dans le détail desquelles il m'est
impossible d'entrer, on constate que *presque* tout le
liquide injecté ressort par filtration, mais que cependant il en reste une petite quantité pendant un certain
temps et qui contribue à maintenir pendant ce temps
l'hypertension de l'œil.

La même expérience est ensuite répétée, dans les
mêmes conditions de pression et avec les mêmes précautions opératoires, avec des liquides albumineux,

sérums du sang de chien et de cheval dilués à des ti-
tres différents, dans la solution précédente de chlorure
de sodium. On a toujours observé, dans ces conditions, que les liquides albumineux filtraient *bien plus
difficilement* à travers les voies d'excrétion de l'œil
que la simple solution saline. Dans le même laps de
temps, les différences ont varié depuis 0,72 de la filtration avec solutions de sel prises comme unité jusqu'à 0,38, en employant des solutions albumineuses
de 1 0/0 à 6 0/0.

Voilà donc un premier point acquis ; en voici un
second, non moins important.

Pendant l'injection des liquides précédents dans la
chambre antérieure, où l'aiguille de l'appareil était
introduite à travers la cornée, on voyait cette chambre
antérieure devenir très profonde et la filtration se faire
facilement, dans les conditions indiquées précédemment.

Pour égaliser la pression à la fois dans le vitré et
dans la chambre antérieure, sur le même œil déjà
armé de son aiguille antérieure, on introduit une
seconde aiguille, à travers la sclérotique, jusque dans
le vitré, afin de pouvoir faire aussi une injection dans
la chambre postérieure de l'œil. Dans ce cas, suivant
la variation de la pression, exercée en avant ou en
arrière du diaphragme irien, on voyait la filtration
augmentée, si la pression était plus forte dans la
chambre antérieure ; elle diminuait, au contraire,
jusqu'à devenir presque nulle, quand l'augmentation
de pression prédominait du côté du vitré ; en même
temps, dans les degrés extrêmes de pression posté-

rieure, on voyait l'iris s'appliquer contre la face postérieure de la cornée ; dans ce cas, il ne filtrait plus rien.

Enfin, quand la pression était égale dans les deux cavités, et que l'iris pouvait reprendre sa situation normale, la filtration redevenait de nouveau possible.

Comment expliquer ces variations de la filtration dans ces différents cas ? Il est évident que le fait que la filtration se suspend lorsque la pression dans le vitré devient un peu plus élevée que la pression de la chambre antérieure, absolument inexplicable par les seules lois physiques de la pression dans des vases clos, s'explique, au contraire, très facilement, cela est facile à deviner, par le refoulement de la racine de l'iris contre la périphérie de la cornée qui obstrue mécaniquement les voies de filtration.

Les deux séries d'expériences que je viens de résumer d'après Uribe y Troncoso rendent compte du mécanisme de production de l'attaque de glaucome aigu et de la rétention définitive. Il suffit, en effet, qu'il existe une certaine quantité d'albumine dans l'humeur aqueuse pour que la filtration, peu influencée au début, finisse par se réduire à une quantité minime ou se suspende complètement. Le liquide qui s'accumule à l'intérieur du globe comprime les veines vorticineuses et rétiniennes et rend difficile la circulation de retour. La stase veineuse de la choroïde, et, en général, de tout le segment postérieur de l'œil, produit très vite l'imprégnation du vitré, son œdème, et, comme conséquence, l'augmentation de la pression postérieure et la fermeture de l'angle de filtration qui, passager au début comme la sortie de l'albumine à travers les vaisseaux, devient ensuite définitive lorsque le vitré ne retourne plus à son volume primitif.

En somme, la difficulté de la filtration que produit l'accumulation des matières colloïdes, est le principe de tout le cycle de phénomènes qui aboutissent à l'état glaucomateux. Dans le glaucome aigu, la rétention des liquides intra-oculaires produit la stase veineuse et l'œdème du vitré. Consécutivement, le refoulement de la racine de l'iris contre la cornée, d'abord mécanique et passager pendant le temps que dure le passage de l'albumine à travers les vaisseaux ciliaires, devient permanent et arrive à la soudure de l'angle de Knies lorsque le vitré, troublé dans sa nutrition, ne recouvre plus son volume primitif dans l'intervalle des attaques.

Reste à prouver que les troubles ou les gênes de la circulation générale, peuvent réellement provoquer dans les liquides oculaires, humeur aqueuse ou vitré, une teneur en albumine plus forte que celle que l'on trouve dans un œil normal, ou chez un individu à circulation normale. L'hypothèse n'a rien d'invraisemblable, et tout milite en sa faveur ; il serait facile de s'assurer de sa véracité.

§ 3. — Étiologie.

Il est facile de comprendre, après cet exposé, pourquoi le glaucome se présente plus volontiers dans certaines conditions que dans d'autres.

Et d'abord, certains individus, certaines races (la race jaune, en particulier), y sont prédisposés. C'est aussi affaire d'hérédité, grâce à laquelle sont transmises les prédispositions arthritique, rhumatismale, goutteuse, qui altèrent la circulation.

De même aussi, l'œil hypermétrope ou astigmate, y sera plus prédisposé que l'emmétrope ou surtout le myope, à cause de la conformation différente de l'angle irido-cornéen dans les uns et les autres yeux.

De même, une gêne circulatoire générale gonflant les procès ciliaires (cardiopathie, artério-sclérose, émotions), un cristallin luxé ou volumineux, comme dans l'hypermétropie, peuvent appliquer la périphérie de l'iris contre la cornée et fermer l'angle de filtration.

Les névralgies, les émotions vives, douloureuses surtout, les excès de table, les mauvaises nuits, la constriction cervicale, une chute, etc., en congestionnant les vaisseaux oculaires dans les cas où la filtration est à peine suffisante, peuvent provoquer une poussée de glaucome.

Dans certains cas aussi, l'infiltration kératique et scléroticale, les inflammations irido-choroïdiennes, les plaies, les tumeurs, les corps étrangers peuvent rompre l'équilibre des liquides sécrétés ou excrétés et provoquer du *glaucome secondaire*, malgré l'élasticité de la coque oculaire.

§ 4. — Traitement.

On peut le diviser en *médical* et *chirurgical*.

Traitement médical. — Avant toute chose, il convient surtout *d'éviter les instillations intempestives d'atropine*, aussi bien dans les cas de glaucome pro-

Rohmer   19

dromique, que chez les gens prédisposés, tels que les vieillards, les artério-scléreux, etc. ; une seule instillation peut, non seulement, en pareils cas, provoquer des poussées plus ou moins fortes de glaucome aigu, même dans les cas de glaucome chronique simple, elle peut amener une crise de glaucome aigu foudroyant qui, en quelques heures, provoque la perte de l'œil.

Ce point bien convenu, le traitement médical doit être appliqué chez tous les glaucomateux, surtout au début des attaques ; l'ésérine et la pilocarpine mélangées à la dose de 0.05 ou 0.10 centigrammes pour 10 grammes d'eau, et instillées trois ou quatre fois par jour, suffiront souvent pour arrêter un glaucome qui commence ; on aidera puissamment leur action en ajoutant à la solution précédente 0.01 ou 0.02 centigrammes d'adrénaline ; cette substance, grâce à son effet décongestionnant, aidera puissamment à lutter contre l'attaque qui se prépare ou qui est même déjà établie. Il va de soi que si l'attaque est nettement confirmée, ou si elle dure déjà depuis quelques jours, les myotiques seront impuissants à enrayer le mal ; toutefois, même en pareils cas, ils ont l'avantage de n'être jamais nuisibles.

En tout cas, dans les petites attaques de glaucome, dans le glaucome prodromique, et dans le glaucome chronique simple, les myotiques pourront souvent, pendant des mois et même des années, empêcher une crise aiguë d'éclater.

Il va de soi, qu'à côté de ce traitement local, il ne faudra jamais négliger le traitement général : on s'adressera aux différentes diathèses, arthritique, goutteuse, ou autres ; on prescrira au malade un régime sévère, moral et physique ; on régularisera la circulation, en administrant l'iodure de potassium, la digitale, etc., suivant les indications qui se présentent ; on calmera l'éréthisme nerveux des malades, on prescrira des hypnotiques pour la nuit, des purgatifs répétés en cas de constipation, etc.

Mais pour peu que le traitement médical paraisse insuffisant ou impuissant, il ne faudra pas hésiter à recourir au traitement chirurgical.

Traitement chirurgical. — Ici encore, il existe des règles dont il ne faut pas se départir, et que l'expérience a prouvées être applicables dans certains cas déterminés.

En thèse générale, l'*iridectomie*, le grand remède inventé par de Græfe contre le glaucome, ne réussit que dans le glaucome inflammatoire, et doit être complètement laissé de côté quand il s'agit de glaucome chronique simple. L'iridectomie aura d'autant plus de chances de réussir, que la maladie sera moins avancée ; c'est donc surtout dans le glaucome prodromique non enrayé par les myotiques, et dans le glaucome subaigu que cette opération trouvera une application immédiate et utile. Dans tous les cas où l'on pourra la pratiquer, il faudra la faire le plus large possible.

Dans le glaucome aigu, et en pleine crise, il est impossible de recourir à une incision cornéenne destinée à faciliter l'excision irienne ; on risque une vaste hémorragie, voire même une hémorragie expulsive, et surtout, il arrive souvent que l'iris ne peut être saisi par la pince, qu'on le déchire, et pour comble de malheur, qu'on blesse le cristallin qui, en se gonflant imbibé par l'humeur aqueuse, ne fait qu'augmenter la gêne circulatoire de l'œil. En pareil cas, il est tout indiqué de recourir aux diverses ponctions du globe, qui, sous le nom de *sclérotomies* antérieure ou postérieure, ont pour but de diminuer peu à peu la tension exagérée de l'œil, et de permettre après coup de faire l'iridectomie dans des conditions raisonnables. La *sclérotomie antérieure* se pratique en incisant la chambre antérieure au niveau du limbe scléro-cornéen et en dégageant de cette façon, en ouvrant même le canal de Schlemm ; on y arrivera encore plus sûrement à l'aide de la scléro-iritomie interne de Vincentiis ; je n'insiste pas sur leur manuel opératoire de toutes ces opérations que vous m'avez vu pratiquer. La *sclérotomie postérieure* n'est autre qu'une ponction du segment postérieur du globe destinée à évacuer une partie du vitré, afin de diminuer la tension exagérée de l'organe hypertendu. Dire qu'à la suite de toutes ces interventions on obtient toujours les résultats que l'on désire, serait grandement exagéré, et il arrive malheureusement que, malgré tous les efforts les plus louables du chirurgien, le mal continue à progresser et à désorganiser l'œil. Si alors, dans la période de glaucome absolue, les douleurs et l'inflammation deviennent insupportables, il faudra bien se résoudre à l'*énucléation*.

Vient ensuite une autre opération excellente quand elle est appliquée à bon escient, je veux parler de la *sympathectomie* ou résection du ganglion sympathique cervical supérieur ; elle est l'opération de choix dans le glaucome chronique simple. Retenez bien que, dans cette variété de glaucome, l'iridectomie est absolument néfaste ; les sclérotomies sont à peu près nulles comme effet ; tandis que la sympathectomie donne presque toujours des résultats bons, parfois même merveilleux. Elle réussira d'ailleurs aussi parfois dans les cas de glaucome inflammatoire et hémorragique où les sclérotomies ont échoué et où l'iridectomie est impraticable ; et sans avoir la prétention de vouloir, dans ces cas, rendre au malade un œil normal, ce qui est impossible, on arrivera très souvent à calmer le processus glaucomateux et surtout à abolir les douleurs atroces qui poussent parfois les malades au suicide ; c'est là, il faut l'avouer, un résultat appréciable, d'autant plus que la sympathectomie bien faite, est, en somme, une opération bénigne : ce dont beaucoup d'oculistes non chirurgiens ne sont pas encore absolument convaincus.

Je veux, en terminant, signaler une autre intervention que j'ai été le premier à proposer et à exécuter, intervention destinée à conserver un œil bon à énucléer, je veux parler de *l'arrachement du ganglion ciliaire.* D'après la théorie d'Abadie, ce serait l'irritation partie du ganglion ciliaire qui provoquerait le glaucome antérieur ou inflammatoire; il était donc logique de chercher à détruire la source du mal, comme on fait du ganglion cervical supérieur pour le glaucome chronique simple qui est surtout un glaucome à évolution postérieure. En raison desdés ordres assez sérieux que nécessite l'excision ou plutôt l'arrachement du ganglion ciliaire, je n'ai pas encore osé pratiquer l'opération en pleine évolution glaucomateuse, alors que les moyens précédemment indiqués, médicaux et chirurgicaux, ont encore chances d'aboutir à un résultat quelconque. Mais quand l'œil est définitivement perdu pour la vision, et surtout quand il continue à être douloureux et très gênant, l'excision du ganglion ciliaire m'a donné, dans plusieurs cas, d'excellents résultats et m'a permis de laisser en place des yeux que tout autre aurait énucléés.

CHAPITRE XIII

ANOMALIES DE LA RÉFRACTION

Avant d'aborder l'étude des anomalies de la réfraction de l'œil, je tiens à rappeler les principes de physique les plus indispensables qui régissent les lois de l'optique ; je les résumerai le plus brièvement, mais aussi le plus clairement possible.

A. Réflexion de la lumière. — Tout point lumineux émet dans toutes les directions des rayons qui vont en droite ligne, et traversent les milieux transparents avec une vitesse inverse de la densité du milieu (pour l'air, la vitesse est de 300.000 kil. à la seconde). La divergence des rayons tombant sur une surface donnée est inversement proportionnelle à leur distance, c'est-à-dire, que plus le foyer lumineux sera rapproché de la surface de réfraction, plus les rayons qui en émanent iront en divergeant. Si cette distance n'est que de six mètres environ, la divergence des rayons incidents est tellement minime, qu'en pratique, on peut admettre que les rayons viennent de l'infini, et que, par conséquent, ils sont parallèles. Il n'existe pas de rayons convergents.

Si le rayon lumineux rencontre une surface non transparente, il sera ou absorbé ou réfléchi ; si cette surface est transparente, une partie de la lumière est absorbée, et l'autre réfléchie ; mais, en principe, le rayon traverse le milieu, et cela obliquement ; cette direction oblique s'appelle la *réfraction.*

Toute surface brillante, telle qu'une glace, qu'elle soit plane, concave ou convexe, réfléchit le rayon lumineux.

La loi de la réflexion est la suivante : l'angle de ré-flexion est égal à l'angle d'incidence, et tous deux sont situés dans le même plan perpendiculaire à la surface.

Réflexion à travers un miroir plan. — L'image virtuelle, droite et égale à l'objet est situé en arrière du miroir à une distance égale à celle qu'occupe l'objet en avant du miroir.

Réflexion à travers un miroir concave. — Ce dernier est formé par la partie concave d'une calotte sphérique. Des rayons tombant parallèlement sur cette

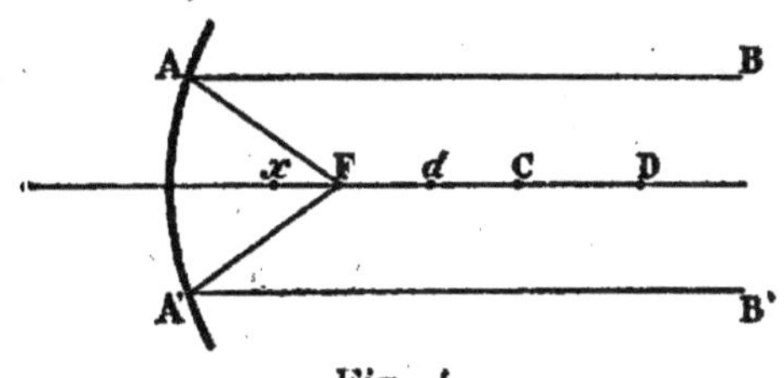

Fig. 4.

concavité sont réfléchis du même côté, suivant un point F de l'axe (fig. 4), appelé *foyer principal* situé à moitié chemin entre le centre de courbure ou le rayon C et la surface courbe engendrée par ce dernier. La distance située entre le miroir et le point focal s'appelle la *distance focale.*

La situation de l'image varie suivant la distance de l'objet par rapport au miroir. Les rayons partis du foyer F, sont réfléchis en parallélisme suivant AB, et A'B'. Ceux qui partent du centre de courbure C, reviennent par le même chemin en C. Si les rayons partent d'un point D situé du même côté que C, ils seront réfléchis et viennent former une image renversée en un point d situé entre le centre de courbure C et le foyer F. Les deux points D et d jouissent de propriétés réciproques ; ce sont des *foyers conjugués*. Plus d sera rapproché du foyer F, plus D s'éloignera de C.

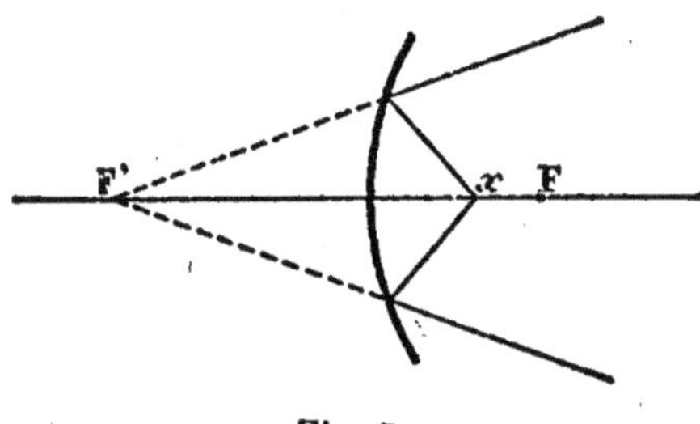

Fig. 5.

Des rayons partis d'un point x (fig. 5) situé entre le foyer principal F et la surface concave, sont dispersés ou deviennent divergents après réflexion et ne se rencontrent jamais ainsi que le montre la figure 5 ; si on les prolonge au-delà du miroir, ils se rencontreront en un point F' ; mais si x se confond avec F le foyer principal, dans ce cas F' devient le *foyer virtuel*.

En conséquence, l'image fournie par un *miroir concave*, se présentera de façon variable suivant les cas :

a) En deçà du foyer. a) Agrandie, droite, virtuelle.

b) Au niveau du foyer.

c) Ou sur le foyer et le centre de courbure.

d) Au niveau du centre de courbure.

e) Au-delà du centre de courbure.

b) N'existera pas.

c) Agrandie, renversée, réelle.

d) Egal o, renversée.

e) Plus petite, renversée, réelle.

Réflexion sur un miroir convexe. — Les rayons AB et A'B' tombant en parallélisme sur la convexité du miroir (fig. 6) sont dispersés suivant AC et A'D mais ils se rencontreront au foyer virtuel F, si, après

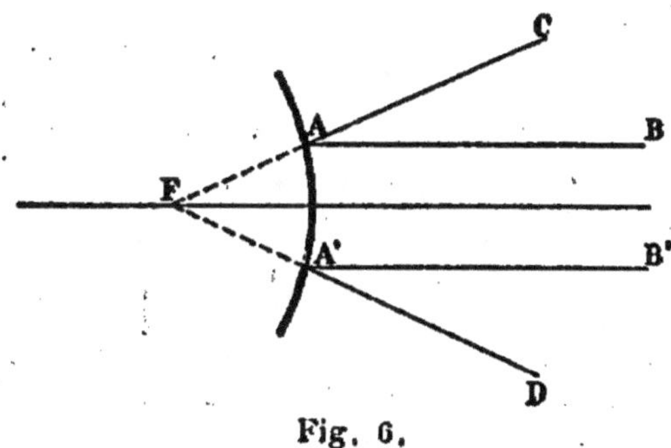

Fig. 6.

leur dispersion, on les prolonge au-delà du miroir. L'image fournie par le miroir convexe est toujours virtuelle, droite et plus petite, et de mêmes dimensions, quelle que soit la distance de l'objet au miroir.

B. [**Réfraction.** — La réfraction est la déviation que subissent les rayons lumineux, quand ils traversent un milieu qui, au point de vue optique, est de densité différente que celui d'où ils viennent. Un rayon PP venant traverser un pareil milieu perpendiculairement à sa surface, n'est pas réfracté (fig. 7). Tous les autres rayons, en passant d'un milieu moins dense dans un autre qui l'est davantage, sont déviés quand ils repassent de nouveau dans le premier milieu ; tel, dans la figure 8, IR passant dans le milieu RE, est dévié suivant ER quand il en sort. Les deux rayons incident IR et refracté ER sont dans le même plan ;

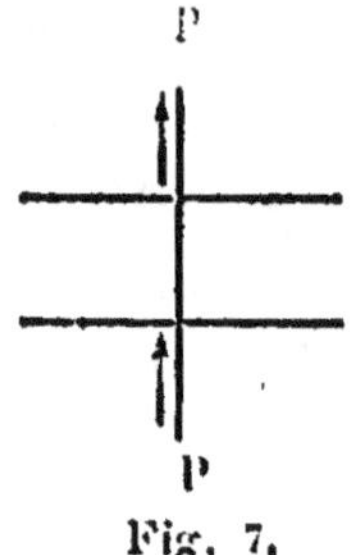

Fig. 7.

de plus, l'angle d'incidence et l'angle de réfraction sont dans un rapport constant ; l'*indice de réfraction* est le rapport du sinus de l'angle d'incidence avec celui

de l'angle de réfraction $n = \dfrac{\sin i}{\sin r}$.

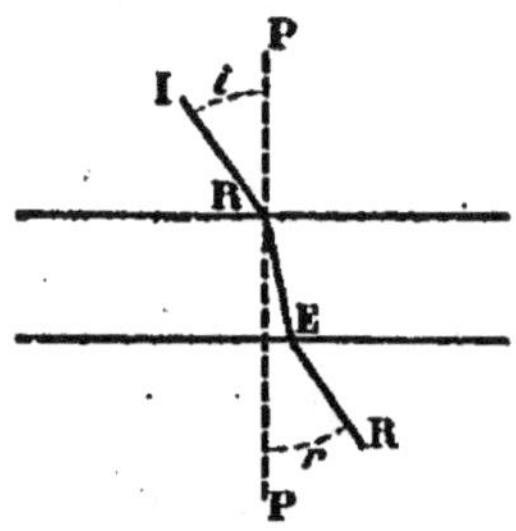

Fig. 8.

L'indice de réfraction de l'eau, comparé à celui de l'air qui est $= 1$, est de 1.33 ; celui de la cornée et du cristallin $= 1,44$; celui du crown-glass $= 1,5$; celui du flint-glass $= 1,6$; celui du diamant $= 2,5$, etc.

PRISMES. — On désigne sous le nom de *prisme*

un milieu diaphane terminé par des faces planes inclinées l'une sur l'autre.

Les deux faces AB et AC du prisme ABC (fig. 9) en se rencontrant au niveau de l'arète A, forment *l'angle de réfringence* du prisme, la ligne BC en est la base.

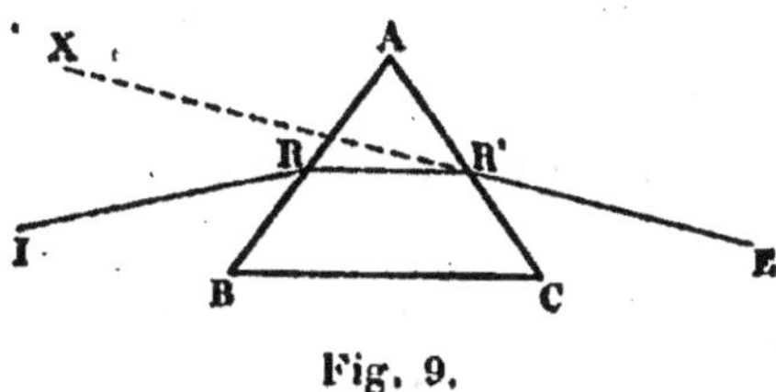

Fig. 9.

Réfraction à travers un prisme. — Un rayon IR (fig. 9) qui traverse un prisme est réfracté à sa sortie vers la base suivant R'E, après avoir été d'abord dévié suivant RR'. Si un œil est placé en E pour recevoir le rayon refracté R'E, celui-ci paraît venir de la direction R'X ; le prisme dévie l'objet vers l'angle de réfrin-

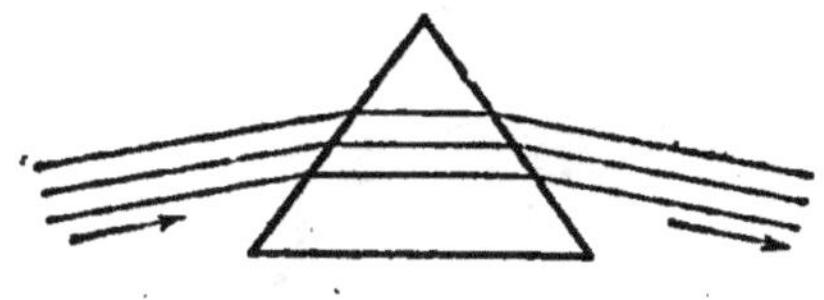

Fig. 10.

gence A. Par conséquent, le prisme ne possède nullement la propriété de faire converger ou diverger les rayons lumineux, et, par conséquent, ne produit pas d'image ; des rayons incidents parallèles, resteront tels après leur réfraction (fig. 10).

La puissance d'un prisme est désignée, suivant la grandeur de l'angle de réfringence, par des degrés ;

ex. : prisme de 1°, etc. Récemment, on a proposé des désignations plus précises, surtout en Amérique, et on a exprimé la réfringence des primes soit en mesure empruntée au cercle (centrad = △) soit en dioptries (prisme-dioptre = P.D.) ; toutes ces notations et ces mesures se valent en pratique. Les faibles prismes que l'on trouve dans les boîtes de verres, possèdent une réfringence qui est à peu près la moitié des degrés mesurés par l'angle de réfringence. La position du prisme se note d'après la base du prisme ; ainsi, quand on dit : base en dehors, cela veut dire que la grosse extrémité du prisme est dirigée vers la tempe ; il en est de même vers en dedans, en haut ou en bas.

Les prismes sont employés : 1° pour suppléer l'effet d'une insuffisance musculaire, 2° pour stimuler des muscles affaiblis, 3° pour mesurer la force d'un muscle, 4° pour découvrir une insuffisance latente, 5° pour dépister la simulation.

Lentilles. — Les lentilles sphériques sont des pla-

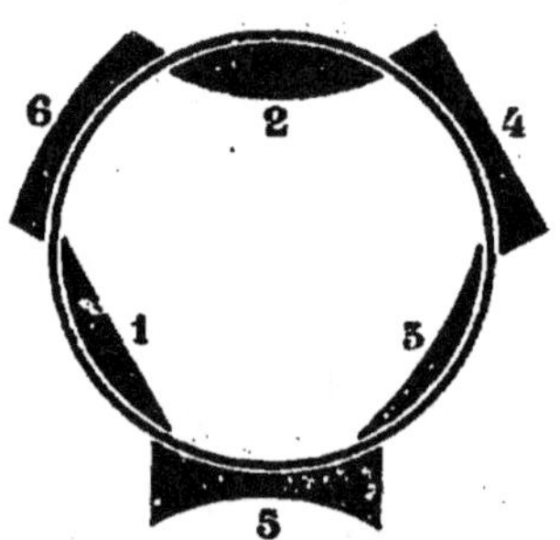

Fig. 11.

ques de verre limitées par des surfaces dont l'une au moins appartient à une sphère.

Ainsi que le représente la figure 11, on peut voir ci-contre le rapport des lentilles avec la sphère : 1. Lentille plan-convexe. 2. Lentille bi-convexe. 3. Ménisque convexe. 4. Lentille plan concave. 5. Lentille bi-concave. 6. Ménisque concave.

Les lentilles sphériques (concaves et convexes) sont ainsi nommées parce que leurs surfaces courbes représentent des calottes de sphère, et qu'elles réfractent la lumière également sur toutes leurs surfaces et tous leurs méridiens. On peut les considérer comme formées par un assemblage de prismes ; dans les verres convexes, ce sont les arêtes qui sont situées à la périphérie, dans les concaves ce sont, au contraire, les bases qui sont en dehors (fig. 12).

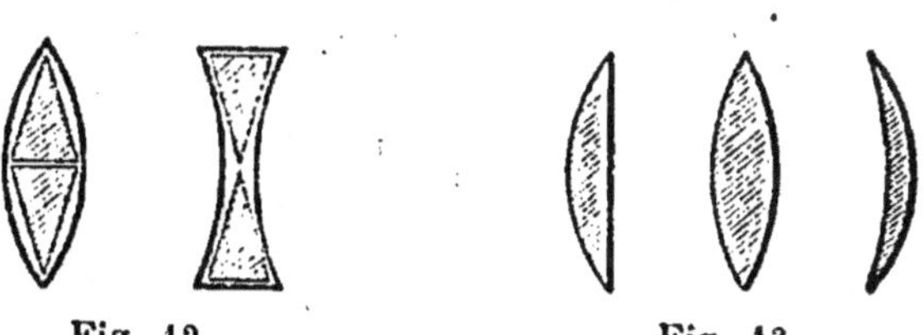

Fig. 12.   Fig. 13.

Les *verres sphériques convexes*, plus épais à leur centre qu'à la périphérie, grossissent les objets comme une loupe, on les appelle encore *verres convergents*, ou positifs, et on les désigne par le signe +. Des rayons parallèles qui sont réfractés par eux, viennent converger au foyer de la lentille.

On les emploie sous trois sortes de formes : 1° comme lentilles plan-convexes, 2° comme lentilles bi-convexes ; 3° comme ménisques concave-convexes (ménisques positifs ou périscopiques convexes)(fig. 13).

Les verres périscopiques, qu'ils soient positifs ou négatifs, diminuent l'aberration sphérique et agrandissent le champ visuel.

Les *verres sphériques concaves*, plus minces au centre, et plus épais à la périphérie, rapetissent les objets ; on les appelle *lentilles divergentes*, ou négatives, et on les fait précéder du signe —. Ils font diverger les rayons parallèles ; ceux prolongés dans une direction rétrograde, c'est-à-dire, dans la même direction

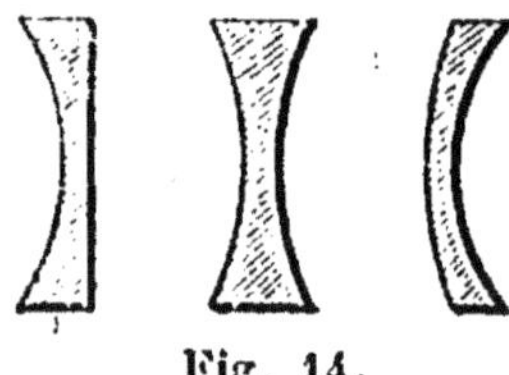

Fig. 14.

que la source d'où ils proviennent, donnent une image qui est située de ce même côté de la lentille. Comme les convexes, on les emploie sous forme : 1º de plan-concaves ; 2º de biconcaves, et 3º de convexe-concaves (ménisque négatif ou périscopique concave) (fig. 14).

Dans le ménisque négatif, la face concave a une plus forte courbure que la face convexe.

Propriétés des lentilles sphériques. — Du moment que les lentilles sphériques peuvent être considérées comme des prismes, et que les prismes dévient les rayons réfractés vers leurs bases, il s'en suit forcément que les lentilles convexes sont convergentes et les lentilles concaves divergentes.

a) *Lentilles biconvexes.* — Ce sont les seules que nous

considérerons ; leurs propriétés sont, du reste, les mêmes que celles des deux autres variétés de lentilles
convergentes.

Soit une lentille convergente, figure 15.

Tous les rayons parallèles entre eux viennent après

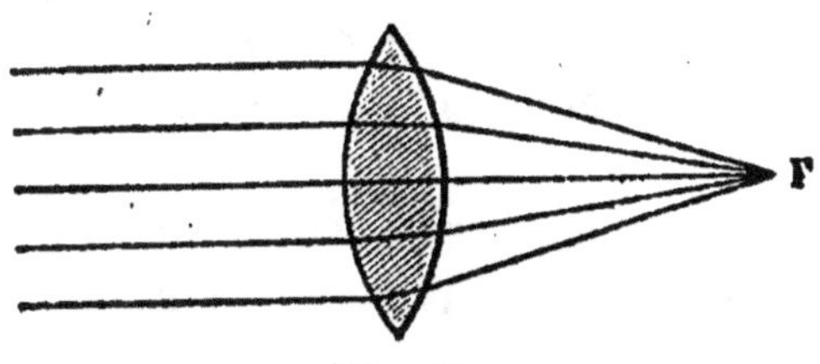

Fig. 15.

avoir été répartis par cette lentille converger en un
point F qu'on appelle le *foyer principal*.

Une lentille bi-convexe ayant deux surfaces sphériques de même rayon et de convexité opposée, pos-
sédera deux foyers principaux, l'un à droite, l'autre à

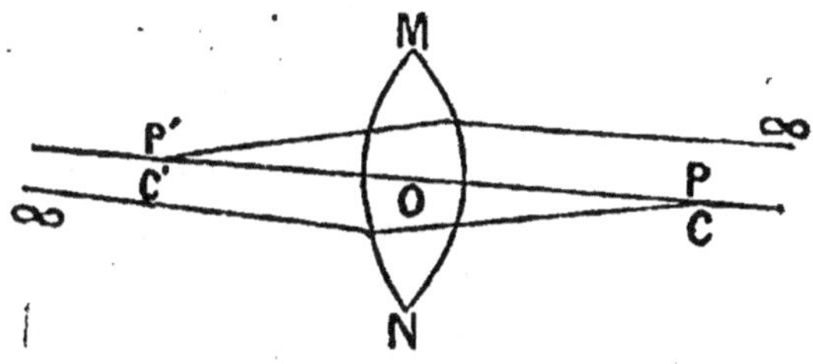

Fig. 16.

gauche. L'expérience et le calcul démontrent que pour
le verre dont l'indice de réfraction est de 1,50 les
foyers principaux coïncident avec les centres de courbure. C'est ainsi que sur la figure 16, les points PC,
à la fois foyer et centre de courbure d'une face, P'C',
foyer et centre de courbure de l'autre face, coïncident.

Telle est la marche pour les rayons parallèles ; nous allons examiner de même la marche pour les rayons divergents et les convergents.

Rayons divergents. — Plusieurs cas peuvent se présenter.

1° Le point lumineux L (fig. 17) est situé sur l'axe principal à une distance plus grande que le foyer principal F.

Le rayon lumineux arrive sur la lentille avec une divergence variable et inverse de son éloignement à la lentille ; ce rayon subira une réfraction qui le conduira en L' situé de même sur l'axe principal, les

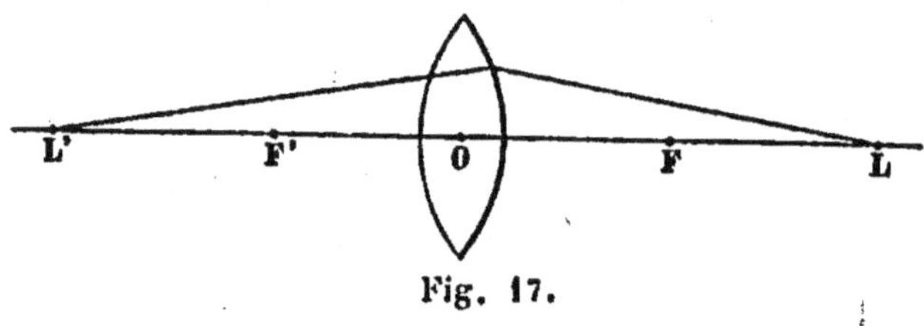

Fig. 17.

deux points L et L', situés à la même distance du centre de la lentille, sont dits *foyers conjugués* à cause de ce fait, qu'ils sont inversement l'image l'un de l'autre. La même chose se passe pour un axe secondaire quelconque. On appelle *axe secondaire* toute ligne passant par la lentille au point O ; la propriété essentielle des axes secondaires, aussi bien que de l'axe principal, c'est que les rayons passant par ces axes ne sont pas déviés, et traversent la lentille, quelle qu'elle soit, convexe ou concave, en ligne droite.

2° Si le point lumineux est au foyer principal F (fig. 15), tous les rayons qui en émanent sont réfractés

par la lentille en parallélisme, ne se rencontrent nulle
part, et forment leur image à l'infini.

3° Si le point lumineux L est placé, comme dans la
figure 18, entre le foyer principal F et la lentille O,
le rayon LI pénétrant en I subira une double réfraction qui le conduira en L', c'est-à-dire, en divergence

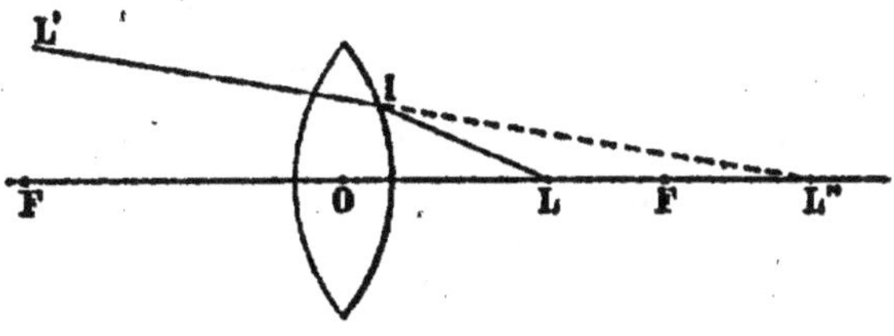

Fig. 18.

par rapport à l'axe de la lentille. Pour que ce rayon
puisse rencontrer l'axe principal, il faut qu'il soit prolongé dans le sens d'où il provient, et alors il rencon-
trera cet axe en L''; ce point L' est le foyer conjugué
de L ; l'image qui se forme à cet endroit est donc une
image virtuelle.

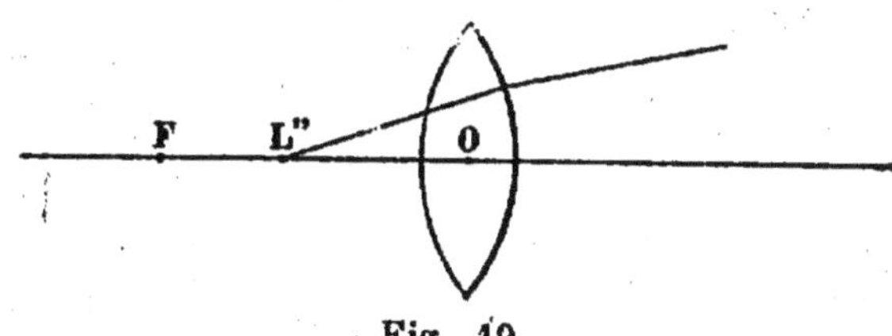

Fig. 19.

Rayons convergents. — Un rayon convergent
(fig. 19) viendra couper l'axe principal en L'', entre
le foyer principal F et la lentille ; ce n'est là qu'un
corollaire de la proposition précédente, dans laquelle
nous avons envisagé (fig. 18) la marche [d'un rayon

divergent provenant d'un point situé entre le foyer principal de la lentille.

Formation des images. — L'image d'un objet est représentée par la *somme des points conjugués* qui viennent de chaque point correspondant de l'objet. L'image sera donc de même ou réelle ou virtuelle. Une *image réelle* provient de la rencontre réelle d'une série de rayons ; on peut la recevoir sur un écran. Une *image virtuelle*, qui provient de la prolongation rétrograde de rayons qui ne se rencontrent pas dans la réalité, ne peut être vue que si on regarde à travers la lentille.

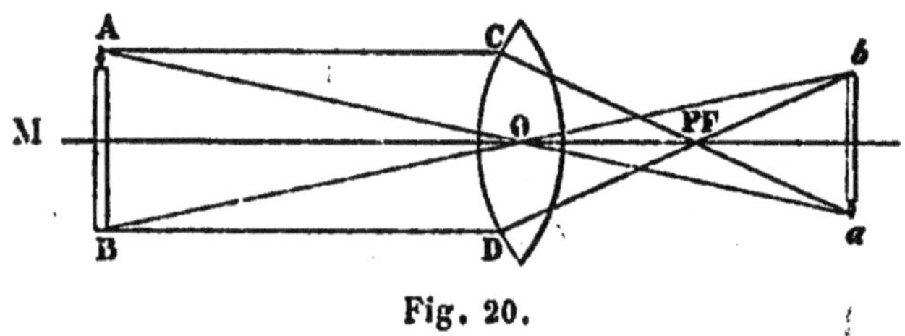

Fig. 20.

Si l'on cherche, par une construction, à se rendre compte de la position et de la grandeur de l'image, il faut chercher les points conjugués des extrémités de l'image ; de chaque point extrême, on tire une parallèle à l'axe, qui ensuite doit passer par le foyer de l'autre côté de la lentille ; on tire de même le rayon de direction passant par le foyer de la lentille ; le point de rencontre de ces deux lignes indique la position des deux points conjugués terminaux.

Aussi, dans la figure 20, AB est l'objet principal, O le centre optique de la lentille, PF le foyer principal secondaire. Le rayon AC parallèle à l'axe MO, passe par le foyer PF, puis, dans son prolongement, est coupé par l'axe secondaire AO prolongé, au point *a* qui est le point conjugué de A ; le point *b* est trouvé de la même façon.

Les rapports entre le *foyer* (= *f*) d'une lentille sphérique, *la distance* (= *a*) *d'une source lumineuse*, et la *distance de son image* (= *b*), sont indiqués par la formule : $\dfrac{1}{f} = \dfrac{1}{a} + \dfrac{1}{b}$: la distance virtuelle doit être précédée du signe —, de même pour le foyer d'une lentille concave.

Le rapport entre la grandeur d'un objet et la gran-

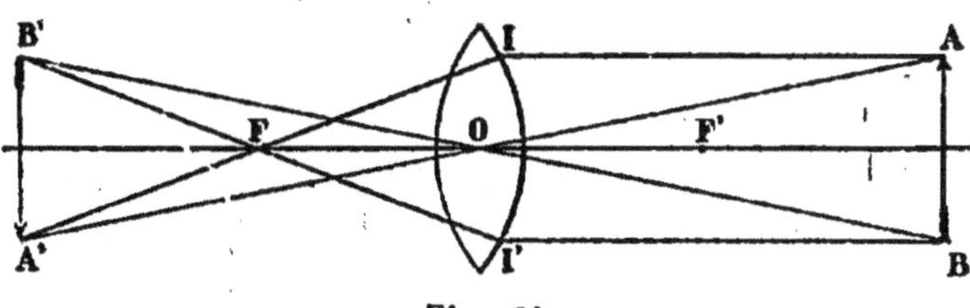

Fig. 21.

deur de son image, pour les lentilles concaves, dépend, pour chaque cas, de la distance qui les sépare du centre optique de la lentille.

Ainsi, lorsque, comme dans la figure 20, l'objet AB est éloigné de la lentille d'une distance supérieure à deux fois la distance focale, l'image *ab* est réelle, renversée et plus petite.

Si l'objet AB, comme dans la figure 21, est éloigné de la lentille d'une distance égale au double de la distance focale, l'image A'B' est renversée et égale à l'objet.

Si (fig. 22) l'objet AB se rapproche du foyer principal F à une distance moindre que la distance focale, l'image B'A' reste renversée, réelle, mais devient plus grande.

Si l'objet est situé au foyer même de la lentille (fig. 15), les rayons sortent en parallélisme de la lentille, et il n'est pas formé d'image.

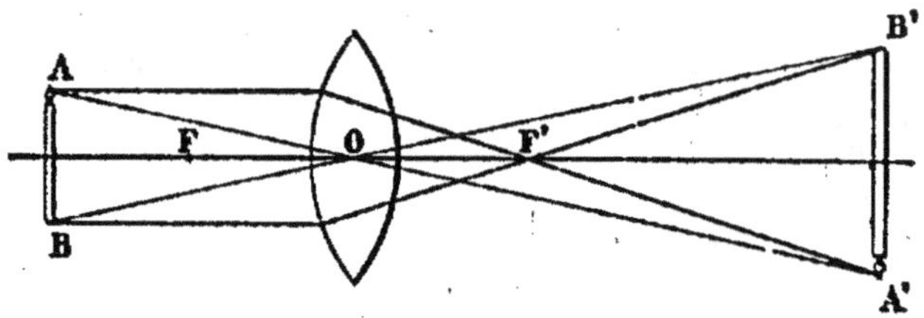

Fig. 22.

Si l'objet est placé entre le foyer et la lentille, l'image est virtuelle, droite et agrandie (fig. 23) : c'est ainsi que l'œil placé au foyer postérieur F' de la lentille voit l'objet AB en A'B'. C'est la loupe.

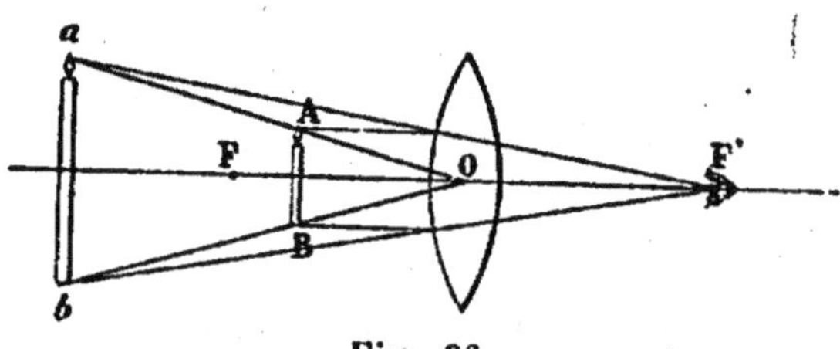

Fig. 23.

Pour les lentilles concaves, la formation de l'image des objets est la suivante :

1° Si l'objet est placé à l'infini, les rayons parallèles qui en émanent et viennent se réfracter à travers la lentille concave, viendront former une image droite, virtuelle, et infiniment petite dans le plan focal principal (fig 24) ;

2° Si, au contraire, l'objet AB est placée à une distance finie (moindre de 5 mètres en pratique), l'image
ab se forme virtuelle, plus petite et droite entre le
foyer F et la lentille (fig. 25).

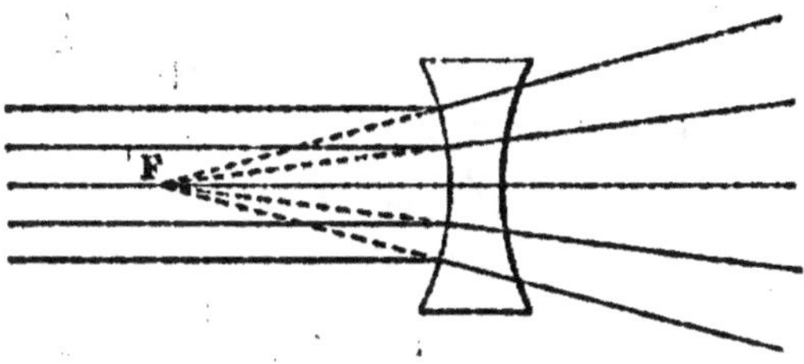

Fig. 24.

De telle sorte que les images fournies par les lentilles concaves sont toujours plus petites que l'objet;
l'image est d'autant moins petite que l'objet se rapproche de la lentille ; lorsque celui-là est accolé à
celle-ci, l'image est aussi grande que l'objet.

De tout ceci, il faut retenir ces vérités fondamenta-

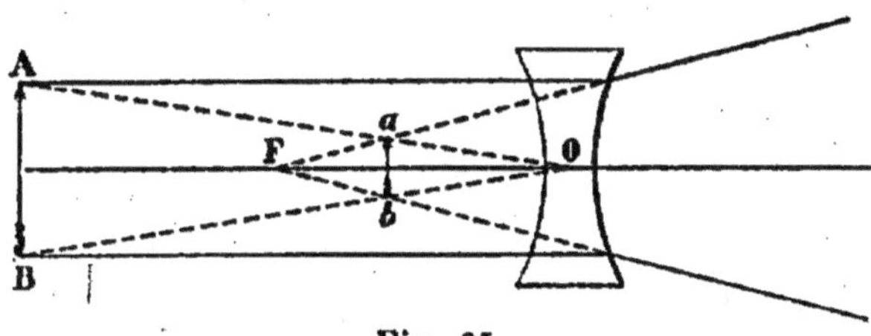

Fig. 25.

les qu'avec les lentilles concaves, l'image est toujours
plus petite que l'objet, et qu'avec les verres convexes
l'image se présente dans des conditions différentes
selon les cas ; nous n'avons pas à y revenir.

VERRES CYLINDRIQUES. — Ce sont des lentilles obtenues par la section d'un cylindre creux (fig. 26, *cd*),

ou plein (fig. 28, *ab*) suivant un de ses diamètres ou suivant un plan parallèle à l'axe du cylindre.

Le cylindre *ab* est donc *convexe*, le ¡cylindrique *cd* (fig. 28) est *concave.* La lentille cylindrique convexe est limitée d'un côté par une surface plane, de l'autre par une surface cylindrique à convexité extérieure. La lentille cylindrique concave est limitée, d'une part, aussi par une surface plane, mais de l'autre, elle l'est par une surface cylindrique à concavité intérieure.

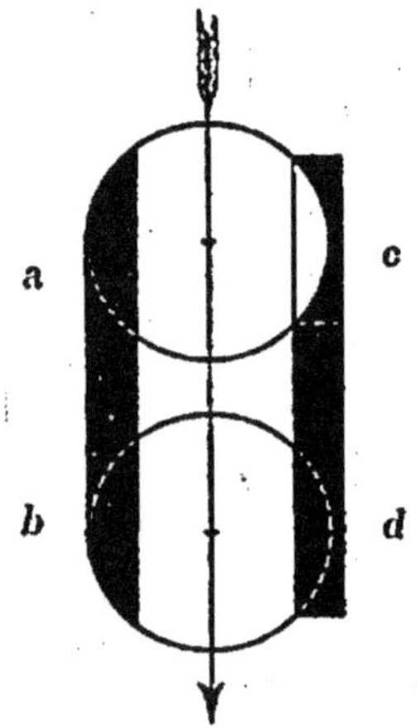

Fig. 26.

La *marche des rayons lumineux* dans les lentilles cylindriques est soumise aux mêmes lois que celles qui régissent les lentilles sphériques ; seulement la réfraction différera suivant la direction que les rayons incidents affecteront par rapport à l'axe du cylindre. C'est ainsi que dans les figures **27** et **28** les rayons lumineux *ab* et *cd* compris dans un plan parallèle aux axes AA' ne sont pas déviés ; tandis que les autres rayons incidents compris dans un plan per-

pendiculaire aux axes subissent la même déviation
que s'ils traversaient une lentille sphérique. Ces verres sont donc à la fois neutres et sphériques suivant
les places que nous venons d'indiquer : il s'en suit
donc qu'on peut avec eux corriger l'un des méridiens
de la cornée en laissant l'autre intact. C'est dans cette
propriété particulière que réside toute leur efficacité.

Il va de soi que dans les verres cylindriques comme
dans les verres sphériques les images se forment

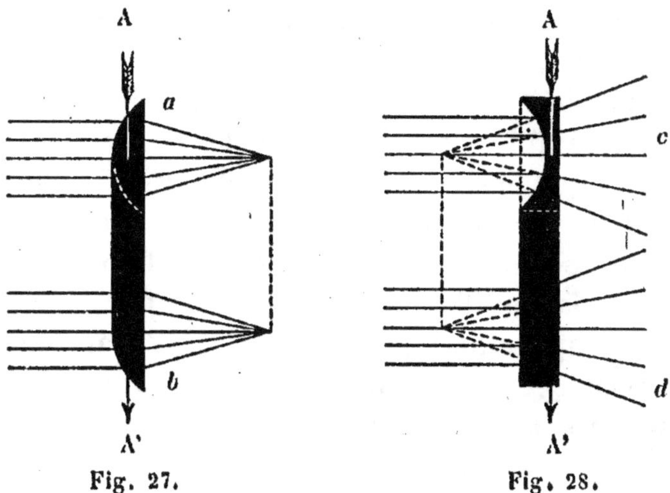

d'une façon variable selon la situation de l'objet par
rapport au foyer principal et les règles que nous avons
exposées précédemment ne subissent de ce fait aucune
modification.

Enfin, il faut encore remarquer et retenir que dans
les verres cylindriques la résistance focale égale deux
fois le rayon de courbure, tandis que dans les lentilles
biconvexes ou biconcaves, rayon de courbure et distance focale se confondent.

Numérotage des lentilles. — La puissance d'une lentille est exprimée par sa force de réfringence, laquelle dépend de la distance focale ; plus cette dernière est petite, plus la lentille est forte, et réciproquement. La puissance d'une lentille est donc inversement proportionnelle à sa distance focale (la distance focale d'une lentille se confond avec son rayon de courbure).

On peut mesurer les lentilles *en pouces*, système ancien, ou bien *en dioptries*, d'après le système métrique moderne.

Dans l'ancien système, l'unité était représenté par une forte lentille de 1 pouce de foyer ; les lentilles faibles étaient désignées par des chiffres simples, en particulier, par le dénominateur d'une fraction qui montrait de combien la lentille en question était plus faible que la lentille type. C'est ainsi qu'une lentille de 4 pouces, signifiait que cette lentille n'avait que 1/4 de puissance de l'unité de mesure, c'est-à-dire, que la lentille de 1 pouce ; sa longueur focale était de 4 pouces ; les lentilles de 36, 30 ou 25, avaient 36, 30 ou 25 pouces de longueur focale. Il en résulte que toutes les lentilles en usage d'après l'ancien système ne représentent que des fractions d'unité ; et c'est là un inconvénient, parce que tous les calculs qu'il faut faire au sujet de la valeur des lentilles se compliquent d'additions, de soustractions, de fractions qui les rendent très longs. De plus, inconvénient plus grave encore, le pouce n'était point une mesure uniforme correspondant à une grandeur universellement adoptée ; c'est une mesure arbitrairement choisie, inégale selon chaque pays. Il en résulte que les divers verres de lunettes fabriqués d'après ces types ne concordent pas entre eux.

Le *système métrique*, au contraire, a pour unité une lentille de un mètre de foyer ; cette lentille type est désignée par une *dioptrie* (1 D) ; une lentille qui a une puissance double, est une lentille de 2 dioptries (2 D), et ainsi de suite ; la distance focale de cette dernière est de 50 centimètres. Les lentilles plus faibles que la lentille type sont désignées par des nombres décimaux, tels que 0,25 D, qui signifie que cette lentille a 4 mètres de foyer, et ainsi de suite. On peut donc connaître la distance focale d'une lentille en divisant 1 mètre = 100 centimètres par le nombre de dioptries représenté par la lentille ; ainsi, une lentille de 8 dioptries, a un foyer de : $\dfrac{100}{8} = 12,5$ centimètres.

Si l'on veut transformer l'ancienne désignation des pouces en dioptries, il suffira de diviser le nombre 40 par le nombre de pouces de la lentille ; ex. : une lentille de 80 pouces $= \dfrac{40}{80} = 0,5$ dioptrie.

Pour *reconnaître et déterminer* la variété d'une lentille, il suffit de placer la lentille devant un œil, et de lui imprimer des mouvements de latéralité, en fixant un objet à travers la lentille ; on verra alors l'objet se déplacer ; s'il se déplace en sens contraire, on a affaire à une lentille convexe ; si l'objet se déplace dans le même sens, il s'agit d'une lentille concave ; le déplacement se fait plus lentement, si la lentille est faible, plus rapidement, au contraire, si la lentille est forte.

Une lentille convexe agrandit les objets et les rend confus ; au contraire, une lentille concave rapetisse les objets, mais les fait voir nettement.

Après qu'on a déterminé la variété de la lentille, il faut préciser sa puissance ; pour cela, on la neutralise avec une autre de sens contraire ; après un certain nombre d'essais, le verre superposé qui ne donnera plus, ni déplacements des objets, ni vision confuse ou amoindrie, indiquera le numéro de la lentille que l'on cherchait. Il existe des instruments appelés *sphéromètres* qui permettent de trouver instantanément et la variété et le numéro du verre ; ils ne sont pas toujours très exacts.

Pour trouver *le centre* optique d'une lentille (par ex. : quand il s'agit de verres de lunettes décentrés), on regarde avec un œil, à travers la lentille, deux lignes qui se croisent à angle droit ; en regardant les lignes avec l'autre œil, on devra voir, à l'aide de la vision binoculaire, les lignes se continuer directement avec celles vues à travers le verre, si les centres optiques et géométriques de ce dernier se correspondent. Que si cela ne se réalise pas pour le milieu du verre, c'est que celui-ci est décentré.

Les diverses sortes de verres qui sont prescrits, dans la pratique, dans le but de corriger des vices de réfraction, sont : 1° des lentilles sphériques simples, convexes ou concaves ; 2° des verres cylindriques simples, convexes ou concaves ; 3° des verres sphéro-cylindriques, combinaisons des variétés précédentes ; 4° des verres cylindriques à axes perpendiculaires, deux cylindriques simples de sens contraires ; ces derniers peuvent toujours par le calcul, se ramener à des verres sphéro-cylindriques ; 5° des prismes simples ; 6° une combinaison de prismes avec les verres précédents.

Si l'on songe que d'une façon générale la correction des vices de réfraction par les verres n'est qu'un pis-aller et nullement un remède idéal, on sera d'autant plus convaincu qu'il ne faut pas abandonner à l'opticien le soin de choisir les verres et les montures sans prescription ; tout au moins doit-on chaque fois contrôler et vérifier l'instrument choisi. Que le patient porte des lunettes ou un binocle, la distance du centre des verres doit dépendre uniquement de l'écartement pupillaire des deux yeux. La distance pupillaire se mesure à l'aide d'un ruban métrique allant d'une pupille à l'autre, pendant que le patient regarde d'abord au loin, puis à distance rapprochée, telle que les yeux de l'observateur ; cette distance chez l'adulte peut varier de 54 à 74 millimètres.

Si les verres sont destinés à être portés constamment, leur centre doit être un peu plus bas que les pupilles, et leur plan légèrement incliné en avant de façon à ce qu'il forme avec le plan de la face un angle de 10 à 15 degrés environ ; pour la vue de près, cet angle sera même de 25 degrés.

Les verres doivent être le plus rapprochés possible des yeux, mais sans qu'ils soient touchés par les cils.

Qu'il s'agisse de n'importe quelle sorte de monture (lunettes, binocles, lorgnette, monocle, etc.), il faut toujours autant que possible se conformer au goût et au désir des patients, mais tout de même imposer sa

façon de faire si on la croit utile et indispensable. Chez
ceux qui ne jouissent que de la vision monoculaire
(certains strabiques, opérés de cataracte, etc.), on
peut donner des lunettes ou un binocle à retourne-
ment, armés de deux verres différents, afin d'éviter
l'ennuie d'avoir toujours à porter avec soi deux montures différentes.

Les verres sont le plus souvent fabriqués en crown
tendre ; les verres en cristal de roche, 5 fois plus chers
que les précédents, ont l'avantage de se rayer moins
facilement et aussi de se couvrir moins de buée par
les changements de température. Les verres sphériques, surtout biconcaves, ont souvent la forme périscopique. Les verres cylindriques simples présentent
le plus souvent une face plane et l'autre courbée. Les
verres sphéro-cylindriques combinés ont un côté
sphérique et l'autre cylindrique ; les verres toriques
présentent les deux courbures sur la même face, ce
qui augmente notablement le champ visuel. Pour les
verres forts, on peut éviter l'inconvénient de l'effet
prismatique et du poids, en ne taillant que leurs centres, tandis que la périphérie est uniformément usée ;
tel est le cas des verres concaves forts et des verres à
cataracte.

Les lunettes à la Franklin présentent deux foyers
de réfraction différente ; la partie supérieure sert pour
la vision à distance, la partie inférieure pour la vue
de près ; elles sont surtout usitées en Amérique et en
Angleterre, mais peu chez nous.

Les verres pantoscopiques sont employés par les
peintres, les employés de bureau, etc., qui doivent à

chaque instant voir à distance et travailler de près ; au lieu d'avoir une forme ovale, leur partie supérieure est coupée horizontalement, ce qui permet plus facilement de regarder par-dessus les verres. De même, on a donné aux verres la forme d'une poire ; la grandeur de l'ovale doit aussi, dans certains cas, être indiquée aux opticiens. Des verres ronds sont employés pour le tir. Le montage des verres cylindriques doit être fait avec des précautions spéciales.

Voici reproduites les principales abréviations employées en ophtalmologie :

A. . . . . .   Accommodation.

As. . . . .   Astigmatisme (As H = As. hypermétropique ; As M = As. myopique).

Ax. . . . .   Axe d'un cylindre.

Cyl. . . . .   Verre cylindrique simple.

D . . . . .   Dioptrie.

E . . . . .   Emmétropie.

H . . . . .   Hypermétropie (Hl. = H. latente ; Hm. = H. manifeste, et Ht = H. totale).

M . . . . .   Myopie.

O. d. . . .   Œil droit. — O. s. ou g. Œil gauche (sinister) ; O. u., les deux yeux (uterque).

P. ou p. p.   Ponctum proximum.

R. . . . . .   Remotum.

Sph. . . .   Sphérique.

T . . . . .   Tension.

V ou Vis .   Vision, acuité visuelle.

$+$ . . . . . Convexe (réel, positif, plus).

$-$ . . . . . Concave (virtuel, négatif, moins).

$\bigcirc$ . . . . . Combiné avec.

$\frac{1}{8}$ Vision quantitative $=$ sensation lumineuse.

CHAPITRE XIV

HYPERMÉTROPIE

L'hypermétropie est un vice de réfraction dans lequel les rayons parallèles venus de l'infini se réunissent derrière la rétine, quand l'accommodation est au repos (fig. 29).

Les rayons divergents, c'est-à-dire ceux provenant d'objets rapprochés, se réunissent encore bien plus loin derrière la rétine.

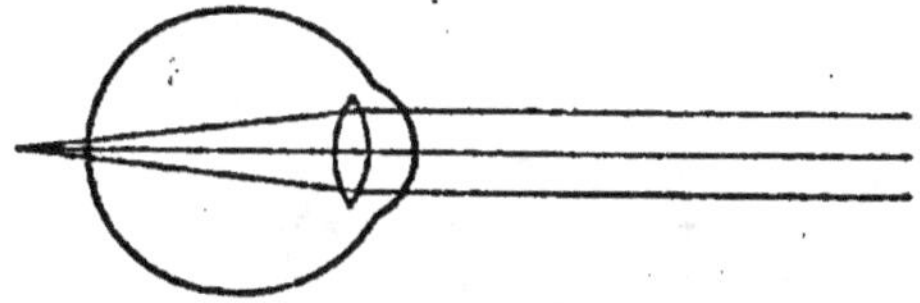

Fig. 29.

Étiologie. — L'hypermétropie est souvent d'origine *axile*, c'est-à-dire , due à un raccourcissement de l'axe antéro-postérieur de l'œil ; moins souvent, elle est due à une diminution de la puissance de réfringence des milieux de l'œil (taies, hypermétropie sénile), ou à une absence du cristallin (aphakie). C'est l'anomalie de réfraction la plus fréquente, presque toujours d'origine congénitale, et, dans ce cas, doit être mise sur le compte d'un développement insuffisant du globe oculaire. Il est presque de règle que les enfants soient légèrement hypermétropes au moment de la naissance, jusqu'à ce que l'axe antéro-postérieur de l'œil vienne à s'allonger, et produise, à un moment donné, soit de l'emmétropie, soit même de la myopie. L'hypermétropie est souvent héréditaire.

Marche des rayons lumineux chez l'hypermétrope. — L'œil hypermétrope ne peut voir nettement ni de

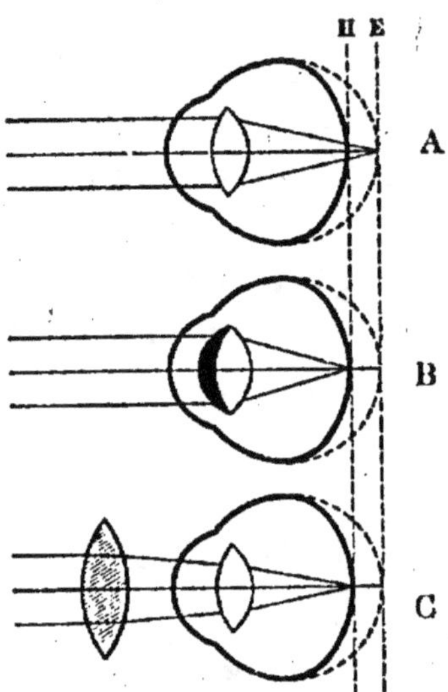

Fig. 30.

loin, ni les objets rapprochés, sans mettre en jeu son accommodation. A l'état de repos (fig.30, A), l'œil hypermétrope est structuré pour recevoir des rayons convergents ; or, ceux-ci n'existent pas dans la nature, et le point où se réunissent les *rayons parallèles* étant situés derrière la rétine, ceux-ci formeront sur cette rétine des cercles de diffusion. Pour que les rayons parallèles puissent se réunir sur la rétine, il faut, ou que l'œil accommode (fig. 30, B), ou bien, il faut qu'un verre convexe placé au devant de l'œil vienne renforcer la puissance des réfringences du cristallin (fig. 30 C).

Quant aux rayons divergents (fig. 31), c'est-à-dire, ceux provenant d'un objet rapproché, pourqu'ils puissent se réunir sur la rétine, il faut que l'œil hypermétrope accommode non seulement de la quantité que doit accommoder un œil emmétrope (fig. 31, A) pour voir de près, mais, en plus, il doit encore fournir la quan-

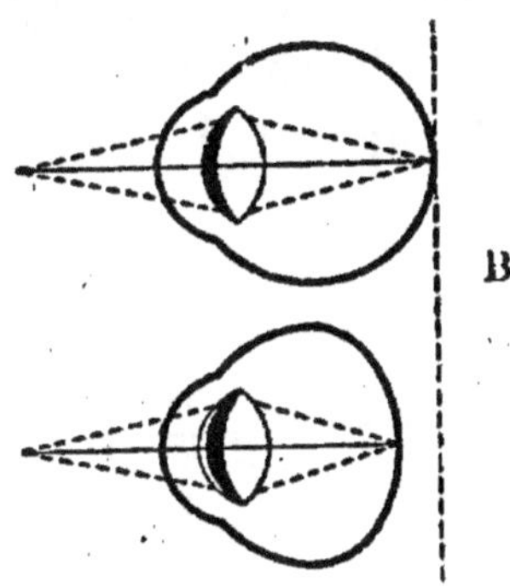

Fig. 31.

tité d'accommodation nécessaire pour corriger en plus son degré d'hypermétropie (fig. 31, B). L'œil hypérope est donc obligé d'accommoder constamment, même pour la vue de loin, s'il veut voir nettement ; pour la vision de près, l'accommodation s'augmente encore de la quantité nécessaire à l'œil emmétrope pour voir de près. Donc, tant que l'œil hypermétrope voit nettement, il n'est pas en position de repos, parce qu'il est toujours obligé de corriger son hypermétropie : l'œil emmétrope, au contraire, est au repos quand il regarde au loin.

Structure de l'œil hypermétrope. — A cause de la contraction permanente du muscle ciliaire, celui-ci s'hypertrophie surtout quant à ses fibres circulaires ; le muscle dans son ensemble durcit sous l'influence d'une sorte de contracture spasmodique. Dans l'hypermétropie de degré élevé, le bulbe est souvent anormalement petit, et la sclérotique, au niveau de l'équateur, se recourbe brusquement en arrière. La chambre antérieure est remarquable par son peu de profondeur. La grandeur de l'angle α fait croire à l'existence d'un strabisme divergent, tandis qu'en réalité l'hypermétropie prédispose nettement au strabisme convergent.

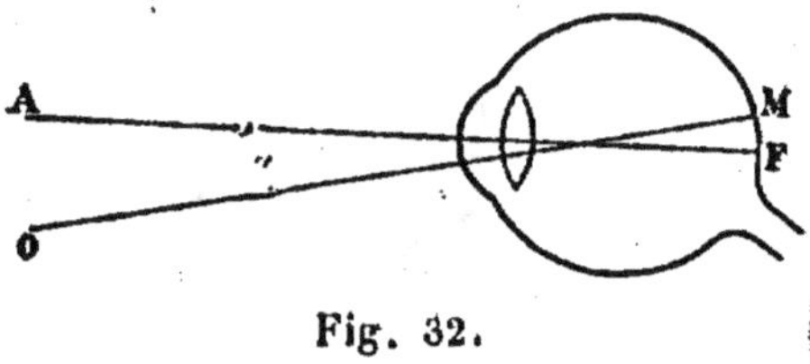

Fig. 32.

Disons en passant que l'angle α est l'angle formé par l'axe visuel O M et l'axe de la cornée A F (fig. 32), l'axe visuel est la ligne qui va de l'objet fixé à la macula. La ligne de regard est celle qui va de l'objet fixé au centre de rotation de l'œil ; elle détermine, avec l'axe de la cornée, l'angle γ qui, pratiquement peut se confondre avec l'angle α.

L'œil de l'hypermétrope peut être considéré comme imparfaitement développé : c'est l'œil des êtres inférieurs, des hommes primitifs, des sauvages, qui sont tous hypermétropes. De même, l'état hypermétropique est la règle dans les yeux mal formés, atteints de colobomas, d'atrophie congénitale du nerf optique.

Lorsque l'*hypermétropie est faible*, la conformation de l'œil ressemble beaucoup à celle de l'emmétrope, et ses fonctions s'accomplissent avec régularité. Les sauvages dont nous parlions tout à l'heure, les oiseaux de proie qui sont hypermétropes ont même une acuité visuelle très grande, supérieure à celle de l'emmétrope le mieux doué. De plus, la puissance des muscles, l'excursion des yeux est souvent plus grande dans l'anomalie qui nous occupe.

Dans *les degrés moyens de l'hypermétropie*, les inconvénients et les caractères spéciaux de ce vice de réfraction commencent à s'affirmer. Le crâne est brachycéphale, la face est aplatie, souvent asymétrique, et le côté le moins développé contient l'œil mal venu qui, dans ce cas, est toujours hypermétrope, quand il n'est pas astigmate. Ce sont ces caractères du crâne et de l'œil que nous rencontrons le plus souvent à nos consultations et qui tiennent à la forme brachycéphale qui est la dominante dans la race Lorraine.

Généralement, l'œil hypermétrope est court ; on a calculé qu'il présentait autant de fois 3 dioptries de déficit qu'il lui manquait de millimètres pour atteindre la normale. Sans doute, les surfaces réfringentes sont quelquefois aplaties ; mais le fait est exceptionnel, car les mensurations ophtalmométriques ont montré que la courbure cornéenne était à peu près la même chez l'emmétrope et l'hypermétrope.

Le muscle ciliaire est souvent hypertrophié dans

l'hypermétropie, et son appareil nerveux est souvent lésé. Le champ visuel est très étendu chez l'hypermétrope, grâce à la forme bombée du globe au niveau de l'équateur, qui permet aux rayons lumineux de pénétrer en plus grand nombre jusqu'à la rétine ; mais en revanche l'acuité visuelle est souvent diminuée, et plus sur un œil que sur l'autre ; en ce cas, c'est l'œil le moins bon qui a une tendance à se dévier et à se placer en strabisme convergent.

Par contre, le champ de fixation est plus étendu, l'appareil musculaire fonctionne plus largement ; ce sont là les seuls avantages apparents de l'hypermétrope ; car il est souvent conduit au strabisme interne, précisément à cause des relations étroites qui existent entre la convergence et l'accommodation, ainsi que nous le verrons plus loin.

Tous ces caractères s'exagèrent encore dans l'*hypermétropie forte*, c'est-à-dire, celle qui dépasse 7 à 8 dioptries ; mais cette variété est relativement rare. L'astigmatisme est fréquemment lié à l'hypermétropie.

Variétés. — On distingue l'hypermétropie en *manifeste, latente* et *totale*.

L'*hypermétropie manifeste* (II. m.) est celle que l'on trouve lors de l'examen subjectif du sujet, sans qu'on ait besoin de paralyser l'accommodation ; le verre convexe le plus fort accepté par le sujet, c'est-à-dire, le verre qui donne la meilleure vision comparativement à celui du numéro inférieur qui amoindrit déjà la vision, est celui qui indique le degré de l'hypermétropie manifeste ; il indique aussi la quantité d'accommodation que le patient peut mettre en jeu.

L'*hypermétropie totale* (H. t.) est celle qui se révèle après paralysie totale de l'accommodation par l'atropine.

L'*hypermétropie latente* (H. l.) est la différence entre l'hypermétropie totale et l'hypermétropie manifeste ; elle est constituée par le reste du spasme accommodateur qui a été vaincu par l'atropine, et qui auparavant était resté latent.

Supposons une hypermétropie de 2,5 D chez un individu jeune. Si, sans verres, son acuité visuelle est de 1/2, et si, avec des verres convexes de + 1 D, elle monte à 1, son hypermétropie manifeste sera = 1 D ; si maintenant l'on atropinise l'œil, et que sans verres, il accuse 2/3, tandis qu'avec des verres de + 2,50 D il a une acuité visuelle normale, son hypermétropie totale sera de + 2.50 D. La différence entre les deux, c'est-à-dire, + 1,5 D, sera l'hypermétropie latente.

Le rapport entre l'hypermétropie manifeste et l'hypermétropie latente n'est pas absolu, mais dépend plus ou moins de l'âge et de l'état général du sujet. Dans le jeune âge, on trouve souvent la moitié de l'hypermétropie à l'état latent ; c'est pourquoi l'atropine devra toujours être employée pour la détermination de l'hypermétropie totale. Plus le sujet est âgé, moins il a de pouvoir accommodatif ; aussi l'hypermétropie latente diminue-t-elle par ce fait, tandis que l'hypermétropie manifeste augmente. Chez le vieillard, l'hypermétropie manifeste = l'hypermétropie totale ; il n'existe plus d'hypermétropie latente.

Symptômes. — Ce n'est que dans les degrés élevés d'hypermétropie, mais fréquemment aussi à partir de 1,5 D d'hypermétropie, ou encore dans un âge relativement avancé que le patient voit mal pour la vue de loin. Il faut cependant tenir compte, jusqu'à un certain point, de cette erreur répandue dans le public, que les gens à *vue longue* voient surtout bien à distance. Seuls les hypermétropes de degré peu élevé (ne dépassant pas 1 D) voient toujours mieux dans le lointain, après correction, tout au moins voient-ils d'une façon plus nette ; tandis que les hypermétropes de degré élevé (l'hypermétropie typique au delà de + 6 D est très rare) voient le plus souvent aussi mal à distance que les myopes ; pour la vue de près ils rapprochent tout autant le livre, afin de voir les caractères grossir, malgré les cercles de diffusion qui en résultent. Leur proximum est, du reste, plus éloigné que celui de l'emmétrope, tandis que le remotum est négatif.

Les bords de la papille normale sont souvent flous, surtout en haut et en bas, et principalement chez les hypermétropes jeunes ; il ne faudrait pas du coup conclure à l'existence d'une névrite optique.

Subjectivement, un grand nombre d'hypermétropes n'accusent aucun symptôme, surtout quand ils sont jeunes, vigoureux et qu'ils vivent beaucoup au grand air. La correction que leur défaut optique impose à l'accommodation ne se traduit par aucun signe du côté du muscle ciliaire. Dans d'autres cas, l'effort d'accommodation exagéré ne suffit pas pour le travail de près, et il en résulte une asthénopie accommodative.

Ces troubles de l'accommodation surviennent surtout à la suite de la lecture, de l'écriture, de la couture, en un mot, après le travail de près, et principalement le soir à la lumière artificielle. Ils consistent en sensation de compression dans les yeux et au-dessus des globes, en douleurs de tête, siégeant surtout au niveau du front, mais aussi dans la région occipitale ou ailleurs, en névralgies localisées dans divers endroits, en hyperémie de la conjonctive et des bords palpébraux, en larmoiement, clignements, photophobie, sensation de brûlures dans les paupières, et vision indistincte (scintillement) pendant le travail de près. Tous ces symptômes sont surtout accusés chez des personnes souffrantes ou affaiblies ; ils s'exagèrent beaucoup chez des personnes sensibles, surtout chez les femmes.

A mesure qu'il avance en âge, l'hypermétrope est forcé, plutôt que l'emmétrope, de recourir à l'usage des verres convexes, pour cette raison que la presbyopie s'ajoutant au degré d'hypermétropie devient plutôt manifeste.

Pendant l'enfance, l'hypermétropie a physiologiquement une tendance à diminuer, à mesure que le globe de l'œil se développe avec le reste du corps ; mais après la puberté, ce vice de réfraction a, au contraire, une propension à augmenter. Chez l'adulte, l'hypermétropie reste stationnaire, et à partir de la cinquantaine elle augmente un peu, mais dans des proportions infimes.

Les yeux hypermétropes ont une prédisposition indéniable à la conjonctivite, aux blépharites, au strabisme convergent et au glaucome.

Parmi ces complications, c'est le strabisme convergent qui est le plus fréquent, et aussi le plus immédiat. Je dirai, à propos de la myopie, quelles relations étroites il y a entre la convergence et l'accommodation. Or, il faut se rappeler que l'hypermétrope impose à son muscle ciliaire de grands efforts pour voir de près, et le droit interne de chaque côté se contracte en conséquence, c'est-à-dire, plus qu'il ne convient ; c'est donc le contraire de ce qui se produit pour les yeux myopes. Lorsque les deux muscles se contractent également, la convergence est la même dans les deux yeux, mais souvent l'équilibre est rompu au profit de l'un des muscles et le strabisme apparaît.

Pourquoi cet équilibre est-il rompu ? Parce que la contraction exagérée des deux internes gêne le malade, et voici comment. Il accommode, par exemple, de cinq dioptries dont deux sont employées à corriger l'hypermétropie. En somme, les yeux sont fixés sur un objet placé à 33 centimètres puisqu'il ne lui reste plus que trois dioptries d'accommodation efficaces sur les cinq dépensées. Mais à ces cinq dioptries d'accommodation correspondent cinq angles métriques de convergence, et les deux yeux disposés par leur accommodation à voir un objet distant de 33 centimètres sont tournés vers un point placé seulement à 20 centimètres. De là, le désordre dans la dépense d'énergie musculaire.

Or, pour converger de chaque côté de cinq angles métriques, les muscles droits internes reçoivent une décharge nerveuse proportionnelle. L'un des muscles reçoit l'ordre de converger de sept angles métriques, l'autre ne convergeant plus que de trois (la décharge nerveuse peut donc être inégalement répartie). Le premier œil est dès lors soustrait à la vision, le second seul fonctionne. La vision est monoculaire, le strabisme est constitué.

Le strabisme convergent, à la vérité, n'atteint pas tous les hypermétropes. Les degrés faibles et les degrés élevés d'hypermétropie y échappent assez facilement. En ce qui concerne les hypermétropes faibles, rappelons-nous qu'il existe une certaine indépendance relative entre l'accommodation et la convergence ; jusqu'à trois dioptries l'écart peut ne pas avoir d'inconvénient.

Les cas d'hypermétropie élevée sans strabisme sont d'une explication plus difficile.

Quoi qu'il en soit, il n'en est pas moins certain que sur 100 individus atteints de strabisme interne, 75 sont hypermétropes.

Détermination de l'hypermétropie. — *Méthode de Donders.* — On fait lire par le patient le tableau d'épreuve, et on note l'acuité visuelle sans verres ; cette acuité n'étant pas normale, on place successivement devant les yeux les verres convexes + 0,5 D, + 0,75 D, + 1 D, etc., jusqu'à ce que le patient accuse que la vision d'abord améliorée, devient à un moment donné plus floue ; le verre convexe le plus fort qui donne la meilleure acuité visuelle, est celui qui indique le degré de l'hypermétropie manifeste. On procède ainsi successivement pour chaque œil isolément, puis binoculairement. On peut refaire la même épreuve après atropinisation des yeux et avec le trou sténopéique ; le verre convexe le plus fort qui sera accepté par le patient, indiquera l'hypermétropie totale.

Il est à remarquer qu'il est préférable dans bien des cas, surtout chez des enfants ou des gens peu intelligents, de commencer de suite par des verres de + 1,50 D, sans quoi, les patients prétendent qu'avec un verre + 0,50 D, la vision est plutôt amoindrie, quand il s'agit de degrés élevés d'hypermétropie. Pour la vision binoculaire de même, des verres plus forts sont acceptés plus facilement qu'avec chaque œil isolément.

2° *L'éclairage direct* de l'œil montre que les vaisseaux rétiniens se déplacent dans le même sens que l'observateur.

3° L'examen ophtalmoscopique à l'*image renversée* montre que la papille se rapetisse à mesure que la lentille est écartée de l'œil.

4° A *l'image droite*, la papille et les vaisseaux sont nettement perçus avec un verre convexe ; le verre le plus fort qui permet de voir nettement l'image du fond de l'œil, indique le degré de l'hypermétropie.

5° *La skiascopie* avec le miroir concave montre une ombre marchant en sens inverse des mouvements du miroir.

Traitement. — Il consiste dans le port de verres sphériques convexes qui rendent la vision nette à distance, et rendent possible le travail de près longtemps prolongé. Ce n'est pas parce qu'on a constaté l'existence d'un certain degré d'hypermétropie, qu'il est formellement indiqué de le corriger ; chez l'enfant l'indication de la correction s'impose surtout pour combattre le strabisme convergent, au point de vue prophylactique aussi bien que thérapeutique. S'il existe une diminution de la vision à distance, ou si le patient se plaint de fatigue des yeux, dans ce cas il est urgent de prescrire des verres.

Quoique théoriquement, il soit logiquement indiqué de faire la correction totale de l'hypermétropie totale, pratiquement il ne faut le faire qu'exceptionnellement. Chez les enfants et chez les jeunes gens, on paralysera toujours l'accommodation pour pouvoir déterminer l'hypermétropie totale, afin d'avoir de la sorte un point de départ précis pour la prescription des verres convenables. Les opinions diffèrent cependant sur la question de savoir s'il faut ou non corriger totalement l'hypermétropie, et dans quel moment le patient doit porter ses verres.

Ce sont les symptômes constatés qui fourniront les indications au sujet de ces deux points. En cas de strabisme, ou encore, quand l'usage des verres apporte du soulagement dans les cas de conjonctivites, blépharites, maux de tête persistants ou ne provenant pas du travail de près, alors il est indiqué de faire continuellement porter les verres. En dehors de ces cas, on peut les faire porter constamment, ou seulement pour la vue de près, suivant que les symptômes pénibles persistent sans interruption, ou qu'ils n'apparaissent que pendant le travail de près et la lecture.

Si, pour la vue de loin, la vision est suffisante ou à peu près normale, on ne prescrit des verres que pour la vue de près, surtout quand les inconvénients sont ressentis seulement pendant le travail de près, ce qui est souvent le cas chez des individus jeunes et vigoureux. En pareils cas, il suffit de corriger l'hypermétropie manifeste, ou bien, l'on peut encore corriger une partie de l'hypermétropie latente, rarement l'hypermétropie totale. Que si l'on ne corrige qu'une partie de l'hypermétropie, on est obligé chaque année de changer les verres suivant les indications. Les hyperopes au delà de 45 ans, doivent porter des verres pour la vue à distance, afin d'améliorer leur vision de loin ; pour remédier à la presbytie, ils sont obligés d'augmenter les verres pour la vue de près. Au lieu d'avoir deux montures en pareil cas, il est plus commode de se servir de verres à la Franklin dont la moitié supérieure sert pour la vue à distance, et la moitié inférieure pour la vue de près.

Si la convergence se fait mal, il suffira souvent de décentrer les verres convexes pour soulager de la sorte les muscles droits internes.

S'il existe une tendance au strabisme convergent, on commencera d'abord, surtout chez les tout jeunes enfants , par prescrire une cure d'atropine pendant plusieurs mois ; si cela ne suffit pas, on corrigera l'hypermétropie et on prescrira le port continuel des verres ; si malgré cette correction, le strabisme interne persiste, on ne se hâtera pas d'opérer chez des enfants même de 8 ou 10 ans ; car il arrive fréquemment que la guérison spontanée se produit plus tard, et que le redressement naturel s'ajoute au redresse- chirurgical ; en pareil cas, le résultat se traduit par un strabisme divergent, bien plus laid et bien plus diffi-cile à guérir après coup, que le strabisme convergent primitif. En tout cas, il faut bien admettre que la guérison spontanée du strabisme convergent doit être presque la règle, si l'on compare le nombre infime de strabismes internes qu'on a occasion de traiter chez les jeunes gens ou chez les adultes, comparés à la quantité relativement considérable de strabismes convergents d'origine hypermétropique que l'on a occasion de voir chez tous les jeunes enfants : les exercices stéréoscopiques, en pareil cas, seront aussi d'un grand secours.

CHAPITRE XV

MYOPIE

La myopie est cet état de l'œil dans lequel les rayons parallèles venus de l'infini se réunissent en avant de la rétine, en un point F' (fig. 33) et par conséquent vont former sur cette rétine un cercle de diffusion *a'b'* lorsqu'ils sont prolongés au delà de leur point de rencontre.

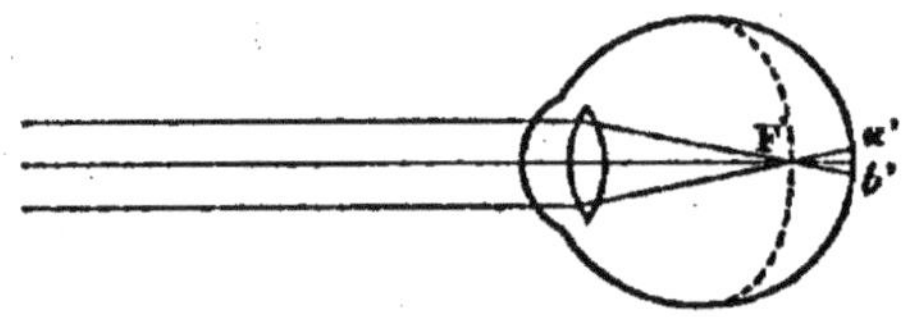

Fig. 33.

Il est facile de comprendre que la myopie peut être due à deux causes essentielles : 1° d'une part, à un allongement de l'axe antéro-postérieur du globe qui recule la rétine au delà du foyer F' du système dioptrique normal (*myopie axile*) ; 2° d'autre part, à un excès de réfraction des milieux de l'œil, cornée et cristallin, excès tenant soit à la courbure exagérée (*myopie de courbure*), soit à une altération des indices de réfraction (diabète) de ces mêmes milieux.

Dans ces conditions, si les objets étaient toujours

placés à une distance infinie, la vision nette ne serait jamais possible pour un œil myope. Heureusement qu'il n'en est pas toujours ainsi ; et l'on sait que si dans les conditions de l'œil myope, on vient à rapprocher de cet œil l'objet placé au delà de 5 mètres, son image tend à s'éloigner du foyer postérieur F" de son système dioptrique. Il arrivera un moment où l'image viendra se peindre exactement sur la rétine ; à ce moment, le myope verra nettement l'image de l'objet.

Supposons donc un œil myope qui se trouve dans des conditions telles qu'à un moment donné, un objet placé exactement à un mètre en avant de lui, vienne se produire nettement sur la rétine : on dira qu'un pareil œil est myope de une dioptrie ; si l'objet est vu nettement à 50 centimètres, l'œil sera myope de 2 dioptries ; à 33 centimètres, de 3 dioptries ; à 25 centimètres de 4 dioptries, et ainsi de suite. En désignant par R, le point le plus éloigné ou remotum auquel est vu nettement l'objet, on aura une formule générale $\frac{1}{R}$ qui permettra de désigner le degré de la myopie. Plus la distance du remotum R sera rapprochée de l'œil, plus la myopie sera forte. Le degré de la myopie sera donc en raison inverse de la distance à l'œil à laquelle l'objet sera vu nettement.

Or, en nous reportant à ce que nous avons dit de la force réfringente des lentilles, il est facile de se rappeler qu'une lentille dont la distance focale est d'un mètre, possède une valeur réfringente de 1 dioptrie ; de 50 centimètres, 2 dioptries ; de 25 centimètres, 4 dioptries, etc.

Le myope se trouve donc placé exactement dans

les mêmes conditions qu'un œil emmétrope dont on augmenterait la force réfringente à l'aide d'un verre convexe de 1, 2, 3, 4, etc. dioptries ; il serait ainsi rendu myope de 1, 2, 3, 4, etc. dioptries. Et comme les verres concaves de même numéro neutralisent les convexes de numéro identique, chaque fois qu'à l'aide d'un verre concave nous pourrons rendre la vision à distance nette pour un œil myope, nous dirons que cet œil a autant de dioptries de myopie qu'en possède le verre concave le plus faible qui vient de le corriger ; ce verre aura son foyer principal exactement au remotum de l'œil myope.

En réalité, le verre correcteur est un peu plus fort que la myopie qu'il doit corriger ; parce que, comme il est placé environ à 15 millimètres en avant du point principal antérieur de l'œil, ou en avant de l'œil lui-même, il faut tenir compte de cette petite différence, et diminuer la force du verre d'un quart de dioptrie environ, pour avoir le degré réel de myopie de l'œil qu'on examine.

Anatomie pathologique de l'œil myope. — Un pareil œil est rarement arrondi, mais allongé, ovalaire (fig. 34). Dans la myopie faible, la sclérotique a partout la même épaisseur ; tandis que dans la myopie forte, cette membrane diminue d'épaisseur à mesure qu'on se rapproche du nerf optique ; elle se distend même, et plus vers le côté temporal que vers le côté nasal. L'axe antéro-postérieur est allongé : à l'état normal, cet axe mesure environ 23 millimètres de longueur ; avec la myopie, ce diamètre s'accroît environ d'un millimètre par 3 dioptries de myopie ; il peut

aller jusque 33 millimètres ; quand la myopie acquiert
des proportions considérables, tous les diamètres de
l'œil sont augmentés. Mais la myopie se produit surtout aux dépens de la distension de la zone scléroticale qui avoisine la partie externe de la papille (fig. 34
e e.) et qui s'appelle le staphylome postérieur de
Scarpa ; consécutivement à cette distension, la gaîne
du nerf optique prend une direction oblique, de telle
sorte que son bord sclérotical opposé, du côté nasal,
forme avec la choroïde et la rétine, une sorte de bec

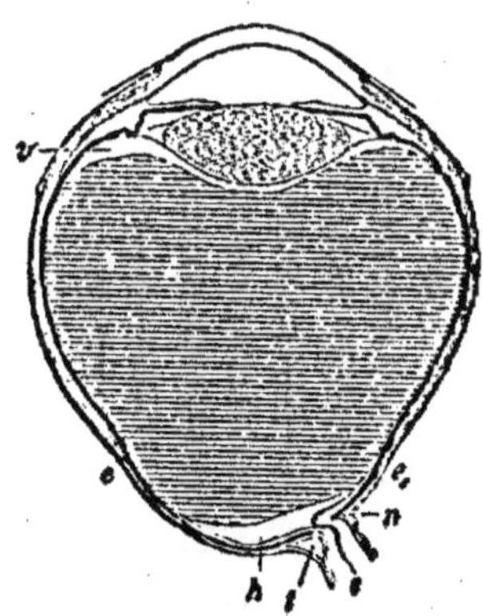

Fig. 34.

e l, Staphylome postérieur ; — v, décollement antérieur du corps
vitré ; — h, décollement postérieur du corps vitré ; — s, nerf optique (Focus).

saillant (h fig. 34). Comme autre conséquence, on
remarque que les fibres du nerf optique sont obligées
à cet endroit de prendre une direction circulaire autour
du bord sclérotical saillant pour arriver jusqu'à la
rétine (n), tandis que du côté opposé temporal (t)
elles quittent le nerf optique suivant une direction
rectiligne. Au niveau de la partie distendue, la cho-

roïde est très atrophiée. Dans les degrés élevés de myopie, cette membrane a souvent subi des altérations telles, qu'en maints endroits elle est réduite à une membrane conjonctive amincie et amorphe, adhérente à la sclérotique et à la rétine.

Dans les myopies moyennes, le vitré n'est altéré ni dans sa consistance, ni dans sa structure, mais peut cependant être décollé aux environs de la papille ; dans les degrés élevés, il est souvent ramolli et le siège de corps flottants.

Le muscle ciliaire est souvent attiré en arrière au niveau de son insertion au voisinage de la cornée, et plus du côté temporal que du côté nasal ; ce sont surtout des fibres méridiennes qui persistent, tandis que les fibres circulaires ont presque totalement disparu. Son bord antérieur forme avec l'externe, un angle aigu au lieu d'un angle droit.

La racine de l'iris ainsi que le cristallin sont tirés en arrière, de telle sorte que la chambre antérieure paraît plus profonde. L'axe de la cornée s'incline vers en dedans ; l'angle devient négatif par ce fait, et il se produit un strabisme convergent apparent.

Etiologie. — La myopie est due, dans la grande majorité des cas, à un allongement de l'axe antéro-postérieur de l'œil (myopie axile). Un allongement de 1 millimètre de cet axe correspond à peu près à trois dioptries d'augmentation de myopie ; donc, autant de fois nous aurons de dioptries de myopie en plus qu'un œil emmétrope, autant de fois nous aurons un nombre correspondant de millimètres multiplié par 3 d'allongement de l'axe ; ainsi 3 D de myopie donnent une longueur d'axe de 24 millimètres, puisque l'œil normal mesure environ 23 millimètres d'avant en arrière ; une myopie de 10 D correspond à peu près à 27 millimètres d'axe.

La myopie de courbure (staphylome, kératocome, spasme de l'accommodation) est beaucoup plus rare ; on l'observe dans l'hypermétropie faible, ou encore au début d'une cataracte qui a pour effet d'augmenter momentanément la force réfringente du cristallin.

La myopie est héréditaire, mais très rarement congénitale ; on ne l'observe, pour ainsi dire, jamais à la naissance ; mais ce que l'enfant apporte souvent au monde, c'est la prédisposition à devenir myope ; pour peu que les causes occasionnelles soient mises en jeu, on voit la myopie apparaître dès l'âge de 7, 8, 10 ans, c'est-à-dire, dès que l'accommodation prolongée, provoquée par le travail de près, entre en jeu. Le travail oculaire à courte distance est certainement la grande cause déterminante de la myopie, et surtout le travail avec les deux yeux et dans de mauvaises conditions d'éclairage. C'est ce que démontrent les nombreuses statistiques faites dans les écoles et collèges de tous pays, d'après lesquelles on voit nettement le nombre d'élèves myopes progresser avec l'élévation des classes et la multiplication des heures de travail par jour. Bien plus, la myopie est certainement plus fréquente à la ville qu'à la campagne ; tant il est vrai que les cas de myopie maligne se rencontrent aussi souvent dans l'un et l'autre milieu ; mais ces myopies malignes forment des cas exceptionnels sur lesquels nous reviendrons plus loin.

Les causes occasionnelles qui, chez les gens prédisposés, provoquent le plus souvent l'éclosion de la myopie, sont : le mauvais éclairage aussi bien diurne qu'artificiel, la mauvaise impression des livres de classe, la déplorable construction des bancs d'écoles non accommodés à la taille des enfants, les positions défectueuses que prennent les enfants pour écrire, les lectures trop prolongées, l'insuffisance des exercices physiques, les travaux d'aiguille trop fins, enfin la faiblesse native de la constitution.

Les causes qui président directement à l'allongement de l'axe antéro-postérieur de l'œil, sont : la pression des muscles droits pendant les efforts exagérés de convergence, de telle sorte que le pôle postérieur de l'œil qui est le moins résistant, devient ectatique ; l'hyperémie, l'augmentation de tension vasculaire et de la pression qui diminuent la résistance des enveloppes oculaires, et résultent de la flexion exagérée de la tête et de toutes les conditions qui favorisent la stase veineuse dans la région céphalique ; enfin, la forme de l'orbite très large et profonde chez certaines races (allemands) à crâne très développé (dolichocéphales) prédispose aussi à l'allongement du globe.

Il résulte de tout cela, que l'œil myope se rencontre surtout chez les races civilisées et dans la race humaine, tandis que les animaux sont à peu près tous hypermétropes ; la myopie serait donc un degré d'usure de l'appareil visuel. En effet, les occupations intellectuelles exigent la mise en œuvre de la vision nette de près ; le sauvage, homme ou animal, n'est guère occupé qu'à voir de loin ; chez l'homme civilisé la lecture et l'écriture exigent de l'œil un travail minutieux qui peut à la longue, par la contraction des muscles extrinsèques et intrinsèques de l'organe, modifier sa forme d'une façon durable. En réalité, il est hors de doute que l'œil le meilleur est évidemment l'œil emmétrope, intermédiaire entre les deux types, l'un incomplètement développé, hypermétrope, l'autre trop développé, forcé pour ainsi dire, l'œil myope.

Formes cliniques de la myopie. — Dans la grande majorité des cas, on a affaire à des *myopies faibles* (jusque vers 2 D), survenues pendant le jeune âge et restées stationnaires, ou bien ne faisant que des progrès relativement peu considérables pour arriver jusque vers 6 D qu'elles ne dépassent pas, et constituant ainsi les *myopies moyennes*, stationnaires.

Dans d'autres cas, au contraire, la myopie acquiert, dès le jeune âge, un degré assez fort, et augmente jusque vers 25 ans et au-delà, jusqu'à acquérir un degré *élevé* (au-delà de 6 D) et devenir *progressive*. En pareils cas, on trouve, la plupart du temps, des altérations pathologiques de la choroïde et d'autres membranes qui diminuent la vision et peuvent même amener la cécité. La myopie, dans ces conditions, devient une véritable maladie ; les cas extrêmes de cette catégorie peuvent être qualifiés de *myopie maligne*.

Symptômes. — Ils diffèrent suivant le degré de la myopie. Les *degrés faibles* de myopie se distinguent à peine de l'emmétropie, et jusque vers 1 ou 2 D, les malades ne sont incommodés que lorsqu'ils cherchent à voir très distinctement les objets très éloignés ; les troubles occasionnés sont même parfois tellement peu intenses que souvent les sujets porteurs d'une myopie faible ne se doutent même pas de leur vice de réfraction. Pour le travail de près, les yeux remplissent parfaitement leur rôle, et même, le myope a sur l'emmétrope l'énorme avantage de n'être pas obligé de faire de grands efforts d'accommodation, et cela d'autant moins que sa myopie est plus forte ; par là, il fait donc une économie de travail oculaire.

Dans la *myopie moyenne*, tous ces symptômes s'accentuent. Pour la vue de loin, des verres concaves correcteurs deviennent nécessaires pour éviter la vision trouble qui en résulte ; mais pour la vue de près, la vue reste excellente, à condition que la myopie ne soit pas élevée au-delà de 5 à 6 D ; parce qu'en pareil cas, si l'accommodation peut rester au repos, il n'en est plus de même de la convergence ; pour faire comprendre cela, je suis obligé de faire une petite digression sur les rapports qui existent entre ces deux fonctions, accommodation et convergence.

Si nous ne nous servions que d'un seul œil, il nous suffirait (cet œil étant supposé emmétrope) de faire un effort d'accommodation en rapport avec la distance rapprochée à laquelle nous voulons voir nettement ; nous savons que l'œil emmétrope à l'état de repos est accommodé pour la vue de loin, c'est-à-dire, en pratique, au-delà de 5 mètres. Quand nous rapprochons l'objet de l'œil, son image a une tendance à s'éloigner au-delà du foyer postérieur des milieux dioptriques de l'œil, par conséquent, au-delà de la rétine ; d'où, cercle de diffusion et vision trouble. Pour remédier à ce reculement de l'image, nous avons la ressource, à l'aide de l'appareil accommodateur, de pouvoir augmenter la réfraction du cristallin, et par conséquent, de maintenir l'image formée dans le fond de l'œil à la distance nécessaire pour qu'elle continue toujours à se peindre sur la rétine ; il est évident que l'effort d'accommodation devra être d'autant plus intense que l'objet sera plus rapproché de l'œil. Voilà pour la vision monoculaire.

Mais en pratique, nous regardons habituellement avec nos deux yeux, et quand nous voulons exercer la vision binoculaire sur un objet rapproché, il faut que nous fassions converger les deux organes de façon à ce que les axes visuels se rencontrent exactement sur l'objet que nous voulons voir nettement. Voilà donc, outre l'accommodation, une nouvelle fonction qui intervient, et qu'on nomme la convergence ; il est facile de comprendre que plus l'objet sera rapproché des yeux, plus l'effort de convergence devra être considérable.

Or, il se fait précisément que les deux fonctions, accommodation et convergence, qui doivent concourir au même but, c'est-à-dire à la vision de près, sont solidaires l'une de l'autre ; quand l'une entre en action, l'autre suit forcément, au moins en thèse générale. Et cela est d'autant plus facile, qu'elles sont actionnées toutes deux par la même paire nerveuse, c'est-à-dire, la 3e paire crânienne, qui fournit, d'une part, les nerfs ciliaires au muscle accommodateur, et, d'autre part, les nerfs qui envoient l'influx nerveux aux deux muscles droits internes, organes actifs de la convergence. Il y a mieux encore : chaque fois que l'accommodation entre en jeu pour une quantité donnée, soit 2 ou 3 D, par exemple, la convergence de son côté s'exerce pour une quantité correspondante, soit 2, 3 angles métriques (c'est ainsi que l'on désigne la mesure de la convergence). Donc, en résumé, accommodation et convergence sont solidaires l'une de l'autre, et ne peuvent que difficilement être disjointes.

Voyons maintenant ce qui va se passer dans la myopie, quant à la mise en jeu de ces deux fonctions.

Prenons, par exemple, une myopie de 4 D sur les deux yeux ; nous savons qu'un œil myope de 4 D présente son punctum remotum, c'est-à-dire, le point le plus éloigné de la vision nette à 25 centimètres de l'œil ; les deux yeux myopes de 4 D, verront donc nettement à 25 centimètres sans le moindre effort d'accommodation. Mais s'ils peuvent se passer de cette dernière, ils sont forcés de converger pour voir tous les deux en même temps l'objet fixé. Il va donc y avoir conflit entre les deux fonctions, l'accommodation et la convergence.

Comment se résoudra-t-il? Les yeux se fatiguent vite à ce jeu anormal ; des douleurs de tête, des vertiges, de la diplopie viennent attirer l'attention du malade et du médecin ; *l'asthénopie musculaire* fait son apparition. Bientôt, surtout dans les degrés élevés de myopie, la convergence fatiguée finit par faire défaut, et avant la production d'un strabisme manifeste, il se produit une tendance à la divergence. On peut s'en rendre compte en faisant fixer au sujet un objet très fin et en supprimant tout à coup la vision binoculaire à l'aide d'un écran translucide permettant à l'observateur de suivre les mouvements de l'œil. Au moment même où l'œil est couvert il se porte en dehors; si l'écran est enlevé, il reprend sa position normale ; mais on constate qu'il faut pour cela un effort de la part du droit interne ; à l'état de repos, la divergence l'emporte sur la convergence ; c'est la première étape du strabisme : un degré de plus, et la convergence est impuissante, l'œil est toujours dévié en dehors. Ajoutons que fort souvent les patients se plaignent de mouches volantes et de photopsie ; parfois même, on observe un scotome absolu.

Cette asthénopie survient surtout chez ceux qui possèdent des yeux pourvus d'une égale acuité visuelle, parce que le sujet ne peut en distraire aucun de la vision. Il regarde toujours avec les deux yeux et par conséquent s'efforce de converger. Il vaudrait mieux, dans ce cas, sacrifier un œil en supprimant la vision binoculaire : l'asthénopie disparaîtrait.

On voit donc que si la myopie faible entraîne peu d'accidents, la myopie moyenne en produit de très fâcheux ; les myopies élevées sont encore beaucoup plus graves, aussi intact d'ailleurs que soit le fond de l'œil. Au-dessus de 6 à 8 dioptries, la vision binoculaire est rare et le strabisme divergent fréquent.

Dans la *myopie forte* ou *excessive*, les bulbes sont souvent proéminents, la chambre antérieure est profonde, les pupilles anormalement dilatées. Pour éviter les cercles de diffusion, les myopes de cette catégorie cachent une partie de la pupille en clignant constamment des paupières. Quelquefois il existe du strabisme convergent ; d'autre part, les efforts de convergence deviennent tellement pénibles, que beaucoup de patients renoncent à la vision binoculaire, et il en résulte du strabisme divergent. Une autre cause d'insuffisance des droits internes, et partant de divergence, résulte encore de la forme ovoïdale allongée dans le sens des axes orbitaires que prennent les globes oculaires, et cet allongement a de fâcheuses conséquences au point de vue des mouvements de l'œil, si bien que les axes visuels ont naturellement une direction divergente que les contractions musculaires ne peuvent vaincre qu'avec difficulté ; tout cela au grand détriment aussi de la physionomie du patient.

Malheureusement le strabisme n'est pas le seul accident de la myopie maligne ; l'œil ainsi atteint est avant tout un œil malade, chroniquement enflammé au niveau des membranes profondes. Il se produit des mouches volantes, résultat d'un exsudat dans le corps vitré, de la métamorphopsie ou changement de forme des objets, des scotomes dus à une choroïdite partielle, à des hémorragies rétiniennes petites et disséminées, enfin, le décollement rétinien, déplorable privilège des myopes. La cataracte vient souvent terminer la scène et supprimer la vision d'une façon d'autant plus grave que l'intervention chirurgicale est alors, sinon inutile, au moins difficile et périlleuse.

Aspect ophtalmoscopique de l'œil myope. — Dans les cas de myopie faible et moyenne, on trouve parfois, comme altération unique, une atrophie falciforme de la choroïde, au côté temporal de la papille, de couleur blanche ou grisâtre, entourant parfois toute l'émergence du nerf optique ; cela tient à ce que, comme je l'ai dit à propos de l'anatomie pathologique de la myopie, l'allongement antéro-postérieur de l'œil, dilate la sclérotique au côté temporal de la papille et provoque le déplacement de la choroïde ; c'est ce qu'on nomme le croissant ou conus.

Dans les degrés élevés de myopie, on constate souvent un staphylome postérieur, c'est-à-dire, une tache de choroïdite atrophique, excavée, et entourée d'un liseré pigmentaire ; la sclérotique apparaît blanche à travers la choroïde atrophiée. Dans les myopies progressives, on voit des taches atrophiques et pigmentaires, ainsi que des hémorragies se localisant au niveau de la macula ; le vitré se liquéfie (d'où tremblement de l'iris), et comme conséquence, il survient des troubles de ce même vitré, puis une cataracte ; finalement, il se produit un décollement de la rétine. Consécutivement à ces altérations, la vision centrale est singulièrement réduite ; la cécité peut même survenir.

Toutes ces altérations ont été tour à tour attribuées, tantôt à des inflammations choroïdiennes, tantôt à un amincissement congénital de la sclérotique qui, de la sorte, supporterait mal la pression des milieux intra-oculaires. Ajoutons à cela que les muscles de l'œil, les obliques surtout, en s'enroulant sur le globe, tendent à augmenter la pression, et provoquent ainsi l'ectasie au niveau du pôle postérieur, point le moins résistant de l'ovoïde oculaire ; de plus, la capsule de

Tenon protège mal la sclérotique à l'entrée du nerf optique.

Diagnostic de la myopie. — 1° L'examen de la vision au tableau d'épreuve montre que la vue de loin, chez le myope, est abaissée d'une façon disproportionnée. Le *verre concave le plus faible* qui donne la meilleure acuité visuelle, indique le degré de myopie. On fait d'abord l'expérience sur un œil, puis sur les deux. Chez les jeunes gens il sera toujours bon d'atropiniser l'œil pour paralyser l'accommodation. Ensuite, on déterminera le remotum et le proximum.

2° A l'éclairage direct de l'œil avec le miroir concave, on voit l'image renversée du fond de l'œil du patient se mouvoir en sens inverse des mouvements de l'observateur.

3° A l'image renversée la papille paraît plus petite, mais s'agrandit à mesure qu'on éloigne la loupe de l'œil.

4° A l'image droite, on ne peut voir le fond de l'œil qu'en interposant un verre concave entre le miroir et l'œil de l'observateur ; le verre le plus faible qui permet de percevoir nettement les détails, donne le degré de la myopie.

5° A la skiascopie avec le miroir concave, l'ombre marche dans le même sens que les mouvements de l'instrument.

Pronostic. — Il est favorable dans les cas de myopies faible et moyenne, surtout lorsque le vice de réfraction est corrigé par des verres convenables. La myopie progressive doit être regardée comme une maladie sérieuse, surtout si elle s'accompagne d'altérations du vitré et de la choroïde ; elle force souvent à laisser de côté tout travail de près. Le pronostic de la myopie maligne est grave.

Traitement. — Il consiste dans la prescription de verres correcteurs, dans la limitation du travail de près avant que n'arrive la fatigue ; il faut, en dernier lieu, arrêter les progrès de la myopie.

En général, chez les jeunes gens, on corrige la myopie *totale*, en particulier quand elle est de degrés faible ou moyen ; les verres pourront être portés aussi bien pour la vue de loin que de près.

Dans ces conditions, l'accommodation et l'acuité visuelle deviennent ce qu'elles sont chez l'emmétrope. Il est plus sûr de ne prescrire les verres qu'après atropinisation des yeux, afin de ne jamais surcorriger, même s'il en résultait un peu de spasme de l'accommodation. Quand on parle de correction totale, il faut toujours entendre le verre concave le plus faible qui corrige la myopie, et donne la meilleure acuité visuelle.

Cependant un grand nombre de myopes de cette catégorie trouvent plus commode de travailler de près sans verres ; il n'y a pas d'inconvénients à cette façon de faire, à condition que le myope ne se rapproche pas à moins de 25 à 30 centimètres de son ouvrage.

La myopie forte doit être, pour la vue à distance, corrigée en totalité ; pour la vue de près, il est de règle de ne la diminuer que des 2/3 environ, de telle sorte que le remotum soit ramené à environ 30 centimètres, ce qui est une distance commode pour la lecture. Ainsi, si la vue de loin comporte un verre de —

10 D), il faudrait, pour la vue de près, donner un verre de 10 — 7, c'est-à-dire,3 D concave.

Quand il s'agit de myopies excessives, comprises entre 12 D et 30 D, on peut, *à priori*, à cause du rapetissement des images, renoncer à une correction totale ; jusque vers 12 D les verres sont généralement assez bien supportés ; mais au-delà le patient ne supporte que difficilement des verres correspondant à son degré de myopie.

Quand, avec l'âge, apparaît la presbytie, il faut, pour la vision de près, retrancher le nombre de dioptries correspondant du verre qui corrige la myopie totale ; le myope presbyte a donc besoin, pour la vue de près, d'un verre plus faible ; dans certaines conditions, il peut même s'en passer. Cet unique avantage qu'ont les myopes sur les emmétropes, leur permet souvent de s'illusionner, et fait dire faussement au public que la myopie est avantageuse, puisque, soi disant, la vue s'améliore avec l'âge.

La prescription des verres convenables dépend de tant de conditions spéciales, telles que parcours d'accommodation, état du fond de l'œil, acuité visuelle, état de la musculature extrinsèque, prédisposition, etc., qu'il faut une grande expérience pour la faire exactement. D'ailleurs les myopes se comportent souvent différemment les uns des autres ; les uns supportent bien la correction totale de leur myopie et portent constamment le même verre sans le moindre désagrément, d'autres exigent deux sortes de verres, et ainsi de suite. D'autres fois, il sera utile de prescrire des prismes.

Un myope prudent devrait, au moins une fois par an, faire examiner ses yeux.

Comme la myopie ne peut ni diminuer, ni à plus forte raison arriver à guérison, il est bon d'employer des *mesures prophylactiques* chez les enfants prédisposés par leur hérédité myopique ; les mêmes précautions devront être prises chez ceux déjà atteints de myopie, afin d'empêcher les progrès de ce vice de réfraction. On soignera l'état général du sujet, on prescrira des exercices physiques nombreux et un nombre d'heures de sommeil suffisant. Pour le travail de près, on habituera les enfants à se tenir toujours à environ 30 centimètres du cahier et du livre, sans incliner la tête d'une façon exagérée ; la surveillance sera toujours très difficile. On dirait que, plus le travail est difficile ou l'histoire intéressante, plus ils rapprochent la tête du livre, comme si l'intelligence devenait plus vive grâce à l'agrandissement des images rétiniennes. Dans ce but, on munira les tables de travail d'appuie-têtes, et les pupitres seront faits d'après la taille de l'enfant ; c'est surtout à l'école que ces prescriptions devront être observées, et c'est là que, malheureusement, elles le seront le moins. Pour écrire, l'enfant appuiera également les deux bras sur la table inclinée à 45° ; il en sera de même pour la lecture ; le cahier sera légèrement incliné vers la gauche de l'enfant, de façon à ce que l'écriture soit penchée naturellement à droite ; autrement, les enfants s'habituent à pencher la tête et à fatiguer leurs yeux en prenant des positions vicieuses.

L'éclairage diurne devra être suffisant et venir de

gauche ; la lumière artificielle devra être largement distribuée aussi, mais malgré cela, il sera bon de restreindre le travail du soir. Il faut absolument empêcher la lecture au crépuscule. Les caractères d'imprimerie devront être conformes aux prescriptions de l'hygiène qui réclame des dimensions raisonnables pour les lettres, l'écartement des lignes, la forme et la distance des mots entre eux, la longueur des lignes, la netteté de l'impression et la couleur du papier. Les sièges devront affleurer et même dépasser de 2 à 3 centimètres le bord des tables.

Si malgré toutes ces précautions, la myopie progresse, il faut, pour un certain temps, supprimer le travail de près. Il est bon, dans ce cas, d'envoyer les patients à la campagne, pour leur faire prendre le grand air, et les sevrer de tout travail de près. Parfois, il sera nécessaire de changer de métier, pour éviter à l'avenir la fatigue oculaire.

Traitement opératoire de la myopie. — Dans les cas de myopie excessive, même compliquée, on a pratiqué l'extraction du cristallin transparent pour arrêter les progrès de la myopie, et partant empêcher les lésions profondes, telles que choroïdites maculaires, par exemple, de progresser ; on peut de la sorte aussi empêcher le décollement de la rétine, quand sur l'autre œil déjà, cette terrible complication est survenue. L'ablation du cristallin se fera le mieux, par une discision préalable qui a pour effet de produire une cataracte traumatique, laquelle, au bout de quelques jours, pourra aisément et impunément être extraite par aspiration. Le résultat de cette intervention sera,

au bout de plusieurs mois, de produire une rétraction
de la coque oculaire, et partant une diminution de la
myopie qui dépasse souvent 15 et 20 dioptries ; de
telle sorte qu'un œil, même myope de 20 D. et davantage, peut devenir emmétrope et hypermétrope. Au
point de vue fonctionnel, le malade a l'énorme avantage d'avoir un remotum plus éloigné que celui de
son œil précédemment myope, et même de devenir
emmétrope, ce qui est inappréciable pour un individu
dont la vue distincte ne pouvait plus s'exercer qu'à
quelques centimètres à peine de son œil. Toutefois
l'intervention est délicate et demande à être faite par
un opérateur prudent et exercé, afin qu'il ménage le
vitré, et ne favorise pas, par l'écoulement de celui-ci,
la production d'un décollement rétinien que l'opération doit pouvoir empêcher.

CHAPITRE XVI

ASTIGMATISME

Définition. — On désigne sous ce nom un état de l'œil dans lequel les différents méridiens de la cornée ont une réfraction différente l'un de l'autre ; chaque méridien possède, par conséquent, à la fois, et un rayon de courbure, et un foyer de réfraction différents de ceux des autres méridiens.

Il en résulte que, dans l'astigmatisme, les rayons émanés d'un foyer lumineux et réfractés par une surface astigmate, se réunissent, derrière le cristallin, en autant de points différents qu'il y a de rayons de courbure différents ; tandis que dans l'emmétropie, l'hypermétropie et la myopie, les rayons se réunissent en un seul point à une distance toujours la même pour chaque degré de réfraction différente.

En d'autres termes encore, qu'on se rappelle que les surfaces réfringentes d'un œil normal sont engendrées par un ellipsoïde de révolution et que les rayons en traversant ces surfaces, se réunissent en un foyer unique placé sur l'axe optique, qui n'est autre que l'axe même de cet ellipsoïde ; dans l'œil astigmate ou astigmique il en est tout autrement. Le méridien vertical de la cornée, par exemple, sera décrit avec un rayon plus court que le méridien horizontal ; il en résultera que la courbure du méridien vertical sera plus accusée que celle du méridien horizontal, et, par conséquent, la réfringence du premier plus grande que celle du second. C'est cette différence dans les courbures du méridien qui constitue à proprement parler l'astigmatisme ou astigmie.

Variétés. — On distingue deux grandes catégories d'astigmie : l'astigmatisme *régulier* et l'astigmatisme *irrégulier.*

Disons de suite, pour n'avoir plus à nous en occuper dans la suite, que l'*astigmatisme irrégulier* est celui dans lequel *un même méridien* a des rayons de courbure différents ; répartissez cette irrégularité sur différents méridiens et sur une plus ou moins grande surface de la cornée, et vous aurez des inégalités de courbures ou des facettes analogues aux yeux d'insectes, absolument impossibles à corriger par des verres quels qu'ils soient ; la vision trouble produite par l'astigmatisme irrégulier, résultant par exemple d'une taie ou d'un traumatisme quelconque de la cornée, ne peut être avantageusement modifiée que par le trou sténopéique ; inutile de dire que c'est là un moyen peu applicable dans la pratique.

Normalement, nous avons tous de l'astigmatisme irrégulier provenant de la forme et de la structure même du cristallin ; ce fait se révèle par l'aspect sous lequel nous voyons les étoiles qui sont cependant des corps sphériques et arrondis, et que nous voyons cependant irréguliers, étoilés. Un kératocome, une subluxation du cristallin peuvent encore produire le même effet.

.Occupons-nous maintenant exclusivement de l'*astigmatisme régulier*.

D'une façon générale, retenez que les deux méridiens cornéens principaux de courbure différente, sont toujours perpendiculaires l'un à l'autre.

On dit que l'astigmatisme régulier est conforme à la règle ou *selon la règle*, lorsque c'est le méridien vertical qui a le plus petit rayon de courbure, c'est-à-dire, qui est le plus convexe ; les auteurs attribuent généralement, à tort ou à raison, cette déformation à la pression des paupières ; on le voit souvent à la suite de l'opération de la cataracte ; en ce cas, il finit presque toujours par disparaître complètement.

L'astigmatisme *contraire à la règle*, le plus souvent d'origine congénitale, présente un méridien horizontal plus courbé que le vertical ; quoiqu'assez fréquent, il est beaucoup plus rare que le précédent.

Dans toutes ces variétés de réfraction différentes des divers diamètres cornéens, il est facile de comprendre que l'un des diamètres peut rester emmétrope, tandis que l'autre peut être hypermétrope ou myope ; la combinaison de ces diverses variétés dans l'astigmatisme régulier, peut donner lieu aux types suivants :

1º Supposons que le foyer de l'un des méridiens de la cornée soit situé sur la rétine, tandis que le foyer de l'autre méridien est ou hypermétrope ou myope ; on aura affaire à de l'*astigmatisme simple*.

2º Si les deux foyers sont ailleurs que sur la rétine, tous deux myopes ou tous deux hypermétropes, on aura l'*astigmatisme composé*.

3° Enfin, si l'un des foyers est en avant et l'autre en arrière de la rétine, autrement dit, si l'un des méridiens est myope et l'autre hypermétrope, on aura l'*astigmatisme mixte*.

Les deux méridiens principaux ne sont pas forcément l'un vertical, l'autre horizontal ; ils peuvent être obliques, mais restent toujours perpendiculaires l'un à l'autre ; en ce cas, ils sont souvent symétriques sur les deux yeux et leurs axes sont parallèles.

Quelle que soit la variété de l'astigmatisme, le degré du vice de réfraction se mesure toujours pour la différence en dioptries des valeurs des deux méridiens intéressés ; ainsi, chaque méridien a son punctum remotum R et R' ; l'As sera R— R' ; si, par exemple, le méridien vertical est myope de 3 dioptries et l'horizontal de 2 dioptries, on aura : $As = 3 D - 2 D = 1 D$.

Dans l'astigmatisme conforme à la règle, le méridien vertical présente toujours une courbure plus forte que l'horizontal ; ainsi lorsque ce dernier est emmétrope, le premier est myope ; s'ils sont myopes tous les deux, l'excès de courbure ou la myopie est toujours plus considérable dans le diamètre vertical.

Souvent l'astigmatisme affecte les deux yeux et dans ce cas Javal a remarqué que lorsque les degrés d'astigmatisme ne sont pas les mêmes pour l'œil droit et pour l'œil gauche, les rayons de courbure des méridiens principaux de l'œil le moins astigmate ont des valeurs comprises entre celles des rayons de courbure des méridiens principaux de l'œil le plus astigmate. Si, par exemple, l'œil droit, plus astigmate que le gauche, a deux méridiens myopes, le vertical de 5 dioptries, l'horizontal de 2 dioptries, on doit s'attendre à trouver dans l'œil gauche des méridiens de 4 et 3 dioptries ou environ, et le choix des verres peut devenir plus rapide, à la faveur de ces notions préliminaires.

Astigmatisme cristallinien. — Jusqu'ici nous avons supposé que l'astigmatisme siège exclusivement dans la cornée dont les méridiens principaux sont de courbures différentes ; en réalité, à côté de l'astigmatisme cornéen très fréquent, il en existe une autre forme, non moins fréquente, l'*astigmatisme cristallinien*.

En réalité, il est rare qu'une cornée humaine présente toujours des méridiens absolument égaux ; et cependant la vision s'exerce dans de bonnes conditions ; il doit y avoir dans l'œil un moyen de corriger l'astigmatisme cornéen, et ce moyen n'est autre que la contraction compensatrice que le muscle ciliaire imprime au cristallin. De même que pour l'hypermétropie, il n'est pas rare de voir l'astigmate jeune remédier à son astigmatisme par des contractions irrégulières de son muscle ciliaire qui lui permettent de voir nettement toutes les lignes du cadran ; il moule en quelque sorte son cristallin sur la cornée de telle façon qu'à l'excès de courbure de celle-ci corresponde le minimum de courbure de celui-là.

A la vérité, l'astigmatisme cristallinien peut exister seul et indépendamment de l'astigmatisme cornéen ; mais, en pratique, cela est rare, et ne se produit guère que quand l'axe du cristallin ne coïncide pas avec l'axe visuel, et alors la position oblique de la lentille entraîne presque constamment un astigmatisme assimilable à l'astigmatisme cornéen contraire à la règle.

Il est facile de se rendre compte de la réalité des contractions astigmiques du cristallin chez un sujet atteint d'astigmie cornéenne et non encore gêné par son vice de réfraction ; il suffit, en pareil cas, d'atropiniser l'œil, pour voir la paralysie de l'accommodation empêcher la correction de l'irrégularité cornéenne et rendre celle-ci *manifeste*, de *latente* qu'elle était.

Finalement, les efforts d'accommodation que fait l'astigmate pour compenser son vice de réfraction, amènent de l'asthénopie, et l'on est amené alors à s'occuper de la recherche et de la correction de l'astigmie cornéenne, alors que l'appareil accommodateur ne peut plus suffire pour remédier à sa déformation cornéenne.

Vision des astigmates. — L'astigmatisme régulier, nous le savons, est caractérisé par ce fait que les rayons venus d'un même point ne vont pas, après leur réfraction dans l'œil, se réunir au même point.

Pour montrer et se rendre compte de la façon dont la vision s'exerce dans le cas d'astigmatisme régulier, il faut considérer la marche des rayons lumineux d'après la figure 35 empruntée à Imbert et à Lagrange.

Le méridien vertical V'AV est plus courbé que le méridien horizontal H'A H. Il en résulte que les rayons incidents arrivés en parallélisme se réunissent en F lorsqu'ils se réfractent selon le méridien vertical, et en F' lorsqu'ils passent par le méridien horizontal.

Supposons que la rétine soit placée en F, le méridien vertical sera adopté pour les rayons parallèles, il

sera emmétrope. Tous les rayons lumineux émanés
d'un point placé au-delà de 5 mètres, formeront un
point en se réfractant selon ce méridien adopté ; mais
les autres rayons réfractés par le méridien horizontal
formeront, au point F, sur la rétine une ligne horizontale. Un raisonnement analogue fait comprendre ce
qui se passe si la rétine est, au contraire, placée en F',
où il se formera une ligne verticale.

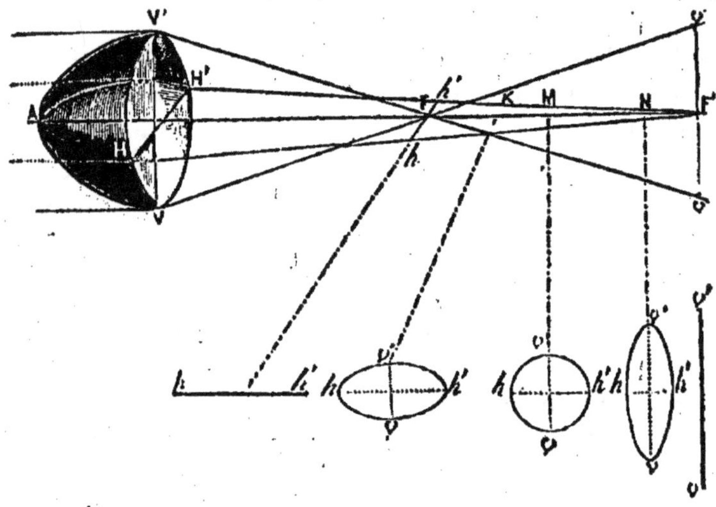

Fig. 35.

Donc, il est essentiel de retenir ce fait que, *le point
lumineux extérieur se peint sur la rétine par une
ligne quand il est vu à l'aide du méridien non adopté.*

Au lieu d'un point lumineux, supposons une ligne
lumineuse adoptée pour le méridien vertical. Cette
ligne doit être considérée comme une série de points ;
chaque point vu par le méridien horizontal de l'œil
astigmate fournit une ligne qui se continue avec les

lignes voisines. La série des points..... donnera l'image suivante : - - - - - et comme dans chaque petite ligne les points se touchent, la ligne sera continue. Elle différera simplement de la ligne lumineuse extérieure par sa plus grande longueur, due à la transformation en ligne de ses deux points terminaux.

Mais, chose capitale, cette ligne, vue à travers le méridien horizontal non adopté, sera nette, noire. De là, cette première conclusion d'une importance majeure, savoir *que toute ligne vue clairement par un astigmate est parallèle au méridien non adopté, c'est-à-dire, perpendiculaire au méridien adopté pour la distance où se trouve cette ligne.*

En continuant cette démonstration, prenons un point lumineux adapté pour le méridien horizontal. Ce méridien ne fera subir au point aucune déviation, mais le méridien vertical transformera ce point en une ligne, et on aura au lieu d'un point arrondi le trait suivant | . Prenons une ligne horizontale composée de plusieurs points. . . . . . ; ces points donneront ceci | | | | | ou encore |||||, si nous supposons que tous les points se touchent. La ligne adoptée pour le méridien horizontal sera donc vue confusément dans le sens de ce méridien.

Ce fait domine l'histoire de l'astigmatisme ; il faut après l'avoir bien compris, ne pas le perdre un seul instant de vue.

On peut se rendre compte expérimentalement de ce qui vient d'être exposé en plaçant devant son propre œil emmétrope un verre cylindrique convexe ou concave et en regardant une croix formée par les points représentés par la figure 36.

En plaçant le verre verticalement, les points verticaux forment chacun une traînée horizontale plus ou moins effacée et étalée suivant la force du cylindrique. Les points placés horizontalement subissent naturellement le même phénomène, mais le résultat est tout différent parce que tous les points de la ligne horizontale allongés transversalement se recouvrent mutuellement : il en résulte une ligne nette d'un noir accusé, diffuse seulement à ses deux extrémités. Le verre cylindrique vertical a modifié le méridien horizontal de la cornée de l'observateur et le méridien vertical est seul resté adapté. Or, comme je le disais tout

Fig. 36.

à l'heure, la ligne vue nettement est toujours perpendiculaire au méridien adapté.

Donc aussi, pour corriger ce vice de réfraction à l'aide d'un verre cylindrique, celui-ci devra être opposé au méridien amétrope par sa plus forte courbure, par conséquent, son axe devra être perpendiculaire à ce méridien.

Symptômes de l'astigmatisme régulier. — Aussi bien de loin que de près, la vue est diminuée, suivant le degré et la variété d'astigmatisme. C'est l'astigmatisme simple qui gêne le moins, tandis que l'astigmatisme mixte est le plus gênant. Les phénomènes d'asthénopie provoquée par le travail de près sont analogues à ceux de l'hypermétropie, mais plus intenses et plus persistants. Outre ces facteurs, ainsi que la durée du travail de près, il faut aussi prendre en considération l'état général du sujet. Même de légers degrés d'astigmatisme (0,5 D ou même 0,25 D) peuvent provoquer des troubles asthénopiques et nerveux chez des individus jeunes, neurasthéniques ou à tempérament peu résistant. Les contractions involontaires du muscle ciliaire destinées à corriger l'astigmatisme, provoquent une fatigue persistante des yeux et expliquent la production de l'asthénopie.

C'est l'astigmatisme hypermétropique qui est le plus fréquent, tandis que la myopie est moins souvent compliquée d'astigmatisme.

Diagnostic. — On doit soupçonner l'existence de l'astigmatisme, quand, avec un fond d'œil et des milieux transparents normaux, la vision ne peut être ramenée à la normale par des verres sphériques. Pour déterminer le degré d'astigmatisme d'une façon précise, chez les enfants, les jeunes gens, et même les adultes jusqu'à 40 ans, il faut paralyser l'accommodation, faute de quoi les recherches donneront des résultats incomplets.

Par *la méthode subjective*, on cherche pour la vision à distance, avec l'aide d'un verre sphérique, à obtenir la meilleure correction possible ; pour amener la vision jusqu'à la normale, on ajoute au verre précédent, un verre cylindrique faible, par exemple de + 0,5 D ou 1 D, monté dans la lunette d'essai ; en le faisant tourner sur son axe, on remarque dans quelle position il améliore la vision ; si le cylindre convexe n'améliore dans aucune position, on fait le même essai avec un cylindrique concave ; on choisit alors, ou le plus fort cylindre convexe, ou le plus faible cylindre concave. Les lettres doivent apparaître droites et nettes. Puis, l'essai ayant été fait pour chaque œil séparément, on en fait autant pour les deux yeux ensemble. Enfin, on fait les mêmes expériences pour la vue de près.

Le même résultat peut être obtenu plus facilement encore avec le *cadran*. Le diamètre vu le plus nettement indique la direction du méridien amétropique ; les rayons troubles montrent la direction du méridien adopté, en supposant qu'il s'agisse d'astigmatisme simple. Si, en pareil cas, c'est le diamètre vertical qui est vu nettement, tandis que les lignes horizontales sont troubles, on peut en conclure que c'est le méridien vertical qui est amétrope ; reste à savoir si le verre correcteur doit être convexe ou concave. On ne peut guère trancher cette difficulté que par le tâtonnement. On essayera deux ou trois de ces verres cylindriques en les superposant au verre sphérique primitivement trouvé ou en les mettant isolément dans la lunette si le sujet se comporte comme un emmétrope. On prend successivement le cylindre de chaque série et l'on s'arrête à celui qui fait voir également noires toutes les lignes du cadran. En même temps on invitera le malade à lire l'échelle pour l'acuité visuelle et on appréciera de ce côté une amélioration toujours très sensible.

On peut aussi, à l'aide de la *fente sténopéique,*

après avoir fermé un œil, déterminer le méridien principal d'un œil. On place, par exemple, la fente verticalement devant l'œil en expérience ; si la vision est égale à 1, et que des verres convexes placés au devant de la fente, diminuent plutôt l'acuité visuelle, on en conclura que le méridien vertical est emmétrope. Si la fente placée horizontalement donne une acuité visuelle de 1/3, par exemple, et qu'avec un verre convexe de + 3 D surajouté on obtient V = 1, on en conclura que le méridien horizontal est hypermétrope. Il s'agit donc, dans ce cas, d'un astigmatisme hypermétropique simple, qui sera corrigé avec un cylindre + 3 D à axe vertical.

Ces méthodes subjectives ne sont généralement employées que lorsqu'on aura déterminé le degré de l'astigmatisme à l'aide des méthodes *objectives* que nous allons indiquer, sans toutefois entrer dans de grands détails à leur sujet. Ces méthodes sont les suivantes :

1° *Ophtalmoscope.* — A l'aide de cet instrument, on peut mesurer la réfraction, à l'image droite, à l'image renversée et par la skiascopie ; nous indiquerons très succinctement ces procédés.

a) Supposons, par exemple, un œil emmétrope dans le méridien horizontal et myope de 3 D dans le vertical ; l'observateur emmétrope, examinant cet œil à l'*image droite*, n'est adapté que pour le diamètre horizontal et ne pourra, par conséquent, voir que les lignes, les vaisseaux rétiniens qui sont perpendiculaires à ce méridien. Si cet observateur emmétrope fait passer devant son œil un verre concave de 3 D, il sera adapté pour le méridien vertical et dès lors ne verra plus que les lignes horizontales. De plus, l'image ophtalmoscopique, la papille, par exemple, est déformée parce que son grossissement est plus faible dans le méridien horizontal que dans le vertical. Dans le cas pris comme exemple, la papille sera surtout agrandie de bas en haut ; elle prendra la forme d'un ovale vertical.

b) Pour l'*image renversée*, le contraire a lieu, car dans ce cas l'image est d'autant plus petite que la réfraction de l'œil est plus forte ; tandis que l'image droite est agrandie dans le sens vertical, l'image renversée est, au contraire, augmentée dans ses dimensions horizontales (Lagrange).

De plus, Javal a montré que la forme de l'image renversée d'un œil astigmate varie suivant l'éloignement et le rapprochement de la lentille convexe. En plaçant la lentille convexe très près d'un œil myope dans le diamètre vertical, la papille apparaît sous l'aspect d'un ovale horizontal. La forme de la papille change à mesure qu'on éloigne la lentille ; elle prend de plus en plus la forme d'un cercle. Elle est tout à fait circulaire quand le foyer de la lentille coïncide avec le premier point principal de l'œil. En éloignant encore la lentille convexe, l'image papillaire change encore de forme, elle s'allonge verticalement.

c) A la *skiascopie*, on verra facilement, à l'aide du miroir concave que nous employons habituellement, l'ombre marcher en sens contraire, si le méridien est hypermétrope, dans le même sens, s'il est myope, suivant le vice de réfraction de l'un ou l'autre des méridiens cornéens ; nous ne pouvons insister plus longuement sur ce point.

Voyons maintenant les *appareils* qui nous permettent de diagnostiquer l'astigmatisme, à l'aide des images qui se produisent sur la cornée dans certaines conditions déterminées. Le principe de ces appareils est le suivant : la surface polie de la cornée donne une image de tous les objets brillants, bien éclairés qui sont en face d'elle et viennent s'y réfléchir. On peut voir ainsi très aisément sur la cornée de l'observé l'image d'une fenêtre voisine placée dans une situation convenable ; de même, un rectangle lumineux, une circonférence viennent s'y dessiner très exactement. Or, il est évident que de la forme de la cornée, de ses courbures plus ou moins prononcées, dépend la forme de l'image. Une cornée très régulière donnera d'une circonférence une image plus petite, mais également régulière et bien arrondie, d'un rectangle à côtés égaux une image sous forme de carré parfait.

Les trois principaux appareils employés dans ce sens, sont : le *disque de Placido*, l'*astigmomètre de Wecker et Masselon*, et l'*ophtalmomètre de Javal*, qu'il nous est absolument impossible de décrire en détail et dont le maniement pratique fera bien mieux saisir le mécanisme que la description la plus minutieuse.

Qu'il me suffise de dire que les instruments de Placido et de Wecker et Masselon qui font réfléchir sur la cornée les cercles concentriques du premier appareil (fig. 37) et le carré du second avec les déformations imprimées par l'astigmatisme cornéen, ne

donnent sur la présence de l'astigmatisme que des
renseignements qualitatifs ; mais ils ne montrent nullement la quantité d'astigmatisme existante ; ils montrent qu'il existe de l'astigmatisme et dans quel sens,

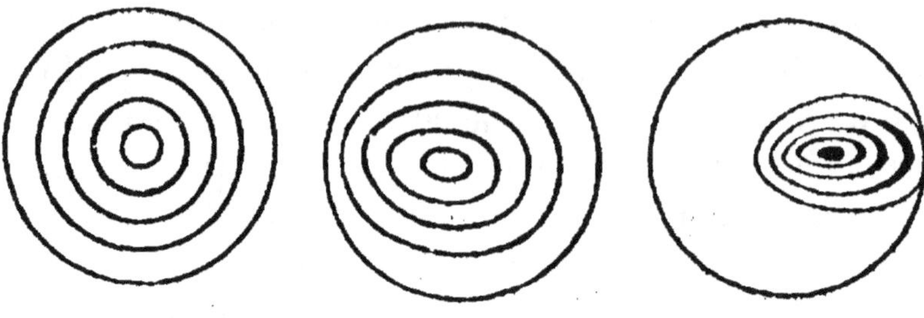

Fig. 37.

mais c'est tout.

Le patient, tournant le dos à la fenêtre, regarde au
centre de l'appareil, tandis que l'observateur examine
l'image réfléchie sur la cornée à travers une lunette

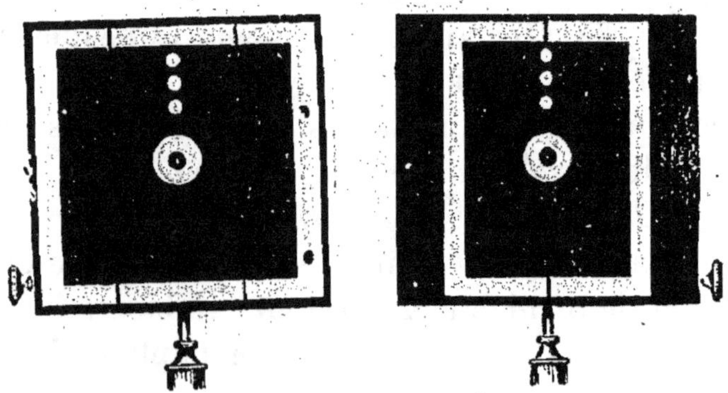

Fig. 38.

adaptée au centre même du disque ou du carré. Dans
le cas d'astigmatisme régulier, les cercles de Placido
deviennent des ellipses, le carré de Wecker et Masselon

(fig. 37) devient un rectangle. Quand l'astigmatisme est irrégulier, les cercles et carré sont déformés aussi.

L'ophtalmomètre de Javal donne rapidement des indications sur le degré de l'astigmatisme, sa direction et la grandeur absolue de la courbure cornéenne ; lui non plus ne renseigne pas sur le sens de la réfraction, à savoir si l'astigmatisme constaté est myope ou hypermétrope ; le tâtonnement à l'aide des verres, ou même encore l'ophtalmoscope, et en particulier, la skiascopie, permettent seuls de s'en rendre compte.

Quoi qu'il en soit, l'ophtalmomètre de Javal se compose essentiellement d'une lunette formée de deux

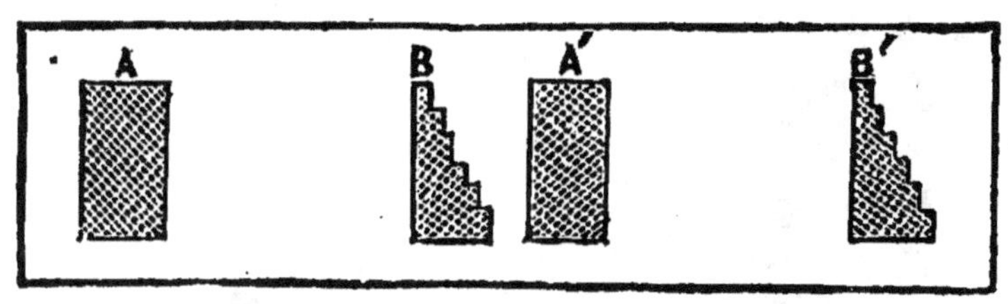

Fig. 39.

objectifs de même distance focale et d'un oculaire. Entre les deux objectifs est fixé un prisme biréfringent qui donne deux images de tout objet regardé à travers la lunette.

L'œil à examiner est placé au foyer du premier objectif, derrière un cadre qui sert à tenir la tête immobile. L'image fournie par cet œil vient former au foyer du deuxième objectif une image égale à l'objet et renversée, vue à travers l'oculaire de la lunette. On observe ainsi ce qui se passe sur la cornée, de telle sorte qu'on y voit très nettement l'image de deux mires

blanches placées de chaque côté de la lunette sur un
axe tournant.

Ces mires en émail blanc sont formées différemment

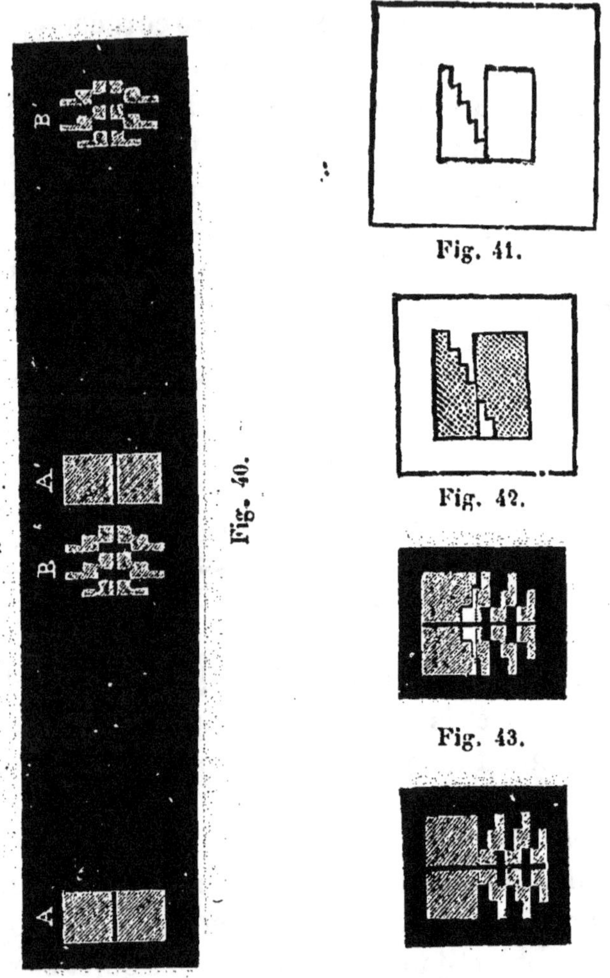

Fig. 40.

Fig. 41.

Fig. 42.

Fig. 43.

Fig. 44.

suivant le modèle d'appareil employé : sur le modèle
primitif (fig. 39), elles avaient, l'une, la forme d'un
rectangle, et l'autre, celle d'un triangle, moitié du rec-

l'angle précédent, et dont l'hypothénuse était taillée de façon à présenter des marches d'escalier.

Dans le modèle le plus récent, elles ont la forme de la figure 40.

Ces mires font sur la cornée chacune une image, et chaque image est dédoublée par l'action du prisme biréfringent comme le représentent les figures 39 et 40.

Pour faire une détermination, on cherche quelle est la situation la plus voisine de l'horizontale dans laquelle les petits côtés de la mire rectangle sont le prolongement des lignes correspondantes de la mire en escalier. Alors on déplace l'une des mires jusqu'à ce que A et B se touchent, et on ne s'occupe plus que de ces deux images qui sont placées comme dans les figures ci-dessus.

On tourne ensuite l'arc qui porte les mires, de façon à les placer dans le plan du second méridien principal. S'il n'y a pas d'astigmatisme, les images ne se déplacent pas. Si, au contraire, la courbure de ce nouveau méridien est plus forte, les deux images empiètent l'une sur l'autre, comme dans les figures 42 et 43.

Le nombre des marches d'escalier comprises dans l'empiètement exprime, en dioptries, la valeur de l'astigmatisme.

Sur l'appareil le plus récent de Javal, l'auteur a placé un grand disque qui permet de lire les angles sans retirer l'œil de l'oculaire et une aiguille montre sans calcul si les méridiens principaux sont perpendiculaires entre eux, grâce à une graduation régulière de 0° à 180°, écrite en chiffres renversés, de telle façon qu'en se reflétant sur la cornée ces chiffres redressés permettent à l'observateur de lire la direction exacte des méridiens principaux, en même temps que le degré de l'astigmatisme. Cette recherche demande à peine une minute pour un observateur exercé.

Traitement. — Il consiste dans l'application des verres cylindriques. Si l'astigmatisme est de degré élevé, il faut souvent se contenter d'une amélioration de l'acuité visuelle de 1/10 et même moins. Avec le temps, la vision peut augmenter, quand les verres ont été utilisés d'une façon durable; il faut les porter continuellement, et ils doivent être placés de la façon

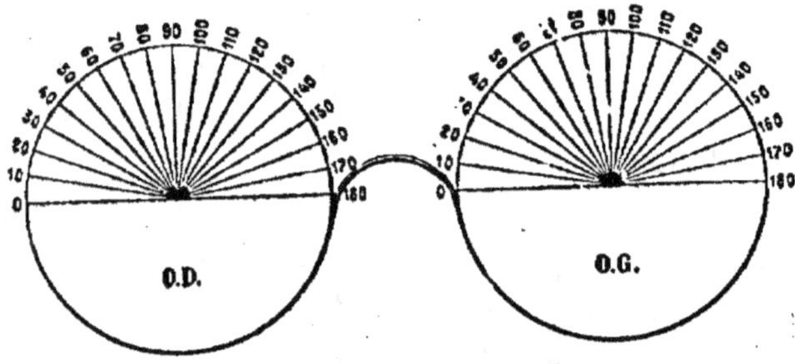

Fig. 45.

que l'exige la direction des axes, dans une monture de lunettes ou un binocle bien faits. Si l'accommodation a été paralysée pendant l'examen des verres, le sujet ne supporte pas la correction totale de l'astigmatisme; plus tard la correction totale sera aisément supportée. Les verres ont toujours une influence très favorable sur les troubles asthénopiques.

La *notation de l'astigmatisme* et des verres correcteurs a été et est encore discutée par les ophtalmologistes; plusieurs façons de faire ont été préconisées et sont employées par les praticiens.

1° On peut employer un schéma tracé sur le papier d'ordonnance tel que celui indiqué dans la figure 45 ; seulement, il faut supposer que, dans ce cas, la monture graduée de la même façon, est placée sur le nez du malade, et que pour l'œil droit, le 0° est placé du côté de la tempe, et 180° du côté du nez ; pour l'œil gauche, c'est 0° qui est du côté du nez et 180° du côté de la tempe. Pour l'observateur, la graduation va alors de gauche à droite, tandis que pour l'observé, elle va de droite à gauche.

On écrira alors, par exemple : OD, cyl. — 2 D, axe 140°.

Du reste, pour être très clair, on fera bien de dessiner sur l'ordonnance les demi-cercles de la lunette et d'indiquer par une ligne l'axe du cylindre adopté. Au-dessous du dessin on inscrit ensuite le nom de l'œil, puis l'inclinaison du cylindre, le signe et le numéro en dioptries de ce cylindre ; enfin, on termine par l'indication du verre sphérique, s'il en faut un. Ainsi OD 45° + 3 + 3,50 signifie que le cylindre destiné à l'œil droit doit être incliné à 45°, qu'il est convexe de 3 dioptries et qu'il doit être combiné avec un verre sphérique de 3 D 1/2.

D'autres procèdent encore d'une autre façon et indiquent par un trait vertical | ou horizontal —, la direction de l'axe du cylindre ; a-t-on affaire, par exemple, à de l'astigmatisme hypermétropique simple de 2 D, on écrira : cylindre convexe + 2 D | . S'agit-il d'une myopie de 2 D combinée avec un astigmatisme myopique de 1 D, on écrira : sphérique concave —

2 D ⌒ (signe qui veut dire : combiné avec) cylindrique concave — 1 D.

Il arrive souvent, que le verre cylindrique trouvé,
par son signe, vient en déficit sur le verre sphérique.
Par exemple, le résultat obtenu pourra être : O D 45°
— 3 + 3,50 ; dans ce cas, on simplifiera la formule
en donnant au cylindre une direction perpendiculaire
à la première (135°), en en changeant le signe (+ 3),
et en retranchant le verre cylindrique du verre sphérique (3,50 — 3 = 0,50). La formule deviendra celle-
ci : OD 135° + 3 + 0,50.

On peut se rendre compte de la justesse de cette
transformation en considérant que tout verre sphérique représente deux cylindres d'un numéro égal et de
même signe, placés à angle droit. Ainsi un verre sphérique + 3 équivaut à deux cylindres + 3 inclinés à
angle droit. D'une part, la formule : 45° — 3 + 3,50
peut s'écrire ainsi : 45 — 3 + 3 + 0,50. Or le verre
sphérique + 3 vaut les deux cylindres 45° + 3 et 135°
+ 3, et l'on peut remplacer la première valeur par la
seconde. On aura : 45° — 3 + (45° + 3, 135° + 3) +
0,50 ; 45° — 3 et 45° + 3 se détruisant, il reste 135°
+ 3 + 0,50 (Lagrange).

CHAPITRE XVII

ACCIDENTS DU TRAVAIL

La question des accidents du travail étant actuellement à l'ordre du jour, et cette sorte de lésions constituant une notable partie du matériel clinique que l'oculiste devra soigner, il ne paraît pas inutile de consacrer quelques pages à cette question, ne serait-ce que dans le but de rappeler, d'une part, la procédure à suivre pour la rédaction des certificats et la conduite des expertises, et d'autre part, pour adapter les notions d'anatomie pathologique et de clinique déjà acquises à ce qu'elles peuvent avoir de spécial dans leurs rapports avec la loi du 9 avril 1898.

Cette loi consacre pour la première fois, en France, le principe du risque professionnel, en mettant à la charge du chef d'entreprise les risques de la profession qu'il exerce, et en déclarant l'industrie responsable des accidents qu'elle occasionne. En conséquence, l'ouvrier victime d'un accident du travail a droit, vis-à-vis du chef d'entreprise, à une sorte de réparation du préjudice que lui cause l'accident, à une indemnité. Et tout naturellement, le montant de cette indemnité est de nature à varier, suivant l'étendue du préjudice qu'elle a pour objet de compenser. Il est donc nécessaire, pour la mise en œuvre du risque professionnel, d'une part, *de constater l'existence du préjudice causé par l'accident*, d'autre part, *d'apprécier l'étendue de ce préjudice*. L'existence du préjudice sera toujours constatée au moyen *d'un certificat médical*; tandis que le quantum de l'indemnité, ou plutôt de l'incapacité professionnelle, sera presque toujours déterminé d'après les conclusions d'une *expertise médicale.*Or,c'est toujours le médecin qui sera chargé de rédiger le certificat et aussi de faire l'expertise (Baudry).

Avant de m'appesantir avec quelques détails sur ces différents points de la question, je veux d'abord rappeler que le traumatisme affectant l'appareil de la vision peut être récent ou de date déjà ancienne. En examinant l'œil, le médecin notera soigneusement et en détail les différentes lésions ; on fera les plus expresses réserves au point de vue du pronostic et des conséquences ultérieures de la blessure, laquelle peut, dans la suite, se compliquer et provoquer des accidents plus ou moins graves.

Si la blessure est définitivement guérie, il est plus aisé de porter un jugement définitif ; à condition, bien entendu, que l'expert possède des notions d'ophtalmologie suffisamment étendues pour lui permettre de juger, d'apprécier et de se prononcer en pleine connaissance de cause.

Il va de soi que dans une expertise, on aura soin, au préalable, de bien examiner les différentes pièces qui constituent le dossier de l'affaire, et en particulier les certificats qui y sont annexés ; de même, on se renseignera auprès du blessé sur les circonstances qui ont amené le traumatisme, sur l'évolution de sa blessure et sur la thérapeutique appliquée. Pendant l'examen, on n'aura garde d'oublier l'examen comparatif, anatomique et fonctionnel des deux yeux, soit à cause des accidents sympathiques, soit à cause des complications qui pourraient se produire ultérieurement et s'ajouter à la lésion primitivement constatée, soit encore, que l'état fonctionnel ne correspond pas toujours à l'état anatomique. On notera les états généraux, syphilis, rhumatisme, scrofule, etc. qui peuvent avoir de l'influence sur le développement ou même la production d'une lésion constatée ; il ne sera pas toujours facile de savoir du blessé quels sont ses antécédents pathologiques, héréditaires ou acquis ; ce sera au médecin à déployer assez d'habileté pour pouvoir faire la part de chaque facteur. Il ne faudra accepter qu'avec les plus grandes réserves les déclarations du blessé, surtout quand il s'agit de l'appréciation de son acuité visuelle dont il a toujours tendance à exagérer la défectuosité pour augmenter son indemnité ; d'un autre côté, il ne faut pas tomber dans l'excès contraire, et que le médecin prenne tout plaignant pour un simulateur. Quoi qu'il en soit, après avoir bien fait la part des choses, il s'agit d'estimer exactement le dommage causé par la blessure ; ce sera là le point délicat de l'intervention médicale.

Il faudra, en effet, apprécier le préjudice causé par une difformité plus ou moins apparente et durable, par une perte complète ou partielle de la vision, et partant, par l'incapacité absolue ou relative de travail. Rappelons ici que la loi française, à l'encontre de la loi allemande, ne tient pas compte de la déformation simple de la face, par exemple, s'il n'y a pas diminution de capacité fonctionnelle ; par conséquent, en pareil cas, la question d'esthétique n'interviendra que si la difformité empêche le blessé de remplir les fonctions de son état, tel un valet de chambre, une femme de chambre, une demoiselle de magasin, etc. ; il en sera ainsi d'une perte d'un œil, par grosse taie ou par ablation, d'une déformation d'une ou des deux paupières, etc.

Voyons maintenant dans quelles conditions le médecin sera appelé à délivrer le *certificat* de blessures ou à faire une *expertise*.

Certificat médical. — Aux termes de l'article 11 de loi du 9 avril 1898, modifiée par la loi du 22 mars 1902, « dans les quatre jours qui suivent l'accident, si la victime n'a pas repris son travail, le chef d'entreprise doit déposer à la mairie, qui lui en délivre immédiatement récépissé, un certificat du médecin indiquant l'état de la victime, les suites probables de l'accident et l'époque à laquelle il sera possible d'en connaître le résultat définitif ».

Ce certificat, rédigé sur papier libre, doit donc tout d'abord soigneusement constater l'état du blessé, la nature de la blessure, et surtout les lésions anciennes, s'il en existe déjà afin que plus tard, elles ne puissent être mises sur le compte de l'accident actuel. De plus il devra être délivré dans le délai de quatre jours après l'accident ; car, comme l'indemnité quotidienne accordée par la loi ne court qu'à partir du cinquième jour, il est bon de noter si la lésion constatée sera guérie ou non avant ce terme, ou bien entraînera un repos plus prolongé que ce délai de quatre jours. De plus, la loi demande au médecin d'indiquer *les suites probables de l'accident*, en les envisageant au point de vue du degré d'inaptitude future du blessé au travail ; ces suites peuvent être : *la mort* ; *l'incapacité permanente absolue*, en cas de cécité complète ; *l'incapacité permanente partielle*, en cas de perte d'un œil ; *l'incapacité temporaire*, c'est-à-dire, causée par une lésion complètement guérissable, quel que soit le temps nécessaire à cette guérison. Enfin, le médecin doit répondre à une dernière question qui est de savoir approximativement *l'époque à laquelle il sera possible de connaître le résultat définitif de la blessure*. Sur toutes ces questions, il faudra se montrer très réservé et ne pas donner de réponse par trop affirmative, des complications telles que l'infection d'une plaie pouvant venir déjouer le pronostic primitif (Baudry).

De plus, comme le blessé a le droit de choisir son médecin, il sera toujours bon d'avoir son consentement avant de se livrer à l'examen des lésions.

Une fois la *blessure guérie*, le médecin est appelé à se prononcer pour déterminer la fin de l'incapacité temporaire, soit que le blessé ait recouvré *sa pleine capacité professionnelle*, et alors il reprend son travail, après avoir touché ses indemnités journalières pendant le temps qui s'est écoulé depuis le jour de l'accident jusqu'à celui de la reprise du travail, soit que le blessé, tout en étant guéri de sa blessure, celle-ci étant *consolidée*, il conserve néanmoins une *certaine incapacité de travail.* A partir de la date de la *consolidation* de la blessure, il s'établit un nouveau régime d'indemnisation du blessé ; la période d'incapacité temporaire est close, et l'indemnité quotidienne fait place à la rente qui doit indemniser l'incapacité permanente, définitive qui sera totale ou partielle.

Le certificat de consolidation, beaucoup plus important et plus explicite que le certificat de guérison, indiquera les caractères anatomiques des lésions actuelles, les troubles fonctionnels qui en découlent ; il évaluera, autant que possible en chiffres, la diminution de la capacité professionnelle. Lors de la tentative de conciliation, cette pièce est utile aux Compagnies d'assurances comme base des propositions de règlements à faire au sinistré (Baudry).

Certains traumatismes de l'œil, quoique définitivement guéris, laissent à leur suite des troubles fonctionnels plus ou moins importants, et aussi plus ou moins réels, qui peuvent, pendant des années, retarder l'état de *consolidation juridique.* Dans ce cas, il y a lieu de conclure à une incapacité permanente partielle pour laquelle il peut y avoir revision dans le délai de trois ans, s'il y a guérison, ou même aggravation.

Tous ces certificats médicaux sont exemptés du droit de timbre et peuvent être mis sur papier libre ; il sera toujours bon de mettre en tête la mention « Loi du 9 avril 1898 » ; la plupart du temps, ce sont les Compagnies d'assurances qui fournissent des cahiers imprimés à cet usage ; ce sont elles aussi ou les patrons qui doivent régler les honoraires du médecin en pareils cas.

Expertise médicale. — L'expertise médicale peut être ordonnée : 1° *par le juge de paix* qui voudra faire compléter les indications du certificat médical, soit parce que ces indications lui paraissent insuffisantes, soit parce que, depuis sa délivrance, de nouveaux faits se sont produits qui paraissent devoir influer sur les suites de l'accident ; 2° *par le président du tribunal civil*, chargé des conciliations, qui, en vue d'amener la conciliation entre le chef d'entreprise et l'ouvrier, voudra s'éclairer sur les prétentions opposées des parties, et provoquera un examen médical du blessé ; 3° le plus souvent, ce sera *au cours de la procédure contentieuse* devant le tribunal civil ou devant la Cour d'appel que le médecin sera commis comme expert, par un jugement ou par un arrêt. C'est ici que se présente alors le cas de la véritable expertise, et que le médecin devra prêter serment, s'il n'en est dispensé. De plus, il est bon de savoir que pour toutes ces expertises, quelles qu'elles soient, l'expert ne pourra être le médecin qui a soigné le blessé, ni un médecin attaché à l'entreprise ou à la société d'assurances à laquelle le chef d'entreprise est affilié.

Quoi qu'il en soit, *l'expert, dans son rapport, aura toujours à répondre aux six questions suivantes qui lui seront soumises par la justice*, et que nous allons successivement passer en revue ; pour l'examen de ces divers points, le médecin-expert pourra s'entourer de tous les renseignements nécessaires et utiles, et notamment réclamer communication des certificats médicaux qui auront été produits depuis l'accident, et des rapports d'experts qui auront déjà été fournis.

A. — *Quel est l'état actuel du blessé ?* — Pour répondre à cette question, il faudrait passer en revue toutes les lésions traumatiques qui peuvent affecter l'organe de la vision ; or, pareille étude est absolument déplacée ici, et ces lésions doivent être connues par tout médecin qui a la prétention de faire une expertise ; le plus souvent, cependant, ce sera un ophtalmologiste, plus compétent en la spécialité qu'un praticien ordinaire, qui devra être commis à cette constatation.

B. — *Cet état constitue-t-il une incapacité permanente ou une incapacité seulement temporaire ? S'il y a une incapacité permanente, cette incapacité est-elle absolue ou partielle ?* — La grande difficulté, pour résoudre cette question, est précisément de trouver l'appréciation la plus exacte possible de l'acuité visuelle de chaque œil de façon à en déduire, par une formule presque mathématique, le dommage qui résulte de la diminution de la capacité visuelle, partant de la capacité de travail : ce serait là l'idéal.

Malheureusement, en pratique, les choses sont loin de se présenter d'une façon aussi simple, c'est ce dont on s'est aperçu depuis longtemps en Allemagne, où l'assurance obligatoire fonctionne depuis près de vingt ans. On s'est alors efforcé par des tableaux dressés à l'avance (Zehender, Schrœter, Magnus, Heddaeus, Grœnouw), d'une part, de faciliter les calculs des experts, et d'autre part, de se rapprocher le plus possible de ce que l'on croyait la vérité en enfermant dans des formules l'acuité visuelle physiologique de l'œil sain, et ce qui restait d'acuité visuelle physiologique à l'œil blessé.

Le résultat de tous ces efforts, dit Sulzer, a été de montrer qu'il n'y a aucune formule générale permettant de calculer dans tous les cas la diminution de l'acuité visuelle professionnelle résultant d'une diminution donnée de l'acuité visuelle physiologique. Cette relation doit être déterminée dans chaque cas individuel selon les circonstances particulières qu'il représente. Cela paraît bien naturel quand on se rappelle que la relation qui existe entre l'acuité visuelle physiologique et l'acuité visuelle professionnelle varie selon le métier et dépend souvent aussi des qualités individuelles du sinistré.

C'est Magnus qui eut le mérite de faire la distinction entre l'*acuité visuelle scientifique* et l'*acuité visuelle professionnelle* ; il n'est pas nécessaire, en effet, pour faire un métier ou exécuter un travail, que l'ouvrier possède toute son acuité visuelle scientifique ; une partie de celle-ci suffit ; de même, l'incapacité au travail ne correspond pas non plus à la cécité scientifique. Par l'observation de nombreux faits, on a pu établir des chiffres extrêmes que Magnus évalue aux 3/4, et Grœnouw aux 2/3 de l'acuité visuelle scientifique, comme limite supérieure, et comme limite inférieure 0,15 pour Magnus, et 0,1 seulement pour Grœnouw ; au contraire, quand il s'agit d'acuités visuelles moins élevées, partant, de gens chez lesquels le travail nécessite moins de vision, les limites oscillent entre 1/2, limite supérieure de l'acuité visuelle scientifique pour Magnus et Grœnouw, et 0,05 pour Magnus et 0,02 pour Grœnouw, comme limite inférieure. Les calculs extrêmes de ces deux auteurs leur donnèrent comme valeurs extrêmes de 18 à 33 0/0 d'indemnité pour la perte d'un œil (Praun).

Il est bon de rappeler, et tout le monde est convaincu de ce fait, que la grande majorité des métiers n'exige qu'une acuité visuelle inférieure à l'acuité visuelle physiologique normale. Les limites de l'acuité professionnelle, plus étroites que celles de l'acuité visuelle physiologique, dépendent du métier qu'exerce l'assuré. Elles ne peuvent être fixées que par l'expérience, c'est-à-dire, en cherchant jusqu'à quel point l'acuité physiologique peut être abaissée sans amoindrir la faculté d'exercer un certain métier, et à partir de quel point l'abaissement de l'acuité visuelle rend l'exercice de ce métier impossible. Aucun métier n'est rendu impossible par un certain degré d'amoindrissement de l'acuité visuelle physiologique et tous les métiers deviennent impossibles quand l'acuité visuelle physiologique, sans tomber jusqu'à zéro, tombe au-dessous d'une certaine limite (Sulzer).

Dans le cas où, suivant la question posée par le tribunal, et que nous étudions en ce moment, à savoir si l'incapacité permanente au travail que l'on a constatée, sera absolue ou partielle, il sera facile de répondre avec les données théoriques qui viennent d'être exposées. Si l'acuité visuelle restante est tellement minime qu'elle ne permet plus l'exercice du métier, ce sera l'incapacité absolue ; si, au contraire, les limites indiquées par les auteurs cités plus haut ne sont pas dépassées en dessous de leur valeur, l'incapacité ne sera que partielle. C'est cette incapacité partielle qu'il s'agit d'évaluer, et c'est ce qui fait le fond de la proposition suivante posée par le tribunal.

C. — *Si l'incapacité est partielle, quelle est la diminution de la validité professionnelle du blessé ?* — De ce qu'un blessé aura par le fait d'un accident, subi une diminution de l'acuité visuelle, cela ne voudra pas dire qu'il aura forcément subi une diminution dans sa capacité professionnelle, et surtout cela ne voudra pas dire, ainsi que le pensent beaucoup d'ouvriers, que le blessé, par le fait même de sa blessure, aura droit à une indemnité autre que l'indemnité journalière qui lui est octroyée jusqu'au moment de la consolidation de sa blessure.

Il est donc de la plus haute importance pour le médecin expert de pouvoir nettement préciser pour chaque profession, les limites supérieures et inférieures de l'acuité visuelle professionnelle. Malheureusement c'est là un point extrêmement délicat et difficile à trancher, et qui ne pourra l'être qu'après qu'on aura réuni de nombreuses observations prises chez des blessés non intéressés à exagérer leur diminution visuelle en vue de l'indemnité : c'est dans ces conditions que les auteurs allemands sont déjà arrivés à établir peu à peu la limite supérieure de l'acuité visuelle professionnelle pour les différents métiers. Pour les professions visuelles (graveurs, photographes, retoucheurs, horlogers, etc.), la limite de l'acuité professionnelle se confond presque avec l'acuité visuelle physiologique. Pour le plus grand nombre des métiers, l'acuité professionnelle reste entière, aussi longtemps que l'acuité visuelle physiologique ne tombe pas au-dessous de 0,5. Pour ces mêmes métiers, la limite inférieure de l'acuité visuelle professionnelle a été fixée par Grœnouw à 0,15 de l'acuité visuelle physiologique, ainsi qu'en témoigne le tableau suivant de Grœnouw que je crois utile de reproduire.

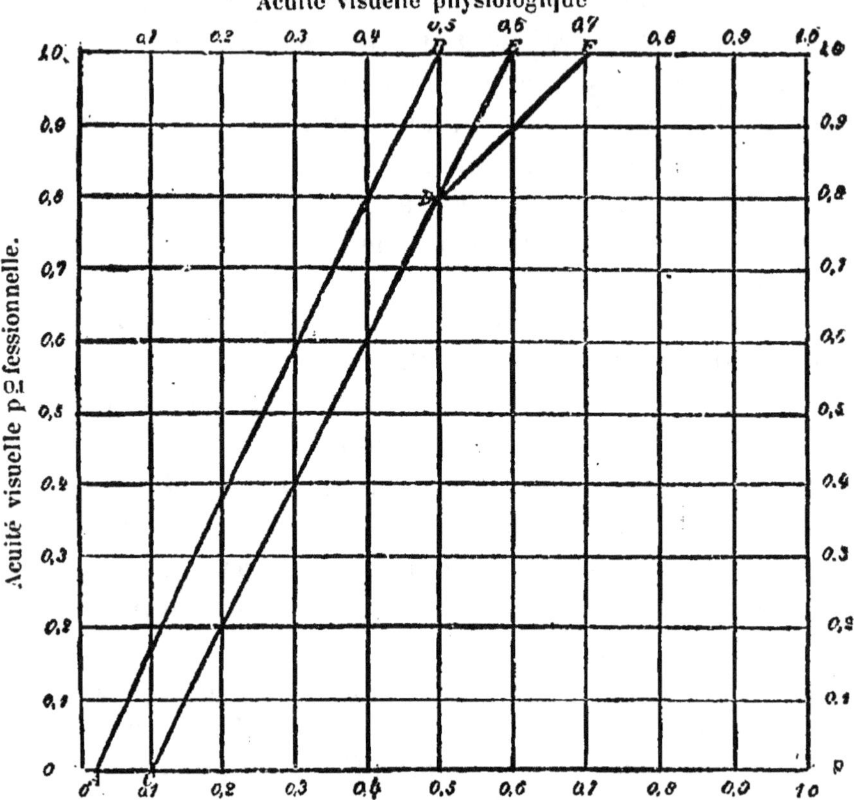

Ainsi que le montre ce graphique de Grœnouw, l'acuité visuelle professionnelle reste entière pour la plupart des métiers aussi longtemps que l'acuité visuelle physiologique ne tombe pas au-dessous de la moitié (0,5). Quand l'acuité visuelle physiologique est réduite à 0,4, l'acuité visuelle professionnelle est égale à 0,8 (rencontre de l'abscise et de la coordonnée par la ligne A B). Quand l'acuité visuelle physiologique est réduite à 0,3, l'acuité visuelle professionnelle est égale à 0,6. L'acuité visuelle physiologique réduite à 0,2, équivaut à une acuité visuelle professionnelle de 0,4. L'acuité visuelle physiologique égale à 0,15, correspond à une acuité visuelle professionnelle de 0,3 et forme la limite inférieure de l'acuité visuelle professionnelle du plus grand nombre des métiers.

On peut donc dire d'une façon générale que, pour tous les métiers qui n'exigent pas une acuité visuelle spéciale, l'acuité visuelle professionnelle (la seule qui doit entrer en ligne de compte pour l'évaluation des indemnités en cas d'accidents), est égale au double de l'acuité visuelle physiologique aussi longtemps que l'acuité visuelle physiologique n'est pas descendue au-dessous de 0,15 (Sulzer).

On a objecté que la capacité visuelle professionnelle ne devait pas intervenir dans l'appréciation du médecin, et que seule la vision physiologique a de la valeur et constitue une base certaine et sérieuse d'appréciation. Cela est vrai et cela est faux, et, en tout cas, demande explication. Il est certain que si l'acuité visuelle physiologique correspondait, quand elle est diminuée par un accident, à la réalité du dommage causé au blessé, il n'y aurait rien de plus facile pour l'expert que de noter cette acuité visuelle physiologique et de tirer ses conclusions. En réalité, chacun le sait, il n'en est pas toujours ainsi ; et nous avons déjà dit qu'une diminution de moitié, c'est-à-dire de 0,5 pour l'acuité visuelle, est encore une vision très convenable pour un travail quel qu'il soit, tandis qu'en théorie, le dommage paraît beaucoup plus considérable qu'il n'est en réalité. Le fait sera encore bien plus frappant, si l'on prend des acuités visuelles moindres, et l'on sera singulièrement surpris de voir des gens non assurés, ou non susceptibles d'être indemnisés, travailler de façon fort convenable avec des acuités physiologiques de 0,2 et 0,3 et moins encore. On a donc bien fait de faire des barèmes d'acuités visuelles professionnelles. Ces derniers sont d'autant plus précieux, qu'ils constituent d'abord un point de repère excellent pour l'appréciation des dommages causés à l'organe de la vision, et que, d'autre part, ils ne sont pas du tout aussi arbitraires dans leur construction qu'on pourrait le supposer. D'une part, en effet, on s'est basé, pour les construire, sur l'acuité physiologique, mais en attribuant à celle-ci une valeur bien moindre que celle qu'elle a en réalité ; d'autre part, à force d'observations répétées sur des ouvriers non assurés, non intéressés à simuler ou à exagérer leur défaut de vision, on est arrivé à déterminer le plus approximativement, mais aussi le plus exactement possible, le chiffre d'acuité visuelle professionnelle compatible avec un travail possible et correspondant à l'acuité visuelle physiologique. C'est de cette façon qu'on a construit les tables de Zehender, Schrœter, Magnus, Heddaeus, Grœnouw, en lesquelles on peut avoir d'autant plus de confiance qu'elles ont été plus souvent modifiées, un observateur ajoutant toujours à sa table ce qu'il croit indispensable et ce qui faisait défaut dans le tableau dressé par ses prédécesseurs, mais en retranchant aussi ce qu'il croit devoir en élaguer.

L'évaluation des dommages causés a un peu varié suivant les auteurs ; c'est ainsi qu'un ouvrier qui a perdu un œil ne possède qu'une acuité visuelle professionnelle diminuée, alors même que l'acuité visuelle physiologique de l'autre œil est entière ; cette diminution est causée par la perte de la vision binoculaire et par la diminution du champ visuel ; son évaluation varie entre 25 et 33 0/0 ; ce dernier chiffre ne me paraît certes pas exagéré pour indemniser la perte d'un œil.

Mais l'acuité visuelle professionnelle est représentée en principe par *l'acuité visuelle binoculaire*. Dans le cas où la diminution de l'acuité est différente pour chaque œil, l'évaluation de l'acuité visuelle professionnelle a donné lieu à bien des propositions et à bien des variations. Le tarif actuellement employé en Allemagne, et qui me paraît très logique, est représenté par la table suivante :

Acuité scientifique	5	5	5	5	5	5	5	5	5	
	7.5	10	15	20	25	35	50	75	100	
Acuité scientifique	1à2/3 0.66	1/2 0.5	1/3 0.33	1/4 0.25	1/5 0.2	1/7 0.15	1/10 0.1	1/15 0.075	1/20 0.05	0
1 à 2/3. . .	0	0	5	10	10	15	15	20	20	25
1/2.	0	5	10	10	15	20	25	25	30	35
1/3.	5	10	25	25	30	30	35	40	45	55
1/4.	10	10	25	40	40	45	50	55	60	65
1/5.	10	15	30	40	55	60	65	70	75	80
1/7.	15	20	30	45	60	70	75	80	85	90
1/10	15	25	35	50	65	75	85	90	95	105
1/15	20	25	40	55	70	80	90	95	100	115
1/20	20	30	45	60	75	85	95	100	110	125
0.	25	35	55	65	80	90	105	115	125	125

Dans ce tableau, la première colonne verticale indique l'acuité visuelle scientifique de l'un des yeux, la première colonne horizontale celle de l'autre. Le chiffre contenu dans le rectangle qui est commun aux deux colonnes indique en 100 la diminution de l'acuité visuelle professionnelle, correspondant à cette diminution double de l'acuité visuelle scientifique.

Les diminutions de 10 0/0 et de moins de 10 0/0 ne donnent lieu à aucune indemnité.

La cécité complète est évaluée à 125 0/0 de la perte de la vision professionnelle, et les acuités voisines de la cécité complète à des taux variant entre 105 et 125 0/0. Cette évaluation. exige un commentaire. D'après ce que nous avons dit plus haut, l'ouvrier devient complètement incapable d'exercer son métier avant que son acuité visuelle soit réduite à 0, quand celle-ci devient égale à $5/35 = 1/7 = 0,15$. Cet état correspond à l'acuité visuelle professionnelle $= 0$. Mais quand l'ouvrier est complètement aveugle, il n'est pas seulement incapable d'exercer son métier, il a besoin en outre de soins particuliers, car il ne peut exister seul. La jurisprudence allemande lui alloue dans ces cas une indemnité supérieure à celle prévue pour l'incapacité complète au travail.

D'un autre côté, il ne faut pas oublier que tous ces chiffres ne constituent qu'une moyenne qui doit être augmentée ou diminuée selon le métier du sinistré. Un valet de ferme, un terrassier appartiennent à des métiers à acuité visuelle professionnelle basse, tandis qu'avec un tailleur de diamants, un bijoutier, un tisseur, un graveur, l'acuité visuelle professionnelle se rapproche ou se confond avec l'acuité visuelle scientifique. L'importance relative de la vision binoculaire pour chaque milieu est un autre facteur qui doit être envisagé dans chaque cas et qui donnera lieu à une augmentation ou une diminution des chiffres moyens du barème.

Malgré tous ces efforts, on n'est pas encore parvenu jusqu'alors, aussi bien en Allemagne qu'en France, à faire une classification des différents métiers au point de vue de l'acuité visuelle qu'ils exigent. La raison de cet échec est apparente. Dans un même métier, les exigences visuelles varient selon la spécialité de l'ouvrier.

L'expert aura donc, dans chaque cas, la mission délicate et difficile de dire combien l'acuité visuelle professionnelle d'un sinistré a été diminuée par une diminution donnée de l'acuité visuelle scientifique. En s'appuyant sur les règles énoncées et sur les précédentes, il s'efforcera de donner à cette évaluation l'uniformité qui est l'élément fondamental de la jurisprudence et de la médecine légale (Sulzer).

Haab, de Zurich, et Pflueger, de Berne, ont évalué, ainsi qu'il suit, les lésions oculaires :

1º En cas de perte, sans énucléation, de la vision d'un œil :

a) 25 0/0 pour les professions demandant une vision supérieure ; b) 20 0/0 pour les professions n'ayant pas besoin d'une vision supérieure (terrassiers, maçons, manœuvres);

2º En cas de perte de l'œil avec énucléation, ces

taux sont augmentés de 5 0/0, et encore de 3 0/0 en cas de port d'un œil artificiel.

En cas de cataracte traumatique corrigée par un verre, la réduction de capacité de travail est fixée par les auteurs précédents pour les cas cités dans le paragraphe 1er, en *a*), à 20-18 0/0, et pour les cas cités dans le paragraphe 2e en *b*) à 14-13 0/0.

Cependant, il me paraît juste, comme on le fait en Allemagne, d'évaluer la perte totale d'un œil à 33 0/0, et la perte totale des deux yeux à 100 0/0.

Il serait nécessaire aussi de faire entrer en ligne de compte l'état de la vision binoculaire centrale, du champ visuel, de la réfraction, de l'accommodation et de la musculature externe, et dans certains cas, de la défiguration, ainsi que l'influence de l'âge. Il est impossible de reproduire ici les tableaux qui indiquent la réduction de la capacité professionnelle pour toutes ces défectuosités de la vision ; on trouvera dans les traités spéciaux les renseignements les plus détaillés qui ont trait à ces questions.

Le calcul de la rente ou plutôt de la diminution de la capacité professionnelle, en cas de lésions combinées, telles que, par exemple, une diminution de l'acuité visuelle centrale en même temps que du champ visuel ou de la musculature, doit tenir compte de chaque lésion isolée, d'après les points de départ établis par les auteurs ; il en est de même des altérations isolées typiques de l'œil après une blessure, tels que l'aphakie, le symblépharon, une paralysie isolée d'un muscle, etc.

Il serait intéressant de savoir si la perte de l'œil droit

est plus importante que celle du gauche. La réponse
théorique à cette question est donnée par ce fait que
l'œil gauche est plus souvent blessé que le droit ; par
conséquent, la perte de l'œil droit doit être évaluée à
un chiffre supérieur, étant donné que le gauche court
plus de risques ; par conséquent le blessé qui aura
perdu son œil droit, sera plus limité dans le choix
d'une profession que celui qui aura perdu l'œil gauche.
Par contre, en pratique, il faudra exclure du calcul de
l'indemnité professionnelle, le danger le plus imminent
de la cécité pour celui qui n'a plus qu'un œil, parce
que la rente doit indemniser un dommage réellement
effectué, et non celui qui est possible dans l'avenir ; la
loi n'a en vue que d'indemniser la diminution effective
de la capacité professionnelle.

Autre point intéressant :

Le chiffre de la rente allouée primitivement peut
être diminué quand la capacité professionnelle s'est
perfectionnée chez les monoculaires ; d'après la loi,
au bout d'un an, en Allemagne, de trois ans, en
France, cette perfectibilité résultant de l'éducation est
atteinte, et la plupart des individus ont pu acquérir
une vision physique convenable avec leur seul œil. Il
est probable que tout individu peut arriver à ce résultat, surtout quand il est jeune et rempli de bonne volonté. On a pu, en Allemagne, recueillir de nombreux
exemples (et qui n'en connaît autour de soi ?), de
sculpteurs, mécaniciens, ouvriers faisant un ouvrage
fin, etc., chez lesquels la perte de l'œil se faisait tellement peu sentir pendant le travail, qu'ils étaient en
état de gagner le même gain avant comme après l'ac-

cident, tandis que dans d'autres cas les plaintes ne cessaient pas, même de la part de personnes dignes de confiance.

Aussi, le médecin pourra-t-il être appelé à intervenir dans la *procédure en revision*, prévue par l'article 19 de la loi du 9 avril 1898, pour le cas où, dans les trois ans à dater de l'accord intervenu entre les parties ou de la décision définitive du procès par elles poursuivi, il y a eu *aggravation* ou *atténuation* de l'infirmité de la victime. De toute évidence, les modifications de ce genre survenues dans l'état du blessé ne peuvent être établies que par une expertise médicale qui devra se baser non seulement sur l'état du blessé au moment de la revision, mais surtout tenir compte de l'état antérieur. Le médecin ne pourra connaître celui-ci qu'en se faisant présenter les pièces du premier procès. Si l'action en revision est intentée par l'ouvrier pour cause d'aggravation de son cas, il faudra rechercher si cette aggravation n'est pas la conséquence d'une faute de l'ouvrier qui aurait refusé de se laisser soigner à temps, ou de subir une opération nécessaire, et qui aurait peut-être aggravé volontairement son état par des moyens frauduleux pour s'en faire une source de revenus.

Il va de soi que le chiffre de la rente primitivement accordée sera, au contraire, diminué, lorsque l'infirmité de la victime s'atténuant, la capacité professionnelle s'est améliorée.

J'ajouterai qu'un point me paraît encore absolument essentiel, non seulement dans l'intérêt de l'ouvrier pour lequel aucune sollicitude ne saurait jamais être exagérée, mais aussi dans l'intérêt des patrons et des compagnies d'assurances dont les intérêts n'entrent jamais en ligne de compte : je veux parler de l'examen attentif des ouvriers avant l'embauchage et de la notation exacte sur leur livret du défaut de vision ou autre existant avant le travail et, partant, avant l'accident. Voilà une mesure qui éviterait bien des discussions, d'une part, et d'autre part, épargnerait souvent bien des difficultés à l'expert qui doit apprécier et au juge qui doit statuer sur l'état définitif du blessé.

Il m'est arrivé, comme à bien d'autres confrères, de trouver, dans une expertise, que l'œil blessé était précisément le meilleur, et que celui qui restait était au-dessous de la normale, par hypermétropie ou autre vice de conformation ou de fonctionnement ou encore, par le fait d'un accident antérieur, et tout cela, avec ou sans la conscience et la bonne foi de l'ouvrier. Il faut, à ce propos, regretter la négligence du patron qui engage des ouvriers sans examen préalable. Cette mesure me paraît des plus essentielles et de la dernière importance. En effet, en examinant l'ouvrier avant l'embauchage, on sera toujours sûr d'avoir son acuité visuelle exacte ; car, à ce moment, il veut, il désire du travail et cherche par tous les moyens à sa disposition à être embauché ; comme vision, il donnera tout ce qu'il pourra ; il accuserait même plutôt, s'il en avait le moyen, une acuité visuelle supérieure à celle qu'il a, pour atteindre plus sûrement son but. Tout cela est très légitime. Mais examinez le même homme après un accident, si minime soit-il ; il ne vous donnera plus son acuité visuelle avec le même zèle, et il cherchera à la diminuer le plus qu'il pourra ; et ce sera encore dans son intérêt. Je dirai même qu'il est bien rare qu'un ouvrier qu'on est appelé à examiner au point de vue médico-légal, accuse nettement la vision qu'il possède : il y a souvent de l'exagération contre laquelle le médecin est obligé de ruser et d'employer des subterfuges pour arriver à lutter contre cette simulation que j'appellerai volontiers instinctive. D'autant plus que si on pratique l'examen des yeux avant l'embauchage, l'ouvrier un peu habile et intelligent se trouvera déjà initié à cet examen, et pourra, à cet égard, se former une religion qui lui permettra, pense-t-il, de nous tromper encore plus facilement ; mais cela lui sera moins facile avec les points de repère établis.

D'un autre côté, et dans le même ordre d'idées, une fois le dommage constaté, et lorsqu'il est relativement minime, on parle de l'aptitude, de l'ingéniosité de l'ouvrier à faire son travail, malgré un dommage visuel réel. Mais comment appréciera-t-on cette aptitude et cette bonne volonté au travail, quand il est question d'indemnité à gagner et à majorer. Est-ce dans le cabinet du médecin ou à la clinique qu'on l'examinera ? C'est impossible. Est-ce à l'atelier ? Encore moins ; et d'abord, le médecin est incompétent pour juger le travail à exécuter, ou pouvant et devant être fait. D'où, nécessité d'un nouvel examen par un expert compétent.

Ensuite, il faut toujours en revenir à ce sempiternel état de choses : l'ouvrier qu'on examine et qu'on voudrait voir ingénieux, plein de bonne volonté, fera, au contraire, tout son possible, pour, dans ces moments, se montrer inhabile, maladroit, incapable de remplir la tâche qu'on voudra lui imposer. En un mot, on n'en tirera rien... jusqu'à ce qu'il soit indemnisé. Alors l'intervention du médecin et sa propre ingéniosité ne servent plus à rien.

D. — *La blessure peut-elle actuellement ou à l'avenir retentir fâcheusement sur l'autre œil ? En d'autres termes, des accidents sympathiques sont-ils à craindre et pendant combien de temps ?* — A ces deux questions il n'est pas toujours facile de répondre d'une façon précise. Pour ce qui est des complications actuelles, il est certain que dans un délai relativement court, qui varie de quatre à douze semaines en moyenne, des lésions telles qu'une blessure de la région scléro-ciliaire, un épanchement de sang dans le vitré à la suite de contusion, un décollement rétinien survenu dans les mêmes conditions, une luxation du cristallin, etc., peuvent, à la rigueur, donner lieu à de l'ophtalmie sympathique sur l'autre œil non blessé. D'autre part, comme le dit Baudry, il ne faut pas oublier que les blessés mettent volontiers sur le compte de l'accident dont ils ont été victimes les troubles fonctionnels et même les lésions qui peuvent survenir sur l'autre œil, quelques mois après le traumatisme. Il faut toutefois penser au phénomène si gênant de la *fausse projection*, assez fréquent chez les énucléés et les opérés de cataracte. C'est dans ces cas aussi, qu'il faut penser à la simulation, à l'hystéro-traumatisme, etc., toutes questions sur lesquelles il est impossible de s'étendre ici.

Quant à la seconde question posée par le tribunal, à savoir pendant combien de temps des accidents sympathiques sont possibles, il est évidemment impossible d'y répondre d'une façon précise. Quand il s'agit de l'œil et du délai de trois ans à partir de l'accident pour la demande en revision, il est manifeste que ce délai est insuffisant : ne sait-on pas que l'ophtalmie sympathique due à un œil primitivement blessé peut éclater après un nombre indéterminé d'années après l'accident, 10, 20, 30 ans et davantage ? Une taie provenant d'un accident peut s'enflammer à tout moment, et par conséquent, abaisser l'acuité visuelle restante ; personne ne niera cependant, qu'en pareil cas, cette inflammation et l'aggravation qui en résulte ne soient encore la conséquence éloignée de l'accident ; et pourtant, une fois les trois ans passés, l'ouvrier n'aura plus de recours contre le patron ou l'assurance. Disons aussi, pour être juste, qu'une fois ce délai passé, ces derniers n'auront plus de recours, à leur tour, contre l'ouvrier qui, par son habileté et sa bonne volonté, aura augmenté sa capacité de travail, et par là, diminué l'indemnité qui lui avait été attribuée en raison de l'accident primitif et des dommages par lui subis. Ces faits provoquent les conclusions suivantes : c'est que, d'une part, il est toujours préférable de pratiquer le plus tôt possible l'énucléation d'un œil perdu pour la vision et chez lequel la nature de la lésion risque de provoquer une ophtalmie sympathique ; et cela, malgré les détracteurs de l'énucléation, ou plutôt, malgré les oculistes qui, se disant conservateurs à outrance, trouvent qu'on énuclée trop d'yeux. On ne saurait, à mon avis, abuser de l'énucléation, opération bénigne, quand on exerce dans un milieu ouvrier ou campagnard, et qu'on a affaire à des malades négligents de leur personne, qui parfois ne reviennent que quand l'ophtalmie sympathique a déjà fait des ravages indélébiles sur le congénère. Il ne faut donc pas craindre d'énucléer, et risquer, au besoin, de faire sous ce rapport, une opération inutile, plutôt que d'exposer le malade à devenir totalement aveugle.

D'un autre côté, j'ajouterai que toutes les doléances et les récriminations, qu'elles partent du patron, de l'ouvrier ou de l'assurance, ou même encore du médecin, ne servent à rien, au sujet du délai de trois ans fixé par la loi, et qui, je viens de le démontrer, est manifestement insuffisant. Ici encore, nous nous trouvons en présence d'un fait, et rien n'est brutal comme un fait. La loi est promulguée, il s'agit donc de s'y conformer ; à d'autres à la faire reviser, si c'est possible.

E. — *Dans le cas de guérison, avec incapacité permanente, quelle a été la date de la consolidation de la blessure ?* — Il est important de déterminer l'époque à laquelle les lésions n'ont plus été susceptibles d'amélioration, autrement dit la date à laquelle l'accident est arrivé à son état de guérison définitive, et qui doit être précisée par un certificat du médecin traitant. Si cette pièce manque au dossier, l'expert s'entourera de tous renseignements utiles, tant auprès du blessé et de son entourage que de la part du ou des médecins qui ont été appelés à diriger le traitement. Ainsi que je l'ai déjà dit plus haut, la date de la consolidation de la blessure implique un nouveau régime d'indemnisation du blessé, puisqu'elle clôt la période d'indemnisation temporaire, et que l'indemnité quotidienne fait place à la rente (Baudry).

F. — *Le blessé a-t-il suivi les prescriptions médicales ou les a-t-il négligées, et, dans ce dernier cas, quelles en ont été les conséquences ?* — L'ouvrier a l'obligation légale de se laisser soigner (Cour de Douai, 14 nov. 1900), et il est hors de doute que la gravité des conséquences des accidents du travail dépend en partie de la qualité des soins que reçoit le blessé. Or, des aggravations, des complications peuvent se produire lorsque l'ouvrier, par ignorance, négligence, par incurie ou mauvais vouloir, reste plusieurs jours avant de consulter le médecin, ou bien lorsqu'il néglige de suivre les prescriptions médicales qui lui ont été données, ou en faisant le contraire de ce qu'il devrait faire pour obtenir la guérison. Les conséquences de la faute inexcusable ou intentionnelle du blessé restent à sa charge personnelle (Baudry).

Le blessé peut-il refuser les soins médicaux ou l'opération qui lui est proposée comme pouvant assurer la guérison ? Il semblerait équitable que, lorsqu'il s'agit d'une opération bénigne et sans danger pour la vie, le blessé doit être responsable de son mauvais vouloir. Son refus serait plus excusable, si l'intervention chirurgicale devait faire courir un danger de mort. Toutefois, il existe, sur ce point, des jugements contradictoires, les uns, forçant le blessé à accepter une opération indispensable à la guérison, les autres affirmant le droit pour l'ouvrier de se refuser à une opération même bénigne, mais en même temps, celui du patron de ne pas souffrir de ce refus, à condition de *prouver* que la non-guérison n'est pas la conséquence de l'accident, mais de cause imputable au fait ou à la fraude de l'ouvrier (Baudry).

Tels sont les points essentiels de la loi du 9 avril 1898, qui peuvent intéresser le médecin. Il ressort de cette courte étude qu'il n'est pas toujours facile d'apprécier exactement, je ne dis pas mathématiquement, le dommage causé par l'accident oculaire et l'incapacité professionnelle qui en résulte. Heureusement qu'on avait en France, au début de l'application de cette loi, la notation allemande qui, sans doute, n'est pas parfaite ; mais c'est encore ce qu'il y a de mieux sous ce rapport ; les Allemands, comme disait Javal, ont essuyé les plâtres ; leur notation est le résultat d'une expérience péniblement acquise, souvent remaniée ; autant l'adopter, quitte à la modifier avec les besoins ; et je dirai volontiers encore, avec Javal, que c'est une chance pour nous de l'avoir eue, car l'expérience, en Allemagne, date de près de vingt ans. D'ailleurs, je me permettrai de faire remarquer qu'on a fait à cette notation allemande beaucoup d'objections et de critiques ; mais nul n'a proposé de remède radical, et personne, n'a montré par quoi il fallait la remplacer. Et en fin de compte, la loi est la loi ; elle est faite, il s'agit de l'appliquer le moins durement possible pour l'ouvrier, mais au mieux des intérêts des partis engagés.

CHAPITRE XVIII

RAPPORTS DE L'ŒIL
AVEC LES AFFECTIONS GÉNÉRALES

L'œil faisant partie du grand tout qui constitue un organisme normalement et complètement développé, doit naturellement subir les variations qui surviennent dans cet organisme et être influencé par les changements qui se produisent dans l'état général de l'individu. La réaction peut se manifester d'une façon plus ou moins rapide, d'autres fois, elle peut même ne pas se produire, si la modification générale n'est pas assez intense. Dans d'autres circonstances, ce n'est pas seulement l'altération générale des humeurs qui retentit sur l'organe de la vision, baigné de sang et de lymphe comme les autres organes, mais c'est encore une modification d'un organe isolé, qui soit par sa relation plus ou moins directe avec l'œil, soit par l'intermédiaire du sang ou du système nerveux, transmet aux yeux la réaction ou la transformation de fonctionnement, sorte de déclanchement qui, souvent, sert d'avertissement et attire l'attention du médecin sur la maladie première, jusqu'alors restée latente ou ignorée.

Tout ceci montre déjà bien nettement, et d'une façon absolument indubitable que l'oculiste ne peut pas être un spécialiste exclusif, comme beaucoup le pensent ; s'il ignore les lois de la pathologie générale d'une part, si, d'autre part, il ne connaît pas la pathologie spéciale, mainte lésion oculaire ne lui dira rien, ne lui révélera rien, et il risquera à chaque instant de méconnaître l'importance séméiologique de tel ou tel symptôme oculaire, partant, il méconnaitra une lésion éclose à distance dans un autre organe, et dont le retentissement sur l'œil n'est qu'un signe secondaire, mais avertisseur.

Aussi, sans insister davantage sur l'importance des rapports des affections oculaires et des maladies générales, vais-je immédiatement en aborder l'étude succincte, en ne rappelant qu'à grand traits ces liens et ces rapports. La question toutefois, se présente sous une double face, et c'est de la sorte que je vais la présenter : d'une part, en effet, ainsi que je viens de le dire, *les états généraux ou les maladies d'organes peuvent avoir un retentissement sur l'organe de la vision*, mais, d'autre part aussi, en retournant la proposition, *les affections oculaires peuvent à leur tour, réagir sur l'état général du malade, ou faire sentir leur action sur certains organes.* D'où, deux chapitres que nous allons successivement passer en revue en nous aidant des travaux de Berger qui, surtout, s'est beaucoup occupé de la question.

<h3 style="text-align:center">§ 1. — Retentissement des affections sur les autres organes oculaires.</h3>

Relativement fréquents sont les cas où une affection

des yeux retentit, soit sur un autre organe, soit sur le corps tout entier. Déjà à l'état physiologique, on connaît l'influence d'une excitation des fibres optiques sur l'organe de l'ouïe et sur les fosses nasales pour produire l'éternuement ; et réciproquement, n'a-t-on pas provoqué des cataractes chez des cobayes chez lesquels on excitait fortement l'organe de l'ouïe par un bruit très violent? Les recherches expérimentales de Pouchet et Loew ont prouvé le rapport d'une excitation du nerf optique avec les chromatophores et la pigmentation de la peau qui se produit par l'intermédiaire du système nerveux central. L'irradiation de certaines sensations douloureuses de l'organe visuel dans d'autres branches du trijumeau est un fait connu depuis fort longtemps. On a exagéré l'importance des vices de réfraction dans la production de certains symptômes de neurasthénie ; on a voulu même constater à leur suite une amélioration des symptômes de neurasthénie cérébrale, de chorée ou d'épilepsie ; les cas d'épilepsie améliorés par des verres correcteurs s'expliquent par l'action d'une suggestion dans l'hystéro-épilepsie. Une irritation des nerfs sensitifs de l'œil peut occasionner des spasmes dans les muscles animés par le facial et même provoquer un tic convulsif de la face (Féré). Le vertige des malades atteints de paralysie des muscles extrinsèques de l'œil, la sensation des mouvements que paraissent avoir les objets, dans le nystagmus, sont choses trop connues pour que nous y insistions davantage.

On a prétendu qu'une excitation ou une lésion de l'une ou l'autre partie de l'œil, nerf optique, conjonctive, sac lacrymal, rétine, pouvait donner lieu à des crises d'hystérie ou d'épilepsie : la chose est loin d'être démontrée. Qu'une affection oculaire importante supprimant toute ou une bonne partie de la vision, puisse amener un état de dépression psychique inquiétant, la chose est incontestable ; j'ai vu un aveugle se pendre de désespoir. Mais ce sont là des faits exceptionnels. On sait combien, au contraire, les aveugles supportent mieux leur sort que les sourds ou autres infirmes.

Chez les aliénés, les hallucinations visuelles jouent un rôle moins important que les hallucinations de l'ouïe. Les premières sont fréquemment dues à une altération des centres nerveux optiques (hallucinations hémianopiques) ou des fibres optiques ; quelquefois elles sont d'origine périphérique ; on a pu, dans ces derniers cas, produire leur dédoublement par des prismes, les diminuer par l'emploi de verres connus, ou les modifier à l'aide de verres de couleur. Les hallucinations unilatérales sont toujours d'origine périphérique. Généralement elles sont causées par des altérations oculaires : hémorrhagies rétiniennes, troubles dans le corps vitré, atrophie optique, etc. Dans certains cas cependant, on ne constate pas d'altération périphérique, à l'examen de l'œil. Il existe des cas très rares, où les deux yeux ont chacun des hallucinations différentes.

Il faut citer aussi les cas d'aliénation mentale consécutifs à la cécité, dans lesquels les troubles mentaux disparurent avec la perte de la vue, comme, par exemple, à la suite d'une opération de cataracte sur les deux yeux (Berger).

En sens contraire, on a fréquemment occasion d'observer des symptômes d'hystéro-traumatisme ou des troubles psychiques, à la suite des traumatismes ou après des opérations pratiquées sur les yeux, en particulier, après l'extraction de la cataracte. On a attribué ces troubles à des causes diverses, telles qu'intoxication externe ou interne, une infection avec délire des fiévreux, une auto-intoxication due à une diminution de la sécrétion urinaire, ou de la constipation, la sénilité, ou chez les dégénérés un état de dépression morale ; surtout, l'occlusion des yeux par le bandeau peut favoriser le développement de ces symptômes qui apparaissent fréquemment la nuit ; dans ces cas, les malades sont inquiets, quittent leur lit, arrachent leur pansement, et présentent des symptômes d'angoisse, de confusion mentale à laquelle viennent s'ajouter de l'excitation ou de la dépression. Ce qu'il y a de caractéristique, c'est que tous ces phénomènes disparaissent généralement avec la suppression du bandeau, et avec l'apparition du jour et de la lumière.

Dans un autre ordre d'idées, un processus infectieux de l'œil peut se propager vers les organes voisins. C'est ainsi qu'une conjonctivite de nature infectieuse peut gagner la muqueuse nasale par le canal naso-lacrymal. Plus rarement, une infection locale de l'œil peut occasionner une infection générale ; on a vu, dit Berger, une septicémie, une conjonctivite blennorrhagique donner lieu à un gonococcémie avec métastase dans une articulation.

Ce qui est moins rare, c'est de voir les streptocoques ou les pneumocoques se propager aux méninges par l'intermédiaire de l'espace vaginal du nerf optique. Les cas de méningite consécutifs à l'énucléation d'un œil atteint de panophtalmie sont relativement fréquents ; l'infection peut, dans ce cas, en dehors de l'espace inter-vaginal du nerf optique, se propager par les fentes lymphatiques du tissu rétro-bulbaire, la fente sphénoïdale, le périoste de l'orbite. J'ai vu, pour ma part, se produire deux cas de méningite à la suite de l'énucléation d'yeux épithéliomateux.

Enfin, chacun sait que les tumeurs de l'œil, sarcomes, carcinomes, etc., peuvent se propager, soit du côté des organes voisins, dans les cavités sinusiennes ou crâniennes, soit à distance, et envahir les organes éloignés par métastase.

<h3 style="text-align:center">§ 2. — Retentissement des affections générales sur l'œil.</h3>

Les rapports qui existent entre les lésions oculaires et les affections générales qui les provoquent sont devenus tellement nombreux, que ce chapitre constitue actuellement un des plus importants de la pathologie oculaire ; aussi est-il impossible de relater ici, même succinctement, toutes les affections qui peuvent avoir un retentissement sur l'organe de la vision, et l'on ne peut, en ces quelques lignes, que signaler les maladies générales les plus essentielles dont l'action se fait sentir le plus nettement et le plus fréquemment sur l'une ou l'autre partie de l'œil. C'est encore Berger qui a le mieux étudié, en France, cette question et ce sont ses travaux que nous allons résumer.

Je laisse de côté les conditions d'*âge* (malformations, tempérament lymphatique ou autre chez l'enfant, artério-sclérose chez le vieillard), du *sexe* (surmenage génital), d'*habitudes* (travail de près), de *professions*, de *conditions sociales*, d'*hérédité*, etc., qui peuvent avoir une influence plus ou moins immédiate, non seulement sur le fonctionnement, mais encore sur la structure de l'œil ; je m'occuperai seulement des états pathologiques généraux qui retentissent plus ou moins directement sur l'organe de la vision, et je mentionnerai très brièvement les maladies originelles avec les principaux symptômes qu'elles provoquent sur l'œil.

1° Système nerveux. — Parmi toutes, ce sont les maladies du système nerveux qui retentissent le plus fréquemment sur l'œil, d'autant que les symptômes oculaires très souvent complètent, confirment ou établissent le diagnostic de la lésion nerveuse. Pour ce qui est toutefois des maladies du *cerveau,* on a exagéré l'importance de l'examen ophtalmoscopique comme moyen de diagnostic des lésions encéphaliques, et la proposition de Bouchut disant qu'on trouve dans la rétine l'expression figurée des lésions intra-cérébrales, est loin d'être vraie. C'est ainsi que l'apoplexie cérébrale, les méningites, les encéphalites, les tumeurs, l'hydrocéphalie, produisent des lésions oculaires variables, allant de la simple congestion à la névrite intense, de l'amblyopie minime à la cécité complète ; il est parfois possible de faire le diagnostic rétrospectif de méningite en constatant un peu d'atrophie optique avec des vaisseaux tortueux et un léger halo autour de la papille. Les maladies mentales donnent souvent des troubles circulatoires ophtalmoscopiques, anémie ou congestion. Les dégénérés, idiots, imbéciles, présentent des malformations, des lésions ou des insuffisances fonctionnelles fréquentes tenant aux vices de développement du crâne ou du globe.

Les troubles oculaires dans les *lésions du cervelet* sont encore peu connus ; elles peuvent produire de l'hémianopsie, et aussi de la stase papillaire, comme certaines lésions cérébrales.

Les lésions qui se produisent du *côté du bulbe*, les poli-encéphalites diverses, scléroses, tumeurs, hémorragies, donnent lieu à des paralysies musculaires, des ophtalmoplégies, des modifications pupillaires et palpébrales de grande valeur diagnostique et séméiologique.

Les maladies *de la moelle*, méningites ou myélites, déterminent des troubles pupillaires ou amblyopiques, de l'achromatopsie, des rétrécissements visuels, du nystagmus, de l'atrophie optique. Il nous faut insister plus spécialement sur la *sclérose en plaques* qui paralyse fréquemment le droit externe et atrophie le nerf optique, et surtout sur le *tabès dorsalis*, ataxie locomotrice, qui présente des lésions oculaires typiques capables au début d'établir le diagnostic général ; on voit alors survenir l'atrophie des nerfs optiques, ainsi que des troubles musculaires pupillaires (signe d'Argyll-Robertson), accommodatifs et optiques ; pendant ce temps, alors que les douleurs fulgurantes existent toujours, l'incoordination des mouvements peut manquer jusqu'à la fin. L'*ataxie héréditaire* ou maladie de Friedreich s'accompagne de nystagmus dans 70 0/0 des cas. La *syringomyélie* comporte des troubles visuels médullaires fréquents (inégalité pupillaire, myose, mydriase), et des troubles cérébraux plus rares (anesthésie du trijumeau, nystagmus, amblyopie, amaurose, hémianopsie).

Enfin, *certaines névroses*, telles que la maladie de Parkinson, l'épilepsie, la neurasthénie, l'hystérie, la suggestion même, le goitre exophtalmique, etc., peuvent produire des troubles divers du côté des paupières, de la pupille, du champ visuel, des couleurs, etc.

2º **Les troubles cardiaques ou vasculaires**, les altérations sanguines, provoquent fréquemment des troubles de l'organe de la vision.

Dans les affections cardiaques, valvulaires ou autres, les lésions oculaires ne sont pas toujours très manifestes. A côté des congestions et des anémies rétiniennes, ainsi que des hémorrhagies, il faut surtout tenir compte de l'action de la pression sanguine générale sur le tonus intraoculaire, et de l'éclosion possible d'un état glaucomateux ; des thromboses se produisent fréquemment en pareil cas dans une ou plusieurs branches rétiniennes.

Parmi les affections des vaisseaux, il faut surtout citer l'artério-sclérose et l'athérome, qui, en modifiant les vaisseaux oculaires, peuvent amener dans l'œil de l'ischémie, des thromboses, des hémorragies, voire même de l'atrophie du nerf optique par compression d'une artère dilatée ; les embolies longtemps admises et décrites paraissent devoir être définitivement rejetées à cause de leur rareté et de la difficulté de leur production.

La circulation veineuse gênée dans les affections du cœur, des poumons ou d'autres organes, entraîne souvent de l'hyperémie, de la congestion veineuse, et même des hémorrhagies rétiniennes. La thrombose du sinus caverneux, outre les symptômes extra-oculaires, l'exophtalmie et le chémosis, produit l'œdème de la papille et la dilatation des veines rétiniennes.

3° **Système génito-urinaire.** — En dehors des affections directement contagieuses, telles que la syphilis et la blennorrhagie, les maladies génito-urinaires, chez l'homme, n'ont que peu d'influence sur l'organe de la vision. A la vérité, des accidents urinaires, chez un rétréci, ont pu produire des poussées d'iritis ; de même aussi, les excès vénériens, l'onanisme, véritable surmenage génital et nerveux affaiblissant l'économie, provoquent parfois de la fatigue accommodative, et des corps flottants.

Il n'en est plus de même chez la femme, chez laquelle l'excitabilité nerveuse plus grande, l'étendue, la multiplicité et la nature spéciale des fonctions sexuelles expliquent aisément le retentissement plus fréquent et plus facile sur les yeux.

Aussi, est-ce par des iritis et des irido-choroïdites que la *ménopause*, les *règles laborieuses* peuvent manifester leur action à distance sur l'œil ; on a même vu se produire des rétrécissements du champ visuel, de l'hypopion et des paralysies musculaires.

La *grossesse* peut provoquer des kératites, des hémorragies, du glaucome, des amblyopies, des amauroses, du rétrécissement du champ visuel et de la dyschromatopsie, et parfois, au point de nécessiter l'avortement ou l'accouchement prématuré.

L'accouchement, par les efforts qu'il nécessite, peut occasionner, quoique rarement, des congestions et des hémorragies.

Après les couches, on a vu se produire de l'hémiopie, de la choroïdite, de la névrite.

Tous *les troubles dysménorrhéiques* peuvent donner lieu à des iritis ; il en est de même de toutes les lésions utérines, telles que métrorrhagies, flexions, versions, tumeurs, métrites, cancer, etc., qui peuvent occasionner, en outre, des conjonctivites, des sclérites, des kératites, des lésions du tractus uvéal, des hémorragies rétiniennes, des iritis et des troubles nerveux de l'œil.

Toutes ces complications oculaires doivent, sans contestation possible, être mises sur le compte de l'infection. La meilleure preuve en est dans le traitement : sitôt la lésion utérine améliorée, on voit, presque parallèlement la complication oculaire céder, à condition qu'elle ne soit pas trop avancée.

Les *affections urinaires*, uréthrales, ou vésicales, peuvent produire les mêmes troubles. Mais c'est surtout avec les *maladies des reins* qu'on voit, avec l'*albuminurie et le diabète*, se produire de l'asthénopie accommodative, de l'iritis, de la rétinite, des thromboses, des hémorragies, etc.

4° **Système digestif.** — Les *affections des dents* peuvent provoquer des irritations réflexes de l'œil (parésie, accommodation, blépharospasme, amblyopie, etc.), surtout du côté de la canine (dent de l'œil). La carie peut provoquer de la phlébite, ou encore de l'infection à distance ; il en est de même de la périostite alvéolo-dentaire, qui peut même donner lieu à des sinusites, de la périostite orbitaire et de la suppuration oculaire.

L'*amygdalite* peut provoquer des lésions infectieuses oculaires.

L'asthénopie, l'amblyopie, l'ischémie rétinienne, certaines paralysies musculaires, le glaucome, les troubles papillaires ont été notés exceptionnellement dans les affections de *l'appareil gastro-intestinal* ; il s'agirait alors d'auto-intoxication.

Les *hématémèses abondantes*, la *diarrhée prolongée*, ont produit de l'anémie rétinienne, voire même de l'atrophie optique ; on connaît aussi l'action mydriatique et réflexe des *vers intestinaux* qu'on a rapprochée de celle de l'hystérie.

La *cirrhose du foie* s'accompagne parfois de rétinite pigmentaire ; et dans ces derniers temps, on s'est bien trouvé de l'administration de foie de porc aux malades atteints de rétinite pigmentaire spontanée.

Les relations morbides de l'œil et du *pancréas* ne sont pas encore bien étudiées. La lésion du pancréas peut produire de la glycosurie et indirectement des altérations oculaires glycosuriques.

5° Système respiratoire. — Les affections oculaires sont fréquemment sinon dépendantes, du moins connexes de certaines affections des fosses nasales, des sinus avoisinants, et des voies respiratoires.

Dans les *troubles des voies respiratoires*, la toux, l'éternuement, provoquent parfois des hémorragies punctiformes ou diffuses sur les paupières, la conjonctive bulbaire ou dans l'intérieur de l'œil ; l'artério-sclérose les favorise.

L'œil et le *nez* ont des relations pathologiques très étroites. Le coryza produit ordinairement de la conjonctivite et du larmoiement, par gonflement de la pituitaire, et oblitération de l'orifice lacrymal inférieur. On signale encore des troubles oculaires variés dans la rétinite chronique hypertrophique, les polypes du nez, l'ozène, l'impétigo et les ulcères de la muqueuse nasale ; dans tous ces cas, il ne faudrait pas entreprendre d'opération sur l'œil avant la guérison, ou le nettoyage des fosses nasales. L'ophtalmie phlycténulaire est aussi une conséquence des lésions eczémateuse et impétigineuse du nez. Les *sinusites* maxillaires et frontales peuvent amener un phlegmon de l'orbite ; celles de l'ethmoïde et du sphénoïde une atrophie du nerf optique. A. Terson a réuni un bon nombre d'observations où, à la suite de lésions dentaires, le sinus maxillaire a été infecté, puis les parois orbitaires et les tissus péri-oculaires. Le plexus ptérygoïde a pu conduire l'inflammation par la veine du trou ovale au sinus caverneux, à l'ophtalmique et au globe oculaire (Truc)

6° **Téguments.** — Toutes les lésions de la peau et des poils peuvent se montrer sur les paupières, ainsi qu'aux cils et aux sourcils, je ne citerai pas toutes ces lésions, je ne mentionnerai que celles qui ont un retentissement grave sur le globe oculaire lui-même.

C'est ainsi que la *pellagre* à forme érythémateuse, peut produire des ulcères de la cornée, de la rétinite ;

que l'*herpès* peut se développer sur la conjonctive et la cornée, et même devenir grave, quand il affecte l'allure du zona ; le *pemphigus* peut donner lieu à des cicatrices et à du symblépharon ; l'*urticaire*, d'origine toxique, provoque parfois de l'iritis et même de la névrite optique ; le *lupus* envahit la conjonctive, tandis que la *tuberculose* et la *syphilis* se propagent même à l'intérieur de l'œil ; les *exanthèmes fébriles* de la rougeole, de la scarlatine, de la fièvre typhoïde, etc. peuvent provoquer sur la conjonctive et la cornée des vésicules, des pustules qui peuvent suppurer ; la *variole* souvent n'épargne pas la cornée. Dans tous ces cas, la prophylaxie, sous forme de propreté, empêchera souvent les complications oculaires de se produire.

7° **Intoxications.** — Il est évident que tous les agents toxiques ne réagissent pas de la même façon sur l'œil, et que leur action dépend, aussi bien de leur nature, que de leurs doses, leur durée, leur mode d'absorption et aussi de la susceptibilité organique des individus.

Le plus généralement on observe des modifications pupillaires, mydriase ou myosis, des rétrécissements du champ visuel, des scotomes, des parésies ou des paralysies de l'accommodation, ainsi que des muscles extrinsèques, de l'amblyopie, de l'amaurose avec ou sans lésions des membranes profondes et du nerf optique ; les symptômes oculaires accompagnent ou suivent les troubles toxiques généraux.

Nous ne citerons que les principaux symptômes pouvant avoir une action sur l'organe de la vision.

Les *ptomaïnes* des viandes altérées, des crustacés, etc. produisent des paralysies musculaires et des atrophies optiques très rapides, presque brusques.

Le *chloroforme* et le *chloral* produisent d'abord de la mydriase, puis du myosis ; celui-ci doit persister tout le temps de la chloroformisation ; l'apparition d'une dilatation pupillaire brusque implique un danger immédiat.

Les *mydriatiques* tels que la belladone et ses dérivés, atropine, homatropine, la daturine, l'hyosciamine, la duboisine, la scopolamine, provoquent de la dilatation pupillaire, en même temps que de l'hypertonie, de la paresse accommodative, de la macropsie, des troubles visuels plus ou moins marqués ; ces accidents peuvent survenir, aussi bien à la suite d'instillations, que de l'absorption interne du médicament ; chez les enfants même, l'atropine et la scopolamine peuvent provoquer du délire et des convulsions.

Les *myotiques*, tels que la fève de Calabar, l'ésérine, le jaborandi, la pilocarpine, amènent, outre le myosis, le spasme de l'accommodation, l'hypertonie de l'œil.

La *quinine*, ainsi que la *fougère mâle*, peuvent rétrécir le champ visuel, et amener des atrophies optiques.

L'*iode* administré à l'intérieur, en même temps qu'on applique du calomel sur la conjonctive, détermine la formation d'iodate et d'iodure mercuriques qui cautérisent fâcheusement la muqueuse.

Les produits chimiques employés dans l'industrie ont des effets variés. Le *phosphore* amène la dégénérescence graisseuse des vaisseaux, ainsi que des exsudats et des hémorragies rétiniennes. Le *sulfure de carbone* provoque de l'amblyopie et des scotomes. Le *plomb* produit des paralysies, surtout de la sixième paire, ainsi que des névrites suivies d'atrophie et de la rétinite albuminurique.

L'alcool et le *tabac* produisent de la névrite rétrobulbaire avec scotomes centraux pour le rouge d'abord, puis de l'amblyopie et une atrophie variable des nerfs optiques.

8° **Infections.** — Comme ce sont des microbes qui produisent les infections, ceux-ci peuvent arriver sur l'œil, soit par diffusion générale, soit par propagation de voisinage, soit encore par embolie septique.

Le *charbon* et la *morve* sont des lésions rares, qui se manifestent sur les paupières, et exceptionnellement peuvent se propager à la cornée ou même dans la profondeur.

La *septicémie* et la *pyohémie* peuvent amener la panophtalmie ; Gayet a même cité des panophtalmies métastatiques consécutives à des embolies septiques provenant d'endocardite ulcéreuse.

L'érysipèle propagé de la face, produit des abcès cornéens, des phlegmons de l'orbite, de la névrite optique ; par contre, on l'a vu agir favorablement dans des cas de pannus et de trachome et amener une guérison rapide.

La *blennorrhagie*, outre la conjonctivite avec toutes ses conséquences néfastes pour la cornée et le globe, peut exceptionnellement amener de l'atrophie optique.

Les *oreillons* peuvent provoquer de la dacryoadénite, autrement dit, un oreillon de la glande lacrymale, qui se termine par la guérison en une quinzaine de jours.

Le *tétanos* produit de la mydriase ou de la myose, ainsi que des contractures de l'orbiculaire avec larmoiement ; l'accommodation reste normale.

La *diphtérie*, en dehors de la conjonctivite grave et de ses complications, occasionne surtout des paralysies des muscles extra-et intrinsèques.

L'*impaludisme* détermine des hémorragies, de l'amblyopie, des névralgies, des neuro-rétinites et parfois de la kératite dendritique parenchymateuse.

Les *fièvres éruptives* provoquent fréquemment des conjonctivites ; c'est toujours le cas de *la rougeole*, tandis que la *variole*, se propageant des paupières sur la cornée, peut provoquer la nécrose de cette dernière membrane ; l'absence habituelle des soins oculaires pendant la période variolique est la cause fréquente des accidents oculaires. Il arrive cependant, dans la variole confluente ou hémorrhagique, que des suffusions séreuses ou sanguines se montrent dans la conjonctive et qu'il survienne une véritable kératomalacie (Truc).

Dans l'*influenza* on note les complications oculaires les plus diverses et les plus variables ; notons cependant une suppuration du vitré assez brusque mais sournoise, qui survient presqu'à l'insu du malade.

Le *choléra* produit de la cyanose palpébrale, des ulcères et du ramollissement de la cornée.

L'*ictère*, outre la xanthopsie, assez rare, produit par

fois de l'héméralopie, et quelques hémorragies rétiniennes.

L'*urémie* produit des troubles papillaires, de l'amblyopie, de l'amaurose ; ajoutez à cela les lésions occasionnées par les néphrites parenchymateuse et interstitielle, par l'éclampsie, et parfois, dans certains états circulatoires, cardiaques ou vasculaires, entraînant une sécrétion urinaire insuffisante.

La pathogénie de tous ces troubles oculaires, dit Truc, est assez obscure. L'hyperthermie, les altérations du trijumeau, les altérations vasculaires nous expliquent les complications oculaires des maladies fébriles, comme l'influenza. La propagation par continuité de tissus ou communications vasculaires ou lymphatiques, se produit dans les inflammations consécutives aux érysipèles de la face, aux méningites, aux lésions des sinus périoculaires.

L'infection par transport survient dans la blennorrhagie, le trachome. Dans certains cas de kératite et d'iritis, de parésie musculaire, de troubles neuro-rétiniens, d'amblyopies, etc., il faut faire intervenir l'action des ptomaïnes. Enfin, dans les troubles oculaires ictériques, urémiques, entériques, etc., on doit faire intervenir l'auto-intoxication par les produits toxiques de l'économie.

9° **Nervosisme.** — Chez les gens impressionnables, sensibles, le moindre symptôme oculaire, la moindre sensation anormale prennent des caractères exagérés. La douleur, les réflexes, les spasmes sont très marqués ; une simple conjonctivite peut être une cause de tourments sérieux et entraîner une impotence vi-

suelle notable ; il en sera de même pour une blépharite, une kératite, etc. Les nerveux, surtout chez les
femmes, se plaignent souvent d'une grande raideur
des paupières au réveil, et d'une énorme difficulté à
les ouvrir. Pendant les opérations, les yeux nerveux
peuvent occasionner des accidents par leurs mouvements intempestifs.

10° **Rhumatisme.** — Cette diathèse peut se manifester sur l'œil de diverses façons ; elle se localise
d'une façon très précise sur certaines membranes de
préférence à d'autres, surtout les séreuses et les
fibreuses de l'œil.

C'est rarement pendant le *rhumatisme articulaire
aigu* que se produisent les complications oculaires ;
on y voit cependant la conjonctivite et l'iritis. Dans
le *rhumatisme articulaire chronique*, les ophtalmies
sont plus graves et plus fréquentes et se traduisent
par des iritis, des sclérites, des irido-choroïdites, et
des conjonctivites.

La *conjonctivite rhumatismale* est plutôt une sorte
de fluxion sans grande sécrétion, mais donnant lieu à
une sensation de gravier et de lourdeur des paupières.

Plus rarement, il survient de la sécrétion, même
purulente, coexistant avec des poussées articulaires,
et se compliquant de kératite ou d'iritis. Chez les blennorrhagiques, on peut voir survenir une conjonctivite,
en dehors de toute contagion. On observe aussi des
blépharo - conjonctivites herpétiques, eczémateuses,
caractérisées par des vésicules, des croûtelles, des
squames furfuracées ou encore de la simple rougeur.

La *sclérite* et l'*épisclérite* localisées sur le segment

antérieur du globe, prennent une forme diffuse ou boutonneuse, avec vascularisation parfois assez considérable, pouvant à la longue déterminer l'affaiblissement de la sclérotique et la formation d'un staphylome.

C'est la *ténonite* qui, avec l'iritis et la sclérite, est l'accident le plus caractéristique occasionné sur l'œil par la diathèse rhumatismale ; elle se caractérise par de l'œdème palpébral, du chémosis, des douleurs péri-orbitaires, une légère exophtalmie et de la stase rétinienne ; la cécité peut en être la conséquence.

Les *kératites* prennent l'aspect de la kératite interstitielle, mais sont moins diffuses et plus localisées, en même temps qu'il existe de la sclérite et d'autres manifestations rhumatismales.

L'*iritis* est la forme la plus fréquente du rhumatisme oculaire ; elle est séreuse ou plastique, ayant parfois des complications choroïdiennes. La marche en est lente, l'affection est souvent monoculaire, et les récidives restent assez fréquentes (iritis à répétition).

Les *irido-choroïdites* sont surtout exsudatives, de forme disséminée, siégeant partout excepté vers l'équateur ; il peut survenir de la tension glaucomateuse ; c'est ce qui, avec l'atrophie du globe, constitue la gravité de cette lésion.

Les *névrites* et *rétinites* sont plutôt rares ; la névrite affecte surtout une allure aiguë.

Les *paralysies musculaires* sont assez communes et précédées parfois de névralgies ; si tous les muscles peuvent être touchés, c'est cependant le moteur oculaire externe qui est plus souvent atteint, il faut toutefois se méfier de la nature rhumatismale de ces paralysies, et chercher plutôt du côté du tabès ou de la syphilis (Truc).

11° Goutte oculaire. — Les localisations oculaires de la goutte peuvent se faire dans les annexes ou les diverses membranes de l'œil. La *blépharite* pityriasique relèverait parfois de la goutte. La *conjonctivite*, à début assez brusque, peut disparaître après l'apparition d'un accès de goutte. La *kératite*, rare, se présenterait sous forme de cercle sénile, à diamètre horizontal plus nuageux et empiétant sur la pupille ; on y trouverait des incrustations calcaires ou d'acide urique.

La *sclérite* goutteuse est beaucoup moins rare et constitue parfois la première manifestation goutteuse.

L'*iritis* goutteuse est assez fréquente, et caractérisée par de violentes douleurs ; elle s'accompagne parfois d'hyphœma.

L'*irido-cyclite*, la *choroïdite*, la *rétinite* sont notées comme affections primitives, ou parfois consécutives à la goutte ; elles peuvent être suivies de flocons du vitré, de glaucome.

Les *thromboses* consécutives à l'endartérite semblent parfois d'origine goutteuse ; la *migraine ophtalmique* serait fréquemment liée à des accidents goutteux variés.

12° Lymphatisme oculaire. — Le lymphatisme est un état constitutionnel à retentissement oculaire fréquent. C'est chez les lymphatiques qu'on voit survenir la *blépharite* vasculaire ou glandulo-ciliaire, la *conjonctivite* vésiculeuse ou pustuleuse (phlyctènes) localisée à la région tarsienne et bulbaire, la *kératite* phlycténulaire, et certains *états lacrymaux* qui entretiennent les kératites ; les *granulations* se développent de préférence, au moins dans nos régions, chez des gens lymphatiques.

13° **Tuberculose oculaire.** — Le bacille de Koch se développe plus volontiers à l'intérieur de l'œil, où les conditions de développement lui sont plus favorables que sur la surface extérieure ; là, les lavages incessants par le courant lacrymal permettent moins facilement la pullulation du microbe pathogène. Au contraire, l'injection sous-conjonctivale ou l'infection spécifique d'une plaie cornéenne donnent une inoculation fréquente, et au bout de quinze jours, une éruption tuberculeuse manifeste. La chambre antérieure est un milieu fertile pour l'inoculation tuberculeuse.

La tuberculose oculaire primitive ou secondaire est relativement rare, même dans les cas de tuberculose généralisée. Les caractères cliniques du tubercule, pas toujours très manifestes à première vue, résident surtout dans l'aspect clinique, dans la structure anatomique, et surtout dans la réaction biologique. La présence de bacilles tuberculeux impose définitivement le diagnostic.

La tuberculose se rencontre, en dehors du cristallin, sur toutes les parties de l'œil.

La *conjonctivite* bacillaire se présente sous diverses formes : folliculaire, nodulaire, ulcéreuse ; on trouve alors, soit des élevures grisâtres, ou gris jaunâtre, soit de petits points miliaires sur la région tarsienne et même au niveau du bulbe, soit encore de véritable petites tumeurs ; quand la fonte survient, il existe des ulcérations cratériformes, anfractueuses, à fond jaunâtre ; les ganglions sont engorgés. Cette tuberculose peut guérir, mais donne lieu à de fréquentes récidives.

La tuberculose de la *cornée* peut se présenter sous forme de nodules jaunâtres ou grisâtres qui, en se ramollissant, se vident et laissent un ulcère qui, d'abord atone, se vascularise et guérit en laissant un leucome. Il est une autre forme de kératite tuberculeuse, absolument analogue, comme aspect, à la kératite parenchymateuse spécifique héréditaire, et qui ne s'en distingue que par l'impuissance du traitement mercuriel, tandis que les injections locales et générales de tuberculine produisent un effet favorable.

La *sclérite* tuberculeuse, presque toujours secondaire, se présente comme la sclérite rhumatismale, sous forme boutonneuse, mais s'en distingue en ce qu'elle aboutit à l'ulcération ; ces nodules peuvent être multiples et siéger aussi bien sur le segment antérieur que sur le postérieur.

L'*iritis* tuberculeuse est caractérisée par des nodules, par leur fonte ou leur régression ; ces nodules sont plus ou moins agglomérés, peu volumineux et situés à la périphérie, vers le corps ciliaire ; les gommes sont peu nombreuses et paraissent surtout fréquentes vers l'iris. Cette affection est assez grave au point de vue local et fonctionnel, puisque l'organe est souvent perdu, et aussi, au point de vue général, par les conséquences de la généralisation. Toutefois, il s'en faut qu'elle soit toujours funeste, car les tubercules de l'iris peuvent s'amender et disparaître sous l'influence du traitement et même spontanément ; j'ai vu la tuberculine produire un excellent effet dans un cas de ce genre.

La tuberculose *ciliaire*, généralement secondaire, prend les allures de la cyclite séreuse, purulente ou plastique ; elle exige l'énucléation, mais celle-ci ne protège pas toujours contre la propagation et la généralisation.

La tuberculose *choroïdienne* est circonscrite ou diffuse, unilatérale ou bilatérale ; on dit cette lésion fréquente dans les méningites tuberculeuses : peut-être ne la voit-on pas plus souvent parce qu'on ne la recherche pas.

Le *vitré* peut être tuberculeux primitivement, mais il le devient surtout par propagation de l'iris ou du corps ciliaire.

Le *nerf optique* est surtout lésé dans le cas de tuberculose méningée, mais alors, d'une façon banale, comme dans le cas de tumeur.

La tuberculose *rétinienne* serait toujours secondaire, et entraîne toujours la perte de l'œil.

14° **La lèpre** occupe fréquemment les paupières et envahit le globe oculaire. Les microbes de la lèpre envahissent la peau des paupières, ainsi que la conjonctive et la cornée, et y produisent des tubercules, qui envahissent les tissus profonds, iris, corps ciliaire, choroïde et rétine ; les tumeurs lépreuses ressemblent beaucoup à des tumeurs fibro-sarcomateuses ou tuberculeuses.

15° **Syphilis oculaire.** — La syphilis oculaire revêt des formes multiples et offre une grande fréquence ; elle atteint toutes les parties de l'œil et provoque des manifestations diverses ; elle survient à toutes les périodes de l'infection, mais surtout à la période secondo-tertiaire et tertiaire ; elle est enfin héréditaire ou acquise (Truc).

Syphilis acquise. — Les *paupières* et la *conjonctive* peuvent présenter des chancres, des plaques muqueuses, des papules diverses et des gommes.

Les *glandes lacrymales* sont peu affectées ; on a observé des cas de dacryo-adénite.

Les *voies lacrymales* sont rarement syphilitiques et les parois osseuses sont plus souvent atteintes que les parties molles ; les parois osseuses présentent parfois des gommes.

La syphilis provoque des paralysies *musculaires* ; elles sont fréquentes, et Ricord les considérait comme la signature oculaire de la vérole ; Rollet a cité un cas de gomme. Au niveau de l'*orbite*, on trouve seulement des lésions tertiaires, périostiques ou osseuses : exostoses, hyperostoses, périostoses.

On constate sur la *cornée* de l'inflammation interstitielle et surtout héréditaire ; les gommes de la cornée, exceptionnelles, ont été récemment observées.

On a publié plusieurs cas d'*épisclérite* gommeuse.

Le *cristallin* peut être atteint par la syphilis qui produirait de la cataracte lenticulaire ; mais le trouble cristallinien est surtout consécutif aux lésions du tractus uvéal.

L'*iritis* syphilitique est très fréquente, car plus de la moitié des iritis sont syphilitiques ; elles sont séreuses, plastiques ou parenchymateuses ; les deux premières formes sont banales et ressemblent aux formes correspondantes du rhumatisme et de la blennorrhagie : tandis que l'iritis parenchymateuse est condylomateuse, secondo-tertiaire, insidieuse, grave, et se compliquant parfois d'irido-cyclite.

La *cylite* survient dans le deuxième semestre de la syphilis ou quelques années après ; elle peut compliquer l'iritis et la choroïdite, mais elle est parfois primitive.

La *chorio-rétinite* est une affection secondo-tertiaire et tertiaire, se montrant plusieurs années après le chancre initial ; c'est un accident des syphilis malignes.

Les troubles du *vitré* sont d'intensité variable, depuis un simple brouillard jusqu'à un état pulvérulent ou filamenteux du fond de l'œil.

Les troubles *chorio-rétiniens* se présentent sous forme de halo à travers lequel apparaît le disque nerveux comme la lune à travers un nuage ou un bec de gaz à travers un brouillard ; il peut en être de même au niveau de la macula. On rencontre encore des formes pigmentaire, atrophique et fibreuse.

Le *nerf optique* peut être atteint de névrite, puis d'atrophie.

Syphilis héréditaire. — L'*hérédo-syphilis* apparaît d'ordinaire à la naissance, dès les premiers mois de la vie ; mais on la voit aussi se manifester tardivement, pendant l'adolescence et même l'âge mûr. On constate souvent, en pareil cas, tous les stigmates de la syphilis héréditaire, du côté du nez, des dents, des oreilles, des lèvres, etc.

La *kératite interstitielle* est la lésion la plus fréquente. Elle débute chez des enfants de 6 à 15 ou 20 ans par des opacités irrégulières, diffuses, siégeant dans la trame cornéenne et provoquant une faible réaction kératique ou périkératique.

On a cité quelques cas de *cataractes* ; quant à l'*iritis*, elle est exceptionnelle, mais non douteuse ; les *choroïdites*, *rétinites* et *névrites* ont été observées, mais très rarement. L'hérédo-syphilis oculaire présente une réelle gravité au début de la vie, soit pour la vision, soit comme signification générale ; plus tard, ses manifestations sont moins redoutables.

Telle est, d'une façon très générale et très rapide, la liste des principales maladies générales qui peuvent retentir sur l'organe de la vision. Il n'est pas besoin d'insister longuement, je pense, sur l'utilité qu'il y a, pour le spécialiste, à bien connaître la pathologie générale, ainsi que les maladies particulières, pour comprendre que celui-ci doit être médecin, avant d'être oculiste, et qu'il est impossible d'exercer convenablement la spécialité sans connaître à fond la médecine. Trois raisons essentielles me feront insister davantage encore sur ce point : l'utilité de la connaissance des rapports existant entre l'œil et les maladies générales se fait sentir au point de vue du diagnostic et du pronostic, au point de vue de la thérapeutique, et enfin, de la médecine légale.

Combien souvent n'arrive-t-il pas que, chez un malade se plaignant de diminution de la vision, l'examen du fond de l'œil permette de constater l'existence d'une rétinite diabétique ou albuminurique, ou d'une atrophie papillaire d'origine tabétique plus ou moins avancée ; la constatation de ces lésions oculaires qui sont souvent la première manifestation de la lésion générale ou à distance, permet à l'oculiste de mettre le médecin sur la voie du diagnostic, alors que ce dernier n'avait pas encore pu soupçonner la nature de la maladie dont était atteint son patient ; l'examen rapide et extemporané des urines permettra instantanément de déceler la présence du sucre ou de l'albumine ; on incitera, en cas d'atrophie papillaire de nature tabétique probable, à rechercher d'autres signes révélateurs de l'ataxie locomotrice. Ce que je viens de dire pourrait s'appliquer à bien d'autres lésions qu'il est inutile de rappeler ici.

D'un autre côté, le diagnostic précoce d'une lésion oculaire, indice d'un état général non soupçonné ou négligé, peut avoir des conséquences énormes au point de vue du traitement, et partant, du pronostic de la lésion. L'exemple le plus topique est celui d'une iritis ou d'une choroïdite survenues un temps plus ou moins long après l'accident initial de la syphilis, ou même, alors que l'existence de cette diathèse n'est même pas soupçonnée par le malade. En pareil cas, on peut dire que la lésion oculaire, la plupart du temps guérissable, est absolument providentielle, puisque, grâce à son éclosion, elle appelle l'attention sur l'état général négligé jusqu'alors, et dont l'ignorance plus longtemps prolongée aurait pu avoir, pour l'avenir du malade, les plus funestes et les plus terribles conséquences. En effet, à la période où l'iritis ou même la choroïdite éclatent dans une syphilis acquise, ces lésions localisées à l'œil, aussi bien que l'infection générale, sont encore guérissables par un traitement régulièrement et énergiquement appliqué. Que si, au contraire, ces localisations oculaires, ou d'autres du reste, ne se produisent pas, la syphilis reste ignorée ; mais arrive la période des accidents tertiaires, et surtout une localisation sur le système nerveux, sous forme de tabès ou autre, aucun traitement, si énergique soit-il, n'aura plus le pouvoir d'arrêter le processus de sclérose localisée sur la moelle ou le cerveau, et la lésion marchera avec une fatalité inéluctable jusqu'à l'issue finale.

Ce qui est surtout vrai pour la syphilis l'est aussi pour d'autres diathèses ; mais aucune ne présente d'exemple aussi net, ni aussi topique que cette affection si répandue, et à localisation oculaire si fréquente.

Enfin, la médecine légale et, en particulier, la médecine des accidents du travail peut aussi trouver un adjuvant utile dans la connaissance précise des lésions que je viens d'énumérer. Je ne citerai, en particulier, que les phénomènes d'hystéro-traumatisme si fréquents à la suite de contusions, de coups. de chutes, même légers ; et d'autres phénomènes nerveux, contractures, paralysies, etc., dont la nature exacte devra être décelée ; les signes fournis par la pupille, par l'état du nerf optique et du fond de l'œil, par le champ visuel, seront de la dernière utilité pour permettre de poser le diagnostic précis de la nature de la lésion observée. Combien de fois encore n'arrive-t-il pas qu'un blessé, inconsciemment ou de parti-pris, mette sur le compte d'un accident une lésion déjà ancienne, et, en tout cas, n'ayant rien à voir avec un traumatisme récent ou même ancien ; tel est souvent le cas de taies cornéennes anciennes, attribuées à tort à un coup ou à la projection d'un corps étranger, quand, au contraire, il est manifeste qu'elles ne sont que la signature de lésions scrofuleuses ou lymphatiques anciennes, d'autant plus que les mêmes lésions sont souvent exactement reproduites sur l'autre œil. Ici encore, il est inutile de multiplier les exemples. Ce que je viens de dire suffit amplement pour justifier l'existence et l'importance de ce chapitre.

CHAPITRE XIX

SYMPTOMES OCULAIRES DES MALADIES DU SYSTÈME NERVEUX

Le retentissement des maladies du système nerveux sur l'appareil oculaire est tellement fréquent, que l'oculiste est exposé à chaque instant à se trouver aux prises avec un problème de ce genre qu'il est appelé à résoudre ; il doit donc connaître exactement tous les symptômes oculaires qui peuvent résulter d'une lésion des centres nerveux, et, après en avoir constaté l'existence, il doit pouvoir attribuer à ces symptômes leur véritable signification.

Ce chapitre sera divisé en trois parties : dans la première, je passerai en revue, en les énumérant simplement, tous les signes, d'origine nerveuse centrale, qu'on peut observer sur l'œil, depuis les paupières, jusqu'au champ visuel, en passant par les muscles extra-et intrinsèques, la pupille et l'accommodation, puis le nerf optique et la vision des couleurs ; dans la seconde partie, j'énumérerai les principales maladies nerveuses qu'on a couramment occasion de rencontrer, en ne citant que leurs signes oculaires ; enfin, dans une troisième partie, je rapporterai les principaux signes oculaires avec leur nom d'auteur, ce qui permettra plus facilement d'en parfaire l'étude dans les traités spéciaux. Je résumerai surtout ici le travail de Em. Berger, paru dans l'*Encyclopédie française d'ophtalmologie*, t. IV.

§ 1. — Séméiologie des symptômes oculaires.

Paupières. — Deux appareils musculaires antagonistes commandent les mouvements palpébraux ; c'est, d'une part, l'*orbiculaire des paupières* qui produit le rapprochement des bords libres et la suppression de la fente palpébrale ; c'est, d'autre part, le *releveur palpébral* qui en relevant la paupière supérieure produit l'élargissement de la fente palpébrale.

L'orbiculaire des paupières peut produire du *lagophtalmos* ou impossibilité de fermer les paupières ; quand il est paralysé, au contraire, le *blépharospasme* est produit par la contracture du même muscle.

Le *lagophtalmos paralytique* peut être produit par une *lésion du nerf facial* dans ses branches périphériques ou dans sa position intra-crânienne ou bulbaire ; par la *lèpre* qui paralyse les filets nerveux périphériques ; par certaines formes d'*atrophies musculaires progressives*, du type myopathique (type facio-scapulo-huméral) ; il peut enfin être la conséquence de l'exophtalmie, que celle-ci soit due à une lésion orbitaire ou à une affection générale ; il ne s'observe néanmoins que dans les cas très graves de *goitre exophtalmique.*

Le *blépharospasme* est caractérisé par l'occlusion spasmodique des paupières produite par la contraction persistante (blépharospasme tonique) ou passagère (blépharospasme clonique) de l'orbiculaire.

Le *blépharospasme clonique* n'est, en somme, que l'exagération du clignement, chez les enfants qui font des grimaces ou ont des *tics* ; ces derniers s'accompagnent habituellement d'autres mouvements spasmodiques du côté des muscles de la face.

Le *blépharospasme tonique* accompagne souvent les affections de la cornée ou de la conjonctive, l'immobilisation de l'œil par la cocaïne le fait disparaître. Il n'en est pas de même du *blépharospasme hystérique* où le spasme orbiculaire ne disparaît parfois que dans l'anesthésie chloroformique ; il n'y a pas ou peu de lésions oculaires en pareils cas, ou toujours disproportionnées avec l'intensité de la contracture ; on cherchera ailleurs des zones d'anesthésie ou d'hyperesthésie cutanées, ainsi que le rétrécissement concentrique du champ visuel.

La *rétraction spasmodique de la paupière supérieure*, est un symptôme très particulier décrit par Gowers. « Dans le regard en face, il se produit un écartement des paupières plus grand qu'à l'état normal. Dans le regard en bas, la paupière supérieure ne descend pas, de sorte qu'une grande étendue de sclérotique apparaît au-dessus de la cornée. Quand le malade veut fermer les yeux, la paupière supérieure se contracte grâce à l'orbiculaire, mais moins que la paupière inférieure, de telle sorte que les paupières ne sont pas closes. » Cette rétraction peut s'observer comme *symptôme isolé* atteignant les deux yeux et sans qu'il soit possible de la rattacher à un trouble local ou à une affection générale (Chevallereau et Chaillous). Dans certaines *ophtalmoplégies externes* on peut rencontrer un symptôme absolument semblable combiné à l'immobilité du globe oculaire (Parinaud, Sauvineau).

Ptosis ou *chute de la paupière.*— La chute de la paupière ou l'abaissement de son bord libre est le plus souvent réalisé par une paralysie du muscle releveur de la paupière, et c'est pour cela que dans le langage ophtalmologique courant le terme de ptosis est presque équivalent de paralysie du releveur palpébral. Toutefois, un certain nombre d'affections non paralytiques peuvent produire la chute de la paupière supérieure ou tout au moins une apparence semblable ; nous ne nous en occuperons pas. A côté des cas d'origine traumatique et congénitale, il faut noter ceux d'origine congénitale, ainsi que ceux dus à des causes locales ou de voisinage (tumeur de l'orbite, sinusites, etc.). Ce sont surtout les ptoses dues à des causes générales qui nous intéressent ici : tantôt elles existent sans localisation cérébro-spinale apparente, tantôt elles sont dues à une affection cérébro-spinale confirmée ou en évolution, ou à une affection périphérique du nerf ou du muscle.

La *syphilis* est naturellement en tête : quelques semaines aussi bien que trente ans après le chancre, la blépharoptose apparaît : ses modalités sont variables, mais il s'agit presque toujours d'une ptose accompagnée d'une paralysie de la 3e paire et de toutes ses manifestations : parfois cependant la ptose est isolée. Le *tabès* est assez souvent en jeu sur un sujet ayant eu la syphilis et des paralysies oculo-motrices fugaces ou persistantes. La ptose tabétique a quelquefois le caractère fugace. On la distinguera de la ptose d'origine sympathique qui peut se produire au cours de diverses affections cérébro-spinales.

La syphilis donne des ptoses par lésions gommeuses intra-orbitaires, au niveau de la fente sphénoïdale, dans la méningite gommeuse de la base, dans les altérations des racines de l'oculo-moteur commun et de ses noyaux, et même dans la syphilis corticale.

La paralysie générale, la syringomyélie, les affections du bulbe accompagnées d'ophtalmoplégie, la maladie de Basedow, la poli-encéphalo-myélite aiguë, les tumeurs cérébrales, les névrites multiples, la maladie de Landry, les polymyosites, le zona, la sénilité simple peuvent aussi s'accompagner de blépharoptose.

Diverses névroses, l'hystérie, la migraine ophtalmoplégique, la maladie de Gerlier (vertige paralysant survenant par accès dans la saison chaude, accompagné d'une ptose plus ou moins accentuée ; l'attaque ne dure que quelques minutes) ; les intoxications (diphtérie, botulisme, oxyde de carbone, urémie, saturnisme), une foule d'infections générales (fièvres éruptives, fièvre typhoïde, etc.) donnent exceptionnellement des ptoses.

En s'aidant de tous les symptômes concomitants, en faisant l'étude du fond de l'œil et des fonctions de tous les nerfs crâniens de chaque côté, des papilles et des nerfs des membres, on remontera vers l'origine orbitaire, basale, préprotubérantielle, rétro-bulbaire et même corticale de la blépharoptose. On éliminera les ptoses sympathiques, celles d'origine musculaire (lépre, myopathies), les ptoses cutanées et celles qui ne paraissent relever d'aucune localisation appréciable.

Le *ptosis d'origine sympathique,* en dehors des cas traumatiques et opératoires, se présente le plus souvent à la suite de tumeurs profondes de la région cervicale et intra-thoracique. La chute de la paupière est d'intensité moyenne (les cas bilatéraux sont rares et passent facilement inaperçus), la pupille n'est pas entièrement recouverte. Le mouvement d'élévation de la paupière se fait, ce qui prouve que le releveur principal fonctionne, mais la paupière du côté malade reste basse, même après un effort notable. La pupille, sans être très étroite, est sensiblement plus petite que celle du côté sain et a ordinairement des réactions papillaires normales ; il y a un certain degré d'exophtalmie et d'hypotension. La situation peut rester indéfinimeht identique (Berger).

Mouvements associés et paradoxaux. — Dans certains cas, divers mouvements, surtout des mâchoires, provoquent le relèvement *automatique* de la paupière atteinte de ptose congénitale. Tantôt ce sont les mouvements de mastication qui provoquent l'élévation de la paupière anormale ; tantôt, la fermeture de l'œil du côté sain entraîne l'ouverture du côté malade, par une sorte de bascule. D'autres fois, il existe des mouvements palpébraux en rapport avec des lésions fonctionnelles de la musculature oculaire ; ainsi Fuchs a vu la paupière s'abaisser avec la contraction des droits internes ; parfois les mouvements de mastication ou de déglutition provoquent un épiphora immédiat ou une exophtalmie.

Pour expliquer les cas de ptose congénitale avec élévation de la paupière aux mouvements de mastication, H. Coppez pense que le noyau accessoire de la 5e paire s'étend par une longue traînée de cellules depuis le noyau principal jusque sous les tubercules quadrijumaux au voisinage du noyau de la 3e paire ; que l'on suppose que le noyau d'origine du releveur de la paupière se mette en rapport avec ces noyaux de la 5e paire, toute impulsion nerveuse partie de ces derniers noyaux réagira sur le noyau ectopié de la 3e paire et provoquera l'élévation de la paupière. Dans un cas analogue, Goldzieher croit qu'étant donnée l'atrophie du centre de la 3e paire qui meut le releveur palpébral, les fibres qui sont destinées à ce muscle émaneraient dans ce cas du centre moteur du trijumeau qui anime les masticateurs ; il y aurait donc suppléance d'un centre cérébral par un autre (Berger).

Troubles de la sensibilité des paupières. — L'anesthésie et l'hyperesthésie de *la paupière supérieure* accompagnent généralement les mêmes troubles de la région sourcilière et frontale dans certaines affections de la branche ophtalmique de Willis ou du ganglion de Gasser ; on l'observe notamment dans le *zona ophthalmique*, dans *la lèpre*, dans *les affections osseuses ou périostiques* (syphilitiques, néoplasiques) de la voûte orbitaire intéressant l'ophtalmique de Willis, dans *les fractures* de la voûte ou du sommet de l'orbite ; *les lésions de la base du crâne* et en particulier, *les périostites gommeuses de la fosse moyenne* peuvent détruire le ganglion de Gasser, et donner lieu à une kératite neuro-paralytique avec troubles de la sensibilité dans le domaine de l'ophtalmique.

Au début ou au cours de l'évolution du *tabès* on peut voir se produire une anesthésie complète dans le domaine du trijumeau.

Les mêmes troubles peuvent s'observer dans des conditions identiques pour la *paupière inférieure*.

L'anesthésie ou l'hyperesthésie des deux paupières correspond presque toujours à une lésion centrale et elle accompagne habituellement une même anesthésie de la face ou du corps ; tel est le cas dans *les lésions organiques étendues d'un hémisphère, dans l'hystérie. L'hyperesthésie palpébrale* précède quelquefois l'anesthésie et reconnaît les mêmes causes ; elle facilite le diagnostic d'amblyopie hystérique quand elle existe avec les autres symptômes de cette névrose.

Troubles des réflexes palpébraux. — A l'état normal, les réflexes des paupières servent surtout à la défense et à la protection de l'œil ; ce sont surtout le clignement et l'occlusion des paupières.

A l'état normal, le *clignement* se produit une ou deux fois par minute ; la fatigue rétinienne, la fatigue de l'accommodation et de la convergence, l'état de sensibilité et de congestion de la conjonctive, l'augmentent. Chez les *neurasthéniques* on note le plus souvent une fréquence plus grande du clignement. Tout au contraire, dans la *paralysie agitante* ou le *goître exophtalmique* on sait que le regard a une fixité particulière et que le clignement ne se produit pas ou à de longs intervalles seulement. Dans cette dernière affection la rareté du clignement porte le nom de signe de Rosenbach.

La recherche du *réflexe d'occlusion* n'a guère d'intérêt que dans la recherche de la *simulation* d'amaurose ou d'anesthésie cutanée.

Réflexe d'association du releveur palpébral. — Dans le mouvement d'abaissement ou d'élévation du regard, on sait que le bord libre de la paupière supérieure suit très exactement les mouvements du globe et reste en contact avec le bord supérieur de la cornée. Dans certaines conditions pathologiques, dans le *goître exophtalmique* notamment, la paupière supérieure s'abaisse moins vite que le globe, ce qui a pour effet de laisser voir une certaine étendue de la sclérotique au-dessus de la cornée. C'est à ce déséquilibre d'association de mouvements que l'on donne le nom de signe de de Graefe.

Appareil lacrymal. — Au point de vue qui nous occupe, c'est-à-dire, dans les rapports de la sécrétion des larmes avec les affections nerveuses, je ne citerai que l'*absence ou la diminution* lacrymale dans le *goître exophtalmique* et dans le *tabès* ; mais dans ces deux affections l'*hyposécrétion* alterne souvent avec des crises *hypersécrétoires*.

Le *larmoiement hystérique* n'est pas rare ; il peut exister à l'état isolé ou se superposer à une affection oculaire ou lacrymale organique. Parfois il s'accompagne de blépharospasme, d'anesthésie conjonctivale et de spasme accommodatif. Dans certains cas d'hystéro-traumatismes consécutifs à la fixation d'un petit corps étranger dans la cornée, on voit se produire, à la moindre sollicitation du regard, un véritable état d'irritation oculaire caractérisé par le larmoiement, le blépharospasme et la photophobie.

Le *larmoiement tabétique* est décrit sous le nom de crises de larmes tabétiques. Il se produit brusquement un larmoiement abondant, semblable à celui qui accompagne les émotions tristes, mais qui contraste avec l'état mental parfaitement normal du sujet. Ces crises se répètent avec une fréquence variable. Il n'est pas habituel de les voir persister pendant plusieurs années.

Le *larmoiement hypersécrétoire du goître exophtalmique* doit être différencié du larmoiement que peut déterminer mécaniquement l'exophtalmie par elle-même. Il se présenterait aussi avec les caractères paroxystiques que l'on retrouve dans l'hystérie et le tabès.

Conjonctive. — *Chez les hystériques,* la conjonctive peut être *anesthésiée*.

On observe parfois chez des personnes nerveuses de véritables poussées de congestion conjonctivale se produisant à intervalles plus ou moins éloignés ou survenant avec une certaine régularité et donnant lieu à des troubles subjectifs variés : sensations de brûlures, de picotements, gêne visuelle sans trouble proprement dit de l'acuité.

Ces *hyperémies névropathiques* de la conjonctive sont d'autant plus importantes à différencier de la conjonctivite que les agents irritants ou caustiques ne font que les entretenir ou même les exagérer. Leur différenciation se fera par l'absence même de lésions iriennes ou conjonctivales dans l'intervalle des poussées, par les commémoratifs d'autres troubles nerveux.

Cornée. — L'hyperesthésie ou l'anesthésie de la cornée ne se manifestent par aucun phénomène spécial, mais doivent être soigneusement recherchées dans certaines affections oculaires aussi bien que générales ; ce sont ces dernières seules qui nous occuperont.

Dans la *kératite neuro-paralytique*, l'anesthésie de la cornée est complète et atteint toute l'étendue de la cornée ; elle indique une lésion du trijumeau siégeant presque toujours au niveau du ganglion de Gasser.

Dans le *tabès* l'anesthésie cornéenne existe parfois mais non à l'état isolé ; il existe toujours en même temps des troubles de la sensibilité dans le territoire cutané tributaire du trijumeau.

L'anesthésie cornéenne hystérique accompagne habituellement l'hémianesthésie sensitivo-sensorielle de même nature ; elle coexiste parfois avec l'amblyopie ou l'amaurose hystérique.

L'anesthésie cornéenne fait encore partie du syndrome *hémianesthésie sensitivo-sensorielle par lésion organique* (lésion de la partie postérieure de la capsule ou lésion corticale étendue de la région pariéto-occipitale).

Pupille. — L'étude du diamètre et des réactions pupillaires, dit Berger, est d'une importance telle pour l'ophtalmologiste comme pour le médecin et le spécialiste, qu'elle devrait être connue de tous, d'autant plus que la facilité de l'exploration pupillaire la rend accessible sans initiation prolongée ou spéciale.

La forme de la pupille régulièrement arrondie à l'état normal, et placée au centre de l'iris, subit des variations continuelles en rapport avec la musculature de l'iris ; à l'état pathologique, abstraction faite, bien entendu, des maladies propres de l'iris ou de celles provenant de son voisinage immédiat, la pupille peut subir des modifications provenant de lésions du système nerveux ; ce sont celles-là seules que nous allons passer en revue ; leur importance justifiera la trop grande longueur de leur énumération.

La *forme* de la pupille, régulièrement circulaire à l'état normal, peut devenir irrégulière dans les affections nerveuses causées par la *syphilis*. Baillarger et d'autres auteurs ont indiqué la fréquence de cette irrégularité dans la *syphilis*.

L'irrégularité pupillaire a une importance considérable pour aider à retrouver dans le passé des malades une infection syphilitique ; cette irrégularité pupillaire demeure le plus souvent persistante ; elle est parfois aussi temporaire ou même variable, ce qui serait dû à une lésion nerveuse partielle et à une mobilité inégale des divers segments iriens (Piltz).

Dans le *tabès*, l'irrégularité du contour pupillaire est fréquente. La pupille a souvent une forme oblique ovalaire (Terson).

D'une façon générale, l'irrégularité pupillaire existant à l'état isolé, sans modification des réflexes ou sans inégalité est relativement rare.

Si la syphilis est si souvent en cause dans la production de ces irrégularités pupillaires, c'est qu'il est maintenant bien établi et démontré par les travaux de Fournier, que l'origine syphilitique est incontestable pour expliquer la production d'un certain nombre de lésions cérébro-médullaires réalisant les symptômes cliniques les plus divers, groupés sous les noms de tabès, paralysie générale, syphilis cérébrale, etc.

Avant d'aborder l'étude détaillée, au point de vue séméiologique, des modifications de diamètre et de réaction des pupilles, disons avec Berger que, depuis la description de l'ataxie locomotrice par Duchenne de Boulogne, dans laquelle il attire l'attention sur les symptômes pupillaires, le myosis habituel et la dilatation survenant pendant certaines attaques douloureuses, on a été amené à rattacher à ce même type morbide des cas où, sans ataxie proprement dite, sans même aucun symptôme du côté des nerfs moteurs ou sensitifs du tronc ou des membres, on relève seulement des troubles pupillaires. Des recherches anatomiques ont montré le bien-fondé de cette assimilation et l'étude histologique de la moelle a prouvé l'existence d'une sclérose des cordons postérieurs caractéristique du tabes dans des cas où le seul symptôme clinique présenté par le malade avait été le signe d'Argyll Robertson.

D'autre part, de nombreuses recherches ont établi que la constatation de ce même signe était en relation étroite avec l'infection syphilitique du sujet, acquise ou transmise héréditairement. Babinski, en outre, a montré l'interprétation erronée à laquelle pouvait donner lieu l'existence de symptômes pupillaires au cours d'affections aortiques relevant comme le tabès ou la paralysie générale de l'infection syphilitique ; il a rapporté deux faits d'anévrysmes aortiques chez lesquels il a relevé l'abolition des réflexes achilléens et des troubles pupillaires (inégalité, signe d'Argyll-Robertson), ne pouvant être rattachés, ainsi qu'on le faisait autrefois, à une paralysie sympathique. Les troubles pupillaires, dans ces cas, ne résultent pas d'une lésion mécanique du sympathique produite par la dilatation anévrysmale ; ils indiquent seulement l'atteinte du système nerveux central et la coexistence de lésions nerveuses et vasculaires produites par l'infection syphilitique.

Il est certain que la constatation de ces troubles pupillaires peut toujours faire craindre l'apparition d'autres accidents, mais il ne faut pas perdre de vue que les troubles pupillaires isolés ou longtemps isolés sont plus fréquents qu'on ne le croit. Il y a quelques années encore, dit Berger, la constatation d'une inégalité papillaire, du signe d'Argyll-Robertson ou d'une ophtalmoplégie interne eût fait porter d'emblée un pronostic des plus graves et fait craindre l'évolution d'autres symptômes tabétiques ou de la paralysie générale ; or, ces malades peuvent rester pendant de nombreuses années, sans présenter de symptômes plus graves. Ils n'en restent pas moins, cela va sans dire, des syphilitiques et comme tels plus exposés à certains accidents nerveux ou vasculaires ; mais ce qu'il faut retenir, c'est que l'évolution de ces accidents cérébro-médullaires n'est nullement prochaine et fatale comme on l'a cru (Berger).

Le fait capital qui découle de ces notions nouvelles, c'est qu'aucune maladie n'altère les réactions ou les diamètres pupillaires comme la syphilis et, qu'avant tout, la présence des symptômes pupillaires devra faire penser à cette infection, infiniment plus répandue qu'on ne le croit.

Il est certain que cette notion enlève une grande part de la précision que l'on avait cru pouvoir attribuer à l'étude du diamètre et des réactions pupillaires et qu'elle complique beaucoup le problème de la localisation exacte des lésions entraînant les troubles pupillaires (Berger). .

Nous étudierons d'abord la valeur du *diamètre de la pupille* à l'état de repos, et par conséquent, soit en *myosis* ou rétrécissement, soit en *mydriase* ou dilatation ; puis, nous nous occuperons de la signification séméiologique des *réflexes pupillaires*.

Les pupilles, à l'état normal, suivant les individus et suivant l'état d'adaptation et d'éclairage, varient de 2 mm. 3/4 à 4 mm. 3/4 de diamètre ; elles sont en *isocorie* quand elles sont égales ; l'*inégalité pupillaire* s'appelle *anisocorie*.

Myosis ou rétrécissement pupillaire. — Physiologiquement le myosis peut être envisagé soit comme le résultat d'une excitation de l'oculo-moteur commun, soit comme la conséquence d'une paralysie du sympathique ; dans le premier cas il serait produit par la contraction du sphincter et dans le second par la paralysie des fibres dilatatrices.

On observe le myosis, au début de *certaines méningites aiguës, tuberculeuses ou non*, avec ou sans inégalité pupillaire ; *la paralysie du sympathique cervical* a toujours pour effet un resserrement pupillaire, qu'il s'agisse de lésion spontanée du sympathique, ou de section traumatique ou chirurgicale du sympathique cervical.

Ce myosis par paralysie du sympathique s'observe aussi dans les cas *de paralysie radiculaire inférieure du plexus brachial, de pachyméningite cervicale tuberculeuse* où non, et enfin, dans certains cas de *syringomyélie*. Le myosis unilatéral a été observé dans l'*angine phlegmoneuse*.

Cestan, cité par Berger, a trouvé sept observations *d'hémiplégie du type avellis associée au syndrome oculaire sympathique et par conséquent au myosis* ; ce syndrome qui traduit une lésion bulbaire à début en général assez brusque est caractérisé par une hémiplégie alterne sensitivo-motrice avec paralysie partielle du voile du palais et du larynx.

Aucune affection générale ne donne lieu au myosis comme la *syphilis*, notamment dans les cas où elle affecte une localisation nerveuse (syphilis cerébrospinale, tabès, paralysie générale). Dans ces cas, le myosis résiste d'une façon particulière à l'action de l'atropine.

Le myosis accompagnant l'amaurose acquiert une signification d'autant plus grande que c'est habituellement le contraire qui existe lorsque la cécité n'est pas la conséquence de l'atrophie optique du tabès ou de la paralysie générale.

Dans quelques cas exceptionnels, le myosis peut accompagner l'*amblyopie hystérique* ; il s'agit toujours de cas d'hystérie oculaire avec hyperesthésie palpébrale, photophobie intense et contracture accommodative.

Mydriase ou dilatation pupillaire. — La mydriase est le plus souvent due à une paralysie du sphincter pupillaire ; mais en admettant l'hypothèse du dilatateur, on peut concevoir son apparition sous l'influence d'un spasme du dilatateur par excitation du grand sympathique.

La *mydriase bilatérale avec cécité* s'observe lors de la suppression de toute perception visuelle causée par une lésion de la rétine, des nerfs optiques, du chiasma ou de la bandelette : en d'autres termes, la paralysie des fibres pupillaires centripètes a pour conséquence la mydriase. Il faut faire une exception pour un certain nombre de cas où la cécité par atrophie optique est liée au tabès ou à la paralysie générale. Sont suivies de mydriase, *la section des deux nerfs optiques* par projectile d'armes à feu, et d'une manière générale, *les atrophies des nerfs optiques relevant d'une tumeur intra-crânienne, d'une méningite tuberculeuse ou syphilitique*, d'une fracture *de la base du crâne ;* la mydriase, dans ces cas, semble produite par le relâchement du sphincter irien résultant de l'absence d'excitation des fibres pupillaires centripètes.

La mydriase bilatérale peut encore être réalisée par une *paralysie bilatérale totale ou partielle de* la *troisième paire* relevant le plus habituellement de la *syphilis*, qu'il s'agisse d'une lésion méningée ou périostique d'origine basilaire ou d'un processus névritique comme cela semble assez souvent le cas lorsque la syphilis affecte le type tabétique. Mais la syphilis semble aussi pouvoir atteindre directement les centres nucléaires. On admet qu'il en est ainsi dans l'*ophtalmoplégie in-*

terne bilatérale caractérisée par la mydriase et la paralysie accommodative ; ce syndrome est considéré comme un trouble grave indiquant l'envahissement possible des autres noyaux bulbaires (poli-encéphalite supérieure et inférieure) ; mais cet envahissement est loin d'être constant.

La *mydriase unilatérale* s'observe le plus souvent dans la syphilis, qu'elle exerce son action sur les fibres centrifuges pupillaires, dans l'orbite, le crâne, ou au niveau des centres nucléaires. L'ophtalmoplégie interne unilatérale est un symptôme fréquent autant dans la syphilis héréditaire que dans la syphilis acquise ; elle peut se produire quelques mois après l'infection ou à une époque très éloignée ; elle persiste le plus souvent indéfiniment ; mais il est des cas néanmoins où elle paraît avoir disparu sous l'influence du traitement spécifique.

La question de la *mydriase hystérique* est encore très discutée ; en pareil cas, la mydriase est devenue définitive après une seule atropinisation ; d'autres fois, elle l'est devenue d'emblée, sans atropinisation ; dans un cas, la mydriase s'accompagnait de paralysie accommodative, et de paralysie incomplète du droit interne et du droit inférieur. Dans tous ces cas, il s'agirait plutôt de mydriase spasmodique.

L'anisocorie ou inégalité pupillaire existe-t-elle à l'état physiologique ? En règle générale, on peut dire que non, et que l'anisocorie, abstraction faite des conditions d'éclairage, doit toujours être regardée comme d'origine pathologique.

Elle est parfois *congénitale*, sans qu'on puisse en

expliquer l'origine. Lorsqu'elle est acquise, elle peut être persistante, à bascule, ou transitoire.

L'*anisocorie persistante* se trouve dans la syphilis, soit isolément, soit lorsque celle-ci évolue suivant le type *paralysie générale* (41 à 58 0/0 des cas) ; le *tabès* fournit un moins grand pourcentage d'anisocorie (25 à 35 0/0).

L'anisocorie observée dans les *hémorrhagies cérébrales*, les *ramollissements*, est très vraisemblablement à rattacher à la même cause, la syphilis entraînant la lésion vasculaire et secondairement l'hémorrhagie ou le ramollissement. *Les tumeurs intra-crâniennes*, celles notamment qui siègent au niveau des tubercules quadrijumeaux, du pédoncule et du cervelet peuvent donner lieu parfois à une anisocorie.

L'*anévrysme de la crosse de l'aorte*, du tronc commun et de la carotide primitive déterminent un myosis probablement précédé d'une mydriase du côté de la lésion due à la compression du grand sympathique cervical.

Il y a *anisocorie variable*, ou *à bascule*, quand l'inégalité pupillaire n'est pas persistante et qu'à la mydriase de la pupille droite avec myosis de la pupille gauche, succède une anisocorie inverse, la pupille droite devenant plus étroite que la gauche ; c'est la « springende mydriasis » des auteurs allemands. On l'a observée dans une série d'affections organiques où l'anisocorie est fréquente (paralysie générale, tabès, vésanie ?). On l'a notée dans des observations isolées de sclérose en plaques, de myélite cervicale chronique, de paralysie cérébrale infantile, d'hydrocéphalie.

Frenkel admet son existence possible dans le goitre exophtalmique, la neurasthénie, l'hystérie. Il pense qu'il s'agit d'une mydriase spasmodique par excitation directe ou réflexe du sympathique oculaire, s'observant surtout dans les affections organiques agissant sur le sympathique.

L'*anisocorie transitoire*, de courte durée, s'observe au cours *des méningites aiguës tuberculeuses ou non tuberculeuses*, surtout à la période de début ; on la voit quelquefois se produire au cours de l'attaque *d'épilepsie* ; on l'a aussi rencontrée dans la *neurasthénie* ; mais là, on peut se demander si la syphilis ne serait pas en cause, et il faudra toujours la rechercher.

On a décrit sous le nom d'*Hippus* ou de *mobilité pupillaire* une modification incessante des excitations périphériques ou centrales qui donnent lieu aux mouvements réflexes de la pupille ; si l'on examine les pupilles d'un sujet normal dont les deux yeux sont également éclairés et qui fixe à distance, on voit se produire toute une série d'oscillations pupillaires plus ou moins étendues, symétriques des deux côtés. On a signalé ce phénomène au cours de la *méningite tuberleuse* chez l'enfant, dans l'*ophtalmoplégie externe totale* et dans le *goitre exophtalmique*, et chez des malades atteints de *paralysie de l'oculo-moteur en voie de guérison.*

Réflexes pupillaires. — Avant d'indiquer la valeur séméiologique des divers réflexes pupillaires, il est nécessaire d'étudier d'abord brièvement les voies anatomiques des fibres nerveuses allant de l'iris aux centres nerveux et en revenant.

La réaction de la pupille à *la lumière*, qui constitue *le réflexe photo-moteur*, est un signe très précieux pour diagnostiquer si l'œil perçoit encore la lumière, d'abord parce qu'elle est extraordinairement sensible, ensuite qu'elle nous fournit cette donnée indépendamment des assertions du patient. Elle est d'autant plus

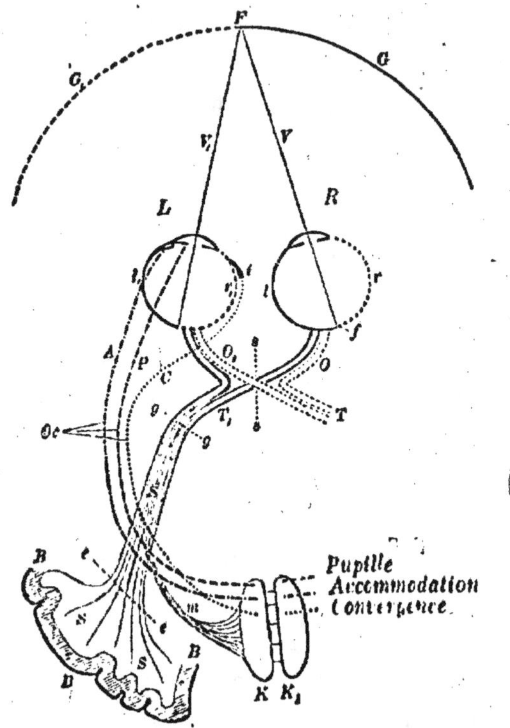

Fig. 46. — Schéma du parcours des fibres optiques (Fuchs).

utile que la sensibilité à la lumière de l'un des yeux se remarque aux pupilles des deux yeux ; c'est ce que l'on désigne sous le nom de *réflexe consensuel* ou synergique. Comment cela se produit-il ? Après avoir quitté la rétine, les fibres nerveuses centripètes de chaque œil (par exemple de l'œil droit, R fig. 46) passent dans le chiasma, d'où une partie se rend à la bandelette optique droite et une autre partie à la bandelette optique gauche (T et T₁). De là l'excitation passe directement dans le noyau des deux nerfs oculo-moteurs tant droit que gauche (K et K₁). Alors les deux noyaux, chacun de son côté, provoquent la contraction de la pupille par les fibres centrifuges. Il s'ensuit que la contraction synergique est une contraction tout aussi directe que celle de l'œil éclairé lui-même. Il suit de là que, à l'état normal, il faut que les deux pupilles soient toujours également larges, alors même qu'un œil seulement est exposé à la lumière, où que la sensibilité à la lumière est différente pour les deux yeux. La largeur inégale des deux pupilles est, comme nous l'avons dit plus haut, toujours un état pathologique (Fuchs).

Au point de vue séméiologique, le réflexe lumineux peut être *diminué*, plus paresseux qu'à l'état normal chez les *syphilitiques* et aussi dans la période de réparation des *paralysies de la 3ᵉ paire* ayant intéressé les fibres pupillaires.

L'absence complète de réaction pupillaire à la lumière, ou cécité réflexe, avec conservation de la réaction accommodative constitue ce qu'il est convenu d'appeler le *signe d'Argyll-Robertson*, du nom de l'ophtalmologiste d'Edimbourg qui, le premier, l'a décrit. Ce trouble est habituellement bilatéral, mais il peut être unilatéral et conserve dans ce cas la même valeur séméiologique. Pour produire le signe d'Argyll-Robertson, il n'est besoin ni de lésions du nerf optique, ni de lésions du nerf moteur oculaire commun. Il peut être produit par la rupture des communications qui unissent le nerf optique, le corps genouillé externe et le tubercule quadrijumeau antérieur d'une part (en m. fig. 46), avec le noyau pupillaire (photomoteur) de la 3⁰ paire d'autre part ; l'arc réflexe qui, du nerf optique, va à l'oculo-moteur, est interrompu, tandis que les communications entre les centres de la pupille, de l'accommodation et de la convergence, qui, dans le noyau de l'oculo-moteur, sont situés les uns à côté des autres, sont restées intactes.

Le signe d'Argyll-Robertson peut exister à l'état de symptôme isolé ou presque isolé dans la *syphilis*, mais dans ce cas, le sujet chez qui on le constate est candidat au tabès, à la paralysie générale ou à la syphilis cérébro-spinale (Babinski).

Ce même signe est extrêmement fréquent dans le *tabès* ; on le rencontrerait dans 70 à 90 0/0 des cas, il peut coïncider avec le myosis ou la mydriase légère ; parfois il y a inégalité pupillaire ; il peut exister des deux côtés ou être unilatéral. Une fois développé, il persiste indéfiniment, à moins que la perte du réflexe accommodatif ne vienne s'associer à la perte du réflexe photomoteur.

On peut ranger les troubles pupillaires parmi les symptômes fixes et persistants du tabès sur lesquels ni le temps, ni le traitement ne peuvent rien. Toutefois un certain nombre de cas de tabès évoluent sans jamais s'accompagner du signe d'Argyll-Robertson ou même de troubles pupillaires d'aucune sorte ;

l'absence de ce signe ne peut donc en aucune façon faire écarter ce diagnostic.

A côté du tabès, mais moins souvent, on a rencontré le signe d'Argyll-Robertson, dans la *paralysie générale* (47 0/0), dans la *syphilis cérébro-spinale* syphilitique ou non, dans la *sclérose en plaques*, dans la *syringomyélie*, dans la *névrite interstitielle hypertrophique*, et dans les *vésanies*.

Avec Berger, on peut conclure que, dans les cas où l'on a rencontré le signe d'Argyll-Robertson, infiniment rares sont ceux où une infection syphilitique ne peut pas être sûrement incriminée.

On désigne sous le nom de *réaction consensuelle* la réaction pupillaire produite dans un œil par l'excitation lumineuse de l'autre œil ; il faut faire l'expérience successivement pour l'un et l'autre œil, afin de s'assurer que l'appareil de perception sensorielle périphérique n'est pas altéré, pas plus que l'appareil de transmission nerveuse. En cas d'*amaurose monoculaire*, cela permet de conclure à la nature corticale organique ou fonctionnelle (hystérique) du trouble visuel. D'autres cas peuvent se présenter : la pupille du côté exposé à la lumière ne se contracte pas, mais celle du côté opposé se contracte normalement ; en changeant le côté d'illumination, la réaction consensuelle ne se produit pas. Ce trouble indique une lésion périphérique dans l'appareil nerveux innervateur de la pupille du côté primitivement examiné : c'est le cas de la *mydriase* paralytique, qu'elle soit d'origine syphilitique (syphilis cérébrale, tabès ou paralysie générale), ou qu'elle soit causée par une section ou lésion périphérique de l'oculo-moteur commun de ses filets pupillo-moteurs. Un phénomène analogue peut s'observer dans le *tabès*, où le signe d'Argyll-Robertson est unilatéral et où la pupille de l'autre œil a conservé ses réactions normales. Lorsqu'il y a une atrophie complète du nerf optique, par *tabès* ou toute autre cause, dans ce cas, la pupille du côté exposé à la lumière ne se contracte pas et il n'y a pas de réaction consensuelle, alors que l'exposition à la lumière de l'autre œil détermine une contraction pupillaire dans les deux yeux. Enfin, il existe des cas où la réaction consensuelle ne se produit plus, quel que soit le côté éclairé ; il s'agit toujours, dans ces cas, *de lésions du système nerveux central* ou *périphérique* et avant tout, de lésions syphilitiques.

La *convergence* produit aussi la contraction des pupilles, ainsi, du reste, que l'*accommodation* ; mais il semble bien que l'influence de ces deux actes sur la pupille soit indépendante l'un de l'autre ; en effet, dans les cas de paralysie diphtérique de l'accommodation, fait observer Parinaud, qui paralyse l'accommodation des deux yeux en respectant l'innervation de la pupille, en sollicitant la fixation de près, la pupille se contracte sous l'influence de la seule convergence (*Réflexe de convergence*).

L'abolition du réflexe de convergence a une importance séméiologique moins grande que l'abolition du réflexe photomoteur. La dissociation des réflexes, inverse de celle qu'on observe dans le signe d'Argyll-Robertson n'existe pas, tout au moins pour les yeux pourvus de perception lumineuse ; il y a toujours abolition du réflexe photomoteur lorsqu'il y a suppression de la réaction pupillaire à la lumière. Par contre, on peut observer chez des aveugles dont les pupilles restent immobiles à la lumière une contraction pupillaire lorsqu'on les engage à converger énergiquement, en leur faisant toucher l'extrémité de leur nez. L'immobilité pupillaire à la lumière et à la convergence s'observe comme le signe d'Argyll-Robertson dans la syphilis à localisation cérébro-spinale : *syphilis cérébrale, tabès, paralysie générale.* Il va sans dire que dans les cas *de mydriase paralytique* (réalisée par une *paralysie de la 3e paire* ou par l'instillation d'un *collyre mydriatique*) la perte du réflexe de convergence existe toujours. Lorsque l'immobilité pupillaire s'accompagne de mydriase moyenne et de paralysie accommodative sans autre symptôme paralytique dans la musculature externe, on désigne ce syndrome du nom d'*ophtalmoplégie interne* ou *intrinsèque*. L'*ophtalmoplégie* est dite *totale* si la musculature externe est paralysée en même temps que la musculature interne. S'il s'y joint des symptômes bulbaires, on parle de *poly-encéphalite.* Ce sont là des syndromes qui relèvent presque toujours de la syphilis.

La *réaction pupillaire hémiopique*, ou *réaction de Wernicke* se produit dans des conditions spéciales ; ainsi dans certaines lésions des bandelettes optiques qui donnent lieu à une hémiopie (absence de perception visuelle dans une moitié du champ de vision), par exemple : en gg, figure 46, l'éclairement de la moitié opposée de la rétine ne provoque pas de contraction pupillaire, alors que projetée sur le côté non anesthésié de la rétine, la lumière provoque une contraction pupillaire normale.

C'est en se basant sur des considérations purement théoriques que Wernicke a émis en 1883 l'hypothèse que dans les cas où l'hémianopsie avait pour cause une lésion d'une bandelette siégeant au devant des corps genouillés, la contraction pupillaire à la lumière ne devait se produire que par excitation des moitiés non anesthésiées de la rétine. Dans les cas, au contraire, d'hémiopie produite par une lésion siégeant entre le corps genouillé et l'écorce occipitale, la réaction pupillaire hémiopique ne s'observerait plus.

D'autres observations *d'hémiopie par lésions des bandelettes*, ainsi que *de lésions du chiasma* ont été observées avec réaction hémiopique de la pupille ; mais dans beaucoup d'autres cas semblables, la réaction a fait défaut. Il n'en est pas moins vrai que dans les cas où elle existe d'une manière évidente, la réaction pupillaire hémiopique pourra venir confirmer le diagnostic de lésion du chiasma ou des bandelettes optiques. Son absence, par contre, ne saurait en aucun cas faire rejeter l'hypothèse d'une lésion de ces organes si d'autres symptômes justifient ce diagnostic.

Haab a signalé une cause d'erreur dans la recherche de la réaction hémiopique qui proviendrait de ce fait que la représentation mentale d'une source lumineuse peut entraîner une contraction pupillaire ; c'est ce que l'on *appelle réflexe pupillaire cortical*, ou *réflexe à l'attention de Haab* ; autrement dit, si l'on attire l'attention d'une personne placée dans une chambre noire, sur la lampe ou un objet éclairé situé dans le champ visuel, tout en l'incitant à ne pas déplacer sa tête ou son regard pour ne provoquer ni variation de la convergence, ni variation de l'accommodation, on peut voir la pupille de l'observé se contracter. Piltz a même vu les pupilles se contracter ou se dilater, chez des aveugles, sous l'influence d'une représentation mentale lumineuse ou sombre.

On désigne sous le nom de *réaction palpébrale* ou *orbiculaire de la pupille*, un rétrécissement pupillaire qui se produit chaque fois que l'observé fait un effort considérable pour fermer les paupières tenues ouvertes par les doigts ou par un blépharostat. Cette réaction s'observe le plus aisément sur des yeux dont la pupille ne réagit pas à la lumière par suite d'une affection rétinienne ou du nerf optique. Ce réflexe a été désigné sous le nom de *réaction de de Graefe*, et à tort, de réaction de *Piltz-Westphal* ; c'est de Graefe qui l'a décrite le premier. Wundt pense qu'il s'agit là d'un réflexe de convergence, tandis que Schanz admet l'hypothèse d'une modification vasculaire de l'iris amenant le myosis sous l'influence de la pression palpébrale ; si cette dernière hypothèse était vraie, la simple pression sur le globe avec les doigts devrait produire le même effet. C'est chez les *tabétiques* que ce signe apparaît le plus nettement.

Sous le nom de *réflexe paradoxal* de la pupille, on a décrit un phénomène observé dans quelques cas rares et qui consistait dans une dilatation de la pupille sous l'influence de l'excitation lumineuse ; on l'a observé dans les cas de tuberculose méningée, dans la méningite syphilitique, l'atrophie des nerfs optiques, etc.

Enfin Schiff a signalé la dilatation pupillaire qui se produit expérimentalement sous l'influence d'une douleur vive, d'un pincement énergique de la peau (*réflexe pupillaire à la douleur*).

Muscles extrinsèques. — Les causes du trouble de la motilité oculaire les plus habituelles ont pour siège les *altérations de l'appareil nerveux* dans ses branches périphériques et crâniennes, dans ses centres nucléaires ou encore dans ses fibres d'association cortico-bulbaires.

Berger attire l'attention sur ce point important, qu'une paralysie isolée d'un muscle, du droit interne, par exemple, n'est pas forcément réalisée par une lésion orbitaire atteignant le rameau de ce muscle dans l'orbite, ou par une lésion du noyau d'origine correspondant ; en réalité, une lésion du tronc nerveux dans son trajet compris entre la protubérance et l'orbite peut produire le même effet. Un fait non moins important est de décider si le trouble moteur est causé par une paralysie d'un des muscles, ou par la contracture de l'antagoniste. C'est donc autant l'étude du mouvement paralysé que l'analyse des symptômes associés, et les considérations basées sur les commémoratifs, l'époque d'apparition de la lésion qui permettront de remonter à la localisation du trouble nerveux. C'est en s'appuyant sur l'ensemble des renseignements qu'on pourra conclure dans une certaine mesure à la nature périphérique, radiculaire, nucléaire ou centrale de la lésion (Berger).

Lorsque la paralysie est exactement limitée à un muscle innervé par un tronc nerveux spécial à ce muscle (droit externe, grand oblique), il y a beaucoup de probabilités pour que la lésion soit périphérique et l'on recherchera par l'étude des commémoratifs à en fixer la cause : syphilis, traumatisme orbitaire ou crânien (fracture de la base du crâne), affection auriculaire, etc.

Lorsque tous les muscles innervés par la troisième paire sont simultanément paralysés (limitation de l'adduction, de l'élévation, de l'abaissement, ptosis, mydriase et paralysie accommodative), il y a également probabilité de lésion périphérique.

Il en est de même si le petit oblique, la pupille et le muscle ciliaire sont seuls atteints et l'on peut dans ce cas affirmer une lésion orbitaire, les filets nerveux pupillo-cilaires se détachant de la branche nerveuse du petit oblique.

La paralysie de tous les muscles extrinsèques, combinée à la paralysie des muscles intrinsèques (pupille et muscle ciliaire) et au ptosis, constitue l'*ophtalmoplégie totale* et peut être en rapport avec une lésion périphérique, orbitaire ou basilaire ; dans ce dernier cas, il y aura fréquemment des troubles du côté du trijumeau (kératite neuro-paralytique, phénomènes douloureux, etc.) ou encore du côté du nerf optique et de la pupille.

Si ces symptômes associés manquent et si, par contre, on note d'autres troubles bulbaires, on pourra conclure à une lésion nucléaire. C'est tout particulièrement le cas lorsque le syndrome affecte le type de l'*ophtalmoplégie externe*, c'est-à-dire, lorsque la musculature extrinsèque seule est intéressée et que la pu-

pille et le muscle ciliaire ont conservé leur contractilité.

Outre le groupement unilatéral des muscles paralysés, il faut aussi tenir compte de la répartition binoculaire des troubles paralytiques.

Dans la paralysie conjuguée latérale, les deux
globes oculaires sont déviés dans le même sens et la
déviation persiste quel que soit le mouvement sollicité,
la lésion siège dans ce cas au niveau de l'*eminentia
teres*, et intéresse le noyau de la sixième paire ; il y a
en même temps paralysie faciale du même côté que
la paralysie de l'oculo-moteur externe.

Dans d'autres cas, on peut observer un syndrome
qui se traduit aussi par la déviation des deux yeux
dans le même sens, à l'état de repos. La même déviation et la même immobilité persiste lorsqu'on sollicite
le mouvement de latéralité du côté opposé à la paralysie (direction gauche du regard s'il s'agit d'une paralysie de l'oculo-moteur externe droit) ; mais vient-on
à solliciter le regard à droite, on voit, contrairement
à ce qui se passe dans les cas de paralysie conjuguée
latérale, les deux globes se dévier fortement vers la
commissure interne. Il s'agit ici d'*une paralysie
protubérantielle* ou *paralysie associée* s'accompagnant
aussi de paralysie faciale du même côté et produite
par une lésion protubérantielle qui, au lieu d'atteindre
le noyau de l'oculo-moteur externe, siège sur le trajet
protubérantiel des fibres radiculaires du facial et de
l'oculo-moteur externe.

Dans les cas d'*association de la paralysie oculaire
avec une hémiplégie croisée*, les lésions qui atteignent

les nerfs oculo-moteurs entre leur origine réelle et leur origine apparente, entre le noyau et le point où le tronc nerveux est constitué, ont tous les caractères des lésions périphériques ; de plus, elles s'accompagnent de troubles de la motilité, soit du côté des membres, soit du côté de la musculature de la face, car il est exceptionnel que la lésion n'intéresse pas dans une certaine mesure les faisceaux nerveux traversés par les racines oculo-motrices.

Une lésion siégeant au niveau de la région des pédoncules cérébraux pourra atteindre à la fois les racines des nerfs oculo-moteurs communs et le faisceau pyramidal. Comme les nerfs atteints se rendent directement à l'œil du même côté, alors que le faisceau pyramidal s'entrecroise au-dessous de la lésion pour se porter aux membres du côté opposé, la lésion produit le *syndrome de Weber ou type supérieur de l'hémiplégie alterne*, caractérisée par une paralysie des muscles innervés par la troisième paire du même côté et de l'hémiplégie du côté opposé.

Le *type inférieur de l'hémiplégie alterne* ou *syndrome de Millard-Gubler* est réalisé par une lésion siégeant au niveau de la protubérance et dans les couches antérieures. On voit ainsi une paralysie de l'oculo-moteur externe d'un côté (côté de la lésion), accompagner l'hémiplégie ou l'hémiparésie des membres du côté opposé (Berger).

On rencontre parfois la paralysie associée à des troubles de la motilité oculaire chez des sujets dont l'affection paraît être congénitale ou tout au moins dater de la naissance ; on a invoqué comme causes :

la syphilis, l'aplasie du neurone et du muscle, une malformation musculaire ou insertion vicieuse, des lésions produites par le forceps, ou encore, une encéphalite survenue peu après la naissance.

Les *paralysies des mouvements associés binoculaires* (horizontaux, verticaux, divergence, convergence, rotation), s'observent fréquemment dans *la sclérose en plaques* accompagnée de nystagmus, *les tumeurs, tubercules solitaires* ou *gommes* peuvent également donner lieu au même syndrome lorsqu'elles siègent au niveau de la protubérance.

La *paralysie de la convergence* peut s'observer dans *la sclérose en plaques* avec ou sans nystagmus ; elle paraît aussi se rencontrer dans les lésions diffuses entraînant une hypertension du liquide céphalo-rachidien.

A la suite de certaines lésions surtout hémorrhagiques des hémisphères cérébraux, du cervelet ou de la protubérance, on voit se produire un syndrome caractérisé *par la déviation conjuguée de la tête et des yeux*. Cette déviation résulte soit d'une paralysie causée par une lésion destructive, soit d'une contracture, conséquence d'une lésion irritative ; elle accompagne habituellement une hémiplégie. C'est ce qu'on a appelé *le signe de Prévost* ; celui-ci a posé les formules suivantes :

Un malade qui tourne les yeux vers ses membres convulsés est atteint d'une lésion hémisphérique de nature irritative. Un malade qui détourne les yeux de ses membres paralysés est atteint d'une lésion de nature paralytique. Un malade qui tourne les yeux vers

ses membres paralysés est atteint d'une lésion protubérantielle de nature paralytique. Un malade qui
détourne les yeux de ses membres convulsés est atteint
d'une lésion protubérantielle de nature convulsive.

Nystagmus. — Il est constitué par une oscillation
rythmique et synchrone des deux globes se produisant
sans arrêt ou survenant au contraire lorsqu'on sollicite le regard dans certaines directions ; c'est un véritable tremblement oculaire, qui peut être horizontal
ou rotatoire.

Le nystagmus peut être *congénital* ou *acquis* dans
l'enfance ou l'adolescence. Chez l'enfant, on le voit
survenir, outre les causes d'origine périphérique, dans
la *tuberculose méningée* à localisation basilaire ou
pédonculaire, dans la *syphilis cérébrale héréditaire*,
dans la *maladie de Friedreich* ou *ataxie cérébelleuse
héréditaire*, dans la *sclérose en plaques*, et enfin, dans
les *tumeurs du cervelet*.

Chez l'adulte, le nystagmus s'observe surtout dans
la *sclérose en plaques* ; il s'observe dans la moitié des
cas, et présente des modalités diverses ; il peut être
très accusé et exister sans discontinuité ; il peut encore
faire défaut tant que le regard reste vague, mais se
manifester tout à coup d'une manière plus ou moins
prononcée aussitôt que les malades sont invités à fixer
attentivement un objet. Il est plus fréquent dans les
cas de sclérose en plaques intéressant plus spécialement les centres encéphaliques ; les autopsies ont
montré que c'est surtout dans les cas où il y a des
lésions de la protubérance, du cervelet, des tubercules
quadrijumeaux et du bulbe que le nystagmus était le
plus fréquent.

Le nystagmus continu est exceptionnel dans le *tabès* ; on l'a rencontré aussi dans les *myélites diffuses*, la *syringomyélie*, les *tumeurs cérébrales*, les *traumatismes du crâne*, la *syphilis cérébrale*. On a observé un *nystagmus auriculaire* passager, avec ou sans vertige et titubation, dans les injections trop violentes de liquide dans l'oreille, ou d'air dans la trompe d'Eustache. Enfin, dans quelques cas d'*hystérie*, on a aussi noté du nystagmus, qui s'accompagne alors de blépharospasme.

Acuité visuelle. — Il nous faut considérer successivement l'*acuité visuelle centrale*, c'est-à-dire, la sensibilité de la macula grâce à laquelle nous discernons les détails, nous pouvons lire ou nous livrer à des travaux délicats, et la *vision périphérique* qui nous sert principalement dans l'orientation et la direction des mouvements ; c'est par l'examen périmétrique que nous serons fixés sur le degré de sensibilité de la rétine en dehors de la macula, c'est-à-dire, sur l'intégrité de la rétine elle-même ou des fibres nerveuses et surtout des centres corticaux qui perçoivent les excitations rétiniennes ; nous ne nous occuperons que de cette dernière partie.

a) *Acuité visuelle centrale.* — Les lésions de la macula sont toujours visibles à l'ophtalmoscope ; il sera donc relativement facile de s'assurer de l'état d'intégrité de l'appareil percepteur (rétine) ; mais alors il faut aussi s'assurer de l'état de l'appareil transmetteur qui est le nerf optique.

La *névrite rétro-bulbaire aiguë*, sans signes ophtalmoscopiques, consécutive à la grippe, à l'érisypèle, aux angines, etc., guérit en trois ou quatre semaines. Beaucoup plus graves pour l'acuité visuelle sont les *névrites aiguës* qui accompagnent certains *processus suppuratifs de la cavité orbitaire* ou *des sinus*, ou encore *les méningites aiguës à méningocoques* ou à *pneumocoques*.

La *névrite optique syphilitique* prise et traitée au début guérit encore facilement.

Dans *la névrite optique œdémateuse* liée aux *affections cérébrales* (tumeurs ou autres), on peut rendre l'acuité visuelle perdue au début, soit par des ponctions rachidiennes, soit par une trépanation.

L'atrophie papillaire liée à la syphilis et s'accompagnant ou non des symptômes de *tabès* ou de *paralysie générale*, se poursuit sans discontinuer et n'est plus influencée par le traitement.

Dans la *sclérose en plaques*, l'affaiblissement de l'acuité visuelle est extrêmement fréquent et correspond souvent à une atrophie papillaire.

Les *lésions des bandelettes*, des *radiations optiques* et des *centres visuels corticaux* ne paraissent pas retentir sur l'acuité visuelle maculaire ; on verra plus loin que dans la plupart des cas d'hémianopsie, le champ visuel central correspondant à la vision maculaire est conservé même du côté anesthésié.

Il n'existe pas de faits de diminution incontestable de l'acuité visuelle pouvant être attribuée à *une lésion centrale*. Les modifications de l'acuité visuelle dans *l'hystérie* doivent surtout être attribuées aux modifications du champ visuel.

Si les lésions corticales ne semblent pas pouvoir influencer l'acuité visuelle, il n'en est pas moins vrai que, dans un certain nombre de cas, l'appréciation du « minimum separabile » pourra être fortement troublée par certaines lésions cérébrales ; très souvent le malade croira à l'existence d'un trouble ou d'une gêne visuelle; alors qu'en réalité c'est d'un trouble cérébral, d'un trouble du langage qu'il est atteint ; aussi l'oculiste doit-il connaître ces troubles, pour ne pas commettre d'erreur.

C'est ainsi que, sous le nom d'*aphasie sensorielle de Wernicke,* on comprend un type clinique assez fréquent, débutant à la suite d'une attaque d'apoplexie ou sans perte de connaissance, ou encore progressivement. Les troubles aphasiques sont variés : peut-on examiner la fonction visuelle du malade on constate qu'il ne peut plus lire (alexie) ; les mots écrits ou imprimés n'éveillent aucune image dans son esprit ; il reconnaîtra le dessin mais non l'idée qu'il traduit. La cécité verbale peut être telle que le malade ne reconnaît plus aucune lettre, c'est la cécité littérale ; si tout en reconnaissant les lettres il ne peut reconnaître les syllabes qu'elles forment on dit qu'il y a asyllabie. Il se peut que le malade reconnaisse quelques mots et devine en partie le sens des phrases : les troubles portent sur l'imprimé comme sur l'écriture manuscrite. Si le malade peut écrire, il n'arrive pas toujours à se relire. La mémoire des chiffres est habituellement mieux conservée que celle des mots. Tous ces troubles sont en général définitifs.

Dans la *cécité verbale pure* de Déjerine, la lecture mentale et à haute voix est impossible ; on constate en outre que l'acte de copier se fait d'une manière servile. Par contre, l'écriture spontanée et sans dictée n'offre aucune difficulté ; de plus, le malade peut arriver à lire en suivant du doigt le contour des lettres ; l'intelligence est intacte. L'hémianopsie homonyme droite est constante ; la cécité verbale et l'hémianopsie persistent indéfiniment.

Dans la *dyslexie* de Bruns, le malade lit facilement et couramment les premiers mots, puis il s'arrête en déclarant qu'il est incapable de comprendre le sens des mots qui suivent ; après quelques instants de repos, il peut reprendre la lecture de quelques nouveaux mots ; ce trouble serait dû à une ischémie fonctionnelle sans altération organique du pli courbe.

L'*aphasie optique* correspond au trouble que présentent certains malades qui ne peuvent donner le nom aux objets qu'on leur présente, alors que s'ils le touchent, le sentent ou le goûtent, ils en prononcent aussitôt le nom.

La *cécité psychique* est la perte des images commémoratives des personnes et des objets. Le malade les voit, mais ne peut les reconnaître ; il voit les choses et les objets comme s'il les voyait pour la première fois ; il ne peut reconnaître son domicile, sa rue et se perd dans sa chambre. Il a perdu la mémoire visuelle. Ce trouble est toujours lié à des lésions bilatérales du lobe occipital, alors que les troubles précédents relèvent des lésions unilatérales intéressant l'hémisphère gauche.

b) *Vision périphérique ; modifications du champ visuel.* — Le champ visuel est rétréci, lorsque la li mite périphérique de perception de l'index blanc se trouve en dedans de la limite normale qui est, en moyenne, à 90° du côté temporal, à 60° du côté nasal, à 60° en haut et à 70° en bas ; le rétrécissement est dit concentrique, quand l'étendue de la zone de perception autour du point de fixation est sensiblement la même (à 10° près) dans les différents méridiens. Le rétrécissement est irrégulier dans le cas contraire. Si le rétrécissement n'existe que dans une moitié du champ visuel et atteint la ligne médiane, on dit le rétrécissement hémiopique ; si le champ visuel présente une lacune de forme triangulaire, à base périphérique, on dit le rétrécissement en secteur. Les limites du champ visuel pour les couleurs peuvent subir les mêmes modifications.

Lorsque l'absence de perception porte sur une zone quelconque du champ visuel séparée des limites périphériques par une zone de perception, on parle *de scotome*, ou mieux encore de scotome objectif ou négatif, pour le différencier du scotome subjectif ou positif qui est toujours perçu par le patient alors que le scotome objectif n'est le plus souvent mis en évidence que par l'examen périmétrique. Le scotome peut être unilatéral ou bilatéral, maculaire ou paracentral ; dans certains cas, il affecte une disposition semi-lunaire ou annulaire autour du point de fixation (scotome annulaire ou zonulaire). Le scotome est dit *absolu*, lorsqu'à son niveau toute perception visuelle a disparu ; il est qualifié de *relatif* lorsque la perception est seulement modifiée.

Nous allons étudier successivement la séméiologie

des scotomes, puis celle des rétrécissements du champ visuel.

Scotomes. — La constatation d'un scotome unilatéral doit toujours faire penser à une *lésion périphérique*, c'est-à-dire, siégeant dans la rétine ou le nerf optique. On devra donc toujours s'assurer que les membranes profondes, ont leur aspect normal avant de localiser dans le nerf optique le processus pathologique donnant lieu au scotome. *L'origine cérébrale* possible d'un scotome central bilatéral n'est pas encore démontrée.

Rétrécissements du champ visuel. — Les *rétrécissements irréguliers* sont toujours dus à des lésions périphériques du fond de l'œil.

Le *rétrécissement concentrique* s'observe dans l'*hystérie*, dans la *neurasthénie,* souvent confondue sans doute avec l'hystérie, et chez les *simulateurs.*

Sous le nom de *rétrécissement hémianopsique* ou encore d'*hémianopsie* tout court, on groupe les modifications périmétriques caractérisées par une absence de perception dans les deux moitiés latérales, ou dans deux segments de ces moitiés correspondantes ou non de chacun des champs visuels. Lorsque dans la totalité ou un secteur de la partie du champ visuel de l'œil droit et de l'œil gauche situé à droite du méridien vertical (fig. 47) la perception visuelle est abolie, on dit qu'il y a *hémianopsie homonyme* droite ou encore *hémaniopsie droite.* Si c'est la moitié gauche de chaque champ visuel, on parle d'hémianopsie homonyme gauche. L'hémianopsie homonyme permanente est toujours la conséquence d'une lésion de la bandelette optique, des radiations optiques ou du lobe occipital du côté opposé ou non à l'hémianopsie : une hémianopsie gauche correspond à une lésion du côté droit et inversement.

Les moitiés du champ visuel de même nom peuvent être abolies ; c'est l'*hémianopsie hétéronyme*, dont la forme habituelle est l'hémianopsie bitemporale (figure 48), produite par les lésions atteignant le chiasma optique.

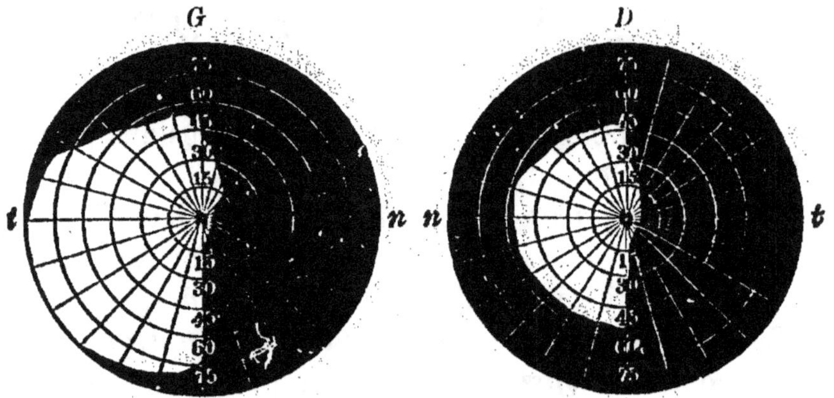

Fig. 47. — *Hémiopie homonyme*, d'après Schweigger. — Les surfaces laissées en blanc correspondant à la moitié gauche conservée du champ visuel de l'œil droit D et de l'œil gauche G ; *t*, côté temporal ; *n*, côté nasal (Fucus).

Les hémianopsies supérieure et inférieure n'existent pas au sens propre du mot, et quand de pareilles lacunes existent dans le champ visuel elles doivent être attribuées à des lésions vasculaires ou à des altérations de la partie orbitaire du nerf optique.

a) L'*hémianopsie homonyme* souvent, ne s'accuse par aucun symptôme appréciable ; il faut donc la rechercher ; mais d'autres fois, le malade s'aperçoit qu'il ne voit que la moitié de la figure de la personne qu'il fixe ; ou bien, si l'hémianopsie est droite, qu'il ne peut lire que difficilement de gauche à droite, cette même hémianopsie, se complique parfois de troubles du langage.

En tout cas, l'acuité visuelle centrale n'est pas influencée.

L'hémianopsie n'entraîne aucune lésion oculaire secondaire, et les papilles restent toujours normales.

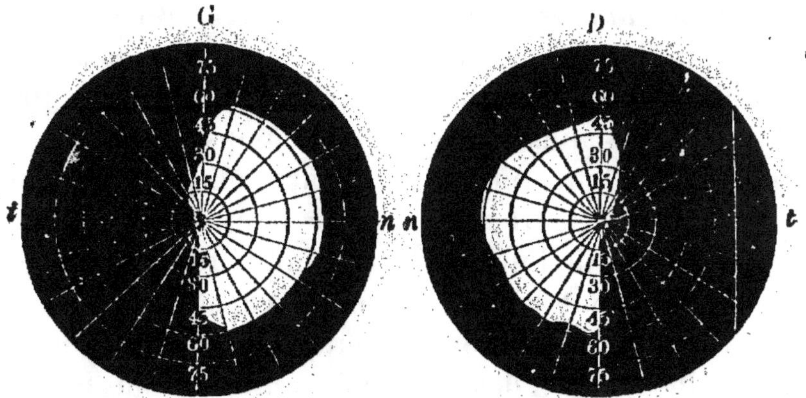

Fig. 48. — *Hémiopie temporale*, d'après SCHWEIGGER. — Les surfaces laissées en blanc répondent à la moitié nasale conservée du champ visuel de l'œil droit D et de l'œil gauche G ; *t*, côté temporal ; *n*, côté nasal (FUCHS).

L'*hémianopsie* peut être distinguée, quant à son siège, en différentes catégories ;

Les *hémianopsies basales* produites par une lésion des bandelettes ;

Les *hémianopsies intermédiaires* produites par des lésions des ganglions de la base, le pulvinar, par exemple ;

Les *hémianopsies sous-corticales* intéressant les radiations optiques ;

Les *hémianopsies corticales* intéressant l'écorce cérébrale.

Ce n'est que par l'étude du début de l'affection et par l'analyse des symptômes associés qu'on peut localiser la lésion ayant produit l'hémianopsie; ces symptômes associés consistent : en aphasie sensorielle (surdité et cécité verbale), en hémiplégie, en troubles pupillaires (inégalité, absence de réflexes pupillaires, signe d'Argyll Robertson).

b) *L'hémianopsie homonyme en secteur* ou en quadrant doit présenter, pour être vraie, une disposition semblable dans les moitiés de même nom de chaque champ visuel; ainsi, dans une hémianopsie homonyme droite en secteur, on trouvera, par exemple, que c'est la partie inférieure de la moitié temporale de l'œil droit et la partie inférieure de la moitié nasale de l'œil gauche qui font défaut. La lésion causale peut consister en une altération du centre cortical, du corps genouillé externe, des radiations optiques, ou même des bandelettes.

c) *Hémianopsie homonyme double, cécité corticale.* — Elle est le résultat de la combinaison d'une hémianopsie homonyme droite à une hémianopsie homonyme gauche ; il est rare que le trouble soit d'emblée bilatéral. Le plus souvent une première atteinte entraîne une hémianopsie droite ou gauche, puis quelque temps après, une nouvelle lésion provoque l'hémianopsie du côté opposé. Il peut en résulter, soit une cécité complète qui porte le nom de cécité corticale, soit une absence complète de vision périphérique avec persistance d'une très petite étendue du champ visuel central. Le plus souvent d'ailleurs, la cécité est complète au début ; puis après quelques jours ou quelques semaines, la vision centrale réapparaît, mais le champ visuel central reste toujours extrêmement limité. Les réactions pupillaires restent normales. Dans les observations où le sens chromatique a fait l'objet d'un examen spécial, on a noté qu'il était absolument normal ; caractère qui permet de distinguer l'hémianopsie homonyme double d'une amblyopie hystérique ou d'une altération des nerfs optiques. L'existence d'une hémianopsie homonyme bilatérale devra toujours faire admettre une lésion bilatérale des lobes occipitaux. Ces lésions, foyers de ramollissement le plus souvent, sont en rapport avec des altérations vasculaires, notamment l'athérome des artères cérébrales postérieures.

d) L'*hémianopsie hétéronyme* (fig. 48) est caractérisée par l'absence de vision dans les moitiés de nom différent de chaque champ visuel ; ce sera, par exemple, la moitié droite (nasale) du champ visuel de l'œil droit, et la moitié gauche (temporale) du champ visuel de l'œil gauche. Elle reçoit aussi, dans ce cas, le nom d'*hémianopsie bitemporale*. La moitié conservée du champ visuel présente souvent une surface réduite, soit par l'empiétement de l'hémianopsie dans une section supérieure ou inférieure, soit par le fait d'un rétrécissement surajouté. L'acuité visuelle est presque toujours altérée, en raison de la compression que la lésion causale exerce sur le chiasma. Ce sont, en effet, toujours des lésions de la base du crâne qui produisent cette sorte d'hémianopsie, et des lésions intéressant plus particulièrement la partie moyenne de ce chiasma ; telles sont: les *fractures de la base du crâne*, un *anévrysme*, l'*acromégalie* (consistant le plus souvent, à la suite d'une altération de la glande pituitaire, en une hypertrophie ou une tumeur de l'hypophyse qui comprime ou détruit le chasma optique),des *lésions gommeuses syphilitiques*, ou encore des *tumeurs basilaires* ; la papille de stase ou œdémateuse accompagne fréquemment ces lésions ; de même, on peut observer des troubles pupillaires et des lésions du côté d'autres nerfs crâniens.

Lorsque deux lésions symétriques atteignent les angles latéraux du chiasma et détruisent les fibres se rendant à chaque moitié temporale de la rétine, elles réalisent ainsi une absence de vision dans les moitiés nasales du champ visuel ; c'est là l'*hémianopsie hétéronyme binasale*, beaucoup plus rare que la précédente ; on l'a vue produite par une *dégénérescence athéromateuse* du cercle de Willis, par des *exsudats méningés*, syphilitiques ou autres ; on l'a vue cependant aussi exister au début d'une atrophie optique double, et dans un cas de neuro-rétinite brightique atypique. En somme, la constatation de cette hémianopsie binasale n'a, par elle-même, aucune signification précise et l'on ne sera en droit d'en déduire une localisation basilaire que si d'autres symptômes associés viennent en préciser la signification. Quant à la nature de la lésion elle-même, elle ne pourra être présumée que par les commémoratifs.

Hémianopsies supérieure et inférieure. — Lorsque la moitié supérieure ou inférieure d'un seul des champs visuels est abolie, on ne parlera pas d'hémianopsie, et avant même d'admettre l'origine encéphalique d'une hémianopsie supérieure ou inférieure bilatérale, on aura soin d'écarter toute possibilité des lésions des rétines ou du nerf optique. Les faits d'hémianopsie supérieure ou inférieure relevant d'une compression s'exerçant au-dessus ou au-dessous du chiasma sont exceptionnels (Berger).

§ 2. — Signes oculaires des principales maladies nerveuses.

Nous allons encore résumer ce chapitre d'après celui si intéressant que Berger a écrit dans l'*Encyclopédie d'ophtalmologie*.

A. Maladies des méninges et du cerveau. — *Pachyméningite hémorragique* (hématome de la dure-mère) ; se manifeste, au début, avec des symptômes d'excitation cérébrale accompagnés de resserrement pupillaire ; la compression de l'écorce donne lieu à des symptômes d'excitation tels que : hallucinations visuelles, déviation conjuguée spasmodique des yeux, suivis de symptômes d'abolition fonctionnelle : hémianopsie, déviation conjuguée paralytique, cécité verbale ; enfin, la stase papillaire existe de l'un ou des deux côtés ; généralement, pas de paralysie basilaire des nerfs crâniens.

L'apoplexie des méninges se manifeste avec les mêmes troubles oculaires qu'un hématome de la dure-mère.

Les différentes formes de *méningite aiguë* (suppurative, tuberculeuse, cérébro-spinale) présentent plusieurs symptômes communs ; au début, symptômes d'excitation : photophobie, myosis spasmodique, crampes des muscles oculaires, surtout du droit interne, par exemple, spasmes des muscles innervés par le facial ; dans une deuxième période, symptômes de paralysie : ptosis, paralysies des muscles oculaires, paralysie du trijumeau qui peut être suivi de kératite neuro-paralytique, troubles de la coordination des mouvements oculaires ; myose suivie rapidement de mydriase. Au fond de l'œil, neuro-rétinite, stase papillaire, ou panophtalmie métastatique ; enfin, abcès orbitaire possible. La constatation des tubercules de la choroïde est rare.

L'ophtalmoscope fait établir le diagnostic différentiel entre l'urémie et une méningite ; la présence d'une stase papillaire exclurait l'urémie.

La *méningite subaiguë ou chronique* se manifeste par des troubles oculaires qui accompagnent les autres symptômes et surtout les troubles psychiques. Le processus inflammatoire se propageant au nerf optique et au chiasma, peut donner lieu à une névrite et à une atrophie du nerf.

L'atrophie optique s'accompagne ordinairement, dans les méningites subaiguë et chronique, de paralysie du facial, de maux de tête, de ralentissement du pouls, de somnolence et de paralysie des muscles de l'œil (méningite ophtalmoplégique).

Parfois les méningites s'accompagnent de taches blanches d'atrophie choroïdienne.

Une méningite chronique des hémisphères peut occasionner les symptômes de l'épilepsie jacksonienne.

Le diagnostic différentiel entre ces méningites et une ophtalmoplégie nucléaire ne peut offrir de difficultés ; des troubles fonctionnels d'autres nerfs crâniens : olfactif, trijumeau, auditif, témoigneraient en faveur d'une méningite. Au contraire, le diagnostic différentiel entre la méningite chronique et une tumeur cérébrale de la base du crâne, souvent très difficile, est parfois complètement impossible à établir.

Les *apoplexies cérébrales*, l'*embolie* et la *thrombose des artères cérébrales* occasionnent des symptômes de lésions en foyer, analogues à ceux des tumeurs cérébrales, qui produisent fréquemment des troubles oculaires.

Les *pupilles*, dans l'apoplexie cérébrale, sont tantôt rétrécies, tantôt dilatées ; une hémorragie dans les ventricules cérébraux provoque une myose bilatérale, très prononcée.

Des troubles oculaires peuvent être dus à une lésion des centres nerveux ou à une action à distance. Parmi ces derniers troubles, il faut surtout mentionner une hémianopsie homonyme passagère, la perte transitoire de la mémoire visuelle, la déviation conjuguée des yeux (déviation vers le côté de la lésion). Les troubles visuels les plus fréquents, conséquence d'une lésion en foyer sont : 1° l'hémianopsie homonyme stable (lésion du centre cortical de la vision ou des radiations optiques) ; une hémianopsie homonyme passagère avec vertige peut être aussi le symptôme d'une légère hémorragie corticale ; 2° des hémorragies dans les noyaux ou dans les racines des muscles oculaires peuvent occasionner des paralysies nucléaires fasciculaires, ou une paralysie de l'oculo-moteur commun avec hémiplégie croisée (lésion du pédoncule cérébral, syndrome de Weber).

Les symptômes d'irritation dans le pourtour d'une lésion, et les symptômes d'une action à distance peuvent, au début, rendre difficile le diagnostic du siège de cette lésion, et l'on ne peut préciser le diagnostic qu'après la disparition de ces symptômes.

J'ai déjà rappelé plus haut, les aphorismes de Prévost touchant les mouvements associés des yeux et le siège de la lésion.

L'encéphalo-malacie, due à l'embolie ou à la thrombose des artères cérébrales, peut débuter par des troubles oculaires, tels qu'hémianopsie, suivie d'aphasie et d'hémiplégie.

L'abcès cérébral provoque fréquemment des troubles oculaires, occasionnés soit par une lésion locale, soit par une action à distance (même dans l'hémisphère du côté opposé), soit encore par une névrite optique descendante ou une stase papillaire

L'abcès du *lobe temporal* peut donner lieu à du ptosis dû à une paralysie corticale, ou à une compression du nerf de la IIIᵉ paire par le lobe temporal agrandi au point d'insertion de la tente du cervelet où ce nerf passe sous la dure-mère ; il peut y avoir de la mydriase, quelquefois des symptômes d'une lésion de la IIᵉ paire, d'une bandelette optique (hémianopsie) ou du chiasma.

Un abcès du *cervelet* provoque une paralysie de la IVᵉ et de la VIᵉ paire ; fréquemment il y a du nystagmus et une déviation conjuguée des yeux dirigés vers le côté de l'abcès.

On retrouve aussi la déviation conjuguée des yeux dans les abcès du *lobe frontal*, et du *lobe temporal*, avec hémiparésie et hémi-hyperesthésie croisées.

Une hémianopsie homonyme peut se manifester dans les abcès d'un *lobe occipital* ou d'un *lobe temporal* (avec lésion du carrefour sensitif de la capsule interne) accompagnée, dans ce dernier cas, de cécité verbale. L'abcès siégera dans le lobe temporal, lorsqu'il sera consécutif à un abcès otique, si l'on observe une perte de mémoire visuelle avec hémianopsie ; au contraire, on admettra son siège dans le cervelet, s'il n'y a pas hémianopsie.

La perforation d'un abcès cérébral dans les *ventricules* est suivie de convulsions bilatérales, spasmes cloniques des muscles oculaires, myosis spasmodique, délire, coma et mydriase précédant la mort.

La perforation d'un abcès dans la *base du crâne* se manifeste par des symptômes analogues à ceux de la méningite basilaire : spasmes des muscles animés par les nerfs crâniens, suivis de paralysie, anesthésie du trijumeau avec kératite neuroparalytique.

La névrite optique est assez fréquente dans l'abcès cérébral ; on la constate surtout dans les cas où le siège de l'abcès est dans la partie antérieure du cerveau, lobes frontal ou temporal, dont les 30 à 35 0/0 présentent un affaiblissement de la vue ou la cécité.

Le *syndrome vaso-moteur de Friedmann* que l'on a observé après un traumatisme de la tête, caractérisé par des maux de tête, vertiges, nausées, intolérance du cerveau contre toute excitation psychique, peut être accompagnée d'une paralysie de la IIIe, VIe et d'une paralysie partielle de la VIIe paire. Ce syndrome peut présenter des améliorations et des aggravations et même se terminer par la mort. On n'observe jamais de symptômes d'une lésion en foyer ou des altérations du fond de l'œil.

Tumeurs cérébrales. — L'examen ophtalmoscopique, après la découverte de la stase papillaire, par Schueller et A. de Graefe (1860), est de la plus haute importance dans les cas où les symptômes d'une augmentation de la tension intra-crânienne (maux de tête persistants ; vertiges ; vomissements, survenant, dans les tumeurs du cervelet, surtout, si le malade est couché du côté opposé à la tumeur : perte de connaissance ; ralentissement du pouls, dilatation pupillaire), laissent supposer une tumeur cérébrale. On a constaté une stase papillaire dans les 3/4 ou 3/5 des tumeurs cérébrales et même dans les cas de tumeurs de la moelle cervicale. Le siège de la tumeur et le degré d'hydrocéphalie qu'elle occasionne sont d'une grande importance dans la production d'une stase papillaire. Celle-ci apparaît plutôt dans les tumeurs de la partie antérieure du crâne que dans celles de la moelle cervicale ; les tumeurs du cervelet y sont prédisposées, tandis que celles du corps calleux ne semblent jamais la présenter.

Voici, d'après Berger, le résumé succinct des symptômes de foyer, selon les derniers travaux, et ayant de l'intérêt pour l'ophtalmologiste :

Lobe frontal. — Zone rolandique : épilepsie Bravaisjacksonienne (type brachial, crural ou facial). — Pied de la troisième circonvolution gauche ; aphasie type Bouillaud-Broca.— Pied de la deuxième frontale gauche : agraphie.

Lobe pariétal. — Symptômes de foyer ; alexie (attribuée par certains auteurs au lobe occipital gauche), agraphie. — Ptosis cortical : Lobule marginal (partie antérieure de la II° circonvolution pariétale).

Lobe occipital. — Scissure calcarine gauche : hémianopie homonyme droite ; sa lèvre supérieure : hémianopie homonyme supérieure ; sa lèvre inférieure : hémianopie homonyme inférieure. Lésion bilatérale de la scissure calcarine ; cécité corticale (cécité de perception). — Cécité verbale, accompagnée généralement de paraphasie ou d'agraphie : pli courbe et deuxième occipitale gauche. — Alexie : Lésion de fibres d'association ou des lèvres de la scissure calcarine. — Aphasie optique : lésion de fibres d'association entre les lobes occipital et pariétal gauche.

Cervelet. — Titubation cérébelleuse, asthénie musculaire, céphalée occipitale fréquemment suivie de vomissements. Nystagmus. Troubles de la parole. Signes d'hydropisie ventriculaire, compressions des veines de Galien et des noyaux des muscles oculaires.

Tubercules quadrijumeaux. — Démarche titubante, ophtalmoplégie bilatérale inégale des deux côtés, troubles de l'audition.

Corps pituitaire. — Amaurose double rapide précédée d'une hémianopie bitemporale ; discordance entre les signes subjectifs très accusés et l'état du fond de l'œil (signe de Bernhardt) ; ophtalmoplégie double, troubles paralytiques et sensitifs, gigantisme ou acro-mégalie.

Pédoncules cérébraux. — Paralysie périphérique incomplète de la IIIe paire, paralysie centrale des membres du côté opposé (syndrome de Weber).

Protubérance. — Paralysie périphérique des Ve, VIe, et VIIe paires d'un côté, paralysie centrale des membres du côté opposé (syndromes Millard, Gubler) Dysarthrie ; quelquefois ataxie.

Les tumeurs de la *moelle allongée* manifestent les mêmes troubles oculaires que l'on observe dans la paralysie labio-glosso-laryngée.

Les tumeurs de la *moelle cervicale* peuvent provoquer une compression du centre cilio-spinal et occasionner une myose paralytique.

Les tumeurs cérébrales peuvent, par leur croissance, comprimer aussi les sinus de la dure-mère et produire une exophtalmie avec stase veineuse dans la rétine.

Le diagnostic différentiel entre une tumeur cérébrale et une hydrocéphalie est précisé, en présence d'une stase papillaire, en faveur de cette première dans le cas de symptômes d'une lésion en foyers manifestes et progressifs.

B. **Maladies mentales.** — On observe fréquemment, dans la *paralysie générale*, des troubles oculaires. L'inégalité est un des symptômes les plus précoces. Le signe d'Argyll-Robertson est fréquent (47 à 67 0/0 des cas) ; exceptionnellement, il n'existe que d'un côté. La constatation de ce signe permet d'exclure l'hystérie, la neurasthénie, la pachyméningite hémorragique, les intoxications saturnine et morphinique.

On la constate encore fréquemment dans l'ataxie locomotrice, plus rarement dans la syphilis cérébrale, pendant la guérison d'une paralysie de l'oculo-moteur commun, dans la sclérose en plaques, dans les intoxications chroniques par l'alcool et la nicotine et dans celles par le sulfure de carbone. Chez les paralytiques généraux, on peut constater une atrophie optique, dans les cas compliqués d'ataxie locomotrice ; Klein a décrit, chez les paralytiques généraux, un aspect spécial du fond de l'œil qu'il a appelé rétinite paralytique, et qui se caractérise par ce fait que, les contours de la papille sont recouverts d'un voile léger ; les vaisseaux rétiniens présentent tantôt des dilatations, tantôt des rétrécissements. Le scotome scintillant est fréquent dans la paralysie générale ; il existe aussi des hallucinations de la vue, des paralysies passagères des muscles extrinsèques des yeux.

Je passe sous silence d'autres troubles mentaux, tels que la *manie,* la *démence,* l'*idiotie,* etc., dans lesquels les lésions oculaires sont d'importance tout à fait secondaire.

Le nerf optique peut être atrophié dans les *déformations congénitales* du crâne, et dans des cas de *synostose prématurée* des os de la base.

Traumatismes du crâne. — Les troubles oculaires survenant à la suite d'un traumatisme du crâne, peuvent être dus à une lésion uni-ou bilatérale basilaire des nerfs avoisinant le globe oculaire, à une lésion corticale, à une compression par un épanchement sanguin, à une hémorragie dans les centres nerveux, enfin, à une lésion de la carotide interne.

Le nerf optique peut être blessé, dans une fracture de la base, par une esquille, ou être comprimé ; l'atrophie, précédée d'immobilité pupillaire, n'apparaît qu'après plusieurs semaines : généralement la lésion du nerf optique est unilatérale. Elle peut être bilatérale, soit par une lésion bilatérale des bandelettes optiques, soit par une lésion bilatérale du centre cortical ; ces deux cas sont rares.

On a aussi observé des cas d'hémiopie homonyme par lésion d'une bandelette optique ou d'un centre cortical de la vision.

Parmi les nerfs craniens de la base, ce sont surtout le facial et les nerfs moteurs de l'œil qui sont atteints à la suite d'un traumatisme du crâne ; l'oculo-moteur externe y est particulièrement exposé par son trajet au sommet du rocher.

Les ophtalmoplégies que l'on a observées à la suite de traumatismes crâniens sont probablement, pour la plupart, d'origine nucléaire.

On a observé, plusieurs fois, à la suite de traumatisme du crâne, du nystagmus, surtout à la suite d'une fracture du temporal ; la pathologie n'en est pas encore élucidée.

Une stase papillaire, constatée à la suite d'un traumatisme du crâne, indiquerait une hémorragie cérébrale avec pénétration du sang dans l'espace intervaginal du nerf optique.

Les hémorragies peuvent également se produire dans le périoste orbitaire ou dans le tissu rétro-bulbaire et provoquer une exophtalmie, avec ecchymose des paupières et de la conjonctive.

C. Moelle allongée. — *Dans la paralysie labio-glosso-laryngée*, les muscles oculaires peuvent être pris quand le processus s'est propagé vers la partie supérieure du plancher du quatrième ventricule.

Il en est de même dans la *paralysie bulbaire progressive infantile*, et dans la *paralysie bulbaire par compression*. La *paralysie bulbaire asthénique* (syndrome d'Erb-Goldflam), caractérisée par ce phénomène que les paralysies à peine perceptibles à l'état de repos, deviennent très accentuées à la suite de fatigue, présente parfois de l'exophtalmie et une parésie conjuguée de la convergence.

La *paralysie bulbaire antérieure* ou *supérieure* (ophtalmoplégie progressive, poli-encéphalite supérieure), dans sa forme aiguë et subaiguë, peut, avec les symptômes d'une ophtalmoplégie bilatérale se développant en peu de jours, généralement sans ophtalmoplégie interne ou ptosis, s'accompagner de paralysie d'autres nerfs crâniens, d'une stase papillaire ou d'une névrite optique.

Le *vertige paralysant* (maladie de Gerlier) est caractérisé par des accès de courte durée, se manifestant par des vertiges, dysphagie, perte de connaissance, paralysie des extenseurs des membres, ptosis, abaissement de la vue, et diplopie.

D. Moelle épinière et affections cérébro-spinales. — Une *méningite aiguë* de la région cervico-dorsale se manifeste par une mydriase spasmodique qui, dans le cas où le processus n'aboutit pas à la guérison, se transforme (par paralysie des fibres oculo-papillaires) en myose accompagnée quelquefois d'un enophtalmos et d'un ptosis léger.

On observe les mêmes symptômes dans la *méningite chronique*, l'*apoplexie méningienne*, et les *tumeurs* de la région cervico-dorsale.

Les *traumatismes* de la région cervico-dorsale de la moelle épinière se manifestent par des phénomènes oculo-pupillaires (excitation ou paralysie) ou vaso-moteurs, se traduisant par une névrite optique ou une stase papillaire ; quelquefois il y a des hémorragies rétiniennes qui peuvent même exister immédiatement après l'accident.

Les troubles oculaires survenant après une commotion de la moelle épinière (railway spine des Anglais) sont dus à une hystérie traumatique.

Les symptômes pupillaires observés dans la *myélite diffuse aiguë*, quand elle a pour siège la région cilio-spinale, sont les mêmes que ceux de la méningite rachidienne : au début, mydriase ; dans une période ultérieure, myose. Dans le cours de cette maladie, on observe quelquefois une enophtalmie, encore difficile à expliquer. Une névrite optique indique l'origine infectieuse de la maladie ; la stase papillaire, au contraire, est due à une hypersécrétion du liquide céphalo-rachidien.

Les troubles oculaires dans l'*ataxie locomotrice* ont été bien étudiés. Si les ophtalmologistes et les neuro-pathologistes sont arrivés à des appréciations différentes sur leur fréquence, ils sont, en tout cas, tombés absolument d'accord sur leur importance au point de vue du diagnostic.

Les troubles fonctionnels des papilles sont fréquents ; le signe d'Argyll-Robertson a une très grande importance au point de vue du diagnostic ; on le rencontre jusqu'à près de 70 0/0 des cas. C'est un des symptômes précoces de l'ataxie, qui précède l'apparition du signe de Westphal (abolition du réflexe patellaire). Il s'accompagne parfois du signe de Gowers (affaiblissement du réflexe lumineux se manifestant par plusieurs contractions passagères de la pupille).

Une inégalité pupillaire est fréquente chez les ataxiques. Dans les périodes préataxique et paralytique, il y a fréquemment une mydriase, surtout unilatérale ; dans la période ataxique, il y a souvent une myose bilatérale ; la pupille est elliptique.

Les troubles fonctionnels des pupilles sont plus fréquents, dans l'ataxie, que les paralysies des muscles oculaires ; on les trouve, au contraire, en proportion inverse, dans la syphilis cérébro-spinale.

Les troubles de l'accommodation peuvent apparaître au début du tabès dorsal et accompagner une mydriase ou un myosis.

Les paralysies des muscles extrinsèques présentent quelquefois un des premiers symptômes d'une ataxie ; mais ces paralysies ne sont souvent que passagères, d'une durée variant entre quelques heures et plusieurs semaines ou quelques mois ; ce sont généralement des paralysies isolées.

Parmi les troubles des mouvements associés des yeux, il faut surtout mentionner l'ataxie des muscles oculaires ; les mouvements de chaque œil examiné séparément sont normaux, mais il y a incoordination des mouvements des deux yeux, des mouvements latéraux surtout.

Une paralysie de la convergence qui peut même précéder l'apparition des autres symptômes du tabès est assez fréquente.

Le nystagmus est très rarement observé dans le tabès.

Parmi les troubles des fibres sympathiques, il faut surtout noter un léger ptosis qui peut être accompagné ou non de myose.

Le larmoiement qui, chez les ataxiques, se manifeste parfois, sous forme d'accès (crises lacrymales), peut être un des premiers symptômes de la maladie.

Un léger tremblement vibratoire des paupières après leur fermeture est un phénomène très fréquent, mais nullement caractéristique pour l'ataxie ; on le retrouve aussi dans l'hystérie, le goître exophtalmique et dans la neurasthénie.

L'atrophie optique se retrouve fréquemment dans l'ataxie locomotrice (jusqu'à 88 0/0). Elle peut être le premier ou l'un des premiers symptômes d'une ataxie locomotrice, et se développe, dans la plupart des cas, dans la période préataxique ; elle est même rare après cette période. Généralement on remarque une diminution des douleurs lancinantes après l'apparition d'une atrophie optique et une marche moins rapide des symptômes ataxiques dans les cas compliqués d'atrophie. On a désigné sous le nom de tabès cérébral, les cas où l'atrophie optique, accompagnée de douleurs lancinantes, a été suivie de symptômes ataxiques ou de troubles de sensibilité dans les membres.

Au début de l'atrophie ataxique, il y a photophobie, miodesopsies ; les malades voient des étincelles, des nuages.

Les troubles visuels consistent, au début, en un rétrécissement périphérique du champ visuel en forme de secteurs, précédé d'une amblyopie périphérique. Par exception survient, au début, dans l'atrophie ataxique un abaissement de l'acuité visuelle centrale et le champ visuel n'est rétréci que dans une période ultérieure. La perception des couleurs se perd dans l'atrophie ataxique, d'abord celle du vert, puis celle du rouge, celle du jaune et celle du bleu. Un scotome central est tout à fait exceptionnel dans l'ataxie locomotrice.

Le rétrécissement du champ visuel se développe fréquemment d'une façon symétrique, aux deux yeux, et, dans des cas nombreux, d'abord du côté temporal. Le punctum cæcum des ataxiques est fréquemment agrandi, entouré d'une zone amblyope, surtout du côté temporal. La progression du rétrécissement périphérique se fait indépendamment de celle du punctum cæcum et de la zone d'amblyopie qui l'entoure.

Dans la plupart des cas, l'atrophie optique ne se développe au début, que d'un seul côté ; il se peut même qu'il s'écoule plusieurs années (15 à 20) entre l'affection d'un côté et celle de l'autre. La marche de l'atrophie ataxique est variable ; parfois, elle peut aboutir, dans l'espace de quelques mois, à une cécité absolue ; d'autres fois, la marche est très lente. La maladie dure des années ; elle peut même s'arrêter, ce qui est, d'ailleurs, exceptionnel.

Les troubles visuels ne sont pas toujours en rapport avec les altérations du fond de l'œil.

Les troubles fonctionnels du trijumeau, chez les ataxiques, peuvent se traduire par de l'anesthésie péri-orbitaire, une fausse localisation des sensations du toucher, par de l'hyperesthésie ou de l'anesthésie de certaines parties de la cornée, de la conjonctive, de la peau des paupières et du pourtour des yeux. Il peut y avoir des névralgies du globe arrivant par accès (crises ophtalmiques), accompagnées de photophobie et de larmoiement pendant quelques heures.

La *syphilis cérébro-spinale* peut présenter, au point de vue clinique, les symptômes d'une affection cérébrale, bulbaire ou médullaire.

L'affection cérébrale peut avoir l'aspect clinique d'une tumeur cérébrale avec des symptômes de lésions locales, de zone d'excitation et d'action à distance, ou d'une lésion en foyer.

Les troubles oculaires ne manquent que dans 15 0/0 des cas. Le nerf optique est atteint dans 40 0/0 ; on observe parfois une stase papillaire, mais surtout une névrite optique ou une névrite rétro-bulbaire, souvent unilatérale et brusque, ou une atrophie descendante.

Les troubles visuels, très différents selon la nature et la localisation du processus, peuvent être : une hémianopsie homonyme d'origine corticale ou basilaire ; une hémianopie bitemporale (chiasma), rétrécissement périphérique du champ visuel, scotome central, agrandissement du punctum cæcum. Les troubles oculaires, amblyopie, amaurose monoculaire passagère, hémianopie, etc., présentent une grande variabilité caractéristique de cette maladie.

La paralysie des muscles oculaires est fréquente ; dans la grande majorité des cas, ce sont des symptômes tardifs de la syphilis ; il y a cependant des exceptions à cette règle.

La syphilis a une tendance à frapper plusieurs muscles de l'œil.

On trouve la paralysie de la III° paire dans toutes les formes de syphilis cérébro-spinale ; elle est fréquemment basilaire, soit uni-soit bilatérale, plus fréquemment partielle que totale. C'est le releveur qui est le plus fréquemment atteint ; sa paralysie peut être aussi d'origine corticale.

Les paralysies des muscles oculaires sont passagères ou stables ; dans ce dernier cas, elles ont généralement une origine nucléaire ou radiculaire.

La paralysie syphilitique de l'oculo-moteur externe, fréquemment bilatérale, peut être d'origine nucléaire ou corticale, le plus souvent périphérique ; son pronostic est généralement peu grave.

La paralysie du pathétique, complication de l'oculo-moteur commun ou d'autres nerfs crâniens, est toujours basilaire, et due à une méningite de la base avec exsudation dans la fente de Bichat.

L'ophtalmoplégie interne est fréquemment due à la syphilis ; dans la plupart des cas, elle est unilatérale. Son pronostic est défavorable, en ce sens que la mydriase, l'immobilité des pupilles et la paralysie de l'accommodation persistent généralement : quelquefois cependant ces symptômes s'améliorent à la suite d'un traitement anti-syphilitique prolongé. Le ptosis et les paralysies des muscles extrinsèques de l'œil cèdent, au contraire, généralement à la médication générale.

Les symptômes cliniques de la syphilis cérébro-spinale sont provoqués par des altérations anatomo-pathologiques très différentes : hyperostoses, gommes, méningite chronique gommeuse, périnévrite radiculaire, artérite oblitérante avec hémorragie et ramollissement cérébral.

Dans la *sclérose en plaques*, on trouve, dans la moitié des cas, une affection du nerf optique, quelquefois unilatérale, plus fréquemment bilatérale.

Les troubles visuels se développent généralement avec une certaine rapidité ; au début, étincelles et nuages, scotome central et rétrécissements concentriques du champ visuel, soit simultanément, soit indépendamment l'un de l'autre. Il y a des améliorations ou des aggravations des troubles visuels coïncidant avec les changements de l'état général, ou bien l'amélioration n'est que partielle ; ainsi le scotome central peut s'améliorer pendant que le champ visuel continue à se rétrécir.

Les troubles oculaires peuvent précéder de plusieurs années l'apparition des autres symptômes de la maladie. Une amélioration de la vue est observée dans la moitié des cas ; la cécité même peut être passagère, et l'amaurose persistante est exceptionnelle.

L'aspect du fond de l'œil est peu ou point altéré ; il y a parfois une atrophie partielle, rarement totale du nerf optique. L'altération peut être unilatérale, malgré la bilatéralité des troubles oculaires.

Dans la sclérose en plaques, on rencontre peu de troubles fonctionnels de la pupille : signe d'Argyll-Robertson très rare, parfois inégalité pupillaire, myosis ou mydriase ; l'hippus, au contraire, est très fréquent.

Mais c'est le nystagmus qui est le trouble fonctionnel le plus fréquent ; il a une très grande importance pour le diagnostic différentiel avec le tabès dorsal ; il ne se manifeste qu'après l'exécution des mouvements associés ou pendant ces mouvements (nystagmus ataxique) ; dans d'autres cas, au contraire, le nystagmus très prononcé existe, même si les yeux n'exécutent pas de mouvements : il peut être horizontal, vertical ou rotatoire ; les malades ont la sensation que tous les objets tournent. Le signe de Bard sert à distinguer le nystagmus organique du nystagmus congénital.

On trouve assez fréquemment des troubles des mouvements coordonnés des yeux ; dans la convergence, les yeux exécutent des mouvements qui leur font dépasser l'objet, ou bien il se produit pendant certains mouvements un strabisme concomitant dû à la dissociation des mouvements coordonnés.

Les paralysies des muscles oculaires sont assez fréquentes ; elles sont le plus souvent isolées et ne durent que quelques semaines. Ces paralysies sont provoquées par des altérations nucléaires, péri-nucléaires ou périphériques.

Les troubles oculaires dans la *syringomyélie* sont

dus à cette maladie, ou à l'affection qui l'accompagne.

Il peut y avoir un rétrécissement concentrique du champ visuel, exceptionnellement atrophie optique et signe d'Argyll-Robertson ; dans la forme cervicale de la syringomyélie, il peut y avoir myose et légère ptose.

Un nystagmus ou des paralysies des muscles extrinsèques des yeux (surtout celle de la VIe paire) peuvent apparaître au début de la maladie ou au cours de celle-ci ; après plusieurs rechutes elles deviennent définitives.

Névroses. — L'accès *d'épilepsie* est fréquemment précédé d'une aura avec des hallucinations visuelles, des chromopsies (xanthopsie) d'une durée variable, ou des photopsies.

Le rétrécissement du champ visuel existe comme prodrome de l'attaque, et plus accentué après ; à ce moment, aussi, il peut y avoir du scotome scintillant, et un resserrement des artères rétiniennes. Les pupilles, au début de l'attaque et pendant, sont dilatées et immobiles. Il y a, pendant l'attaque, une déviation conjuguée des yeux tournés vers le même côté de la tête.

La *chorée* débute assez souvent par des spasmes classiques de l'orbiculaire des paupières qui se manifestent des deux côtés, tandis que les autres mouvements involontaires sont, au contraire, unilatéraux.

On a observé dans quelques cas de *maladie de Thomsen* un spasme du releveur de la paupière supérieure produisant un aspect clinique semblable à celui du facies Basedowien.

Rohmer   32

Les muscles extrinsèques, présentant aussi parfois des spasmes, peuvent être atteints d'hypertrophie, comme les muscles des extrémités.

Les troubles oculaires dans la *neurasthénie* ont attiré l'attention des neuro-pathologistes et des ophtalmologistes. La faiblesse générale des muscles se répercute aussi dans l'œil ; d'où, asthénopie, insuffisance des droits internes ; hyperesthésie de la rétine, mouches volantes et photopsies ; le champ visuel est normal (signe différentiel d'avec l'hystérie) ; pendant l'examen, ce champ peut cependant se rétrécir momentanément (champ visuel oscillant de Wildbrand). Chez les neurasthéniques, on peut provoquer par la fatigue un agrandissement du punctum cæcum. Des névralgies et des sensations douloureuses dans le globe, le sac conjonctival ou l'orbite, sont fréquentes chez les neurasthéniques. L'hippus est généralement très accentué dans la neurasthénie. On observe enfin des contractions fibrillaires de l'orbiculaire des paupières très prononcées à l'examen du signe de Romberg. Ces contractions cloniques, décrites sous le nom de *signe de Rosenbach*, n'ont pas de valeur au point de vue du diagnostic différentiel de cette maladie avec d'autres névroses.

Les troubles oculaires dans l'*hystérie* ont fait l'objet de nombreuses recherches cliniques.

On observe très fréquemment, chez des hystériques, une hyperesthésie rétinienne avec photophobie, myodesopsie et éblouissements ; des sensations de couleurs peuvent quelquefois précéder l'attaque d'hystérie ; l'acuité visuelle peut être abaissée d'un ou des deux côtés, avec amélioration et aggravation passagères ; cette amblyopie est susceptible d'amélioration par la suggestion.

L'amaurose hystérique, le plus souvent unilatérale, est plus rare que l'amblyopie. La cécité bilatérale peut apparaître brusquement ; puis après une durée de quelques jours, elle disparaît complètement. Il y a des cas d'amaurose hystérique unilatérale, où cette affection n'existait que lorsque l'autre œil était fermé.

L'amblyopie hystérique est accompagnée de trouble du sens des couleurs ; la sensation du bleu est celle qui souffre le plus ; celle du rouge, au contraire, est la moins atteinte, la diminution d'éclairage ne diminue pas la faculté d'apercevoir les couleurs. Les couleurs disparaissent, quand il y a achromatopsie (ce qui est rare), dans l'ordre suivant : violet, vert, blanc, jaune, rouge ; c'est-à-dire, qu'on observe le contraire de ce qui se passe dans l'atrophie optique.

Le rétrécissement concentrique du champ visuel, chez les hystériques, très important, est généralement plus prononcé du côté de l'amblyopie ; le bleu se rétrécit plus que le rouge, signe caractéristique de l'hystérie.

On a mentionné, chez des hystériques, des accès de migraine ophtalmique, qu'on peut arrêter par la suggestion, ou provoquer par la pression sur les ovaires.

Il existe des cas d'hémianopie homonyme passagère, et aussi d'hémianopie bitemporale douteuse. Si les attaques d'hémianopie homonyme se répètent, on voit survenir, pendant les accès, une achromatopsie de la moitié hémi-amblyope du champ visuel et une dyschromatopsie dans l'autre moitié ; avec l'hémianopie hystérique, il y a toujours insensibilité de la conjonctive, ce qui permet de la distinguer de celle provenant d'une lésion de la bandelette optique.

Les pupilles des hystériques sont généralement normales, mais peuvent être animées de contractions passagères et répétées(analogues au signe de Gowers). L'hippus est généralement très accentué dans l'hystérie.

Le muscle de l'accommodation peut être frappé, dans l'hystérie, de parésie ou de paralysie, dans la plupart des cas, bilatérales et accompagnée d'une paralysie de la convergence.

La polyopie monoculaire, les phénomènes de micropsie et de mégalopsie, sont dus à des troubles de l'accommodation.

L'asthénopie accommodative est fréquente (kopiopie hystérique).

Des spasmes des muscles extrinsèques de l'œil sont fréquents chez les hystériques ; ils sont, dans la plupart des cas, unilatéraux, et ne frappent généralement que le droit interne, parfois les obliques, le droit inférieur et le releveur.

Les véritables ophtalmoplégies hystériques sont niées par la plupart des auteurs.

Il existe souvent du blépharospasme uni- ou bilatéral.

Le larmoiement et la sécheresse de la conjonctive, comme d'ailleurs les troubles de sécrétion en général, sont très fréquents chez les hystériques. Le larmoiement hystérique se manifeste sous forme de véritables crises de dacryorrhée ou d'une hypersécrétion de minime quantité dont l'aggravation reste indépendante de l'action des agents extérieurs : vent, fumée, etc., tandis qu'il s'améliore ou s'aggrave sous l'influence de l'état général.

Névroses vaso-motrices et trophiques. — *L'hémicranie* (migraine) peut se présenter sous deux formes : 1° l'hémicranie sympathico-tonique ou spasmodique, 2° l'hémicranie sympathico-paralytique.

Dans la première forme, la pupille correspondant à la moitié de la tête atteinte est dilatée, tandis que l'artère temporale est contractée ; le front, le pavillon de l'oreille du même côté sont froids et pâles, et les artères du fond de l'œil sont resserrées.

L'hémicranie sympathico-paralytique se manifeste avec une contraction pupillaire, une rougeur de la face, du pavillon de l'oreille et de la conjonctive.

Les accès d'hémicranie sont quelquefois précédés par un accès de scotome scintillant, ou, rarement, d'une hémianopsie homonyme transitoire.

Le *scotome scintillant* (migraine ophtalmique, amblyopie transitoire) se manifeste par des accès, dans lesquels le malade voit dans la partie périphérique du champ visuel un scotome positif ou négatif ; en dehors de ce scotome, le malade aperçoit une lumière vacillante ; cette lumière, d'abord circulaire, puis, demi-circulaire, revêt enfin, la forme de zig-zags. L'accès dure quinze à vingt minutes, rarement une heure.

Le scotome scintillant peut se manifester dans un ou les deux yeux, occuper toute une moitié du champ visuel et se présenter sous forme d'hémianopsie homonyme ou d'hémianopsie nasale monoculaire passagère.

Le scotome scintillant peut accompagner la neurasthénie, l'hystérie, l'épilepsie, etc. Il peut être d'origine centrale ou périphérique, et occasionné probablement par des troubles de circulation, plutôt angio-spastiques qu'angio-paralytiques.

La *migraine ophtalmoplégique* débute généralement dans le jeune âge, et consiste dans l'apparition d'accès de paralysie des nerfs crâniens, généralement de l'oculo-moteur commun, paralysies précédées de migraines ; aussitôt que des symptômes d'une paralysie du III° nerf apparaissent, les douleurs cessent.

Le *goitre exophtalmique* a comme principal symptôme l'exophtalmie ; elle peut en être la première manifestation ; le plus souvent elle est bilatérale : elle est due à la dilatation des vaisseaux orbitaires.

Très souvent l'exophtalmie s'accompagne du signe de Graefe qui consiste en ce que la paupière reste immobile ou s'abaisse d'une façon irrégulière pendant le regard en bas. Ce signe est inconstant ; il peut manquer, malgré une exophtalmie bien développée, et, au contraire, exister quand elle est peu développée. Il existe dans d'autres maladies (maladie de Thomsen, hystérie, etc.). Il faut expliquer ce signe par un spasme du muscle palpébral de Müller, en partie peut-être par un trouble de coordination des mouvements associés du releveur palpébral et du droit supérieur. Le spasme du muscle de Müller provoque également l'élargissement de la fente palpébrale dès Basedowiens cité, chez certains auteurs, comme signe de Stellwag.

La vue est rarement atteinte ; les pupilles sont normales et les muscles extrinsèques rarement intéressés ; il y a parfois ophtalmoplégie combinée avec une paralysie du trijumeau, du facial, du glosso-pharyngien.

L'orbiculaire des paupières peut être atteint du tremblement qu'on constate dans les extrémités. La cornée peut être insensible, et une hypersécrétion lacrymale est fréquente au début: dans les périodes avancées de la maladie de Basedow, il y a généralement une diminution de la sécrétion lacrymale.

§ 3. — Signes oculaires avec noms d'auteurs (1) par ordre alphabétique.

Signe d'Argyll-Robertson. — Dans le tabès, la paralysie générale, et quelques rares autres maladies, les pupilles réagissent à la convergence, mais non à la lumière ; ce symptôme serait dû à l'extension des lésions au domaine du sympathique cervical, et surtout à une lésion des fibres centripètes servant au réflexe pupillaire entre leur sortie des bandelettes optiques et le noyau du sphincter irien, lésion intéressant la paroi latérale du troisième ventricule.

Signe de Bard. — Sert à différencier le nystagmus organique du nystagmus congénital. Dans le premier, les oscillations du globe de l'œil augmentent quand le

(1) Empruntés pour la plupart au *Répertoire terminologique* des noms propres employés dans les sciences médicales, par le Dᴿ A. Dᴜᴘʀᴇ́. Paris, 1903.

malade suit le doigt du médecin promené devant son œil alternativement de droite à gauche et de gauche à droite ; dans le second, les oscillations disparaissent dans ces conditions.

Maladie de Basedow. — Goître exophtalmique.

Signe de Bell. — Dans la paralysie faciale périphérique, quand on commande au malade de fermer la paupière du côté paralysé, le globe oculaire se porte en haut et en dehors. Ce signe ne se rencontre pas dans la paralysie faciale d'origine centrale.

Syndrome de Benedict. — Paralysie de l'oculo-moteur commun d'un côté avec tremblement dans les membres du côté opposé. Ce syndrome, comme celui de Weber, traduit une lésion pédonculaire.

Signe de Berger. — Déformation pupillaire fréquente au début du tabès, de la paralysie générale, dans la paralysie du moteur oculaire commun, etc. : dans ces affections, la pupille, au lieu d'être régulièrement circulaire, peut prendre une forme elliptique, à grand diamètre transversal ou oblique.

Signe de Bernhardt. — Dans les lésions (tumeurs) du corps pituitaire, il survient une amaurose double rapide précédée d'une hémianopie bitemporale ; il y a discordance entre les signes subjectifs très accusés et l'état du fond de l'œil ; c'est ce que l'on désigne sous le nom de signe de Bernhardt.

Signe de Crichton Browne. — Tremblement des commissures des lèvres et des angles externes des yeux, au début de la paralysie générale.

Syndrome de Dejerine-Klumpke. — Paralysie radiculaire inférieure du plexus brachial. Association de troubles oculaires et de phénomènes paralytiques du côté du bras.

Syndrome vaso-moteur de Friedmann. — Observé après des traumatismes de la tête, caractérisé par des maux de tête, vertiges, nausées, intolérance du cerveau contre toute excitation psychique ; peut être accompagné d'une paralysie des IIIe et VIe paires, et d'une paralysie partielle de la VIIe.

Maladie de Gerlier. — Névrose affectant la forme épidémique, observée en Suisse ; elle se caractérise par des accès de vertige, avec sensation de faiblesse musculaire pouvant aller jusqu'à l'impotence, et troubles de la vision (vertige paralysant).

Symptôme de Gowers. — Caractérisé par le fait que la pupille réagit à la lumière, non en se contractant, mais en se dilatant ; on observe parfois ce phénomène dans la période préataxique du tabes, au début de la paralysie générale, dans certaines paralysies de l'oculo-moteur commun.

On désigne encore sous le nom de *signe de Gowers,* un affaiblissement du réflexe lumineux de la pupille qui se manifeste par plusieurs contractions passagères de cette dernière. On observe ce signe au début d'une lésion des fibres centripètes servant au réflexe pupillaire entre leur sortie des bandelettes optiques et le noyau du sphincter irien, lésion intéressant la paroi latérale du troisième ventricule ; il se produit dans les mêmes conditions que le signe d'Argyll-Robertson, et chez les hystériques.

Syndrome de Gradenigo. — On désigne, sous ce nom, la paralysie du moteur oculaire externe survenant au cours des otites aiguës, compliquées ou non de mastoïdite. Une otite moyenne aiguë banale chez l'enfant ou l'adulte, en l'absence de réaction mastoïdienne notable, se complique brusquement, sans cause appréciable, à une période souvent avancée de son évolution et parfois dans son décours, d'une diplopie d'origine paralytique externe. Cet accident est précédé et accompagné de douleurs très vives dans la profondeur de la tempe, inexplicables par l'état physique de la caisse et du labyrinthe. Assez fréquemment, il existe simultanément de la névrite optique ; les autres nerfs de l'œil sont indemnes. Dans la grande majorité des cas, la paralysie rétrocède spontanément après une durée de une à plusieurs semaines, sans intervention chirurgicale. L'origine de la paralysie est, pour les uns, d'ordre réflexe, pour les autres, due à une méningite localisée (Jacques).

Maladie de Graefe. — Ophtalmoplégie progressive atteignant successivement tous les muscles moteurs du globe oculaire, qui est ainsi immobilisé en position neutre.

Signe de Graefe. — Diminution des mouvements de la paupière supérieure quand le regard s'élève ou s'abaisse. Ce signe a une haute valeur diagnostique dans les cas frustes des maladie de Basedow.

Ophtalmoplégie de Graux-Féréol.—Paralysie associée des muscles droit interne d'un côté, et droit externe du côté opposé.

Syndrome de Gubler. — (Voir : Millard-Gubler).

Réflexe à l'attention de Haab. — Cet auteur a fait remarquer que si on attire l'attention d'une personne placée dans une chambre noire, sur la lampe ou un objet éclairé situé dans le champ visuel, tout en l'incitant à ne pas déplacer sa tête ou son regard pour ne provoquer ni variation de la convergence, ni variation de l'accommodation, on peut voir la pupille de l'observé se déplacer.

Paralysie de Klumpke.— Intéresse la neuvième paire cervicale et la première dorsale ; aussi les muscles des éminences thénar et hypothénar, rarement quelques faisceaux des fléchisseurs, sont-ils seuls pris (type inférieur de la paralysie du plexus brachial). Il s'y adjoint des troubles oculo-pupillaires, quand le sympathique participe à la lésion.

Signes de Landouzy. — (Voir : Prévost).

Syndrome de Millard-Gubler.— Est réalisé par une lésion siégeant au niveau de la protubérance et dans les courbures antérieures. On voit ainsi une paralysie de l'oculo-moteur externe d'un côté (côté de la lésion), accompagner l'hémiplégie ou l'hémiparésie des membres du côté opposé.

Symptôme de Mœbius. — Insuffisance de la convergence des globes oculaires, dans le goître exophtalmique.

Maladie de Mœbius.—Migraine ophtalmoplégique, paralysie oculo-motrice récidivante ou périodique.

Ophtalmoplégie de Parinaud.—Caractérisée par la paralysie du droit externe d'un côté et le spasme du droit interne du côté opposé ; elle est l'inverse de l'ophtalmoplégie de Sauvineau.

Signe de Parrot. — Dilatation pupillaire que l'on

observe dans la méningite comme réflexe à la douleur (pincement de la peau).

Signe de Piltz-Westphal. — (Voir Wesphal).

Formules de Prévost-Landouzy. — A la suite de certaines lésions hémorragiques des hémisphères cérébraux, du cervelet ou de la protubérance, on voit se produire un syndrome caractérisé par la *déviation conjuguée de la tête et des yeux.* Cette déviation résulte soit d'une paralysie causée par une lésion destructive, soit d'une conséquence d'une lésion irritative. Elle accompagne habituellement une hémiplégie. De l'observation des faits cliniques, Landouzy a déduit les formules suivantes dont Prévost a confirmé l'exactitude :

Un malade qui tourne les yeux vers ses membres convulsés est atteint d'une lésion hémisphérique de nature irritative ;

Un malade qui détourne les yeux de ses membres paralysés est atteint d'une lésion de nature paralytique;

Un malade qui tourne les yeux vers ses membres paralysés est atteint d'une lésion protubérantielle de nature paralytique;

Un malade qui détourne les yeux de ses membres convulsés est atteint d'une lésion protubérantielle de nature convulsive.

Phénomène de Revilliod. — Impossibilité dans l'hémiplégie organique, de fermer l'œil du côté paralysé sans fermer en même temps l'œil du côté sain. Ce phénomène ne se rencontrerait pas dans l'hémiplégie corticale, mais caractériserait l'hémiplégie due aux lésions intra-hémiplégiques.

Signe de Romberg. — Symptôme fréquent chez les tabétiques, les paralytiques généraux et consistant en ce que le malade trébuche et tombe même, si on lui commande de se tenir debout, les pieds joints et les yeux fermés.

Symptôme de Rosenbach. — Impossibilité qu'éprouvent la plupart des neurasthéniques de tenir les paupières immobiles, quand on leur commande de fermer fortement les yeux.

Ophtalmoplégie de Sauvineau. — Constituée par l'association de la paralysie du muscle droit interne d'un côté et le spasme du droit externe du côté opposé ; elle est l'inverse de l'ophtalmoplégie de Parinaud.

Signe de Stellwag. — Abolition du clignement des paupières, provoquée par l'exophtalmie, chez les Basedowiens ; ce signe est dû à un trouble dans la transmission du réflexe entre le trijumeau et le centre sous-cortical de la vision d'un côté, et le facial de l'autre.

Syndrome de Weber. — Paralysie de l'oculo-moteur d'un côté, associée à l'hémiplégie du côté opposé. Elle est caractéristique d'une lésion de la partie postérieure et interne du pied du pédoncule cérébral, intéressant l'émergence de la troisième paire.

Signe de Wernicke. — Consiste dans ce fait que, chez un sujet atteint d'hémianopsie bilatérale homonyme, la réaction pupillaire ne se produit, quand un rayon lumineux frappe la moitié aveugle de la rétine, que si la lésion intéresse les voies optiques au delà du thalamus. Dans le cas contraire, on n'obtient de réaction qu'à la condition d'impressionner la moitié saine de la rétine.

Signe de Piltz-Westphal. — En réalité, c'est de Graefe qui a le premier décrit ce signe qui consiste en un rétrécissement pupillaire qui se produit chaque fois que l'observé fait un effort considérable pour fermer les paupières tenues ouvertes par les doigts ou par un blépharostat. Cette réaction s'observe le plus aisément sur des yeux dont la pupille ne réagit pas à la lumière par suite d'une affection rétinienne où du nerf optique.

CHAPITRE XX

DE L'OPHTALMOSCOPE

C'est en 1851 qu'Helmholtz inventa l'ophtalmoscope; son instrument primitif se composait de trois plaques de verre superposées, formant un angle de 56° avec l'axe optique de l'instrument. Bientôt, on ne tarda pas à se servir de miroirs percés d'un trou central. Ruete, en 1852, fit construire un miroir concave perforé, et commença l'examen à l'image renversée. Coccius, à la place d'un miroir concave plus éclairant, se servit d'un miroir convexe moins éclairant, qu'il combina avec une lentille convexe pour produire des éclairages de degrés différents. Dans l'ophtalmoscope de Jaeger, on pouvait utiliser aussi bien un miroir plan qu'un miroir concave, ainsi que les plaques de verre d'Helmholtz. L'ophtalmoscope de Liebreich, très pratique, se composait d'un miroir métallique concave perforé en son centre, derrière lequel se trouvait un cadre à ressort portant des verres convexes et concaves. En 1863, Giraud-Teulon inventa un ophtalmoscope binoculaire.

Enfin, les nombreux ophtalmoscopes plus récents, destinés à déterminer la réfraction pendant l'examen à l'image droite, présentent à leur face postérieure une plaque supportant une série de verres qui peuvent être très rapidement amenés successivement derrière l'orifice de l'instrument ; tels sont les ophtalmoscopes de Cohn, de Wecker, Landolt, Parent, Kalt, etc.

Principes de l'ophtalmoscope. — Dans un œil E emmétrope (fig. 49), dont l'accommodation se trouve à

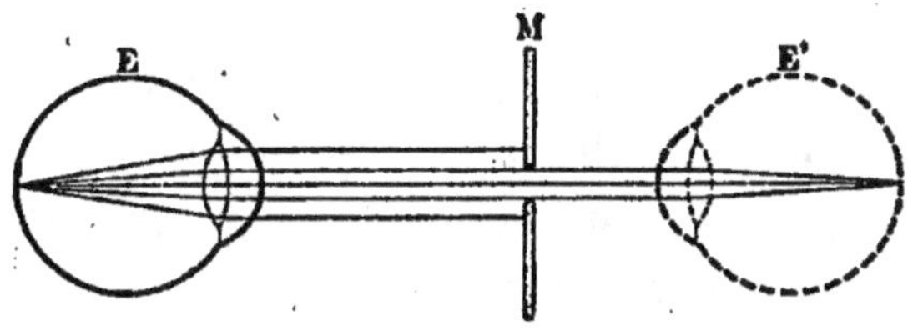

Fig. 49.

l'état de repos, des rayons lumineux parallèles projetés par un miroir M dans le fond de cet œil E, viennent se réunir et converger sur la rétine. Or, comme ces rayons proviennent du foyer du système dioptrique de l'œil, ils en ressortent à l'état de parallélisme, passent, dans le même état, à travers le trou de l'ophtalmoscope et pénètrent dans l'œil E' placé derrière le miroir. L'œil E' de l'examinateur reçoit donc, quand il est aussi emmétrope et à l'état de repos accommodatif, une image droite venant du fond de l'œil examiné E ; cette image toutefois est agrandie par l'appareil dioptrique de l'œil examiné (chez l'emmétrope environ 14 1/3 fois). Cette façon de se servir de l'ophtalmoscope s'appelle l'*examen à l'image droite*. Si l'œil examiné est myope ou hypermétrope, on devra le rendre emmétrope, en plaçant au-devant de lui des verres con-

caves ou convexes supportés par la plaque placée
derrière le miroir ophtalmoscopique, et qui permettront d'obtenir une image droite. Que si l'œil de l'examinateur n'est pas capable de paralyser son accommodation au point d'obtenir des rayons parallèles, on
devra rendre ces rayons divergents par l'emploi de
verres concaves.

L'ophtalmoscope se compose d'un miroir plan ou
concave, et d'une loupe : les plaques transparentes de
verre employées primitivement par Helmholtz ont
de grands inconvénients dont le principal est de laisser passer une partie seulement des rayons lumineux,
tandis que l'autre est réfléchie ; aussi est-il préférable
de se servir d'une plaque réfléchissante, autrement
dit, d'un miroir qui enverra dans l'œil tous les rayons
lumineux disposés à cet effet ; l'orifice circulaire pratiqué au centre du miroir, permettra à l'observateur
bien abrité contre le foyer lumineux et resté dans
l'obscurité, de bien voir ce qui se passe dans l'œil bien
éclairé du sujet qu'il observe.

On peut employer : *a*) l'ophtalmoscope seul, pour
l'examen des milieux de l'œil, *b*) l'ophtalmoscope
simple et la loupe dans l'examen du fond de l'œil à
l'image renversée, *c*) l'ophtalmoscope à réfraction
pour l'examen du fond de l'œil à l'image droite. Toutefois, l'ophtalmoscope simple est aussi souvent employé que l'ophtalmoscope à réfraction pour la détermination directe de la réfraction.

L'*examen ophtalmoscopique* doit être pratiqué dans
l'obscurité ; pour cela, on se sert d'une bonne *lampe*
qu'on place à la gauche ou à la droite du malade, un

peu en arrière et en haut, tandis que l'*observé* est assis. La figure étant ainsi dans l'ombre, on lui fera diriger son regard horizontalement et au loin, vers la gauche de l'observateur, si on examine son œil droit, vers la droite, si on examine l'œil gauche ; s'il s'agit d'examiner la macula, on fait porter le regard droit en face; si l'on veut examiner les parties périphériques du fond de l'œil, on commandera au malade de regarder successivement en haut, en bas, à gauche et à droite. Pendant ce temps, l'*observateur* s'assied en face du malade, plutôt que de se tenir debout, et, avec l'ophtalmoscope tenu de la main droite, et la loupe de la main gauche, il examinera l'œil du patient. La *loupe* de 16 à 20 dioptries environ est tenue entre le pouce et l'index, tandis que les autres doigts prennent point d'appui sur le front du malade, et permettent, de la sorte, de donner à la loupe toutes les positions et les distances par rapport à l'œil que l'on désire. L'*ophtalmoscope* est maintenu par son manche avec tous les doigts de la main droite, sauf l'index qui doit rester libre pour pouvoir manœuvrer la roue dentée qui porte les différents verres ; on appuie l'instrument dans l'angle du nez et de la paupière, de telle façon qu'on puisse facilement lui imprimer des mouvements de latéralité ; l'orifice central de l'ophtalmoscope est placé en regard de la pupille de l'œil qui observe, et on regarde ainsi, les deux yeux franchement ouverts.

Dans l'examen simple, ou à l'image renversée, l'observateur se tient environ à 40 ou 50 centimètres du patient; pour l'image droite, on est obligé de se rapprocher œil contre œil ; dans ce cas, on examinera l'œil droit avec l'œil droit, et réciproquement.

Avant de pratiquer l'examen ophtalmoscopique proprement dit, on ne devra jamais oublier d'examiner d'abord l'œil à *l'éclairage oblique*; cette pratique préalable est importante pour permettre d'éviter certaines causes d'erreur ; elle permet d'examiner attentivement la cornée, la chambre antérieure, l'iris et le cristallin.

Pour cela, on se sert d'une ou de deux loupes de 15 à 20 dioptries, et d'une lampe ; celle-ci (toujours dans la chambre noire) est placée un peu sur le côté et en avant et en dehors du patient. Une loupe est interposée entre la lampe et l'œil à examiner, de telle sorte qu'on projette un cône lumineux sur cet œil ; ici aussi, la loupe est tenue ent, le pouce et l'index, tandis que les autres doigts appuient sur la tempe et permettent un écartement variable du verre. Il ne faut pas oublier que c'est le sommet du cône lumineux qu'on projette sur l'œil qui éclaire le mieux, tandis que l'éclairage est moindre vers sa base ; aussi devra-t-on varier la distance de la lentille à l'œil, ainsi que son inclinaison, de telle sorte qu'on puisse successivement examiner et éclairer toutes les parties qu'on veut connaître ; c'est ainsi que pour l'éclairage du cristallin il faudra légèrement rapprocher la loupe de l'œil plus que pour examiner la cornée. D'une façon générale, il faudra varier constamment la position de la loupe, car, un demi-éclairage permet souvent de mieux voir certains détails que l'éclairage plus complet. Quand le premier œil a été examiné, on fait tourner la tête du patient vers la lampe, et on passe à l'examen du second œil. En se servant de la seconde lentille en guise de loupe, et en l'interposant entre son propre œil et celui du patient, on agrandira singulièrement le champ d'observation éclairé et l'on pourra voir des détails intéressants ; on a même construit de véritables microscopes cornéens grossissant beaucoup plus que la loupe. Les taies de la cornée, les troubles de l'humeur aqueuse et du cristallin apparaissent, à la lumière oblique, comme des taches grises ou blanches qui ressortent sur le fond noir de la pupille.

Après qu'on aura ainsi pratiqué l'examen de l'œil à la lumière oblique, on examinera ensuite l'organe à *l'éclairage direct* avec l'ophtalmoscope, sans la loupe. On peut se servir du miroir plan, à faible projection lumineuse, pour les troubles oculaires légers ; du miroir concave, à forte projection, pour les troubles plus marqués. Si l'ophtalmoscope est pourvu en arrière d'un verre de 15 à 20 dioptries, on pourra en obtenir un assez fort grossissement.

L'éclairage direct a pour objet l'examen des membranes antérieures, des milieux et de la réfraction oculaire.

Souvent il sera nécessaire de dilater la pupille, surtout si, après coup, on veut examiner le fond de l'œil. Le spécialiste pourra, la plupart du temps, faire cet examen, sans dilatation pupillaire ; mais des pupilles étroites sont toujours gênantes pour la précision de l'examen ; comme mydriatiques, on peut employer la cocaïne, l'homatropine et l'euphtalmine. Les vaisseaux de la choroïde et le pigment prêtent à l'image du fond de l'œil un reflet rouge orangé, dont la nuance varie suivant l'abondance des pigments choroïdien et rétinien ; chez les individus blonds et chez les enfants, l'aspect du fond de l'œil est plus clair. La quantité de lumière a aussi de l'influence sur le reflet, lequel devient plus intense quand la pupille est plus dilatée.

On fait regarder le patient dans toutes les directions, ce qui permet d'éclairer toutes les parties des milieux transparents ; dans d'autres cas, c'est par ses propres mouvements de tête que l'observateur dévra chercher à remplir les conditions de l'examen.

L'œil normal présente, à l'éclairage direct, un reflet rouge, uniforme ; si l'on aperçoit des vaisseaux, c'est qu'il existe une anomalie de réfraction, laquelle est d'autant plus notable, que les vaisseaux sont mieux perçus. Si l'observateur déplace sa tête dans une direction latérale, et que les vaisseaux se déplacent dans le même sens, c'est que l'œil est hypermétrope ; si les vaisseaux se déplacent en sens contraire, il y a myopie ; pour cet examen, l'observateur doit être placé à environ 40 centimètres de l'œil observé.

En outre de cela, on pourra observer successivement les troubles et lésions des différents milieux que traverse la lumière.

C'est ainsi que sur la *cornée*, avant toute chose, on voit d'abord une image droite, virtuelle et rapetissée du miroir, qu'il faut s'habituer à négliger ; s'il existe des irrégularités de courbure, des facettes, des taches, on verra des jeux de lumière et des ombres qu'il est impossible de décrire, mais qu'on reconnaît bien quand on les a vus une première fois.

Dans la *chambre antérieure*, on pourra voir du

sang, du pus, des corps étrangers. Au niveau de l'iris, on percevra les irrégularités de la pupille, son amincissement, son atrophie, ses déchirures, ses pigmentations ; en cas d'albinisme ou de rupture, de pupilles multiples (polycorie), on voit la rougeur oculaire à travers toute la membrane ou au niveau des points déchirés,

Le *cristallin* est très important à bien observer afin d'éviter les erreurs de diagnostic souvent assez grossières quand il s'agit du diagnostic de la cataracte. C'est ainsi que chez beaucoup de vieillards, l'éclairage oblique montre un trouble pupillaire qui, de prime abord, peut faire croire à un début de cataracte ; bien imprudent sera celui qui conclura de ce seul examen à l'existence d'un trouble cristallinien ; il suffit, pour se convaincre de l'erreur, de pratiquer l'éclairage direct de l'œil avec l'ophtalmoscope, pour voir la pupille et les milieux absolument transparents ; il n'existe donc pas de cataracte, dont l'apparence était due à un reflet grisâtre produit, chez les gens d'un certain âge, par la cornée et la cristalloïde antérieure. A côté de cela, on pourra voir parfois l'absence, le déplacement, l'opacification véritable, ou encore des débris d'un cristallin déjà enlevé. S'il y a aphakie, on perçoit facilement le fond de l'œil en image droite et agrandie ; la luxation de la lentille transparente est indiquée par un bord en arc de cercle grisâtre qui occupe le champ pupillaire et le divise en deux zones, l'une grisâtre ou opaque vers la concavité de la lentille, l'autre rougeâtre et claire vers la convexité. Les opacités cristalliniennes dues aux diverses variétés de ccataractes, se traduisent par des taches centrales ou périphériques, diffuses, striées, punctiformes, qui se détachent sur le rouge pupillaire et caractérisent diverses formes d'opacification cristallinienne. Dans le cas où le cristallin est entièrement opaque, il n'y a plus aucune lueur pupillaire, et la lentille apparaît grise ou gris-blanchâtre ; en pareil cas, lorsqu'on a dilaté la pupille par l'atropine, il existe autour du cristallin cataracté une zone rougeâtre ou claire qui délimite la périphérie du cristallin opacifié.

Le *corps vitré* altéré peut être ramolli et plus ou moins opaque. Les points opaques, voyageant à travers le vitré à chaque mouvement de l'œil, tombent toujours vers les parties déclives. On peut voir, de même, des épanchements de sang noirâtres ou rougeâtres, qui, quand ils régressent, donnent lieu à des flocons, des filaments, des membranes opaques. Les épanchements purulents limités sont jaunes. La *rétine* décollée apparaît sous forme de membrane grisâtre parcourue à sa surface par des vaisseaux ; de plus, on y voit des plissements, des ondulations, des crochets vasculaires. La *choroïdite* exsudative donne lieu à des troubles du vitré. Enfin, on peut encore voir au fond de l'œil des tumeurs diverses, gliomes, sarcomes, des corps étrangers, des parasites. Pour que ces lésions soient bien perçues, elles doivent occuper les parties antérieures de l'œil.

D'une façon générale, les troubles des milieux transparents apparaissent sous forme de points noirs ou sombres se détachant sur le fond rouge de l'œil, par cette raison que la lumière ne les traverse pas. Ces opacités, ainsi que je l'ai déjà dit, peuvent être fixes ou mobiles, sous l'influence des mouvements de l'œil ; les opacités mobiles siègent surtout dans le vitré. L'éclairage oblique peut souvent renseigner sur leur siège exact. L'observateur peut encore les localiser, en déplaçant lentement sa tête ; si l'opacité paraît rester fixe, elle siège au niveau de la surface de l'iris (cristalloïde antérieure) ; si elle se déplace dans le même sens, elle est située en arrière de cette surface ; dans le même sens, elle est placée en avant de l'iris. Un autre procédé de localisation consiste à observer les rapports relatifs entre l'opacité et le centre de rotation de l'œil. Si, quand le patient déplace son œil, l'opacité se déplace dans le même sens, c'est que celle-ci est située en avant du centre de rotation (qui est lui-même placé à environ 10 millimètres en avant de la rétine, dans la partie antérieure du vitré) ; si le phénomène contraire se produit, l'opacité siège en arrière ; que si celle-ci ne se déplace pas du tout, elle est placée au niveau même du centre de rotation. Plus le déplacement respectif de l'opacité paraît considérable, et plus cette opacité est éloignée du centre de rotation.

Quand les opacités sont peu marquées, elles s'accuseront mieux, si l'on se sert du miroir plan.

Ophtalmoscopie à l'image renversée. — Pour pratiquer cet examen, on se sert de l'ophtalmoscope et de la loupe. La partie du fond de l'œil éclairée par la lumière que projette l'ophtalmoscope extériore des rayons qui, traversant une lentille convergente placée en avant de l'œil, vont former dans l'espace une image renversée et agrandie du fond de l'œil. Le grossissement de l'image est d'environ 3 à 4 diamètres. Le champ d'examen atteint facilement 5, 6 et même 7 millimètres ; il est facile, par de légers déplacements de l'observateur ou de l'observé, d'explorer rapidement toutes les régions oculaires profondes. La source lumineuse est placée sur le côté et derrière la tête du patient ; on peut même placer une lentille de 3-4 dioptries derrière le diaphragme de l'ophtalmoscope, ce qui évite l'accommodation à l'emmétrope. L'observateur étant placé à 50 centimètres environ de l'observé, cherche à voir, par l'éclairage direct, le fond rouge de l'œil, en même temps qu'il place au foyer antérieur de l'œil observé (5 à 8 cent.), une loupe de 12 à 20 dioptries. On tient ce verre convexe entre le pouce et l'index gauches, pendant que les 4° et 5° doigts prennent point d'appui sur le front. Si l'on ne perçoit pas nettement l'image du fond de l'œil, on varie la distance de la lentille à l'œil jusqu'à ce que l'on voie nettement les détails du fond. On examine alternativement chaque œil, en ayant soin de ne pas empêcher la vue à distance pour le patient, afin de ne pas lui faire faire d'efforts d'accommodation. On peut du reste, dans la plupart des cas, dilater la pupille, soit avec l'atropine, soit simplement avec la cocaïne.

Pour pratiquer cet examen, on recherche d'abord la papille, qui ressort davantage sur le reste du fond, et est située un peu en dedans du pôle postérieur ; pour la voir directement devant soi, on fait regarder le patient un peu en dedans, autrement dit, vers l'oreille de l'observateur, du même côté que l'œil examiné (œil droit vers l'oreille droite et réciproquement).

Pour examiner les environs de la papille, l'observateur déplace sa tête dans différentes directions, comme aussi on peut déplacer légèrement la lentille ; mais il ne faut pas oublier que, dans ces divers mouvements, l'image se déplace toujours en sens inverse de l'observateur. Les parties périphériques de l'œil peuvent être vues pendant les divers déplacements du globe. La macula est située directement au niveau du pôle postérieur, et par conséquent, est vue plus facilement quand le patient regarde directement devant lui ; mais presque toujours la dilatation artificielle de la pupille est nécessaire pour cet examen.

Le débutant a de nombreuses difficultés à surmonter avant d'arriver à voir le fond de l'œil. Tantôt c'est le patient qui fixe le miroir de l'ophtalmoscope au lieu de regarder du côté de l'épaule de l'observateur ; d'autres fois, ce sont les reflets de l'ophtalmoscope sur la cornée qui gênent l'examen ; on peut les éviter en inclinant un peu la lentille, ou en variant la distance de la source lumineuse au patient, toutes conditions que la pratique apprend à observer. Il faut avoir soin aussi d'essuyer la loupe avant l'examen, afin de ne pas prendre des taches du verre pour des lésions oculaires.

Ophtalmoscopie à l'image droite. — La méthode directe donne une image droite du fond de l'œil grossie environ 14 fois, mais un champ d'observation très restreint. Elle sert à compléter l'examen à l'image renversée, en donnant les détails de ce qu'avec la méthode précédente on avait vu d'ensemble ; de plus, elle permet le diagnostic objectif de la réfraction.

Pour pratiquer cet examen, on place la lampe très légèrement en arrière de la face du sujet, et on lui fait porter le regard un peu en haut et du côté opposé. On fera même bien, avec la main gauche, de fixer la tête du sujet, pendant que de la main droite on tiendra l'ophtalmoscope à réfraction muni d'une double série de verres et d'un petit miroir incliné ; de la sorte, on cherche à éclairer l'œil de très près, œil contre œil, à 2 ou 3 centimètres à peine, et joue contre joue ; l'œil droit du patient est vu avec l'œil droit de l'observateur, et réciproquement. On cherche alors, en relâchant son accommodation, à percevoir les détails du fond de l'œil du patient, en amenant, si l'on n'est pas emmétrope, et si le patient ne l'est pas non plus, devant le trou du miroir le verre convenable. Pour faire cette petite manœuvre, on tiendra le manche de l'ophtalmoscope à pleine main, ne laissant libre que l'index qui est chargé de mouvoir la plaque portant les verres concaves et convexes.

Si l'observateur aussi bien que le patient sont emmétropes, le médecin percevra, sans verre correcteur, une image nette du fond de l'œil ; on cherchera à voir d'abord la papille, puis son pourtour, et enfin la périphérie de la rétine par des déplacements successifs de l'œil observé. La macula se trouve environ à deux diamètres papillaires en dehors de la papille ; lorsque la pupille est dilatée, on voit la papille quand le patient fixe le miroir. On se sert, pour déterminer l'emplacement des altérations du fond de l'œil, du diamètre de la papille comme mesure. Les différences de niveau (tumeurs, excavations, etc.), outre qu'elles sont perques grâce aux mouvements parallactiques, sont surtout appréciées par les changements de verres nécessités pour leur vision nette ; on se rappellera que trois dioptries équivalent à un millimètre de changement de surface.

Si le médecin ou le patient sont amétropes, il faut, pour percevoir une image nette du fond de l'œil, faire passer la série des verres correcteurs derrière le trou de l'ophtalmoscope. L'amétropie du médecin sera corrigée une fois pour toutes, soit par le port de ses lunettes, soit par le verre bien déterminé qui sera définitivement placé derrière le miroir. Quant au patient, s'il est hypermétrope, on mesurera son amétropie avec le verre convexe le plus fort qui donnera une image nette du fond de l'œil ; pour la myopie, ce sera le verre concave le plus faible qui permettra encore de voir le fond de l'œil. Dans l'astigmatisme, on établira la réfraction spéciale des deux méridiens principaux ; leur différence indiquera la nature et le degré de cette amétropie. On reconnaîtra qu'il y a astigmie, à ce que la réfraction est différente dans les différents méridiens, autrement dit, à ce que certains des vaisseaux de la rétine sont vus nets tandis que d'autres, d'une direction différente, sont vus confus. La différence maxima de la réfraction des divers méridiens du fond de l'œil indiquera à la fois la position des axes de l'astigmatisme et son degré ; on peut ainsi arriver à une approximation d'une demi-dioptrie environ.

La détermination de la réfraction à l'ophtalmoscope entraîne presque toujours des erreurs, d'abord, à cause de la position du verre correcteur qui, au lieu d'être placé au point nodal de l'œil observé ou au moins à son foyer antérieur, est tenu à 2, 3, 4 centimètres en avant de ce dernier.

Dans l'hypermétropie, le verre correcteur est toujour inférieur à l'hypermétropie réelle ou à l'hypermétropie corrigeable et d'autant plus inférieur qu'il a été tenu plus éloigné de l'œil ; dans la myopie, au contraire, ce verre est toujours supérieur à la myopie réelle ou corrigeable et d'autant plus supérieur qu'il a été tenu plus éloigné de l'œil. D'où, erreur par excès dans l'hypermétropie, erreur par défaut dans la myopie.

La *comparaison* entre les deux procédés d'ophtalmoscopie, nous montre que l'examen à l'image renversée donne une vue générale du fond de l'œil, avec un champ d'examen d'autant plus étendu que la lentille est plus forte ; le grossissement toutefois est peu considérable. Les défauts de réfraction du patient ne peuvent être appréciés ; de plus, grâce à l'éclairage intense, on peut percevoir beaucoup de détails du fond de l'œil, malgré de légers troubles des milieux.

La méthode directe à l'image droite permet d'étudier plus en détail certains points sur lesquels l'attention a été attirée pendant l'examen précédent ; elle donne, en effet, une image très agrandie, mais aussi d'étendue très limitée. L'image est droite ; de plus, enfin, elle permet la détermination de la réfraction.

Théorie de l'ophtalmoscope. — Dans les conditions habituelles, la pupille paraît noire, parce que les rayons lumineux sortant de l'œil ne sont pas reflétés suivant leur voie d'entrée. Si l'observateur se place dans des conditions telles que son œil puisse recueillir ces rayons, alors il voit la pupille éclairée ; tel est le principe de l'ophtalmoscope. A l'aide du miroir, on projette un faisceau lumineux dans l'œil, et à travers l'ouverture centrale du miroir, on voit une partie des rayons réfléchis suivant leur voie de sortie de l'œil.

La figure 50 montre l'action du miroir dans l'*éclairage direct* :

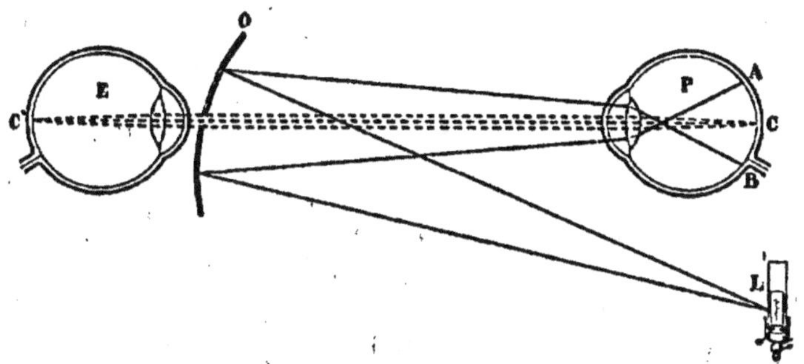

Fig. 50. — Marche des rayons à l'éclairage direct (MAY).

En E on voit l'œil de l'observateur, en P celui du patient. De la source lumineuse L viennent sur le miroir O des rayons divergents qui, projetés dans l'œil P, et après s'être croisés dans le vitré, vont éclairer la rétine entre A et B. Or de l'un des points de cette région, mettons de C, il part des rayons qui, rendus parallèles par la réfringence des milieux, sortent de l'œil pour se réfléchir sur le miroir, à travers l'orifice duquel ils arrivent jusque dans l'œil de l'observateur. L'appareil dioptrique de ce dernier les réunit sur la rétine, où en C' ils vont former l'image de C.

Dans l'examen à l'*image renversée* (fig. 51), on voit

que, d'une partie CD de la région éclairée AB, sur
l'œil P du patient, il est renvoyé au dehors des rayons
rendus parallèles par la réfringence des milieux. Sur
leur trajet, ils rencontrent la lentille convexe (L) qui,

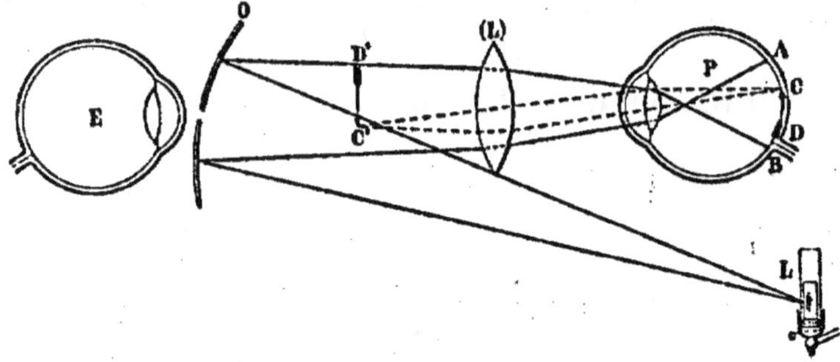

Fig. 51. — Marche des rayons lumineux à l'image renversée (MAY).

à son foyer, les réunit en C'D', en une image réelle,
renversée, que l'observateur voit en accommodant.

Enfin, dans l'examen à l'*image droite* (fig. 52), les

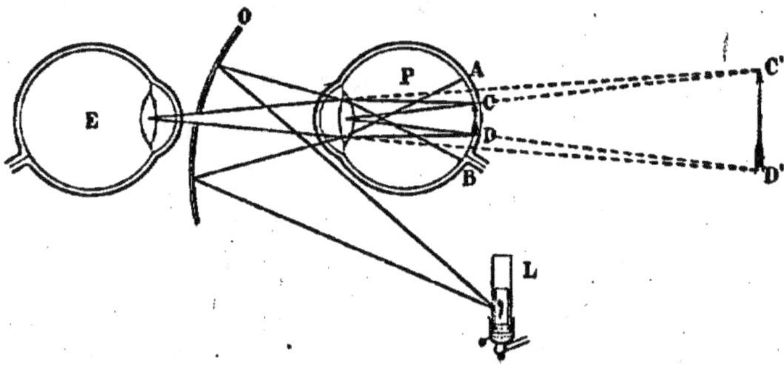

Fig. 52. — Marche des rayons lumineux à l'image droite (MAY).

rayons lumineux parallèles partis d'une région CD du
département rétinien éclairé AB, sortent, après réfraction, de l'œil P, et arrivent, à travers l'orifice du
miroir, jusque dans l'œil E de l'observateur, où ils se

réunissent sur la rétine. Ces rayons convergents prolongés derrière l'œil observé P, forment de CD une image C'D' virtuelle, agrandie et droite.

Skiascopie ou kératoscopie. — Cette méthode (σκια, ombre, σκοπειν, considérer) a pour but de déterminer la réfraction de l'œil par l'observation des ombres produites dans le champ pupillaire éclairé directement par l'ophtalmoscope. C'est Cuignet, de Lille qui, en 1874, a découvert la skiascopie, mais sans en donner une explication théorique bien précise ; l'étude en est due surtout à Mangin, Parent, Chibret, Chauvel, Landolt, Leroy, etc. C'est, en somme, une méthode d'examen simple et facile, et qui permet d'apprécier l'existence et le degré d'un vice de réfraction, indépendamment de la volonté du patient.

Le principe de la méthode est le suivant : quand on projette de la lumière sur l'œil avec un ophtalmoscope, et qu'on imprime au miroir des mouvements de rotation sur son axe, on voit une ombre se déplacer dans le champ pupillaire. Cette ombre, très facile à voir, se déplace, ou dans le même sens que le miroir, ou en sens contraire ; dans le premier cas, on dit que l'ombre est directe ; dans le second, elle est dite inverse. Or, comme le sens de cette marche de l'ombre diffère selon qu'on emploie un miroir concave ou un miroir plan, je dirai d'abord que, dans tout ce qui va suivre, les résultats indiqués seront ceux qu'on obtient avec le miroir concave de l'ophtalmoscope ordinaire. Avec le miroir plan l'examen se ferait de la même façon, mais les résultats seraient absolument inverses de ceux obtenus avec le miroir concave.

Pour pratiquer la skiascopie, l'observateur se place à 1 m. 20 du sujet à observer, et cela, dans la chambre noire et dans les mêmes conditions d'éclairage que pour l'examen à l'image renversée ; l'observateur, armé du miroir concave, fait regarder dans la direction de son oreille droite pour examiner l'œil droit, dans la direction de son oreille gauche, pour examiner l'œil gauche de l'observé ; il faut recommander à celui-ci de regarder au loin, sans fixer, comme pour l'examen ordinaire. De la main droite qui tient verticalement le manche du miroir, on fait mouvoir lentement ce miroir autour de son axe vertical de droite à gauche, puis de gauche à droite, pour examiner le méridien horizontal de l'œil observé. En opérant ces mouvements de rotation du miroir, on voit, dans le champ éclairé de la pupille, une ombre plus ou moins foncée se produire, et, ou bien suivre le mouvement du miroir, ou bien, marcher en sens inverse du miroir, c'est-à-dire, être directe ou inverse. Le méridien horizontal de l'œil observé étant connu, on passe à l'examen du méridien vertical.

Deux cas peuvent se présenter :

1° Chaque fois que, sans verre correcteur, dans un méridien quel qu'il soit, horizontal, vertical, ou oblique, l'ombre est de même sens, ce méridien est myope ;

2° Chaque fois que sans verre correcteur, dans un méridien quel qu'il soit, horizontal, vertical ou oblique, l'ombre est en sens inverse, ce méridien est emmétrope ou hypermétrope. Pour différencier ces deux états, emmétropie et hypermétropie, il suffit de mettre devant l'œil examiné un verre correcteur de + 1 dioptrie ; alors, trois cas peuvent se présenter : 1° l'ombre qui sans verre était en sens inverse dans les deux méridiens vertical et horizontal V et H, est devenue, avec + 1 D, de même sens dans les deux méridiens ; on en conclut que les deux méridiens V et H sont tous deux emmétropes ; 2° si dans les mêmes conditions, l'ombre reste inverse avec + 1 D, on en conclut que les deux méridiens V et H sont tous deux sûrement hypermétropes ; 3° l'ombre qui, sans verre, était en sens inverse dans les deux méridiens V et H, est avec + 1 D devenue de même sens dans le méridien H, par exemple, et est restée en sens inverse dans le méridien V ; on en conclut que le méridien horizontal H est emmétrope, et que le méridien vertical V est hypermétrope ; d'où, astigmatisme hypermétropique simple du méridien vertical.

En somme, si le sujet est emmétrope, il est rendu, par l'addition du verre, myope d'une dioptrie et, placé au remotum, on ne constate aucune ombre ; s'il est hypermétrope de 1 D, il est rendu emmétrope par le verre + 1 D, et l'ombre reste directe ; si enfin, le sujet est myope de 1 D, on trouvera nettement une ombre inverse.

Le tableau suivant, d'après Billot, résume bien les résultats obtenus, plus faciles à retenir avec ces formules ; il est bien entendu que nous nous servons toujours du miroir concave :

Sans verre $\left.\begin{matrix} V \\ H \end{matrix}\right\}$ de même sens.   Myopie.

Sans verre $\left.\begin{matrix} V \\ H \end{matrix}\right\}$ en sens inverse $\left\{\begin{matrix} \text{Emmétropie ou} \\ \text{hypermétropie} \end{matrix}\right.$

Pour différencier l'emmétropie de l'hypermétropie, on met un verre convexe + 1 D, et on a :

avec + 1 D $\genfrac{}{}{0pt}{}{V}{H}$ } de même sens. Emmétropie.

avec + 1 D $\genfrac{}{}{0pt}{}{V}{H}$ } encore en sens inverse. Hyperm.

On connaît ainsi la qualité de la réfraction de l'œil ; pour connaître le nombre de dioptries, autrement dit, faire l'analyse quantitative de la réfraction, rien n'est plus simple. Il n'y a qu'à faire passer successivement devant l'œil des verres correcteurs sphériques, concaves en cas de myopie, convexes en cas d'hypermétropie, de plus en plus forts. On fait avec chaque verre la skiascopie, et on s'arrête à celui qui, le premier, fait changer le sens de l'ombre pour chaque méridien. En pratique, c'est ce verre correcteur qui exprime l'amétropie en dioptries exactement pour la myopie, mais avec une différence de — 1 D pour l'hypermétropie ; car, il faut retrancher une dioptrie, laquelle a servi à transformer l'hypermétropie primitive en une myopie de — 1 D. Le verre correcteur de l'hypermétropie est donc toujours trop fort de 1 dioptrie. On détermine ainsi non seulement le degré de l'amétropie simple, s'il n'y a que de la myopie ou de l'hypermétropie dans les méridiens principaux, mais encore le degré et la nature de l'astigmatisme, soit qu'un seul méridien soit amétrope, astigmatisme simple, soit que les méridiens principaux n'aient pas le même degré d'amétropie, astigmatisme composé, soit enfin, qu'il s'agisse d'astigmatisme mixte, c'est-à-dire, qu'un méridien soit myope, et l'autre hypermétrope ; et cette détermination se fait avec une approximation de 0,25 D.

Voici, d'après Billot, les divers exemples que l'on peut rencontrer, en faisant la skiascopie ; avec eux, on trouvera résolus tous les cas d'amétropie ; je vais relater avec quelques détails certains d'entre eux, pour montrer comment, dans la pratique, il faut procéder ; si au lieu du miroir concave, on se servait du miroir plan, la marche de l'ombre serait exactement le contraire de ce que nous allons indiquer.

1er EXEMPLE. — *Myopie simple de — 2 D.*

Sans verre, l'ombre du diamètre vertical V et de l'horizontal H est de même sens : c'est qu'il y a myopie dans ces deux méridiens. On fait passer devant l'œil un verre sphérique de — 1 D, et on regarde ce que devient la marche de l'ombre ; dans ce cas, elle reste encore de même sens ; de même, avec — 1,50 D et — 1,75 D ; ce n'est qu'avec — 2 D que l'ombre marche en sens inverse dans les deux méridiens V et H ; il s'agit donc d'une myopie simple de — 2 D, déterminée à 0,25 D près, car, avec — 1,75 D l'ombre était encore de même sens. On peut noter ce cas de la façon suivante :

$$\text{Sans verre } \left.\begin{array}{c} \text{V} \\ \text{H} \end{array}\right\} \text{ de même sens.}$$

$$\text{Avec} - 2\,\text{D} \left.\begin{array}{c} \text{V} \\ \text{H} \end{array}\right\} \text{ en sens inverse.}$$

Il est évident que s'il avait fallu pousser jusqu'à un verre plus fort — 5 D ou — 10 D pour avoir une ombre inverse, on aurait eu affaire à une myopie de — 5 D ou de — 10 D.

2° EXEMPLE. — *Hypermétropie simple de + 2 D.*

Sans verre, l'ombre est en sens inverse en V et H ;
il y a donc emmétropie ou hypermétropie ; on fait
alors passer devant l'œil le verre sphérique + 1 D, et
on voit que l'ombre est encore inverse ; c'est donc sûrement de l'hypermétropie (si l'ombre était devenue
de même sens, on aurait eu affaire à un œil emmétrope) ; on continue à faire passer la série de verres
+ 1,50, + 1,75, + 2, + 2,25, + 2,50, + 2,75,
+ 3 D, avec lequel enfin l'ombre de H et V est devenue
de même sens ; on a donc affaire à une hypermétropie
de 2 dioptries, puisqu'il faut toujours, en cas d'hypermétropie, retrancher une dioptrie du verre qui a produit le changement d'ombre.

Ici encore, la mesure de la réfraction a été obtenue
à 1/4 de dioptrie ou 0,25 D près, puisqu'avec + 2,75
l'ombre était encore inverse. Cette expérience peut se
formuler de la façon suivante :

$$\text{Sans verre} \quad \left.\begin{array}{l} V \\ H \end{array}\right\} \text{en sens inverse.}$$

$$\text{Avec} + 1\,D \quad \left.\begin{array}{l} V \\ H \end{array}\right\} \text{en sens inverse}$$

$$\text{Avec} + 3\,D \quad \left.\begin{array}{l} V \\ H \end{array}\right\} \text{de même sens.}$$

3° EXEMPLE. — *Astigmatisme myopique composé.*

Sans verre l'ombre de V et H est de même sens,
donc : myopie des deux méridiens. En faisant passer
devant l'œil la série des verres concaves, on trouve
que l'ombre de V devient de sens inverse avec — 2 D,

tandis que l'ombre de H reste directe. On en conclut que le méridien vertical est corrigé, et n'est myope que de 2 dioptries, tandis que le méridien H a une myopie supérieure à 2 dioptries ; en continuant, pour ce méridien, l'examen avec la série de verres concaves, on trouve que l'ombre ne devient inverse qu'avec — 5 D. Il s'agit donc d'un astigmatisme myopique composé dont le méridien vertical est myope de — 2 D et le méridien horizontal de — 5 D ; la valeur de cet astigmatisme est de — 3 D. Ce qui peut s'écrire :

$$\text{Sans verre} \quad \left.\begin{array}{l} V \\ H \end{array}\right\} \text{ de même sens.}$$

$$\text{Avec} - 2\,D \quad \begin{array}{l} V \quad \text{en sens inverse.} \\ H \quad \text{de même sens.} \end{array}$$

$$\text{Avec} - 5\,D \quad H \quad \text{en sens inverse.}$$

4ᵉ Exemple. — *Astigmatisme myopique simple.*

Sans verre, l'ombre de V est de même sens : myopie ; celle de H est en sens inverse : emmétropie ou hypermétropie.

Avec un verre + 1 D, on voit que l'ombre de H marche dans le même sens ; ce méridien est emmétrope. Nous en concluons que le méridien vertical V a un astigmatisme myopique simple. En faisant passer devant l'œil la série de verres négatifs, ce méridien devient inverse avec — 2,50 D ; il existe donc un astigmatisme myopique simple de — 2,50 D du méridien vertical.

L'opération peut s'écrire :

$$\text{Sans verre} \quad \begin{array}{l} V \quad \text{de même sens.} \\ H \quad \text{en sens inverse.} \end{array}$$

Avec + 1 D   II   de même sens.
Avec — 2,50 D   V   en sens inverse.

5° EXEMPLE. — *Astigmatisme hypermétropique composé.*

Sans verre, l'ombre de V et de II est en sens inverse ; avec + 1 D, pas de changement ; donc : hypermétropie dans les deux méridiens. En faisant passer successivement devant l'œil la série des verres positifs, on trouve qu'avec + 3 D, par exemple, l'ombre de II est maintenant de même sens ; ce qui veut dire que l'hypermétropie de II est de 3 dioptries moins 1 dioptrie, soit de 2 dioptries. En continuant à faire passer des verres positifs plus forts, on trouve qu'il faut + 4 D pour que l'ombre de V devienne de même sens ; son hypermétropie est donc de 4 — 1 ou 3 dioptries.

On peut écrire de la façon suivante, la série des opérations :

Sans verre   V / II   en sens inverse.

Avec + 1 D   V / II   en sens inverse.

Avec + 3 D   V   en sens inverse.
             II   de même sens.

Avec + 4 D   V   de même sens.

Donc, astigmatisme hypermétropique composé ; l'hypermétropie du méridien horizontal est de 2 dioptries, celle du méridien vertical de 3 dioptries : donc l'astigmatisme est de 1 dioptrie.

6ᵉ EXEMPLE. — *Astigmatisme hypermétropique simple.*

Sans verre, l'ombre de V et de H est en sens inverse. Avec + 1 D, l'ombre de H, par exemple, est de même sens, tandis que celle de V est toujours en sens inverse. C'est que le méridien horizontal est emmétrope, et le méridien V hypermétrope. Il s'agit donc d'un astigmatisme hypermétropique simple ; pour le mesurer, on fait passer devant l'œil la série des verres positifs, et on trouve que c'est avec + 3 D que l'ombre devient directe ; l'hypermétropie de V est donc de 2 dioptries.

Ce que l'on peut écrire :

$$\text{Sans verre} \quad \left.\begin{matrix} V \\ H \end{matrix}\right\} \quad \text{en sens inverse.}$$

$$\text{Avec} + 1\,D \quad \begin{matrix} V \\ H \end{matrix} \quad \begin{matrix} \text{en sens inverse.} \\ \text{de même sens.} \end{matrix}$$

$$\text{Avec} + 3\,D \quad V \quad \text{de même sens.}$$

Donc : astigmatisme simple hypermétropique de 2 dioptries du méridien vertical.

7ᵉ EXEMPLE. — *Astigmatisme mixte.*

Sans verre, l'ombre de V est de même sens, mais l'ombre de H est en sens inverse ; c'est que le méridien vertical est myope, tandis que l'horizontal H est emmétrope ou hypermétrope ; pour le déterminer, on place + 1 D devant l'œil, et H reste toujours en sens inverse ; il est donc hypermétrope ; et s'il faut + 2 D pour que l'ombre de H devienne de même sens, c'est que cette hypermétropie est de 2 — 1 ou 1 dioptrie.

Pour déterminer la myopie du méridien vertical V, on fait passer successivement devant l'œil la série des verres concaves jusqu'à ce que l'un d'eux ait fait changer le sens de la marche de l'ombre de V ; si ce verre est — 3 D, la myopie de V sera de 3 dioptries.

On écrira alors :

Sans verre	V	de même sens.
	H	en sens inverse.
Avec + 1 D	H	en sens inverse.
Avec + 2 D	H	de même sens.
Avec — 3 D	V	en sens inverse.

Donc : astigmatisme mixte : myopique de — 3 D dans le méridien vertical, et hypermétrope de + 1 D dans le méridien horizontal.

Ces sept exemples renferment tous les cas qui peuvent se présenter.

Théorie de la skiascopie. — La question est encore discutée de savoir comment se produisent les ombres et les lueurs dans la skiascopie. Cuignet croyait que tout se passait au niveau de la cornée ; Mangin, Landolt et Parent estiment que la rétine seule est en cause ; Leroy pense, avec apparence de raison, qu'il s'agit d'un phénomène pupillaire. Quoi qu'il en soit, on peut comprendre le phénomène de la façon suivante (Hersing) :

Avec le miroir concave (fig. 53 *bis*), on projette dans le fond de l'œil, pour l'éclairer, une image réelle de la source lumineuse L. Si le miroir est tenu de telle façon que la lumière provenant de L tombe dans l'œil suivant l'axe de cet œil, la pupille P apparaît uniformément rouge. Si on déplace l'image de la flamme de

L en L', de telle sorte que seule la moitié gauche de
la pupille est éclairée, les rayons lumineux partis de
L' se déplacent vers la moitié droite opposée de la rétine, qui seule est éclairée. Si l'œil examiné est emmétrope ou hypermétrope, l'œil de l'observateur perçoit
une image droite du fond de l'œil observé, et ne voit

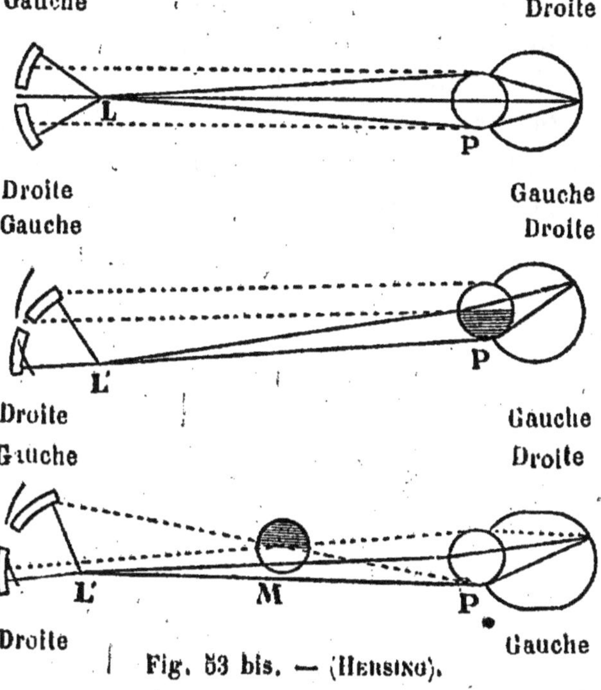

Fig. 53 bis. — (HERSING).

éclairée pendant le déplacement de la lumière vers la
droite, par conséquent vers la partie gauche de la pupille P de l'œil observé, que la seule moitié droite de
cette pupille, tandis que la moitié gauche reste obscure ou dans l'ombre, et réciproquement. Que si l'œil
est myope, son remotum siégera entre lui et le miroir, en M ; en ce cas, l'œil de l'observateur percevra

au niveau de ce remotum une image renversée du
fond de l'œil éclairé ; en même temps, pendant l'é-
clairage de la moitié gauche de la pupille, cette même
moitié apparaît rouge, tandis que la moitié opposée
est dans l'ombre, et réciproquement. Si, dans ces conditions, on transforme l'œil myope en emmétrope, en
plaçant au-devant de lui le verre convenable, l'ombre
va se produire, comme tout à l'heure, sur la moitié
opposée. Si, devant un œil hypermétrope, on place
un verre convexe, qui transforme l'hypermétropie en
myopie faible, on verra éclairée la moitié de la pupille
qui correspond à la source lumineuse.

CHAPITRE XXI

MALADIES LES PLUS FRÉQUENTES DU FOND DE L'ŒIL

Il est évident que, dans un seul chapitre, on ne peut avoir la prétention de passer en revue toutes les lésions qui peuvent affecter les membranes tapissant le fond de l'œil ; je veux seulement, pour rester pratique et aussi dans l'esprit de ce livre, signaler celles qu'on a occasion de rencontrer le plus fréquemment, et celles aussi que le praticien ordinaire pourra reconnaître le plus aisément.

Avant tout, il me paraît logique de décrire le fond *de l'œil normal.* Celui-ci, quoique d'aspect assez varié, présente cependant, d'une façon générale, une coloration rouge-orangée, sur laquelle on distingue aisément la *papille,* les *vaisseaux* et la *macula.*

La papille, qui n'est en somme que l'entrée du nerf optique, se présente, la plupart du temps, sous l'aspect d'une tache arrondie, souvent aussi ovale à grand axe vertical ; du côté nasal elle est de coloration rouge-rosée ; du côté temporal elle est, au contraire, plus pâle. Elle tranche cependant nettement sur le restant du fond de l'œil par sa coloration plus claire.

Son bord, surtout nettement marqué du côté temporal, montre souvent deux anneaux concentriques ;

le plus interne, *anneau scléral*, est formé par la sclérotique qui à cet endroit ne recouvre pas la choroïde ; l'anneau le plus excentrique, qui souvent n'est bien marqué que du côté temporal, est l'*anneau choroïdien*, formé par une accumulation de pigment à l'entrée du nerf optique. Il peut arriver, surtout sur les yeux hypermétropes, que les bords de la papille soient un peu flous, en particulier en haut et en bas ; ce n'est pas une raison pour diagnostiquer du coup une névrite optique.

A la suite d'un écartement prématuré des fibres optiques, il se produit au centre de la papille une dépression en entonnoir, appelée *excavation physiologique*, de laquelle émergent les vaisseaux ; elle est de couleur blanche, assez étendue, pouvant atteindre la moitié de la papille, mais jamais ses bords ; c'est ce qui permet de la différencier des excavations pathologiques produites par le glaucome ou l'atrophie du nerf optique. Dans le fond de l'excavation, lorsqu'elle est nettement marquée, on voit un pointillé grisâtre formé par les ouvertures de la lame criblée.

L'artère et la veine centrales se divisent, quand elles ont émergé hors de l'excavation, en un rameau supérieur et inférieur, lesquels à leur tour se subdivisent en branches nasales et temporales ; ces dernières finissent par de fins rameaux terminaux qui n'ont aucune anastomose. On voit souvent de fines branches se détacher du tronc principal et passer au travers de la papille. La région maculaire est dépourvue de gros vaisseaux, tandis que de plus petits l'entourent de tous côtés. Les *artères* se distinguent des veines par un calibre plus petit, une coloration rouge-clair, un parcours plus direct, et un reflet lumineux plus éclatant au centre de leur lumière. Artères et veines suivent à peu près le même chemin. Les *veines* montrent parfois des pulsations très nettes, reconnaissables surtout à l'endroit où elles forment des coudes ; une pression sur le globe rend les pulsations plus nettes. Le *pouls veineux* est physiologique, tandis que la pulsation artérielle a toujours une cause pathologique, telle que glaucome, maladie du cœur, anémie, etc.

La *rétine* elle-même est transparente ; ce qui fait que la coloration du fond de l'œil est due aux vaisseaux choroïdiens et peut être modifiée par l'épithélium pigmentaire de la rétine aussi bien que par celui de la choroïde. Chez les individus blonds le fond de l'œil est plus clair que chez les individus plus foncés. Quand la couche pigmentaire de la rétine est bien développée, on ne perçoit pas les vaisseaux de la choroïde ; mais la plupart du temps, ces derniers sont en partie visibles. C'est ainsi que, quand le pigment rétinien est rare, tandis que celui de la choroïde est plus abondant par places, on voit les intervalles des vaisseaux choroïdiens prendre l'aspect d'îlots foncés, séparés les uns des autres par des raies rouge-clair anastomosées entre elles et qui ne sont autres que les vaisseaux (veines) choroïdiens. Dans d'autres cas, l'absence relative des pigments choroïdien et rétinien rend les vaisseaux rétiniens tellement visibles, qu'ils apparaissent sous l'aspect de canalicules rouge-clair, séparés par des intervalles encore plus clairs. Les vaisseaux choroïdiens sont surtout bien visibles à la périphérie ; ils se différencient des vaisseaux rétiniens, par ce fait qu'ils sont moins nettement dessinés, comme des sortes de bandelettes dépourvues de reflet lumineux, et qu'ils s'anastomosent entre eux de tous côtés.

La *macula lutea* qui, au point de vue du fonctionnement, est la partie la plus importante du fond de l'œil, est située à environ un diamètre papillaire et demi de l'entrée du nerf optique, à son côté tempo-

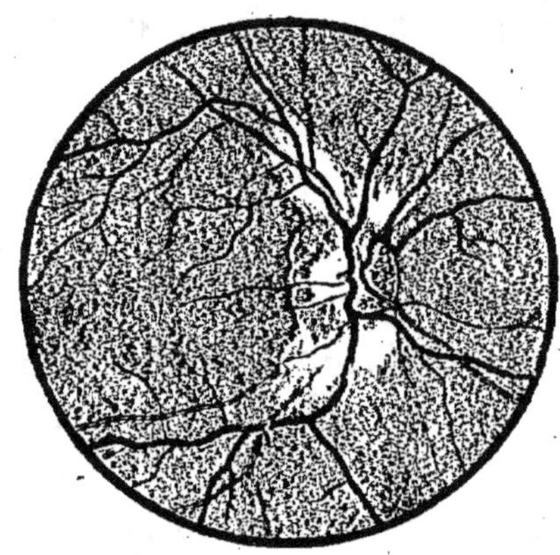

Fig. 53. — Fibres nerveuses à myéline (Fuchs d'après Jaeger).

ral ; elle ne se différencie souvent par aucun signe particulier ; elle manque de vaisseaux visibles, et à part cela, elle a un aspect plus sombre que le reste du fond de l'œil. Il n'est pas rare de voir en son centre un petit point brillant ; parfois, on en perçoit même deux ou trois.

D'autres fois, la région maculaire se présente avec un aspect plus clair, entourée par une zone ovale horizontale plus sombre, mesurant environ un diamètre papillaire ; tout autour de cette zone est un halo plus clair ; cet aspect est surtout visible chez les enfants hypermétropes à teint foncé.

Un autre aspect physiologique de la papille consiste en la persistance des fibres à myéline ; celles-ci forment alors des plaques blanches immédiatement en contact avec la papille (fig. 53), ou situées à une certaine distance de celle-ci ; elles se présentent avec l'aspect de poils de brosse et recouvrent en partie les vaisseaux (May).

Je vais rapidement passer en revue les principales maladies du fond de l'œil qu'on a occasion de rencontrer dans la pratique, et que l'ophtalmoscope permet de déceler ; j'examinerai successivement ainsi, les maladies de la choroïde, de la rétine et du nerf optique.

§ 1. — Choroïdites.

Les lésions inflammatoires de la choroïde sont rarement limitées exclusivement à cette seule membrane, et le plus souvent elles se propagent, en avant, à l'iris, au corps ciliaire et à la sclérotique, et, en arrière, à la rétine ; dans ces divers cas, ce ne sont pas toujours les signes de la choroïdite qui prédominent, et celle-ci peut paraître effacée devant une irido-cyclite, une scléro-choroïdite, ou une chorio-rétinite. Le plus souvent consécutives à des infections générales ou à des diathèses, ou même à des altérations de voisinage, ces lésions donnent lieu, la plupart du temps, à des troubles fonctionnels sérieux.

J'étudierai successivement les choroïdites séreuse, exsudative, atrophique et purulente.

a) *Choroïdite séreuse.* — Elle est l'analogue, ou plutôt, la continuation de l'iritis séreuse, sorte de lymphangite antérieure du globe. Son existence donne lieu à un trouble plus ou moins étendu du vitré, et surtout à un dépôt finement pointillé sur la face postérieure de la cornée, et dans la partie déclive de la chambre antérieure ; en même temps coexiste de l'iritis avec injection périkératique. Le malade se plaint de douleurs péri-orbitaires, de troubles de la vue ; en même temps, on constate, au toucher, une augmentation de tension du globe ; les exsudats vitréens et les dépôts iriens peuvent devenir plastiques et entraîner la perte de l'œil. Un traumatisme, la goutte, le rhumatisme, la syphilis peuvent en être causes.

b) *Choroïdite exsudative.* — Elle peut se présenter sous la forme plastique, disséminée ou localisée.

Dans la *choroïdite plastique*, des exsudats nombreux envahissent la chambre antérieure, la pupille et le vitré ; extérieurement, apparaissent les signes d'une irido-choroïdite, avec rougeur périkératique, iris terne, pupille grisâtre, douleurs vives, et diminution notable de la vision ; quand l'éclairage de l'œil est possible, on voit des exsudats blanchâtres dans le vitré, plus blancs que les exsudats purulents.

Plus profondément, l'ophtalmoscope permet de voir dans le fond de l'œil, des masses exsudatives, variables comme forme et comme étendue, qui, au début, ont une coloration jaunâtre, ou jaune-blanchâtre, à bords peu nettement limités ; il est à remarquer que les vaisseaux rétiniens passent au-dessus de ces masses. Plus tard, quand après plusieurs semaines ou plusieurs mois, l'exsudat s'est résorbé, la choroïde, à ces mêmes places, s'est atrophiée, de telle sorte que les endroits atteints paraissent blancs (c'est la sclérotique qu'on voit apparaître blanche à travers la choroïde atrophiée) ; les vaisseaux choroïdiens sont visibles, et il ne persiste plus que très peu de pigment. Il peut se faire aussi que souvent la rétine subit l'atrophie, à l'endroit où siégeaient les exsudats choroïdiens. La papille montre, en même temps, une coloration jaune-blanchâtre, sale (atrophie d'origine choroïdienne). Si la sclérotique elle-même a été intéressée, il peut se produire un staphylome sclérotical.

Comme complications, outre l'iritis, il peut se produire une cataracte polaire postérieure.

Les causes en sont : la syphilis héréditaire ou acquise, la tuberculose, l'anémie, souvent la myopie.

Le pronostic dépend de la situation des exsudats et du degré d'atrophie consécutive ; si la macula est prise, la vision centrale est abolie, tandis que des masses situées à la périphérie ne peuvent gêner que fort peu la vision.

L'*anatomie pathologique* nous apprend que, dans le cours de la maladie, des masses exsudatives se déposent dans le stroma de la choroïde sous forme de nodosités, qui siègent de préférence autour des vaisseaux et souvent les englobent totalement. Elles s'étendent vers la rétine, et forment de grosses masses entre celle-ci et la choroïde ; plus tard elles se rétractent et attirent la rétine vers le tissu choroïdien, en les faisant adhérer l'un à l'autre. A l'endroit des nodosités, la choroïde s'atrophie et se transforme en tissu fibreux cicatriciel. La couche épithéliale donne naissance à une prolifération de l'épithélium pigmentaire qui encadre les plaques d'atrophie et pénètre les couches externes de la rétine.

Le *traitement* comporte le repos des yeux, le port de verres teintés ; dans les cas récents, le séjour au lit, des sangsues à la tempe, des diaphorétiques feront bon effet ; l'emploi du mercure et de l'iodure de potassium sera indiqué, aussi bien dans les cas syphilitiques que dans ceux qui ne le sont pas. L'atropine sera toujours de mise.

Dans la *choroïdite disséminée* (fig. 54), on voit de

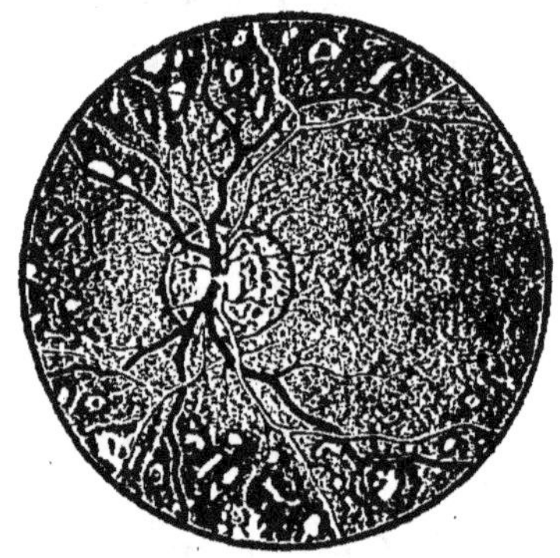

Fig. 54. — Choroïdite disséminée (Fœus d'après WECKER).

nombreuses masses arrondies ou irrégulières disséminées dans le fond de l'œil. Si la macula est intacte, la vision reste bonne. L'évolution en est chronique. Plus tard, il peut survenir de l'atrophie de la rétine et de la papille.

Dans les choroïdites localisées, il faut comprendre d'abord la *choroïdite centrale maculaire* ; les masses exsudatives envahissent la macula, et la vision est notablement diminuée : scotome central. Cette variété existe surtout dans la myopie forte ; on peut l'observer aussi dans la syphilis et comme conséquence d'altérations séniles.

La *chorio-rétinite syphilitique*, autre forme localisée qui survient dans la deuxième période de la syphilis, englobe aussi la rétine et le vitré. Au début, c'est un trouble diffus de la rétine, avec exsudats multiples,

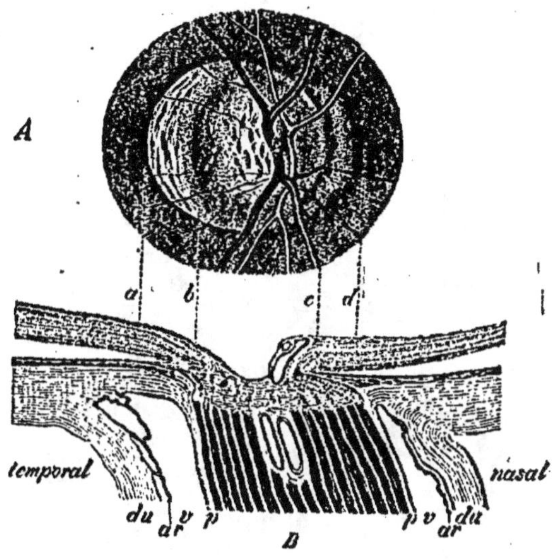

Fig. 55. — Papille optique dans la myopie (Fuchs).

sur la choroïde, surtout au niveau de la macula, avec troubles poussiéreux du vitré. Les conséquences ultérieures consistent en atrophie rétinienne et choroïdienne, absence de pigment et troubles du vitré.

La *choroïdite myopique*, qui est la forme de choroïdite localisée la plus fréquente, détermine du *staphylome postérieur*, ou encore de la *scléro-choroïdite postérieure.* Le fond des yeux myopes, surtout dans les forts degrés de myopie, montre des altérations caractéristiques. A la suite de l'allongement du globe, la sclérotique se distend au côté temporal de la papille, tandis que la choroïde s'atrophie ; en conséquence, on voit une tache en forme de faucille ou de cercle (fig.56), soit au côté temporal de la papille, soit tout autour de celle-ci. Quand cet aspect se montre atténué,

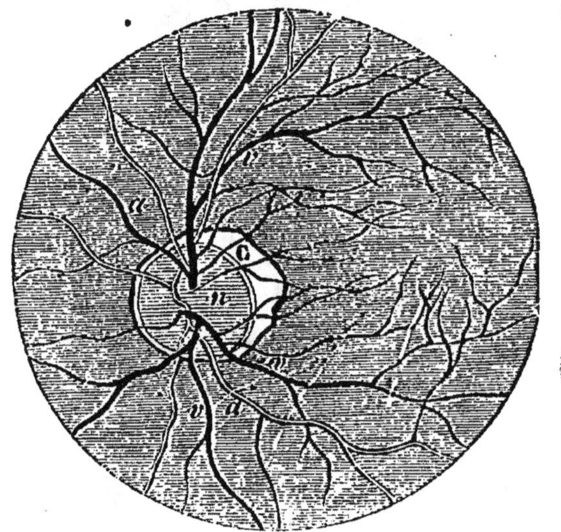

Fig. 56. — *a*, artères ; *v*, veines ; *n*, papilles du nerf optique. C, atrophie de la choroïde disposée sous forme d'un croissant blanc autour de la papille du nerf optique (MOYNAC).

dans les myopies légères, ou même dans l'emmétropie ou l'hypermétropie, sans que la sclérotique soit ectasiée, on le désigne sous le nom de conus ou croissant.

Si le staphylome est séparé de la choroïde saine par des bords nets et parfois pigmentés, on peut admettre qu'il y a arrêt du processus ; dans le cas contraire, la myopie est progressive ; cette distinction est importante, car elle dicte la ligne de conduite à suivre dans le traitement. L'étendue du staphylome n'est pas toujours en rapports avec le degré de la myopie. Dans les degrés élevés de myopie, on trouve souvent de nombreuses taches atrophiques superficielles, étendues sur la choroïde, de telle sorte que les vaisseaux choroïdiens deviennent nettement visibles.

La *choroïdite purulente* est l'inflammation suppu-

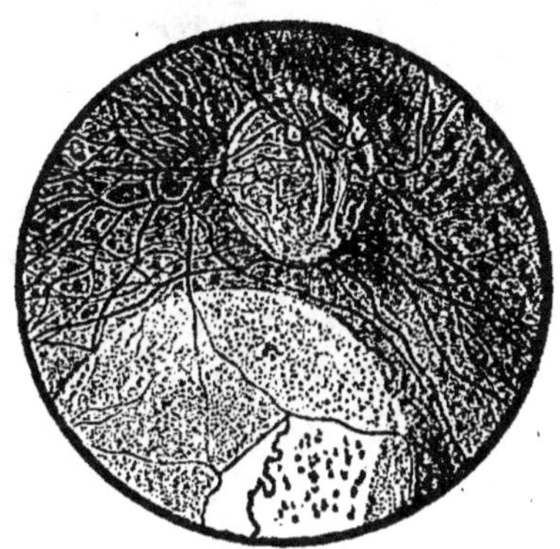

Fig. 57. — Colobome du nerf optique et de la choroïde (Focus d'après Caspar et Kruger).

rative de tout le tractus uvéal ; elle occasionne la perte de l'œil ; c'est la *panophtalmie*. Je n'ai pas à m'y arrêter davantage, puisqu'elle a été décrite au chapitre XI, p. 239.

c) Le *colobome de la choroïde* (fig. 57) est constitué par un vice de conformation congénital de la choroïde et de la rétine ; à l'ophtalmoscope, on voit une tache blanche plus ou moins vaste, située au-dessous de la papille ; les vaisseaux rétiniens passent au-dessus d'elle. Il existe un scotome très considérable. Très souvent, il existe en même temps un colobome de l'iris.

d) La *déchirure ou rupture de la choroïde* (fig. 58), consécutive à une forte contusion de l'œil, se montre après la résorption du sang épanché dans le vitré. Elle se présente sous l'aspect de traînées blanc-jaunâtre, prenant la forme d'un arc dont la concavité

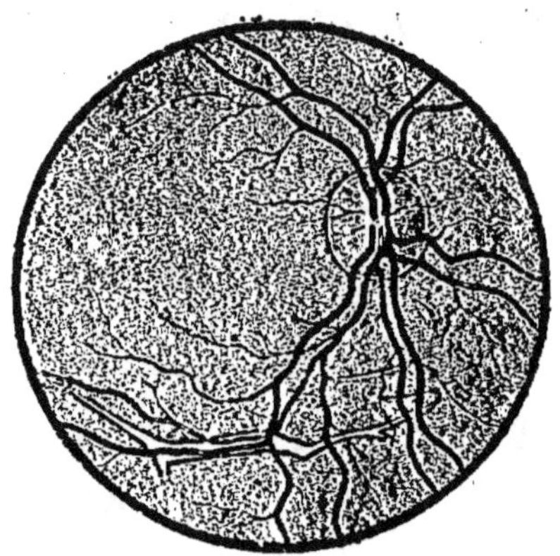

Fig. 58. — Déchirure de la choroïde (Fœus d'après WECKER).

est tournée du côté de la papille. Elles sont larges au milieu, et se terminent en pointes à leurs extrémités. Le bord de ces stries est coloré en noir par du pigment, et les vaisseaux rétiniens passent au-dessus d'elles.

§ 2. — Rétinites.

L'image clinique de la rétinite montre une série de types différents les uns des autres ; toutefois un certain nombre de symptômes sont communs à toutes les variétés de rétinites. La plupart du temps l'inflammation rétinienne englobe aussi la choroïde et le nerf optique ; suivant la prédominance de lésion de telle ou telle membrane, on dira qu'il y a *neuro-rétinite*, ou *chorio-rétinite*. La rétinite peut être *primitive*, ou *secondaire* quand l'inflammation est propagée des tissus voisins. La lésion peut être circonscrite à un œil ; mais comme la cause est souvent d'origine constitutionnelle, la rétinite est presque toujours double.

Les *symptômes* subjectifs consistent en : a) *diminution de la vision*, variable suivant l'intensité de la rétinite ; si cette diminution est surtout notable la nuit, on dit qu'il y a *héméralopie* ; b) *altérations du champ visuel*, rétrécissements concentriques ou irréguliers, scotomes ; c) *altérations des objets*, micropsie ou macropsie, ainsi que de la métamorphopsie ou altération des lignes droites qui paraissent courbes ; d) *diminution du sens lumineux* ; e) sensation pénible (*pression*) dans les yeux ; f) *photophobie*, rarement douleurs.

Les symptômes objectifs ne sont révélés que par l'ophtalmoscope : on voit un *trouble diffus* de tout le fond de l'œil, surtout au voisinage de la papille ; celle-ci est hyperémiée, à bords diffus ; en même temps, apparaissent des *exsudats circonscrits* blanchâtres ou légèrement jaunâtres, soit isolés, soit empiétant les uns sur les autres, et d'étendue différente ; on les voit surtout le long des vaisseaux et autour de la macula ; les vaisseaux ont une direction serpentine avec augmentation de calibre, en même temps, ils sont recouverts par places par de l'œdème ou des exsudats ;

enfin, on peut voir des *hémorrhagies* d'étendue et de forme variables, qui sont arrondies quand elles siègent dans les couches profondes, et en traînées, quand elles sont superficielles.

Au point de vue de la marche des rétinites, l'inflammation peut disparaître totalement, et la vision revenir complètement ; ou bien, il persiste certaines altérations sous forme d'atrophie rétinienne, qui laissent toujours persister une diminution de la vision. Lorsque la rétine est atrophiée, les vaisseaux choroïdiens deviennent visibles ; on voit aussi des taches blanches brillantes, souvent pigmentées, ainsi qu'un pointillé de même aspect subsister à la place des exsudats et des hémorrhagies ; les vaisseaux, bordés de blanc, deviennent plus étroits ; enfin la papille présente des contours diffus et une couleur gris-sale.

D'une façon générale, au point de vue étiologique, on peut diviser les rétinites en trois groupes : d'une part, la *rétinite simple*, qui, pour la plus grande partie des cas, provient d'efforts visuels, d'éblouissements, de refroidissements, et surtout de la syphilis, 1 an à 5 ans après la contagion ; d'autre part, la *rétinite parenchymateuse* survient à la suite d'altérations de l'état général, anémie, leucémie, albuminurie, diabète, empoisonnement par le phosphore ; enfin, une troisième forme comprend la *rétinite pigmentaire*, souvent congénitale, mais se développant la plupart du temps dès l'enfance ; comme antécédents, on retrouve souvent l'hérédité et la consanguinité des parents ; parfois les enfants ainsi atteints présentent encore de la surdi-mutité ou de l'idiotie ou tout autre vice de développement.

Comme *anatomie pathologique*, on trouve dans la rétinite simple, le tissu rétinien noyé dans de la sérosité ; lorsque l'exsudat se fait au niveau de la macula, un scotome central en est la conséquence. C'est surtout dans les rétinites syphilitiques qu'il se produit plus tard une prolifération conjonctive et de la couche des grains externes, laquelle produit par places un soulèvement de la rétine ; à la surface interne de cette membrane, il peut survenir par places une couche de tissu conjonctif néoformé (rétinite proliférante) renfermant des anses vasculaires nouvelles. Les vaisseaux sont atteints d'endo-et de périartérite, avec petites productions gommeuses sur les branches terminales des artères. Les fibres nerveuses disparaissent presque totalement ; finalement les grains s'altèrent, tandis que les bâtonnets s'altèrent peu. Les cellules colorées de l'épithélium pigmentaire émigrent vers la rétine et y prolifèrent. Le vitré présente un trouble poussiéreux diffus. Quand l'inflammation comprend aussi la choroïde (chorio-rétinite), on trouve des amas limités qui traversent la limitante externe et forment des cavités entre elles ; aux mêmes endroits, il se produit des adhérences entre la choroïde et la rétine, tandis que du pigment nouvellement formé émigre vers la rétine.

Dans la rétinite parenchymateuse, outre la prolifération conjonctive, on trouve encore de l'hypertrophie et de la sclérose des fibres nerveuses avec épaississements en forme de massues, ainsi que des altérations vasculaires, des exsudats inflammatoires, des amas de corpuscules graisseux, soit dans le tissu conjonctif de soutien, soit dans la couche des grains, ou bien, sous

forme de petits amas (rétinite leucémique et diabétique), ou en traînées plus étendues (rétinite albuminurique). Dans cette dernière variété, les granulations
graisseuses s'accumulent autour de la papille, sous
forme de plaques blanchâtres, étendues par secteurs.
La transformation graisseuse des fibres radiées de
Müller produit, aux environs de la macula, des stria-
tions particulières, blanchâtres, à direction radiée.

Dans la *rétinite pigmentaire* on trouve une notable
prolifération conjonctivale dans toutes les couches de
la rétine, avec disparition des éléments nerveux, non
seulement dans la rétine, mais aussi dans le nerf optique jusque vers le chiasma ; il y a sclérose des vaisseaux avec réduction de leur lumière, prolifération et
migration de l'épithélium pigmentaire le long des
vaisseaux rétiniens. Le vitré a subi une condensation
au contact de la rétine et y adhère, tandis que la
lame vitrée est le siège d'épaississements glanduleux.

Après ces généralités, nous allons passer successivement en revue la symptomatologie très rapide de
chaque variété de rétinite.

Rétinite simple. — C'est une inflammation séreuse
des couches superficielles de la rétine qui se manifeste
par de l'œdème, une réplétion des vaisseaux, et même
des hémorrhagies. Il est des auteurs qui ne regardent
pas cette forme comme entité morbide, mais la considèrent comme étant le premier stade des formes plus
intenses ; dans ces dernières, l'inflammation envahit
le parenchyme, et les altérations sont plus étendues,
en ce sens qu'elles envahissent les couches plus profondes et occasionnent des dégâts plus sérieux.

Subjectivement, on constate une diminution de la vision, une déformation des images, un rétrécissement du champ visuel et des scotomes. A l'ophtalmoscope, le fond de l'œil apparaît voilé, surtout autour de la papille dont les bords sont flous ; les veines sont serpentines et élargies, les vaisseaux, par endroits, sont cachés par l'œdème ; parfois, on trouve des hémorrhagies.

Comme *causes* de la rétinite simple, on a accusé divers facteurs, tels que fatigue des yeux par correction insuffisante et mauvais éclairage, excès de lumière et de chaleur, syphilis ; elle peut être le début d'autres affections de la rétine.

Le *pronostic* est favorable, tant que l'inflammation reste séreuse.

Comme *traitement*, la chambre obscure et les lunettes teintées, rarément des saignées et de l'atropine. A l'intérieur, les mercuriaux et les iodures, ainsi que les sudations et les purgatifs. Il faudra surtout traiter l'état général, même quand il n'y aura pas de relations évidentes entre lui et les lésions rétiniennes.

Rétinite albuminurique. — Cette variété de rétinite consécutive aux néphrites montre, à l'ophtalmoscope, un aspect particulier tout à fait pathognomonique ; elle siège habituellement sur les deux yeux.

Comme *symptômes* fonctionnels, on note l'affaiblissement de la vision quand la macula est envahie, diminution d'autant plus notable que les hémorrhagies sont plus étendues.

A l'ophtalmoscope (fig. 59) on voit des taches blanches siéger tout autour de la papille et de la macula, rarement ailleurs. La plupart du temps, ces taches sont disposées en rayons autour de la macula comme centre ; souvent cet aspect ne se montre que partiellement autour de la papille où l'on voit aussi des taches plus grosses. Toutes ces masses ont un aspect brillant, dû à la dégénérescence graisseuse des éléments nerveux de la rétine et des exsudats.

A côté de ces images ophtalmoscopiques, on en voit d'autres moins caractéristiques de la néphrite, telles qu'une rétinite simple ou des hémorrhagies.

En général, on peut avoir affaire à deux variétés de rétinite albuminurique : une forme inflammatoire, avec œdème, hyperémie et hémorrhagies, et une forme dégénérative, sans œdème, ni hyperémie, mais où l'on ne voit que des exsudats et des hémorrhagies.

Comme étiologie, la rétinite albuminurique s'observe dans le quart ou le cinquième des néphrites, et plus souvent dans la néphrite chronique interstitielle que dans la forme parenchymateuse ; toutefois, on peut la rencontrer dans le cours d'autres néphrites (scarlatineuse, gravidique). Les hémorrhagies seraient plus fréquentes dans la néphrite interstitielle, les exsudats dans la néphrite parenchymateuse.

Les lésions de la rétinite albuminurique sont surtout vasculaires et exsudatives. Les artères subissent la dégénérescence hyaline, laquelle les rend friables et provoque des ruptures avec hémorrhagies ; celles-ci se produisent du côté des couches internes de la rétine, mais peuvent aussi envahir les couches externes du vitré. Les éléments rétiniens sont comme dissociés par une exsudation séreuse. Les fibres papillaires sont

plus ou moins sclérosées. Les plaques périmaculaires
subissent la dégénérescence graisseuse. La rétine
entière, dans les cas graves et prolongés, présente
une sorte d'état cicatriciel et de larges adhérences
avec la choroïde. Sa couche pigmentaire est profondément altérée.

Souvent, il arrive que ce soit la lésion oculaire qui
mette sur la trace de la maladie des reins ; il n'y a nul
rapport entre l'étendue des lésions rétiniennes et la

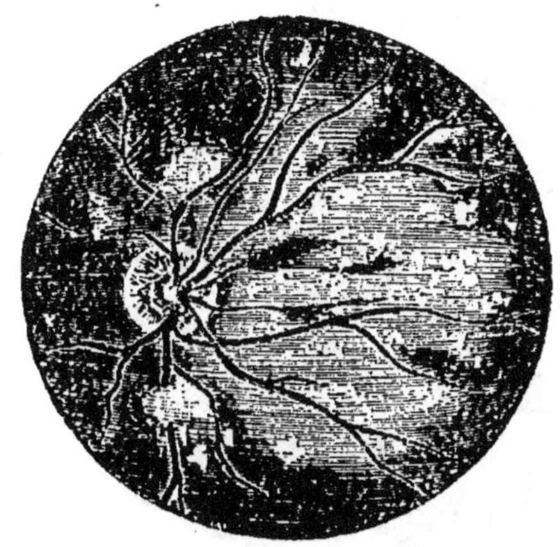

Fig. 59.— Rétinite albuminurique (MOYNAC).

gravité de la néphrite ; toutefois la présence de la rétinite est d'un pronostic grave pour la néphrite ; à peu
d'exceptions près (sauf pour la scarlatine et la néphrite
gravidique), l'issue fatale se produit de six mois à
deux ans après la survenance de la rétinite, même
quand celle-ci est guérie.

Le traitement est celui de la maladie générale.

Dans la *rétinite albuminurique des femmes encein-
tes*, qui présente le même aspect que les autres for-

mes, le plus souvent la fonction se rétablit après l'accouchement, surtout quand celui-ci a été provoqué artificiellement avant terme. Si elle apparaît au début de la grossesse, la question de l'avortement peut se poser.

Rétinite diabétique. — Elle est moins fréquente que la précédente (fig. 60), et se produit surtout au début du diabète ; son image ophtalmoscopique offre quelque analogie avec celle de la rétinite albuminurique. On y

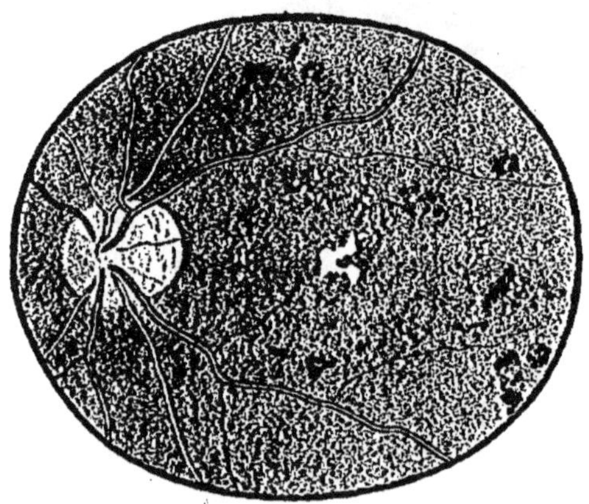

Fig. 60. — Rétinite diabétique (Fuchs).

voit aussi de petites taches blanches, irrégulièrement groupées au voisinage de la macula, mais sans former une figure radiée ; parfois les taches sont plus étendues. Il y a encore des hémorrhagies ponctuées ou plus étendues ; pas d'œdème de la rétine, ni de la papille. Le pronostic et le traitement sont solidaires de l'affection générale.

Rétinite syphilitique. — Forme fréquente de rétinite qui ne survient pas seulement dans la syphilis acquise, mais aussi dans l'héréditaire ; elle apparaît à la période secondaire, un ou deux ans après le chancre, et sur les deux yeux ; en thèse générale, elle est liée à de la choroïdite et à de l'iritis.

A l'ophtalmoscope, le fond de l'œil paraît voilé par suite du trouble de la rétine et de la papille, et des opacités poussiéreuses siégeant dans la partie postérieure du vitré.

Dans la région maculaire, et aussi à la périphérie, on trouve des taches grises ou blanches entourées de pigment, ou disséminées le long des vaisseaux, sous forme d'exsudats linéaires.

Comme symptômes, le malade accuse une diminution de la vue et du sens lumineux, de l'héméralopie, des photopsies, des déformations des objets, des scotomes annulaires et centraux, et plus tard un rétrécissement du champ visuel.

La maladie peut traîner plusieurs mois, avec poussées fréquentes ; le pronostic n'est pas mauvais, quand le traitement peut être appliqué à temps ; dans le cas contraire, la lésion se termine souvent par de la choroïdite disséminée, de la rétinite pigmentaire, ou de l'atrophie du nerf optique.

Le traitement consiste en atropine, verres teintés, mercure et iodure à l'intérieur.

Hémorrhagies rétiniennes. — Elles surviennent souvent sans aucun symptôme inflammatoire, et sont d'étendue et de forme variables ; le plus souvent, on les voit au voisinage des gros vaisseaux (fig. 61). Sont-elles superficielles, dans la couche des fibres nerveuses, elles ont l'aspect en flammèches ; si elles siègent plus profondément, elles apparaissent arrondies ou irrégulières. Elles se résorbent lentement au bout de plusieurs semaines, et peuvent ne pas laisser de traces. Cependant il persiste fréquemment une cicatrice blanchâtre, parfois pigmentée. La diminution de la vue dépend du siège et de l'étendue de l'hémorrhagie ; au niveau de la macula, c'est l'abolition de la vision centrale ; ailleurs, c'est la persistance d'un scotome.

Les causes des hémorrhagies rétiniennes sont : les

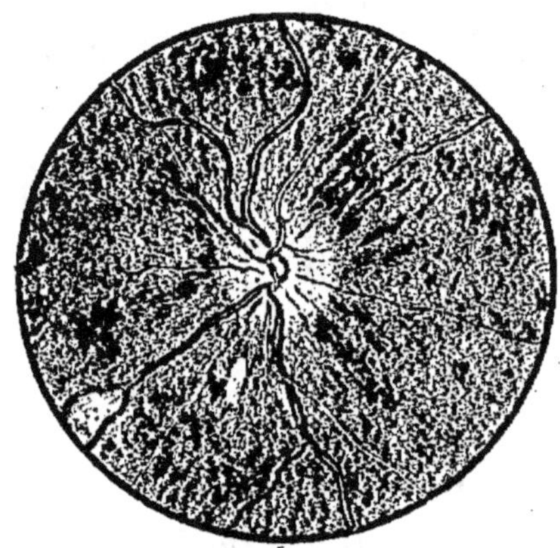

Fig. 61. — Rétinite hémorrhagique (Fuchs).

traumatismes, les maladies des vaisseaux rétiniens et choroïdiens, l'athérome, les maladies du cœur et des reins, la sénilité, les troubles divers de la circulation, obstructions ou thromboses des artères et des veines, les altérations du sang.

La thérapeutique est toute dans le traitement de la cause générale : iodure de potassium et ergotine ; il faut ménager les yeux.

Obstruction de l'artère centrale. — On désigne ainsi ce que l'on appelait autrefois à tort l'*embolie de l'artère centrale* ; celle-ci n'existe pour ainsi dire pas ; et les obstructions artérielles ou veineuses des vaisseaux centraux se produisent brusquement par une thrombose préparée de longue date par des endartérites ou endo-phlébites.

L'image ophtalmoscopique est caractéristique (fig. 62).Quelques heures après que l'accident s'est produit, la rétine perd sa transparence, devient d'un blanc laiteux, surtout au pourtour de la papille et de la fossette

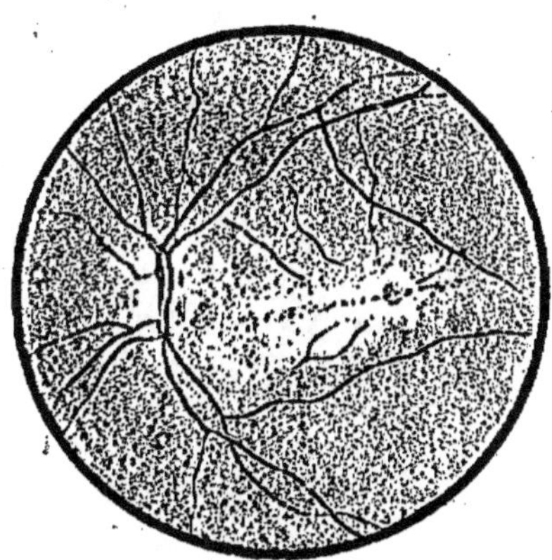

Fig. 62. — Embolie de l'artère centrale (Fuchs).

centrale. Les grandes artères sont réduites à de minces filets, tandis que les petites sont devenues invisibles. Au niveau de la tache jaune, sur le fond blanc et opaque, se dessine une tache d'un rouge vif. De petites hémorrhagies peuvent se produire. La pression sur le bulbe oculaire ne provoque pas le pouls artériel.

Au point de vue fonctionnel, le malade accuse une perte totale de la perception lumineuse ; par conséquent, si l'obstruction atteint une branche artérielle assez éloignée de la macula, la vision centrale peut persister; mais le champ visuel est perdu dans la région intéressée.

Quand l'atrophie a persisté pendant plusieurs jours sans que la circulation se rétablisse, la rétine finit par s'atrophier. L'œdème rétinien disparaît, la papille s'atrophie, les vaisseaux se rétractent, et ne s'accusent plus que par de faibles lignes blanches.

L'obstruction des vaisseaux rétiniens est due le

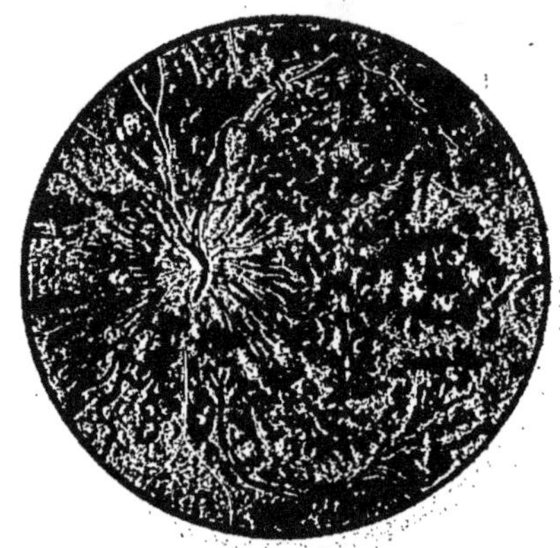

Fig. 63. — Thrombose de la veine centrale (Fuchs).

plus souvent à des maladies de cœur, de l'artério-sclérose, des anévrysmes, des néphrites, la grossesse.

Comme traitement, on a conseillé la ponction de la cornée, le massage de l'œil, l'inhalation de nitrite d'amyle, pour déplacer le bouchon.

La *thrombose de la veine centrale* (fig. 63) peut inté-resser le tronc principal ou l'une de ses branches, et re-connaît les mêmes causes que l'obstruction de l'artère. La défectuosité de la vision dépend du siège de la lé-sion. Les veines apparaissent très dilatées et serpentines les artères rétrécies, les bords de la papille sont indistincts, et noyés dans de vastes nappes hémorrhagiques. L'atrophie de la papille et de la rétine est la terminaison habituelle de cette lésion. Traitement nul.

Rétinite pigmentaire. — C'est une maladie chronique de la rétine qui augmente avec les années, et qui consiste en une atrophie des couches superficielles de la rétine avec migration du pigment.

Comme symptômes fonctionnels, il faut noter surtout

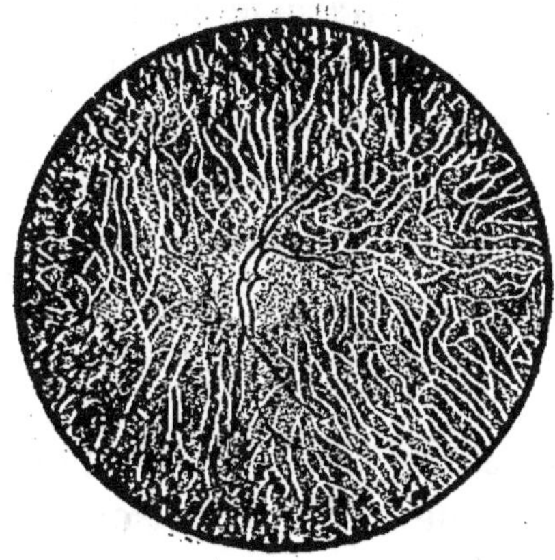

Fig. 64. — Rétinite pigmentaire (FUCHS d'après JAGER).

l'héméralopie (diminution de la vision sitôt que l'éclairage diminue), le rétrécissement concentrique du champ visuel, et la diminution progressive de la vue jusqu'à ce que la cécité survienne à un âge plus ou moins avancé.

A l'ophtalmoscope (fig. 64) on voit, à la périphérie de la rétine, de petites taches noires, analogues aux corpuscules osseux, situées le long des vaisseaux. Pendant qu'avec les années le nombre des corpuscules augmente, on voit en même temps le pigment se rapprocher davantage de la papille et de la macula. Les vaisseaux choroïdiens deviennent visibles ; la papille et la rétine s'atrophient, pendant que les artères s'amincissent, et ne sont plus représentées à la périphérie du fond de l'œil que par des fils minces.

La rétinite pigmentaire est congénitale, ou débute dans l'enfance ; elle intéresse les deux yeux ; on a invoqué l'hérédité, la consanguinité des parents, pour en expliquer l'origine. Comme complications, on voit souvent survenir la cataracte polaire postérieure et d'autres anomalies de l'œil. Dans certains cas, il n'existe pas de migration du pigment.

Traitement nul ; cependant l'héméralopie est parfois avantageusement, quoique momentanément, combattue par des injections sous-cutanées de sérum de Hayem, et l'absorption par la bouche, de foie de veau ou de porc frais.

Décollement de la rétine. — C'est l'arrachement de la rétine détachée de la choroïde sous-jacente par un épanchement ordinairement séreux ; cependant le même effet peut être produit par une hémorrhagie, un exsudat ou une tumeur.

Les symptômes se traduisent par un défaut du champ visuel, et plus tard même, une perte du sens lumineux ; le malade se figure avoir une image sombre devant l'œil ; il s'établit très tôt de la métamorphopsie et de la photopsie ; la vision centrale n'est en défaut que quand la macula est atteinte.

A l'ophtalmoscope (fig. 65), on voit déjà à l'éclairage direct que l'aspect rouge du fond de l'œil est devenu grisâtre. S'il s'agit d'un décollement peu accentué, la rétine apparaît légèrement nuageuse, avec des vaisseaux sombres et serpentins ; la différence de niveau pourra surtout être appréciée par la différence de réfraction des parties saines et décollées.

Les décollements bien caractérisés siègent surtout à la périphérie ; au début, ils sont circonscrits en un point quelconque de la rétine ; par suite de la pesanteur, la sérosité produit le décollement vers la partie la plus déclive ; en même temps, la lé-

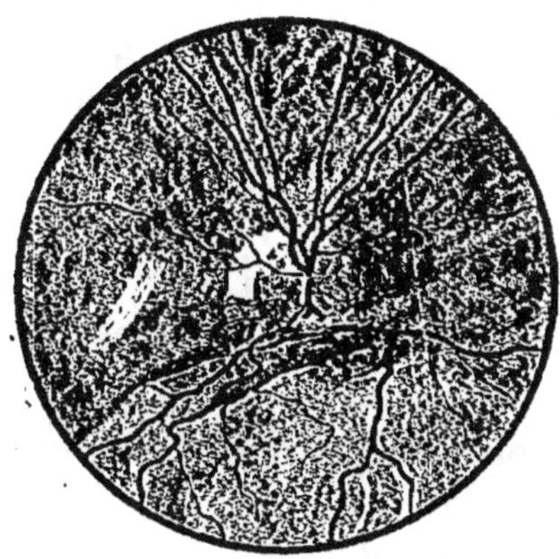

Fig. 65. — Décollement séreux de la rétine chez un myope (Fuchs).

sion a tendance à s'étendre, jusqu'à ce que la rétine soit totalement détachée. L'ophtalmoscope permet de voir des plis gris, gris-bleuâtre ou verts, à sommets dirigés vers le vitré et mobiles et qui sont traversés par les vaisseaux ; ces derniers ont, pour cette raison, des directions serpentines et disparaissent souvent. Parfois, on voit une déchirure au niveau de la rétine soulevée. Dans les cas anciens, on voit survenir des opacités du vitré et une cataracte ; en même temps, la chambre antérieure devient plus profonde et la tension de l'œil diminue.

Les causes du décollement peuvent être : un traumatisme, une contusion de l'œil, une perte du vitré à la suite de plaie ou d'opération ; les maladies du globe, telles qu'une myopie forte, une lésion du vitré, une irido-cyclite, ou une irido-choroïdite peuvent aussi l'occasionner ; les causes les plus rares sont des hémorrhagies sous-rétiniennes, des exsudats ou des tumeurs.

Le pronostic est presque toujours sérieux, soit que le décollement s'étende et devienne total, soit qu'il récidive après un certain temps de guérison.

Les cas anciens n'ont pas besoin d'être traités ; pour les cas récents datant de 4 à 6 semaines au plus, on recommande le séjour au lit pendant un mois, la compression de l'œil, l'iodure à l'intérieur, les purgatifs répétés, les ponctions de l'œil, les injections sous-conjonctivales de solutions sucrées ou salines, les injections sous-cutanées de pilocarpine, etc.

§ 3. — Lésions du nerf optique.

a) *L'hyperémie* du nerf optique se rencontre dans les cas de rétinite et de choroïdite, et même avant qu'il ne soit apparu, du côté de ces membranes, des lésions visibles ; la syphilis congénitale peut agir dans le même sens. A l'ophtalmoscope, le pourtour de la papille paraît injecté, la couleur blanche du fond a disparu, ses limites sont devenues incertaines.

b) *Inflammation de la papille du nerf optique.* — Papillite, névrite intra-oculaire, stauungs-papille. Le plus souvent elle est double, et surtout consécutive à la présence des tumeurs intra-craniennes ; elle est plus rare dans les cas de congestion cérébrale, d'anévrysme de la carotide interne, de malformations du crâne, de méningite de la base, d'hémorrhagies de la base, de contusions et de blessures du cerveau, d'abcès et de ramollissement ; on ne la voit jamais à la suite d'apoplexie et d'embolie des vaisseaux du cerveau. La papillite unilatérale est consécutive à des tumeurs de l'orbite.

Au point de vue anatomo-pathologique, on trouve, au début, au niveau de la papille, de nombreux vaisseaux néoformés avec congestion des veines. Les fibres nerveuses et la lame criblée sont infiltrées de sérosité et gonflées ; en conséquence la papille est augmentée de volume et fait saillie du côté du vitré (fig. 68). Même la rétine voisine est œdémateuse, ses fibres de soutien de Müller sont allongées et forment des saillies irrégulières. Les gaines du nerf optique sont dilatées en forme de poches, et la gaine sous-vaginale est remplie de liquide (hydropisie de la gaine du nerf optique). Dans le tronc du nerf optique, au voisinage de la lame criblée, on trouve de l'œdème, et un envahissement par des cellules arrondies, granuleuses, et des gouttelettes de myéline ; ces altérations peuvent s'étendre plus loin du côté du tronc du nerf optique, et plus tard, il se fait une sclérose du nerf avec dégénérescence et disparition des fibres nerveuses et des vaisseaux.

Pour v. Graefe, cette lésion était produite par la compression qu'une tumeur pouvait exercer sur le sinus caverneux. Schwalbe a établi les relations qui existent entre l'espace sous-vaginal du nerf et l'espace sous-arachnoïdien du cerveau, de telle sorte que (Schmidt-Rimpler) l'augmentation de pression intra-cranienne occasionnée par une tumeur du cerveau faisait refluer le liquide cérébro-spinal dans la gaine du nerf optique ; d'où, œdème de la lame criblée (fig. 66), et compression de la veine centrale et de l'extrémité intra-oculaire du nerf optique.

A l'*ophtalmoscope* (fig. 67), on voit la papille trouble, injectée, et très gonflée, de telle sorte qu'elle fait parfois

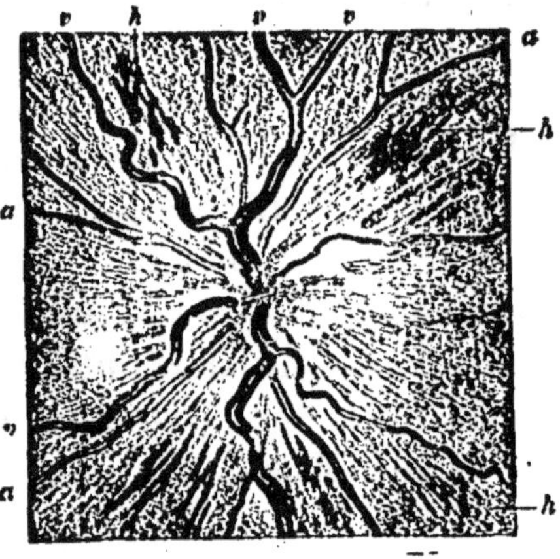

Fig. 66. — Coupe longitudinale à travers la papille dans la papillite.
a, artères rétiniennes ; — *v*, veines ; — *h*, hémorrhagie (Fuchs).

une saillie de 2 millimètres au-dessus du niveau de la rétine environnante. Les vaisseaux s'élancent hors de la papille gonflée, puis plongent du côté de la rétine en faisant un coude ; plus tard, la papille est recouverte par une striation grise qui, par places, recouvre les vaisseaux. Les artères sont ordinairement amincies, tandis que les veines sont dilatées, de coloration sombre et fortement tortueuses. La plupart du temps, on voit des taches blanches sur la rétine avoisinante, ainsi que de notables hémorrhagies. La rétine environnante est habituellement normale. La pupille est dilatée, et la vision notablement diminuée ; il existe un fort scotome dans le champ visuel qui correspond à la tache aveugle de Mariotte ; il arrive cependant fréquemment qu'il persiste une vision assez notable, mais avec des lésions assez prononcées. Le sens lumineux reste intact, tandis que le sens des couleurs se perd dans la période atrophique.

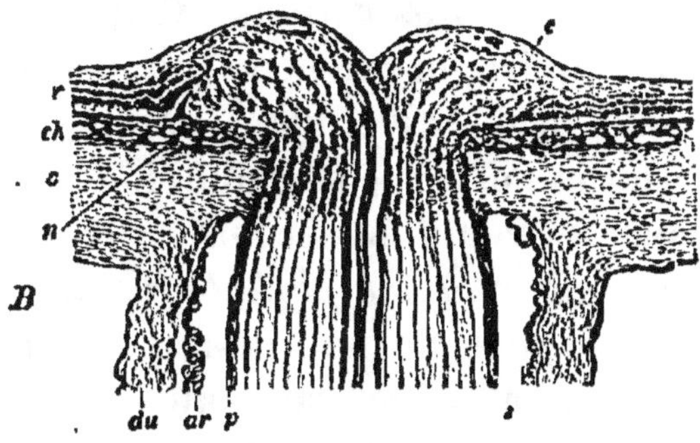

Fig. 67. — Aspect ophtalmoscopique de la papillite. — *n*, renflement névrotique ; — *r*, rétine ; — *ch*, choroïde ; — *s*, sclérotique ; — *ar*, gaine arachnoïdienne ; — *du*, gaine durable ; — *p*, gaine piale (Fuchs).

La guérison de la papillite œdémateuse peut se faire quand il existe une gomme cérébrale ; généralement l'atrophie du nerf optique et de la rétine se produit en six mois à un an.

Le traitement est d'abord d'ordre général et s'adresse à la diathèse qui domine la situation ; contre la lésion locale, on a parfois avec succès pratiqué des trépanations crâniennes et des ponctions rachidiennes pour décomprimer le système nerveux.

b) *Inflammation du tronc du nerf optique. Névrite optique rétro-bulbaire.* — On l'observe surtout à la suite des maladies infectieuses aiguës, telles que rougeole, scarlatine, érysipèle, etc. ; à la suite de refroidissements brusques (courants d'air), de méningite (névrite descendante), de malformation crânienne, de contusions cérébrales, de maladies de l'orbite, de polynévrites ; dans les maladies générales, telles que syphilis, diabète, lésions des vaisseaux, ou de fortes pertes de sang (épistaxis, hématémèse, métrorrhagie) ; après les diverses intoxications, telles que tabac, alcool, plomb, soufre, oxyde de carbone, chlore, bromures, quinine, acide salycilique, opium, morphine, haschisch, santonine, acide picrique, iodoforme, digitale, botulisme, et venin de serpents.

Au point de vue *anatomo-pathologique*, on trouve, dans toutes les formes de névrite rétro-bulbaire, une névrite interstitielle, avec vaisseaux néoformés, et production de tissu conjonctif qui se rétracte et fait disparaître les fibres nerveuses. Ces altérations peuvent siéger à la périphérie du tronc nerveux (périnévrite), ou en son centre (névrite axiale), ou sur toute l'épaisseur du tronc nerveux.

Les symptômes varient suivant la variété de névrite :

.C'est ainsi que dans l'*amblyopie rhumatismale*, à la suite d'un refroidissement brusque de la tête, il survient une diminution rapide de la vision, qui en quelques heures ou en quelques jours peut aboutir à la cécité. Dans d'autres cas, il ne se produit qu'un défaut dans le champ visuel, tandis que les malades se plaignent de douleurs derrière l'œil pendant certains mouvements du globe. Ailleurs encore, il n'existe qu'un scotome central qui ne se manifeste qu'à un faible éclairage ou à l'examen par les couleurs. Au début, le plus souvent, l'ophtalmoscope ne révèle aucun signe ; plus tard, survient un trouble de la gaine du nerf optique et de la rétine environnante, les artères sont rétrécies, tandis que les veines sont gonflées et tortueuses. Finalement, il se produit une coloration blanche de la gaine du nerf, surtout accusée du côté temporal. Avec un traitement appliqué assez à temps, la maladie peut rétrocéder ; cependant quand il existe un scotome central, la guérison est moins assurée. Si le champ visuel se met à diminuer, la cécité totale en est le plus souvent la conséquence. Le traitement comporte l'emploi des sudorifiques et des préparations iodées.

La *névrite descendante*, ou *neuro-rétinite*, peut être uni- ou bilatérale. La gaine du nerf optique est fortement injectée et parfois gonflée, ses bords sont noyés, et la rétine environnante plus ou moins trouble, est parsemée de taches blanches. De même, dans la région maculaire, on trouve de petites stries blanches ; les veines sont gonflées et tortueuses, avec hémorrhagies de voisinage. La différence entre cette névrite et la névrite œdémateuse, c'est que, dans cette dernière, la papille est plus saillante ; de plus, dans la névrite descendante la vision est plus atteinte ; quand cet abaissement de la fonction n'est pas trop considérable, la guérison est possible ; le plus souvent, la névrite descendante se termine par l'atrophie du nerf. Comme

traitement, des antiphlogistiques avec saignées locales, et le traitement mercuriel.

L'amaurose consécutive aux hémorrhagies est, le
plus souvent, bilatérale, et survient très rapidement,
quelques jours après la perte sanguine, mais seulement chez des gens à système vasculaire malade. La
vision peut être abolie ou seulement diminuée. Il
n'est pas rare de trouver déjà, dès le troisième jour,
l'image de la neuro-rétinite. Le trouble de la vision
est irrémédiable. Le traitement consistera à fortifier
l'état général, en même temps qu'on pourra essayer
un traitement mercuriel.

*La névrite rétro-bulbaire chronique ou amblyopie
par intoxication*, qu'elle soit occasionnée par le tabac
ou par l'alcool, ou par les deux à la fois, est le plus
souvent bilatérale.

Au point de vue symptomatique, la vision baisse
peu à peu, et les malades se plaignent d'avoir un
brouillard devant les yeux ; ils voient généralement
mieux le soir (nyctalopie), tandis qu'un éclairage plus
fort empêche la vision. Le champ visuel est normal.
mais il existe un scotome central pour le rouge et le
vert, en rapport avec l'altération des fibres papillo-
maculaires du nerf optique ; le plus souvent ce scotome
est peu étendu, mais il peut aussi s'étendre jusqu'aux
limites du champ visuel.

L'ophtalmoscope, ou bien ne montre rien, ou la pupille apparaît seulement légèrement voilée et plus
injectée. Plus tard, on aperçoit assez souvent une
pâleur sur la partie temporale de la papille.

La maladie évolue lentement, et si la cause persiste,

la vision peut disparaître complètement, tandis qu'elle se refait, si la cause d'intoxication est éloignée ; le scotome lui-même disparaît. Dans les cas graves, il persiste cependant une diminution de la vision, et le scotome relatif peut subsister.

La cause de cette amblyopie réside surtout dans l'usage du tabac, sous n'importe quelle forme ; tant il est vrai que certaines personnes sont plus susceptibles que d'autres. L'alcool agit de la même façon ; il en est de même de toutes les autres substances toxiques que nous avons citées plus haut.

L'anatomie pathologique montre qu'il s'agit, dans ces cas, d'une névrite interstitielle du faisceau papillo-maculaire du nerf optique.

Le traitement consiste dans l'abstention complète et absolue des substances nuisibles ; comme traitement général, on prescrira avec avantage de la strychnine et de l'iodure de potassium.

c) *Atrophies du nerf optique.* — Les atrophies optiques sont formées par la rétraction scléreuse du nerf dont les éléments nerveux dégénèrent, tandis que le tissu conjonctif s'hypertrophie et que la vascularisation diminue. Le caractère essentiel de la lésion est la coloration blanche, gris bleuâtre ou grise de la papille.

L'*atrophie blanche* provient de lésions centrales, cérébrales, et l'*atrophie grise* d'altérations médullaires ou nucléaires ; cette distinction n'a cependant rien d'absolu.

La papille est réduite de volume, excavée, à bords nets ou légèrement diffus, suivant qu'il y a eu névrite simple ou névrite œdémateuse. Les symptômes fonctionnels, variables, ne sont pas toujours en rapport avec l'aspect de la papille ; c'est ainsi qu'avec une papille blanche, la vision peut encore être notable, tandis qu'avec une papille rosée, la vision est parfois nulle ; aussi faut-il toujours examiner l'acuité visuelle avant de se prononcer. A un stade avancé de la maladie, quand les fibres nerveuses ont complètement disparu, la papille se rétracte et forme une dépression dont le fond est constitué par la lame criblée.

L'image ophtalmoscopique varie suivant la forme de l'atrophie :

Dans l'*atrophie simple*, la papille a un aspect blanc, gris, ou blanc grisâtre, ses bords sont nettement délimités et réguliers, sa circonférence légèrement diminuée, son excavation peu marquée ; la lame criblée est souvent bien visible. Les fins vaisseaux de la papille ont disparu ; les vaisseaux rétiniens peuvent être d'apparence normale, mais les artères sont souvent amincies.

Dans l'*atrophie d'origine inflammatoire névritique*, la papille est recouverte par les anciens exsudats et a une apparence très blanche ou grise, tandis que ses bords sont un peu irréguliers et diffus ; les fins vaisseaux ont disparu, et la lame criblée, cachée par les exsudats, n'est plus visible.

L'*atrophie secondaire*, consécutive à la rétinite pigmentaire, montre une papille d'un gris-rosé sale ou jaunâtre, d'apparence cireuse ; les vaisseaux sont très étroits, et quelques-uns ont même complètement disparu.

Au bout d'un certain temps, toutes ces différences entre les diverses variétés d'atrophies disparaissent.

Il ne faut jamais oublier que, même chez les gens bien portants et à vision normale, la papille peut avoir des colorations variables, de telle sorte qu'il peut y avoir des aspects atrophiques, soit congénitalement, soit à la suite de vieillesse, avec vision et champ visuel normaux ; aussi ne faudra-t-il jamais se baser uniquement sur l'aspect ophtalmoscopique pour porter un diagnostic.

Le *pronostic* est souvent mauvais ; l'atrophie simple aboutit toujours à la cécité ; l'atrophie inflammatoire est plus bénigne, et dépend de la quantité de vision perdue par l'inflammation.

Les *causes* sont variables : *pour l'atrophie simple,* ce sont les lésions médullaires, surtout l'ataxie loco-motrice ; plus rarement les lésions cérébrales (sclérose disséminée, paralysie progressive et tumeur) ; comme autres causes, on trouve : la syphilis, la malaria, le diabète, l'acromégalie, la cachexie, certains poisons ; rarement, l'atrophie est héréditaire, ou bien, on ne découvre aucune cause. *L'atrophie inflammatoire* est consécutive aux papillites, névrites rétro-bulbaires, à la rétinite pigmentaire, à l'obstruction des vaisseaux centraux, au glaucome. On la voit survenir, sous forme d'atrophie descendante, à la suite de plaies pénétrantes ou de fractures de l'orbite, mais ce n'est qu'au bout de plusieurs semaines qu'elle apparaît, quoiqu'immédiatement après l'accident la vue puisse diminuer notablement.

Le *traitement* doit s'adresser à la cause, l'atrophie

en elle-même ne pouvant être influencée favorablement par aucun remède ; on emploiera l'iodure de
potassium, la strychnine, le mercure, la nitro-glycé-
rine, les courants galvaniques, la plupart du temps
sans grand succès, et pour la seule consolation du
malade.

TABLE DES MATIÈRES

DÉSACIDIFIÉ A GABLÉ

EN : 1994

Imp. J. Thevenot, Saint-Dizier (Hte-Marne).

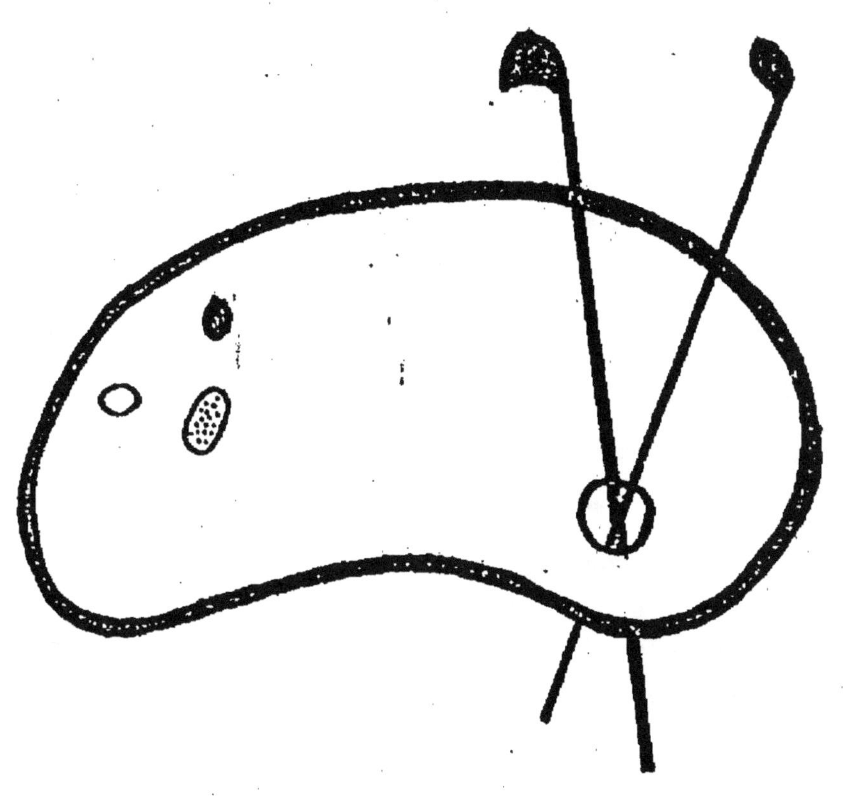

ORIGINAL EN COULEUR
NF Z 43-120-8

www.ingramcontent.com/pod-product-compliance
Lightning Source LLC
LaVergne TN
LVHW021921030726
842523LV00001B/20